全科医学
临床思维导图荟萃

主　编　任菁菁

副主编　张卫茹　马　力　刘晓宇　王　逸

人民卫生出版社
·北　京·

图书在版编目（CIP）数据

全科医学临床思维导图荟萃 / 任菁菁主编. -- 北京 ：
人民卫生出版社，2025. 6（2026. 1重印）. -- ISBN 978-7-117-38125-3
I. R4
中国国家版本馆 CIP 数据核字第 20251RR220 号

人卫智网	www.ipmph.com	医学教育、学术、考试、健康，购书智慧智能综合服务平台
人卫官网	www.pmph.com	人卫官方资讯发布平台

全科医学临床思维导图荟萃
Quanke Yixue Linchuang Siwei Daotu Huicui

主　　编： 任菁菁
出版发行： 人民卫生出版社（中继线 010-59780011）
地　　址： 北京市朝阳区潘家园南里 19 号
邮　　编： 100021
E - mail： pmph @ pmph.com
购书热线： 010-59787592　010-59787584　010-65264830
印　　刷： 鸿博睿特（天津）印刷科技有限公司
经　　销： 新华书店
开　　本： 889 × 1194　1/8　　**印张：** 29
字　　数： 487 千字
版　　次： 2025 年 6 月第 1 版
印　　次： 2026 年 1 月第 2 次印刷
标准书号： ISBN 978-7-117-38125-3
定　　价： 98.00 元
打击盗版举报电话：010-59787491　E-mail：WQ @ pmph.com
质量问题联系电话：010-59787234　E-mail：zhiliang @ pmph.com
数字融合服务电话：4001118166　E-mail：zengzhi @ pmph.com

编者名单

主　　编　任菁菁

副 主 编　张卫茹　马　力　刘晓宇　王　逸

常务编委（按姓氏笔画排序）

马　力　王　逸　王为强　尹向辉　邓　玮　叶　明　冯桂波
任天成　任菁菁　刘　沛　刘　青　刘　梅　刘　湘　刘　璐
刘万军　刘晓宇　刘海军　闫　巍　孙　健　孙俊生　苏增锋
李　宁　李永超　杨　霞　吴亚楠　张　林　张　清　张卫茹
张俊锋　陈　红　陈伟峰　陈俊榕　陈瑞用　国丽茹　金　花
郑　跃　郑春燕　赵付英　赵妙惠　郝佳佳　胡显锋　侯志岭
施　霞　姜　岳　姜　睿　姜贻辉　顾申红　徐仲卿　殷小芬
高伟良　唐　平　唐　莉　唐　皓　曹若瑾　董国霞　蒋巧巧
鲍　哲　蔡东平　廖　鑫　穆　琼　魏　锦　籍欣欣

编　　委（按姓氏笔画排序）

王　妍　王永幸　王淑一　王增睿　叶憬兴　朱海涛　刘　俊
刘　影　刘晗琳　李阳妮　冶　娜　汪袁林　沈　华　张峥璐
陈　曦　陈明敏　陈思雨　林　珠　赵莎莎　胡梦杰　姚丁烨
贾志强　倪杭丹　徐　霞　唐乙月　黄　鹏　程婷婷　曾晓梅
赖慧波

秘　　书　李阳妮　刘　俊　王淑一　赵　琦　胡雨晴

序

发展全科医学、培养全科医生是我国卫生健康事业改革与发展的重要任务，是推动卫生健康“以治病为中心”向“以健康为中心”转变的重要举措，是推动卫生健康事业高质量发展、建设健康中国的关键环节，也是为人民群众提供全方位、全周期卫生健康服务的应有之义。全科医学遵循照顾医学理念，以人为本、以健康为中心、以预防为导向、以社区为基础、以家庭为单位，为居民提供综合性、连续性、协调性的卫生健康服务，这些均为区别于其他医学专科的所在，亦是全科医学的核心竞争力。培养合格的、优秀的全科住院医师，不仅要重视临床实践能力培养，还要重视临床思维的培养，以提升社区医疗卫生服务水平。

全科医生在临床诊断及治疗过程中经常面临决策问题，良好的临床思维是高效、准确实施诊疗，正确进行临床决策的基础，这就要求全科医生遵循整体、系统、辨证批判的思维方式，亟须提高其诊疗思维的全面性、精准性、逻辑性以及敏捷性。

由浙江大学医学院附属第一医院全科医学科任菁菁主任领衔主编的《全科医学临床思维导图荟萃》一书，汇聚多位全科医学专家及基层全科医生，以严谨和专业的态度、扎实的专业知识编写此书。本书贴合全科临床诊疗，涵盖了全科日常诊疗中的常见症状、常见慢性疾病、常见急危重症及其合理用药等方面，通过思维导图这一可视化的思维工具，以视觉化的方式展现健康问题的全科临床思维，是一本兼具创新性和实用性的医学专著。读者可通过思维导图层级结构感受其中细节和逻辑关系，以提高全科诊疗及管理效率。

感谢全体编委的辛勤付出！同时，希望读者通过阅读此书，可以全面理解全科医学临床思维特点和内涵，并在日常诊疗与健康管理中应用。

2025 年 5 月

前 言

当今医学领域，知识的更新速度日新月异，临床工作的复杂性也日益增加，对于全科医生而言，他们需要掌握广泛的临床知识，以便能够应对各种复杂的健康问题。如何高效地整合、记忆和应用庞杂的临床知识，成为摆在我们面前的重要课题，绘制全科医学领域系统的临床思维导图迫在眉睫。

基于此，我们召集覆盖全国25个省、自治区、直辖市长期工作在综合医院和基层机构的全科医学专家和全科医生，通过精心设计和绘制思维导图，将全科医学临床知识进行了系统的梳理和归纳。这些思维导图不仅涵盖了各个系统的常见疾病和诊疗方法，还融入了最新的医学研究成果和临床实践经验。通过直观的图形和简洁的文字，读者可以迅速掌握全科医学范畴知识的要点和精髓，形成清晰的知识框架和体系。

本书共分为两篇：第一篇主要对全科临床思维和思维导图进行概述；第二篇主要分为常见未分化症状、体征和辅助结果异常，常见慢性疾病，常见急危重症以及合理用药四大章节，强调知识的系统性和连贯性，注重实用性和操作性，同时体现前瞻性，可供全科医生日常诊疗参照与借鉴。

在编写本书的过程中，我们得到了众多医学专家和学者的指导和支持，他们的宝贵意见和建议使本书更完善，更贴近临床实际。在此，对他们表示衷心的感谢。最后，希望《全科医学临床思维导图荟萃》能够成为全科医生及医学领域同道的重要参考书和学习工具，帮助他们更好地掌握临床知识，提高临床技能，为患者提供更加优质的医疗服务。同时，我们也期待读者在使用过程中提出宝贵的意见和建议，共同推动本书的不断完善和发展。

任菁菁

2025年5月

目录

第一篇 全科临床思维概述

第一章 全科临床思维

临床思维不仅是医学知识的综合运用，更是人文关怀与科学精神的完美融合。临床思维的培养，是一个不断学习、实践与反思的过程，要求全科医生不仅要掌握广博的医学知识，更要具备敏锐的洞察力、准确的判断力及果断的决策力。本章将从患者为中心的角度出发，分析在接诊、诊断、治疗及随访过程中的思维过程与决策依据。

第一节 全科临床思维概述

全科医生是全科医疗服务的提供者，是对个人、家庭和社区提供优质、方便、经济有效、一体化的基本医疗卫生服务，进行生命、健康与疾病的全过程、全方位负责式管理的医生。

思维（thinking）是指在表象和概念基础上进行分析、综合、判断、推理等认识活动的过程。临床思维（clinical thinking）是临床医生利用医学科学、自然科学、人文社会科学和行为科学的知识，对临床资料进行综合分析、逻辑推理，从错综复杂的线索中找出主要矛盾并加以解决的过程。

临床思维必须具备两个基本条件，即扎实的医学知识和丰富的临床实践，两者缺一不可。全科医生除了解医学知识外，还应主动了解自然科学和社会科学知识、生活知识和社会经验等。临床实践包括临床接触病人的直接实践和阅读医学文献、参与临床病例讨论会获得的间接实践。通过医学知识和临床实践的积累，临床思维反应越快捷，越能做出正确的诊断和合理的处置。

全科临床思维基于全科的自身特点，更要求全科医生必须掌握系统整体性的思维方式，在实践中整合各临床专科的知识、技术，以及行为科学、自然科学和社会科学等方面的成果，为居民提供全面、合理的全科医疗服务。

全科医生在日常接诊中，频繁遇到表现为一系列复杂多变的症状、体征和辅助结果异常，如乏力、消瘦、水肿、发热、消化不良等，而这些可能指向多种不同的疾病。这就要求全科医生需要在有限的信息和资源下，快速而准确地评估患者的健康状况，决定是否需要进一步检查、转诊至专科医生或启动初步治疗。因此，临床思维的训练就显得尤为重要，在处理未分化症状、体征和辅助结果异常时，良好的临床思维能够帮助全科医师有效筛选信息、制订合理计划、动态调整策略。

莫塔全科医学安全诊断策略将全科临床思维分为 5 个步骤，在不能确诊的情况下，从重大疾病、少见病和全身性疾病 3 个方面逐步排查，最后通过分析患者医疗需求和就诊目的来实现风险管理和满意度的达成。这 5 个步骤逐渐被全科医生用于常见病的初步诊断、危急重症的快速识别、分析和判断是否存在导致某种症状/体征而容易被忽略的疾病，同时了解患者的担忧和期待。

第二节 全科临床思维特征

全科医学临床思维的基本特征主要体现在以病人为中心、以问题为导向、以证据为基础的临床思维；体现生物 - 心理 - 社会医学模式；遵循辩证思维、逻辑思维的基本认识规律；坚持科学的批判性思维。

一、以病人为中心的系统思维模式

以病人为中心的系统思维模式是一种发散思维，相当于用望远镜去观察物体。具有以下特点：充分了解病人、关注病人就医背景、以生物-心理-社会的医学模式确认现存问题、体现全人照顾的特点。

二、以问题为导向的诊疗思维模式

以问题为导向的诊疗思维模式，要求全科医生始终围绕疾病与健康问题，准确分析和鉴别常见病的一般性症状和特异性症状，并善于从病人主诉的一系列问题中分清主要问题和次要问题，善于把握问题的实质，从系统的角度全面分析各种症状信息，从而避免可能发生的误诊。

三、以证据为基础的临床思维模式

以证据为基础的临床思维模式是一种科学的思维模式和临床决策方法。以证据为基础的临床思维模式可以分为 5 个步骤，概括起来称为“5A 程序”，即提出问题（ask）、寻找证据（acquire）、评价证据（appraise）、应用证据（apply）和评价结果（assess）。依据最新的临床研究成果和证据，结合病人的具体情况，制订个性化的治疗方案。这种思维方式强调全科医生需要不断更新知识，关注最新的临床研究和证据，以提高诊疗水平。

四、遵循辩证思维和逻辑思维

运用逻辑推理、归纳演绎等方法，对病人的病情进行深入分析，以便准确判断病因、病情和预后。这种思维方式要求全科医生具备扎实的医学知识和严谨的临床思维，以确保诊疗的准确性和有效性。

五、注意全科医学实践、坚持科学批判性思维

全科医生在临床实践中，不断积累经验，形成独特的临床思维。要敢于质疑、勇于探索，对已有的知识和经验进行批判性思考，以不断完善自己的临床思维。这种思维方式强调全科医生需要具备创新精神和实践能力，以推动全科医学的发展和进步。

推荐阅读

［1］于晓松，路孝琴 . 全科医学概论 .6 版 . 北京：人民卫生出版社，2024.

［2］杨玲，杜雪平 .Murtagh 安全诊断策略联合思维导图构建临床思维在全科教学门诊中的应用 . 中国全科医学：1-8.［2024-04-21］.http：//kns.cnki.net/kcms/detail/13.1222.R.20240410.1601.010.html.

（李阳妮　任菁菁）

第二章　思 维 导 图

思维导图是由英国学者东尼・博赞提出的一种思维逻辑可视化工具，现已广泛用于医学、教育学等领域。思维导图是围绕一个主题，通过串联图例或关键词的方式形成分支树状结构，并利用不同色彩、图形、字体等变化与主题建立记忆链，使复杂的内容可视化、简单化、系统化的知识脉络图。可以帮助绘图者把握重点、分析思考、归纳总结、提高学习效果及创新思维能力。

全科医生是居民健康的守门人，其疾病谱广的诊疗特点，导致全科医生构建系统的、有层次的医学知识框架较为困难。绘制思维导图的过程会同时启用左右脑，帮助绘图者对关键信息进行理解、记忆、思考，提出解决对策，可以帮助全科医生建立医学知识框架。

本章将介绍制作思维导图的绘制步骤，以及思维导图在医学领域的应用，在提高思维准确度、创造力和自由性的同时，切实帮助绘图者建立使用场景。

一、思维导图绘制步骤

绘制思维导图是一个直观且结构化的过程，旨在将信息和想法以图形的方式表现出来，以下是绘制思维导图的基本步骤：

1. 确定中心主题　在一张纸的中心或思维导图软件的中心，写下我们的中心主题或想法。通常，中心主题会用一个图像来表示，它可以触发无数的联想，并且是帮助记忆的一个极有效的方法。另外，中心图尽量用三种或者更多的颜色，颜色会增强记忆力和创造力，使我们避开单色引起的乏味。

2. 添加主要分支　从中心主题向外延伸出主要分支，每个主要分支代表中心主题的一个主要方面或子主题，使

用粗线条和不同的颜色来区分每个主要分支，颜色可以帮助记忆和区分不同的类别。

3. 添加次要分支　从每个主要分支延伸出次要分支，次要分支进一步细分主要分支的主题，提供更多的细节和信息，保持使用图像和颜色来增强记忆和视觉吸引力。

4. 使用关键词　在每个分支上使用关键词而不是完整的句子，关键词可以激发思维，同时保持思维导图的清晰和简洁。

5. 添加图像和图标　在思维导图中使用图像和图标可以在我们的视觉和语言皮质技能之间建立刺激性的平衡，提高我们的视觉感触力。

6. 连接相关分支　某些分支之间有联系，可以使用线条将它们连接起来，这样可以帮助看到不同想法之间的关联，促进创造性思维。

7. 保持清晰和有序　比如，字体、线条和图像的大小尽量多一些变化；安排有序的间隔等，有助于层次和分类的使用，让思维导图"敞开"供人添加，看起来也美观得多。

8. 审阅和修订　完成初稿后，审阅思维导图，看看是否需要调整或添加任何内容，可以邀请他人审阅，以获得不同的视角和建议。

9. 迭代和完善　思维导图是一个动态工具，可以根据需要不断地修改和完善，随着对主题理解的深入，可以不断地更新思维导图。

我们可以手绘思维导图，也可以使用各种软件工具，如 MindMeister、Xmind、MindManager 等。这些工具提供了更多的灵活性，比如易于编辑、保存和分享。无论选择哪种方式，重要的是要保持思维导图条理清晰、逻辑性强，以便有效地传达信息和激发思考。

二、思维导图的医学应用

1. 用于知识记忆　绘制思维导图的过程会触发想象力和联想来加强记忆。一般来说，大脑在接受 5~7 个无关信息之后便开始感受到压力。过量的信息要想被大脑接受，必须进行分类组合。但是，线性笔记模式体现分类组合的方式少，只能通过数字序号或者偶尔的首行缩进来完成；相比之下，思维导图的体现方式则相对丰富，可以通过颜色、形状、联系、结构、字体大小等来进行分类组合帮助记忆。思维导图能让大脑马上接受一系列复杂而又相互联系的信息，问题的重点一目了然。其次，思维导图能给大脑带来一个事先构造好的框架，以便于产生联想，确保所有相关的因素都被考虑进去。尤其导图中的颜色和图像把一些重要的情感因素纳入决策中，有助于突出重要的比较点。此外，重复有助于信息的回忆，这是无须置疑的，当我们在创造思维导图时，加工好的数据一直重复出现在视野范围内，这也就意味着大脑经常"记忆"这些数据。

2. 用于信息整理，助力医患沟通　在采集病史或与住院患者的沟通中，思维导图可以记下我们从患者那里接收到的信息，还可以记录同时产生的一系列思想，可以用特别的颜色或者符号、代码来区别我们自己对思想交换的贡献，可以说，思维导图是在反映医生与患者之间的智力对话。

如果碰巧患者语言组织能力极差或者表达不清，可能会产生一幅看起来乱七八糟的思维导图，此时思维导图揭示出混乱的根源。因此，我们可以更好地了解情况，而不像线性笔记那样掩盖其混乱，因为线性笔记虽然记得很整齐，但有可能好几页都是无用的线条和清单。思维导图因此就变成一个非常有用的工具，既可以从别处收集信息，也可以根据自身的需求和目标评估信息传递者的思维与能力。

3. 用于医疗决策　不论我们是在思考治疗方案的优劣，还是治疗的长期目标，思维导图都可以在很大程度上帮助我们理顺想法，澄清思路。思维导图制作可以从线性的信息里抽出分类概念和层次概念，并且可以使用颜色和图像来表达情感，从而把一些重要的情感因素纳入决策中，有助于突出重要的比较点，具体操作是分为 3 步。首先，画一幅多色彩的思维导图，它可以涵盖我们对治疗决策的所有想法，比如指南的要求、患者疾病的程度、患者治疗的依从性、患者家属支持情况、后续治疗可能遇到的困难、面对这些困难自己的情绪及胜任力等毫无保留表达；其次，根据我们的内容梳理主干和分类的概念后进行分类细化；最后，花点时间再从头到尾看一遍，我们会注意到一些方式，以及一些意想不到的内容。也许看着这幅思维导图，我们就可以做出一些决策，但我们也可能需要创造更多的思维导图，才能看清楚。

4. 用于疾病管理 思维导图具有良好的视觉效果和巨大冲击力，可以快速明了地向患者传达重要甚至关键信息，从既往的糖尿病教育效果来看，糖尿病患者容易出现对知识点不理解、记不住等问题，虽然反复进行教育强化，效果改善仍不明显，患者自我管理能力提高不明显。相关研究显示，思维导图在糖尿病教育中具有较好效果：一方面，思维导图帮助讲者在备课和制作课件时，将讲授内容进行知识点梳理和提炼，分清主次，按照逻辑关系将知识点串联起来，使教育内容层次分明，条理清晰，易于讲授表达，可以提高糖尿病宣教的质量；另一方面，使用思维导图方法后，讲者使用关键词、图像、颜色和线条等形式，将繁杂的知识信息进行梳理，采用简明扼要的文字或图片通俗易懂地进行传播。该模式使患者更容易理解与记忆，提高患者的接受水平，从而提高其自我管理能力。除此之外，在疾病管理中，思维导图还可以用于疾病诊断、治疗决策、患者教育、健康监测、复诊与随访、多学科团队合作、研究/学术交流等，需要注意的是，使用思维导图进行疾病管理时，需要确保思维导图中的信息准确无误，特别是医学数据和治疗建议，应定期更新思维导图，保护患者隐私等。

综上所述，本章总结了思维导图的基本绘制步骤及在医学领域的应用。思维导图作为一种有效的可视化工具，可以帮助医生整理知识结构、提高学习效率，并在临床工作中辅助医生进行病史采集、医疗决策、疾病管理等工作。绘制思维导图需要遵循一定的步骤，并注意使用图像、颜色、关键词等元素来提高信息的可视化程度。医学思维导图的应用广泛，可以辅助医生和医学生更好地完成各项医学任务。思维导图作为一种动态工具，随着对医学知识的深入理解，可以不断完善和丰富思维导图的内容。

推荐阅读

[1] 东尼・博赞. 思维导图使用手册：全彩修订版. 丁大刚，张斌，译. 北京：化学工业出版社，2011.

[2] 东尼・博赞. 思维导图大脑使用说明书. 张鼎昆，徐克茹，译. 北京：外语教学与研究出版社，2005.

[3] 东尼・博赞，克里斯・格里菲斯. 思维导图实践版. 卜煜婷，译. 北京：化学工业出版社，2016.

[4] 东尼・博赞. 博赞记忆术. 修订版. 陆时文，译. 北京：化学工业出版社，2014.

[5] 高飞，张泽勇，黄静娟，等. 思维导图和精细化护理在老年踝关节骨折的应用效果. 中华关节外科杂志电子版，2021，15(05)：633-636.

[6] 李武芬，孙善斌，丁盼盼，等. 基于思维导图的回授法在老年2型糖尿病患者低血糖健康教育中的应用效果. 中国医药导报，2021，18(32)：155-158，182.

（唐平）

第二篇　全科临床思维导图荟萃

第一章　常见未分化症状、体征和辅助结果异常临床思维导图

以症状、体征及辅助检查结果异常为主诉就诊的患者在全科诊疗中极为常见。本章内容涵盖了常见的症状、异常的体征及重要的生化辅助检查结果，通过梳理，使全科医生在临床接诊中能尽快获得重要信息，通过全面准确的体格检查，选择合适的辅助检查，让全科医生尽快找准方向，准确诊断或分诊到相关专科，提升全科医生岗位胜任力及患者的满意度。

第一节　症　　状

一、发热

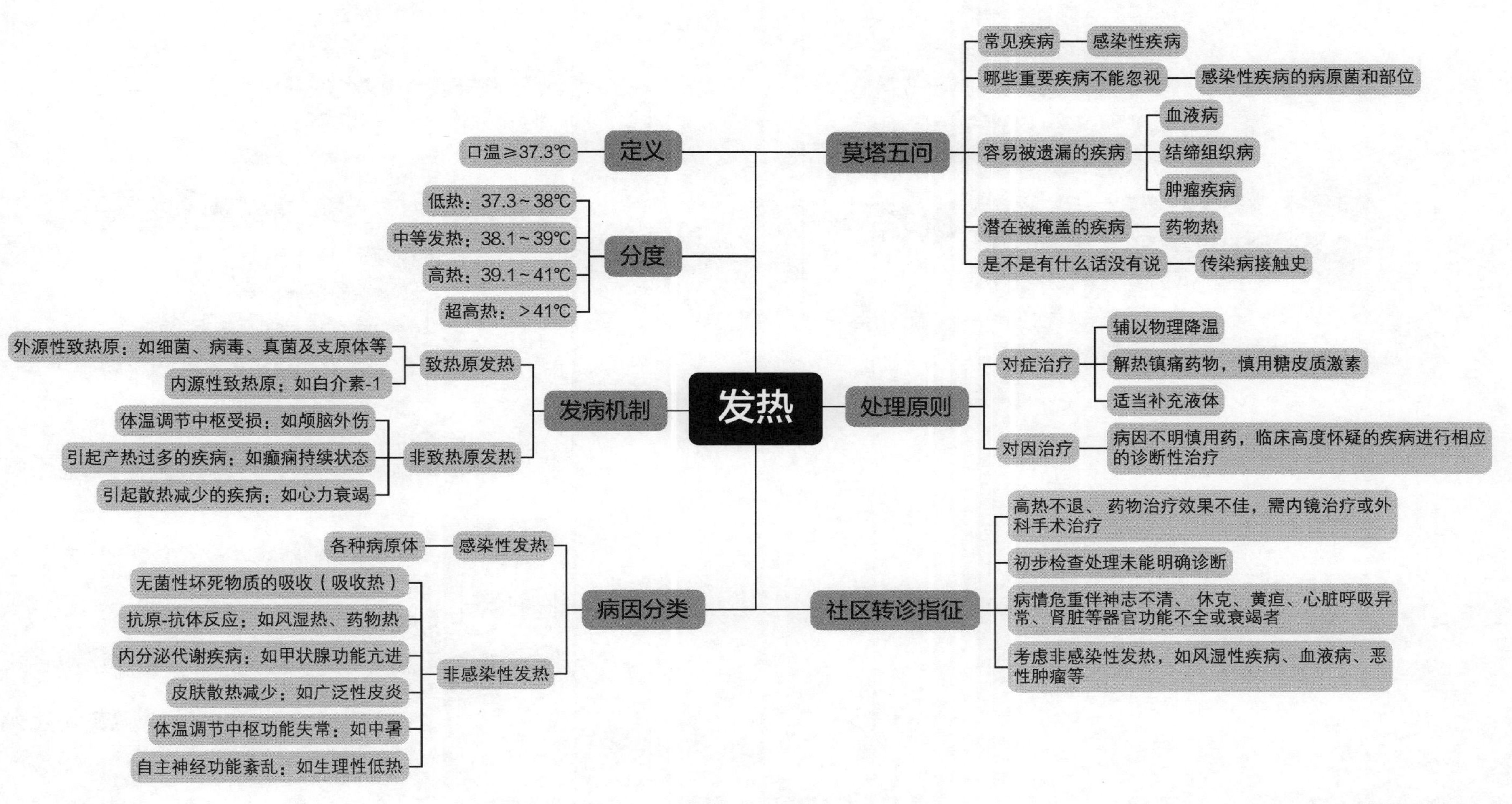

郑跃编制

推荐阅读

[1] 范学工，全俊. 发热待查的诊断思路和处理原则. 中国感染控制杂志，2009，8（04）：228-231.
[2] 任菁菁. 全科未分化疾病诊疗手册. 3 版. 北京：人民卫生出版社，2023.
[3] 万学红，卢雪峰. 诊断学. 10 版. 北京：人民卫生出版社，2024.

发热临床思维导图

二、乏力

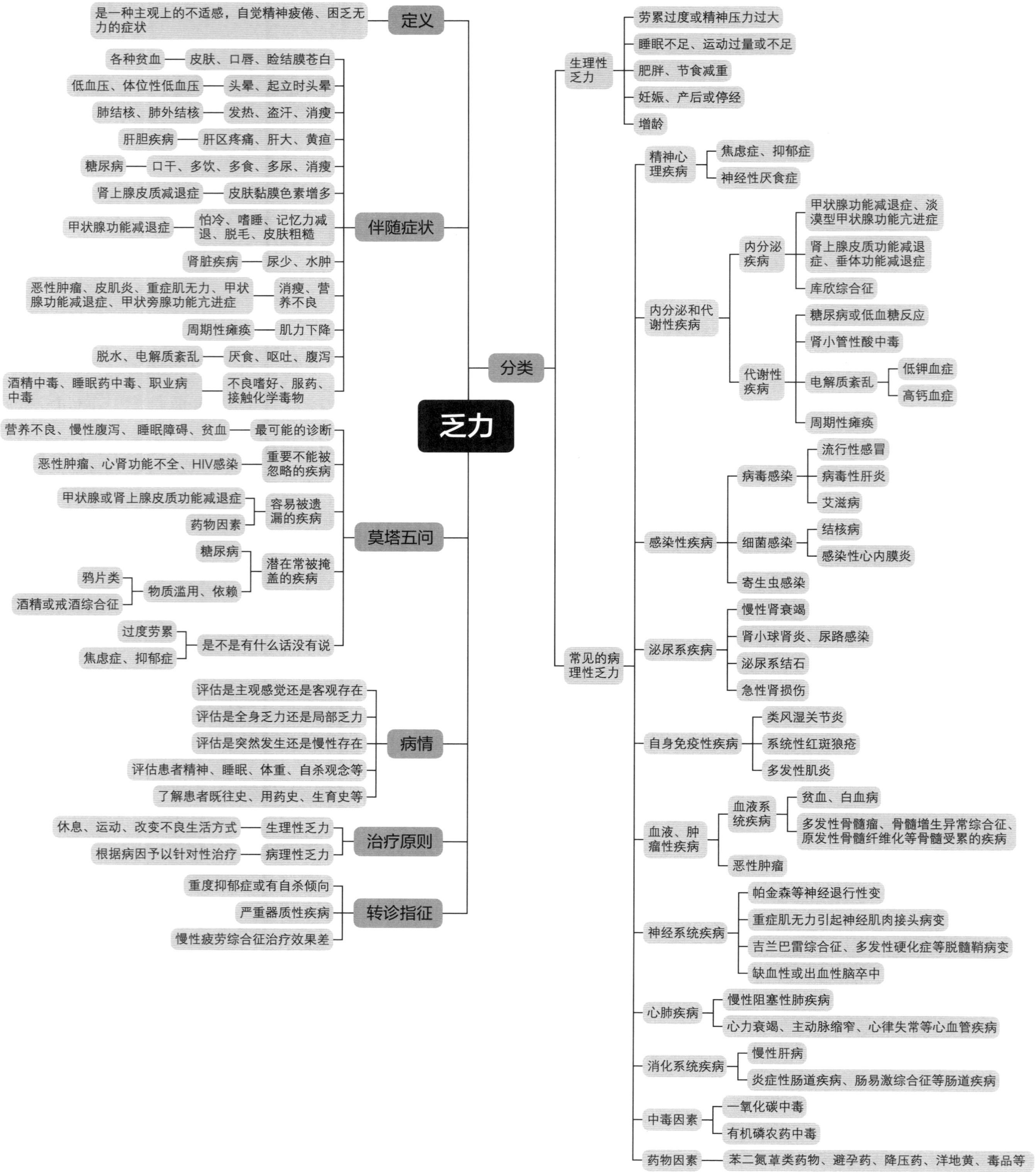

顾申红编制

推荐阅读

[1] 任菁菁，江孙芳. 全科常见未分化疾病诊疗手册. 3 版. 北京. 人民卫生出版社，2023.
[2] 张峰，李云英，韩树华，等. 实用症状与体征鉴别诊断学. 长春：吉林人民出版社. 2008.

乏力临床思维导图

三、消瘦

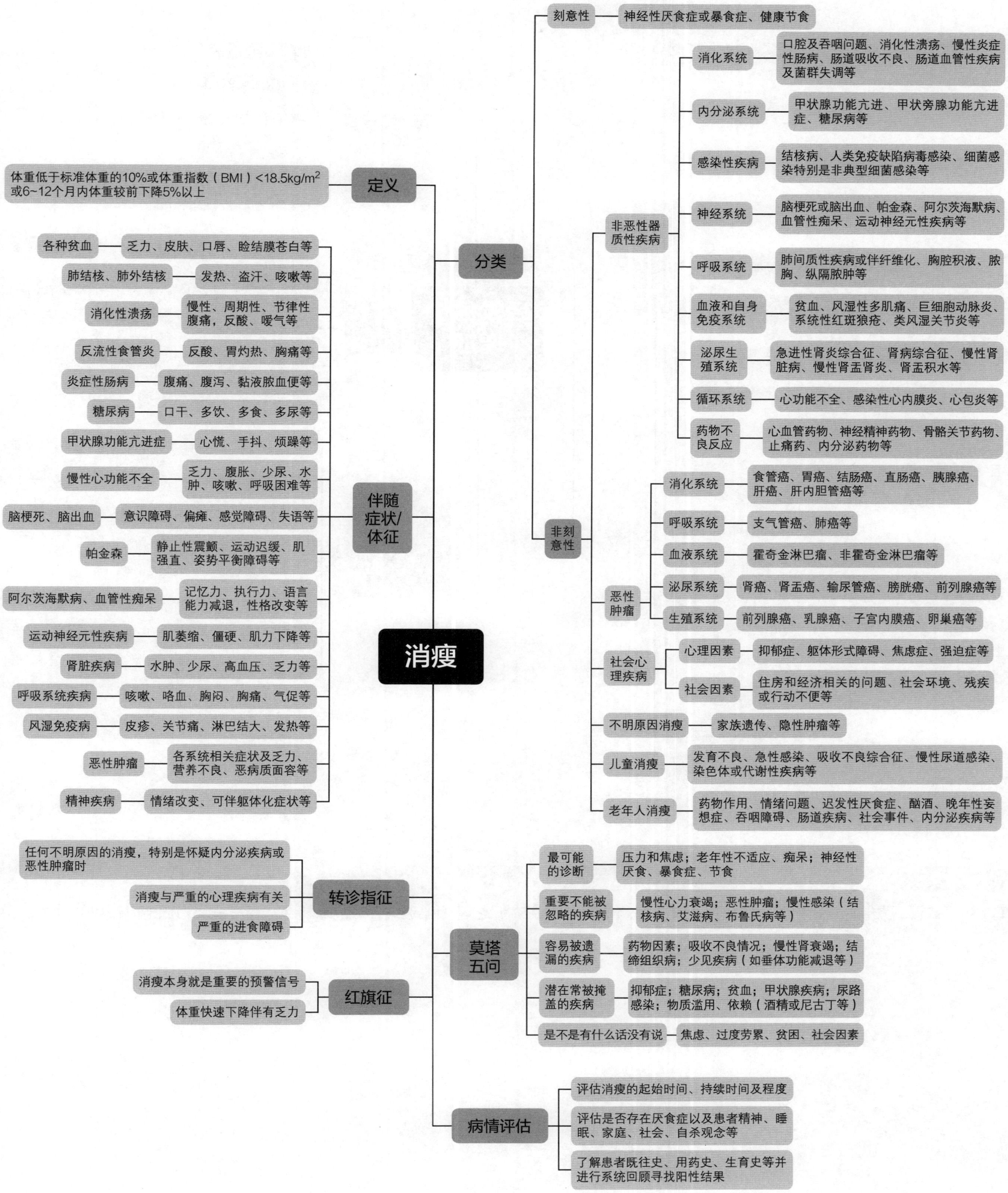

陈伟峰编制

推荐阅读

[1] 马仁杰，陈央央，任菁菁，等. 消瘦的全科诊疗思路. 中国全科医学，2021，24（23）：3009-3012.

[2] 刘凤奎，罗意帆，王国兴. 消瘦的临床诊断思路. 中国临床医生杂志，2017，45（12）：14-15.

[3] ALIBHAI SM，GREENWOOD C，PAYETTE H. An approach to the management of unintentional weight loss in elderly people. CMAJ. 2005，172（6）：773-780.

消瘦临床思维导图

四、异常体重增加

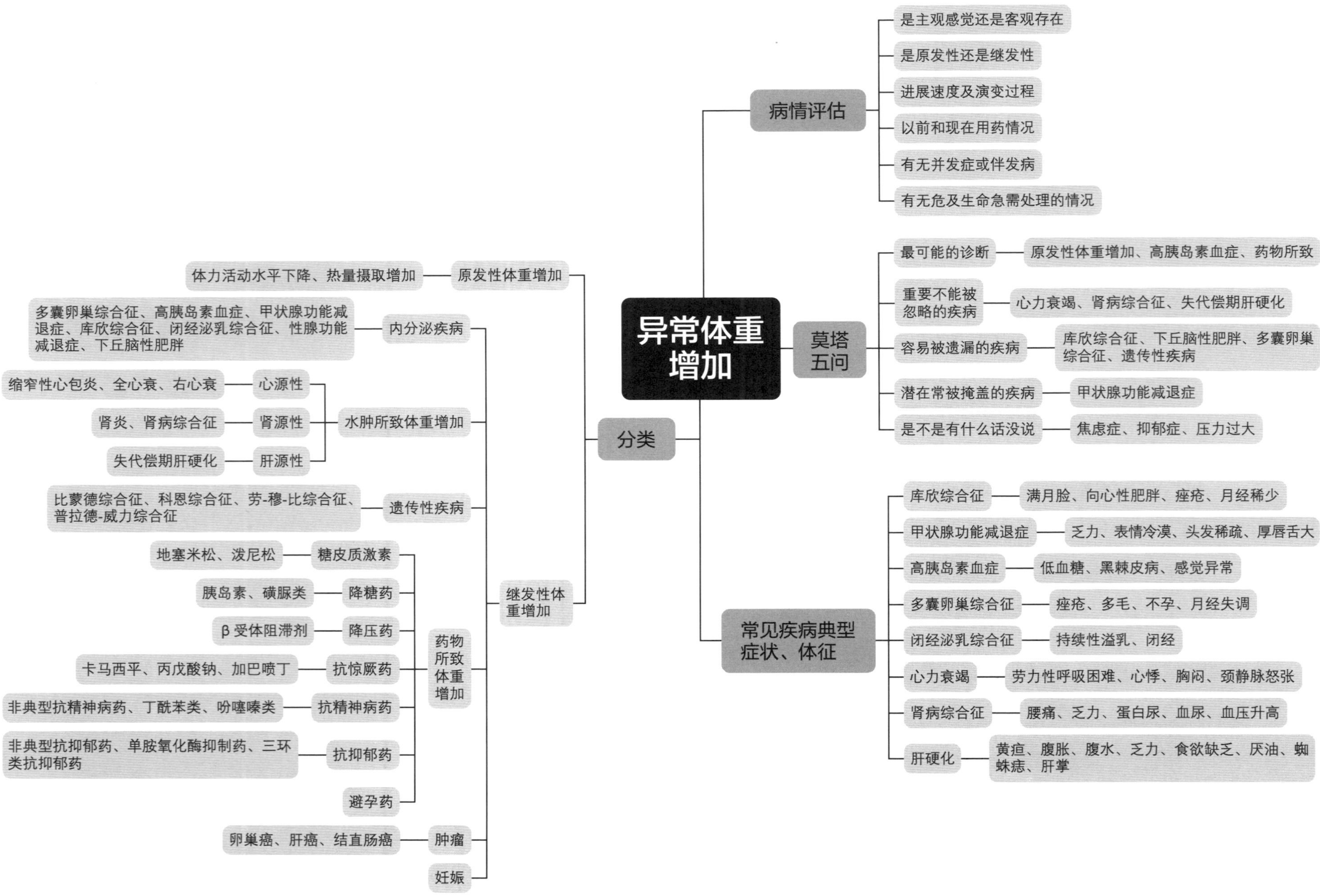

刘璐编制

推荐阅读

马克·亨德森，劳伦斯·蒂尔尼，杰拉德·斯美塔那. 全科医生鉴别诊断. 2 版. 徐自强，孙法，译. 北京：科学技术文献出版社，2020：115-123.

异常体重增加临床思维导图

五、咳嗽

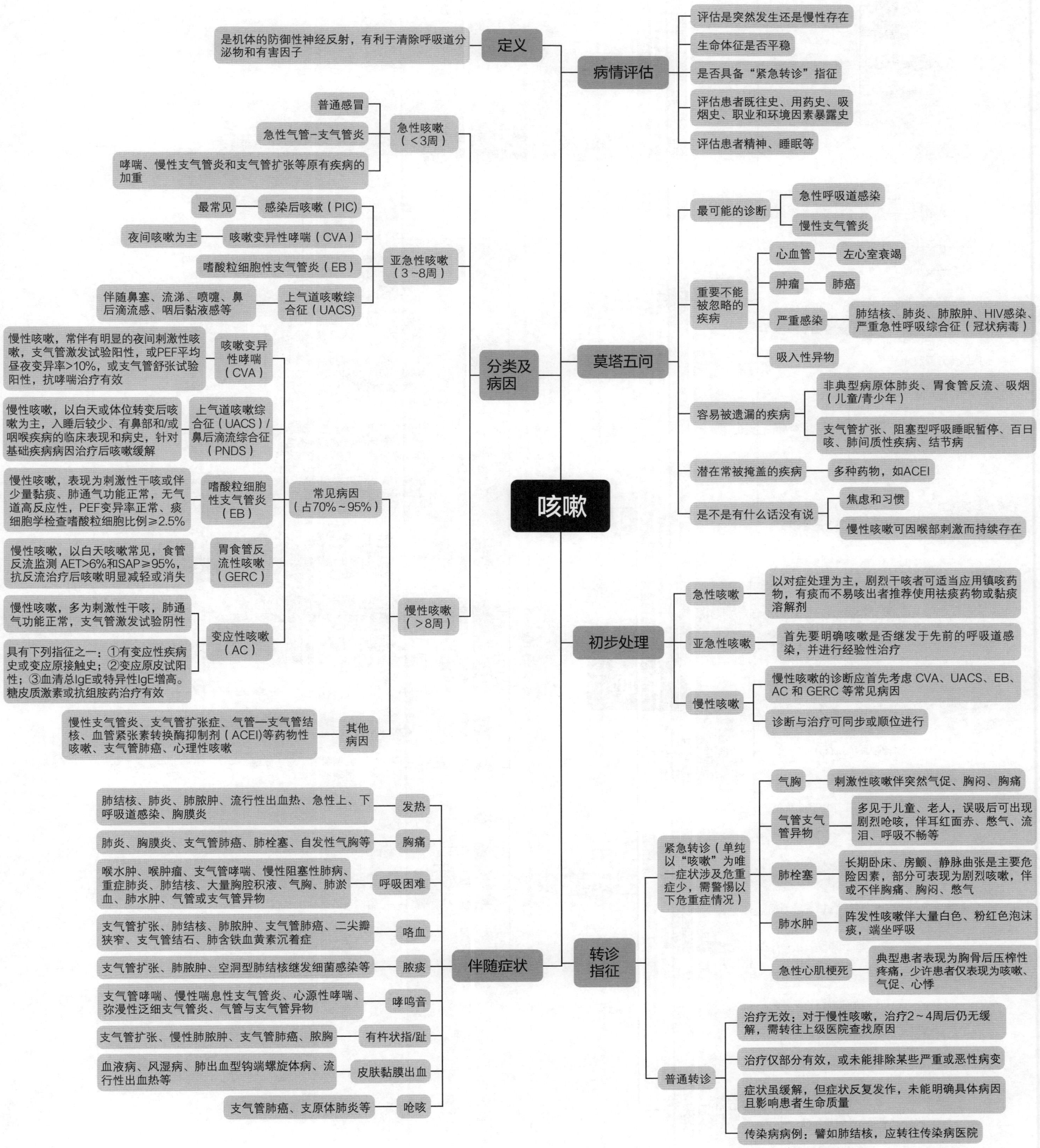

籍欣欣编制

推荐阅读

[1] 中华医学会呼吸病学分会哮喘学组. 咳嗽的诊断与治疗指南（2021）. 中华结核和呼吸杂志，2022，45（1）：34.
[2] 谭伟，杨贵丽，黄招兰. 从全科医学的视角解读中国《咳嗽基层诊疗指南（2018 年）》. 中国全科医学，2019，22（33）：4035-4040.
[3] 约翰·莫塔，吉尔·罗森布拉特，贾斯汀·科尔曼. 莫塔全科医学. 8 版. 梁万年，祝墡珠，杜雪平，译. 北京：人民卫生出版社，2023.

咳嗽临床思维导图

六、咯血

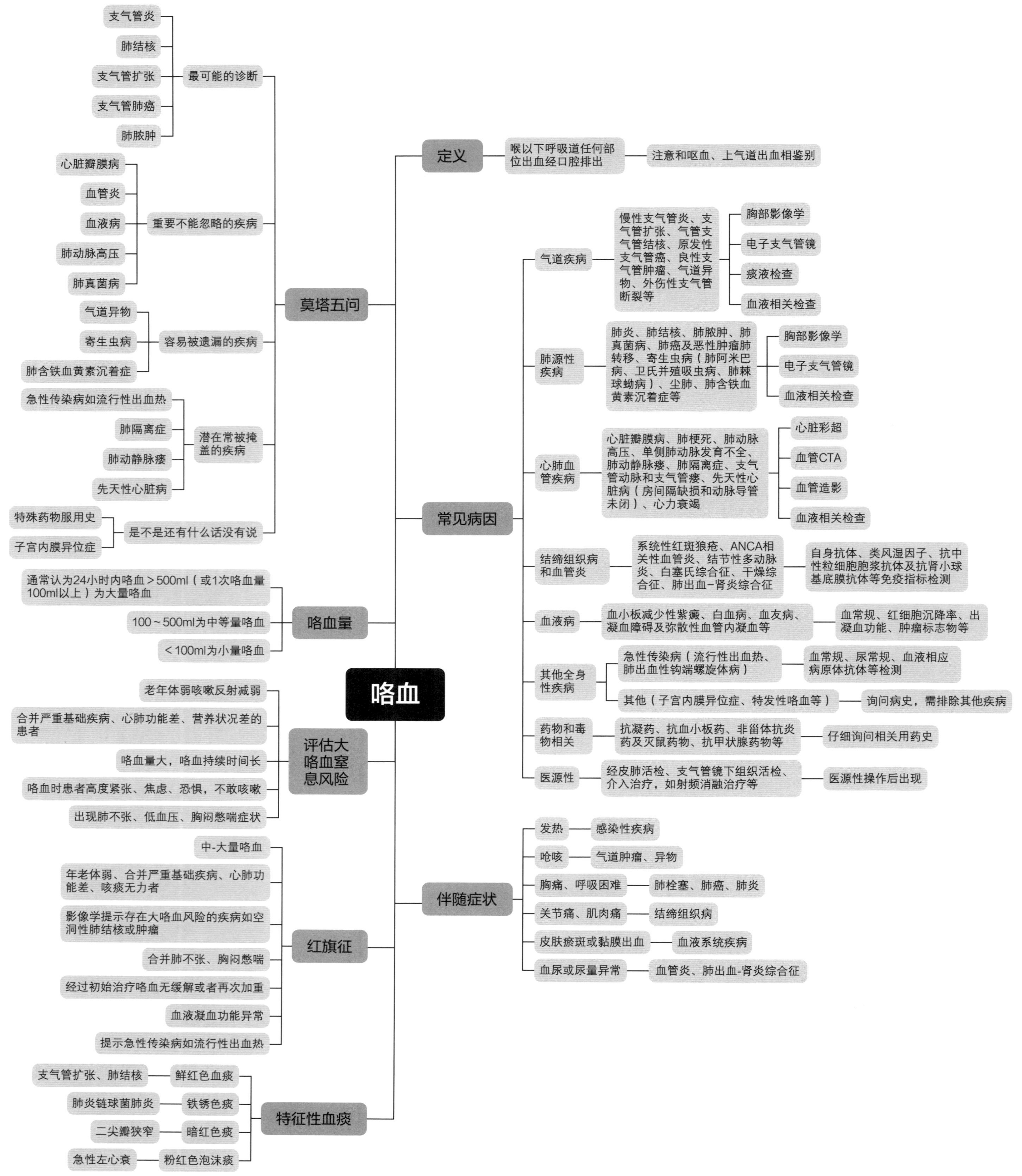

郑春燕编制

推荐阅读

北京医师协会呼吸内科专科医师分会咯血诊治专家共识编写组．咯血诊治专家共识．中国呼吸与危重监护杂志，2020,19（1）：1-11.

咯血临床思维导图

七、胸痛

推荐阅读

［1］马克·亨德森，劳伦斯·蒂尔尼，杰拉德·斯美塔那．全科医生鉴别诊断．2 版．徐自强，孙法，译．北京：科学技术文献出版社，2020.

［2］中华医学会，中华医学会杂志社，中华医学会全科医学分会．胸痛基层诊疗指南（2019 年）．中华全科医师杂志，2019（10）：913-919.

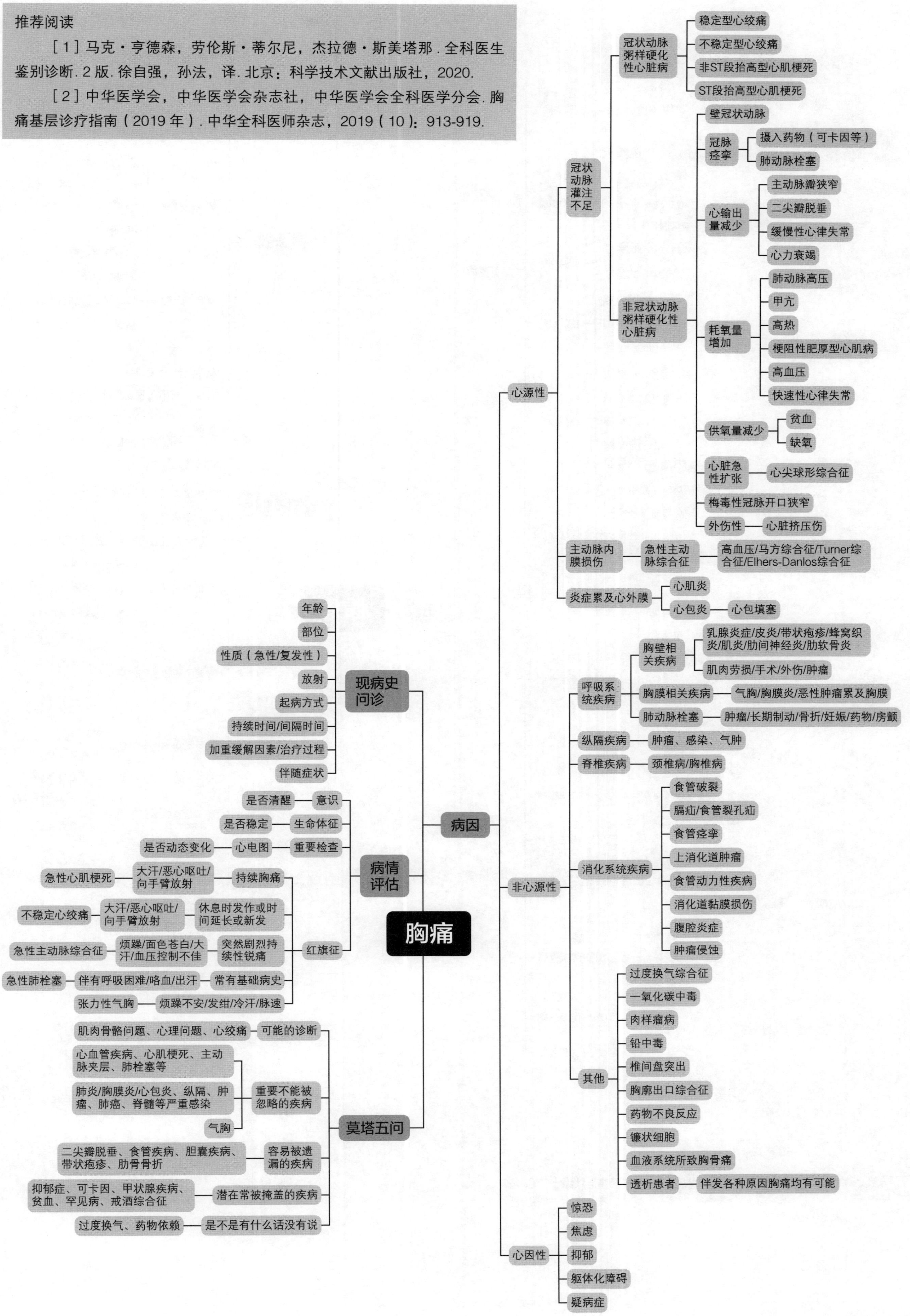

陈曦编制

胸痛临床思维导图

八、腹痛

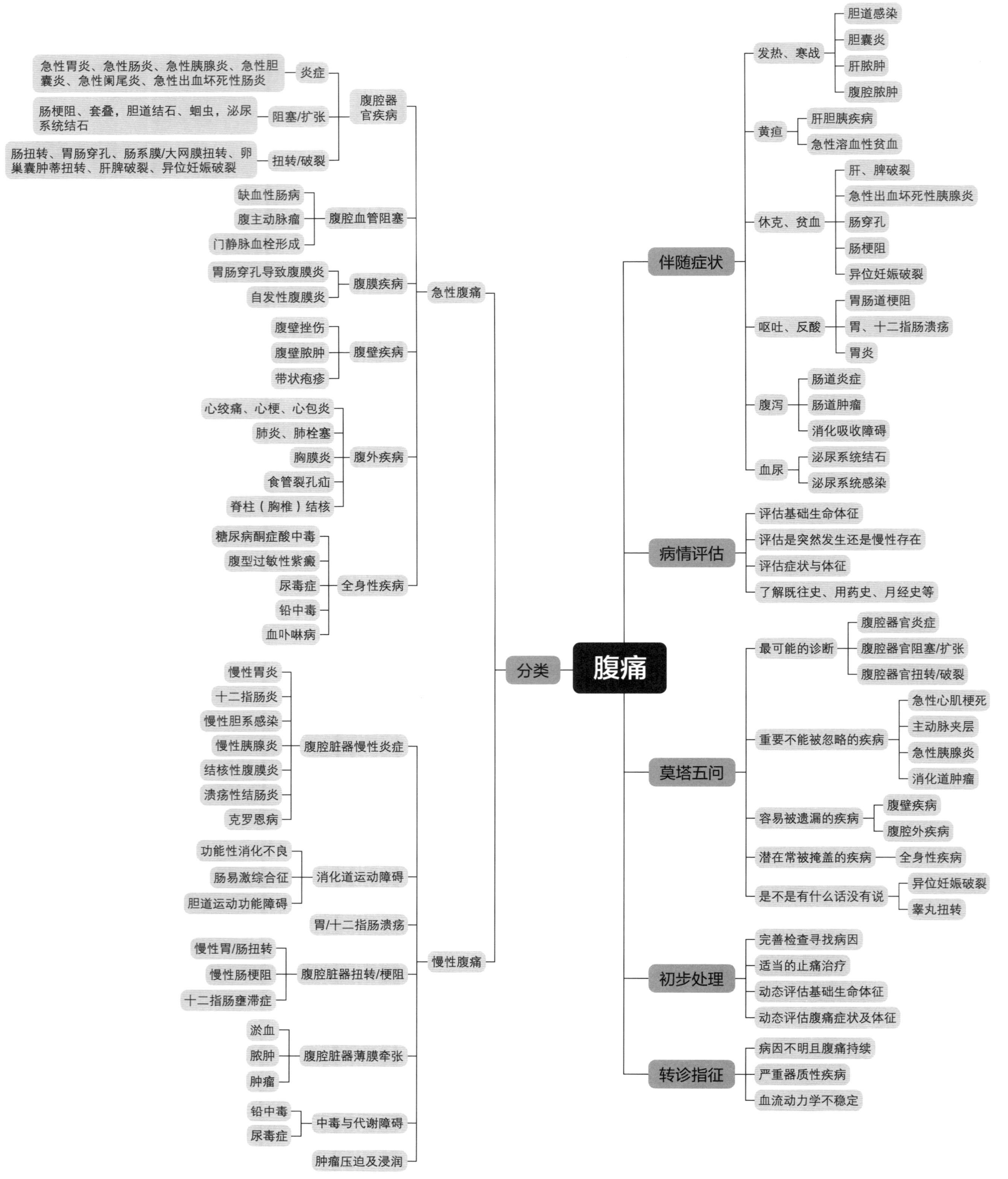

沈华编制

推荐阅读

万学红，卢雪峰. 诊断学. 10 版. 北京：人民卫生出版社，2024.

腹痛临床思维导图

九、呕吐

- **呕吐**
  - 定义
    - 通过胃的强烈收缩迫使胃或部分小肠的内容物经食管、口腔而排出体外的现象
  - 发生机制
    - 反射性呕吐
      - 咽部受到刺激：吸烟、剧咳、鼻咽部炎症或溢脓等
      - 胃、十二指肠疾病：急、慢性胃炎、消化性溃疡、功能性消化不良、急性胃扩张、幽门梗阻及十二指肠壅滞症等
      - 肠道疾病：急性阑尾炎、各型肠梗阻、急性出血坏死性肠炎、腹型过敏性紫癜等
      - 肝胆胰疾病：急性肝炎、肝硬化、肝淤血、急慢性胆囊炎或胰腺炎等
      - 腹膜及肠系膜疾病：急性腹膜炎
      - 其他疾病：肾输尿管结石、急性肾盂肾炎、急性盆腔炎、异位妊娠破裂、急性心肌梗死早期、心力衰竭、青光眼、屈光不正
    - 前庭障碍性呕吐
      - 伴有听力障碍、眩晕等症状者，需考虑前庭障碍性呕吐
      - 常见疾病
        - 迷路炎，是化脓性中耳炎的常见并发症
        - 梅尼埃病，为突发性的旋转性眩晕伴恶心呕吐
        - 晕动病，一般在航空、乘船和乘车时发生
    - 中枢性呕吐
      - 神经系统疾病
        - 颅内感染：各种脑炎、脑膜炎、脑脓肿
        - 脑血管疾病：脑出血、脑栓塞、脑血栓形成、高血压脑病及偏头痛等
        - 颅脑损伤：脑挫裂伤、颅内血肿、蛛网膜下腔出血等
        - 癫痫，特别是持续状态
      - 全身性疾病：尿毒症、糖尿病酮症酸中毒、甲状腺危象、甲状旁腺危象、肾上腺皮质功能不全、低血糖、低钠血症及早孕
      - 药物：某些抗生素、抗肿瘤药、洋地黄、吗啡等
      - 中毒：乙醇、重金属、一氧化碳、有机磷农药、鼠药等
      - 精神因素：胃神经症、癔症、神经性厌食等
  - 呕吐的病因分类
    - 起病病程分类
      - 急性
        - 炎症感染及毒素作用：急性胃肠炎、急性胰腺炎、腹部脓肿、食物中毒
        - 药物作用：化疗药物、抗生素、麻醉镇静药、有机磷农药、非甾体抗炎药
        - 内脏疼痛：胰腺炎、阑尾炎、胆绞痛、急性肠梗阻、肾绞痛、肠缺血、心肌梗死
        - 影响中枢神经系统疾病：迷路炎、晕动症、梅尼埃病、听神经瘤、头部外伤、脑血管疾病（血栓性、出血性、缺血性）、Reye综合征、脑膜炎、颅内压增高相关疾病、癫痫、偏头痛
        - 代谢相关疾病：甲状腺危象、酮症酸中毒、尿毒症、低血糖、低钠血症、高钙血症
        - 放疗
      - 慢性
        - 胃部疾病：幽门狭窄、胃轻瘫、消化不良、消化性溃疡、慢性肠胃炎、胃食管反流、胃节律紊乱、胃癌
        - 小肠运动障碍：假性肠梗阻、硬皮病
        - 代谢性疾病：甲状腺疾病（甲状腺功能亢进/甲状腺功能减退）、肾上腺皮质功能不全、垂体功能减退、电解质紊乱
        - 病毒感染：肝炎
        - 影响中枢神经系统疾病：肿瘤、炎性假瘤、脑水肿、其他各类脑病造成的颅内压增高
        - 心因性疾病：神经性厌食症、神经性贪食、癔症、胃神经症
        - 周期性呕吐综合征：一种以周期性或反复发作性严重恶心呕吐为特征，无器质性疾病为基础的神经障碍
        - 早孕
    - 儿科
      - 新生儿、婴儿期：胃食管反流、食物蛋白诱导的肠病、幽门狭窄、肾上腺皮质功能减退（注意：肾上腺危象）、肠梗阻
      - 幼儿、学龄儿童：胃肠炎、咽炎、胃轻瘫、嗜酸性细胞胃肠病、肠套叠、全身性过敏反应、颅内高压、周期性呕吐综合征、功能性消化不良
  - 伴随症状
    - 伴腹痛、腹泻多见于急性胃肠炎、霍乱、副霍乱、细菌性食物中毒及其他原因引起的急性食物中毒
    - 伴右上腹痛及发热、寒战或有黄疸应考虑急性胆囊炎或胆石症
    - 伴头痛及喷射性呕吐常见于颅内高压症或青光眼
    - 伴眩晕、眼球震颤见于前庭器官疾病
    - 应用阿司匹林、某些抗生素及抗肿瘤药物呕吐可能与药物副作用有关
    - 已婚育龄妇女早晨呕吐应注意早孕
  - 诊断要点
    - 呕吐的时间
      - 晨起呕吐
        - 育龄妇女 → 早孕反应
        - 其他 →尿毒症、慢性乙醇中毒、胃切除术后、功能性消化不良、鼻窦炎
      - 刷牙时恶心 → 慢性咽炎
      - 夜间呕吐 → 幽门梗阻
    - 呕吐与进食的关系
      - 餐后即刻呕吐 → 神经性呕吐、幽门前区溃疡
      - 餐后1h以上(延迟性)呕吐 → 胃张力低下
      - 餐后较久或数餐后呕吐(宿食) → 幽门梗阻
      - 餐后集体呕吐 →食物中毒
    - 呕吐的特点
      - 精神性呕吐：常无恶心，呕吐不费力
      - 颅内高压性呕吐：恶心轻，呕吐呈喷射状，伴头痛
    - 呕吐物的性质
      - 呕吐宿食并伴腐酵味 → 幽门梗阻
      - 呕吐物是否含胆汁
        - 不含胆汁 → 梗阻平面在乳头以上
        - 含多量胆汁 → 梗阻平面可低于乳头、胃空肠吻合术后、频繁剧烈呕吐
      - 呕吐物含粪臭 → 低位小肠梗阻
      - 呕吐物是否含酸性液体
        - 酸 → 十二指肠溃疡、胃泌素瘤
        - 无酸味 → 贲门狭窄、强力抑酸后
      - 呕吐物是否有血→上消化道出血
      - 呕吐物是否含蛔虫、胆石或吞入异物
    - 伴随症状
      - 伴胸痛：急性心肌梗死、肺梗死
      - 伴腹泻：考虑消化系统疾病
      - 伴腹痛：定位腹腔脏器
      - 伴发热：感染性疾病
      - 伴头痛：颅内高压、偏头痛、青光眼、屈光不正、鼻窦炎
      - 伴意识障碍：颅内疾病、尿毒症、肝性脑病、糖尿病、酸中毒
      - 伴眩晕：迷路炎、梅尼埃病、晕动病、氨基糖苷类抗生素所致前庭功能障碍

徐霞编制

推荐阅读

万学红，卢雪峰. 诊断学. 10 版. 北京：人民卫生出版社，2024.

呕吐临床思维导图

十、腹泻

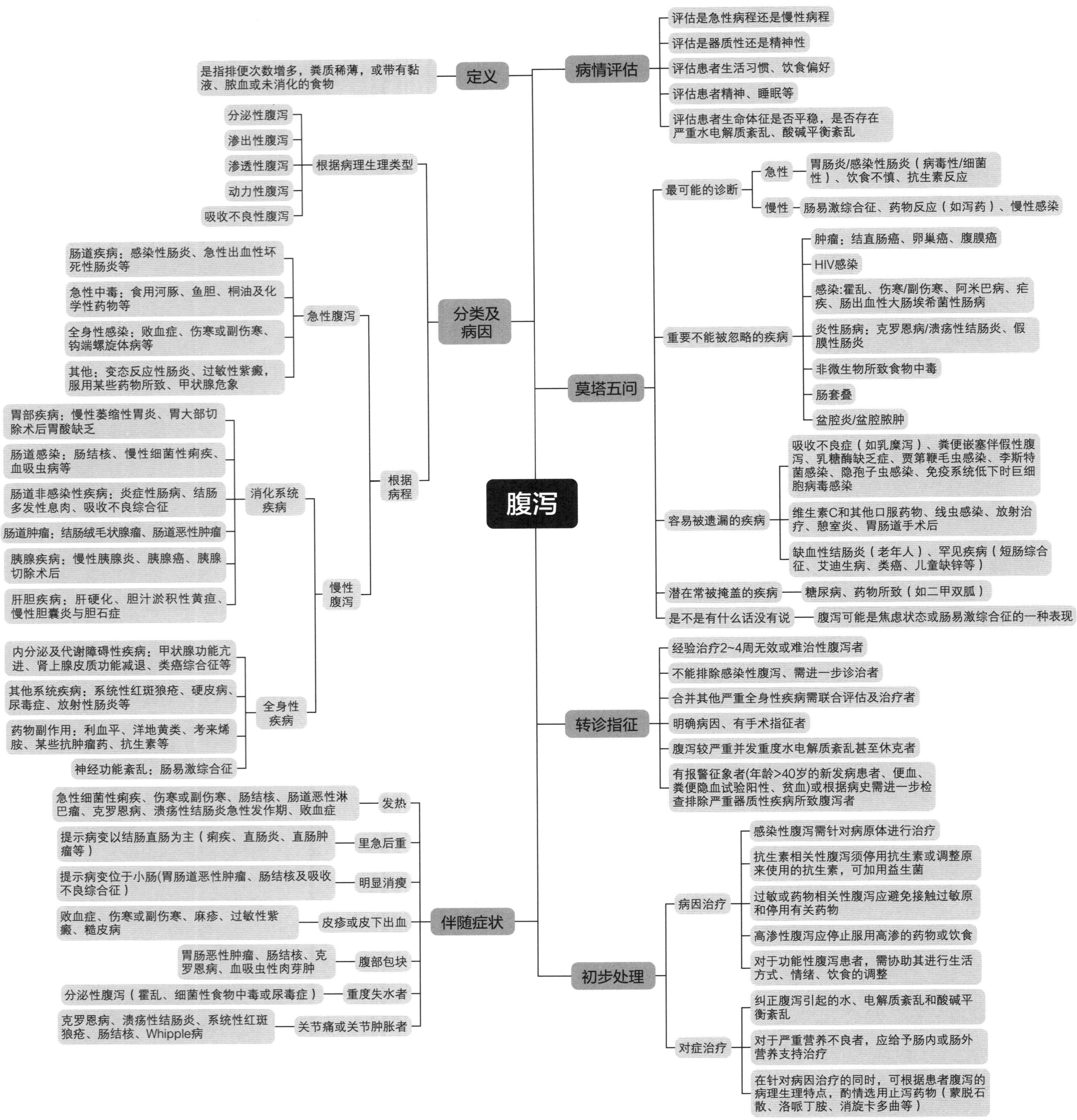

籍欣欣编制

推荐阅读

[1] 约翰·莫塔，吉尔·罗森布拉特，贾斯汀·科尔曼. 莫塔全科医学. 8 版. 梁万年，祝墡珠，杜雪平，译. 北京：人民卫生出版社，2023.

[2] 中华医学会，中华医学会杂志社，中华医学会消化病学分会，等. 慢性腹泻基层诊疗指南（2019 年）. 中华全科医师杂志，2020，19（11）：973-982.

腹泻临床思维导图

十一、便秘

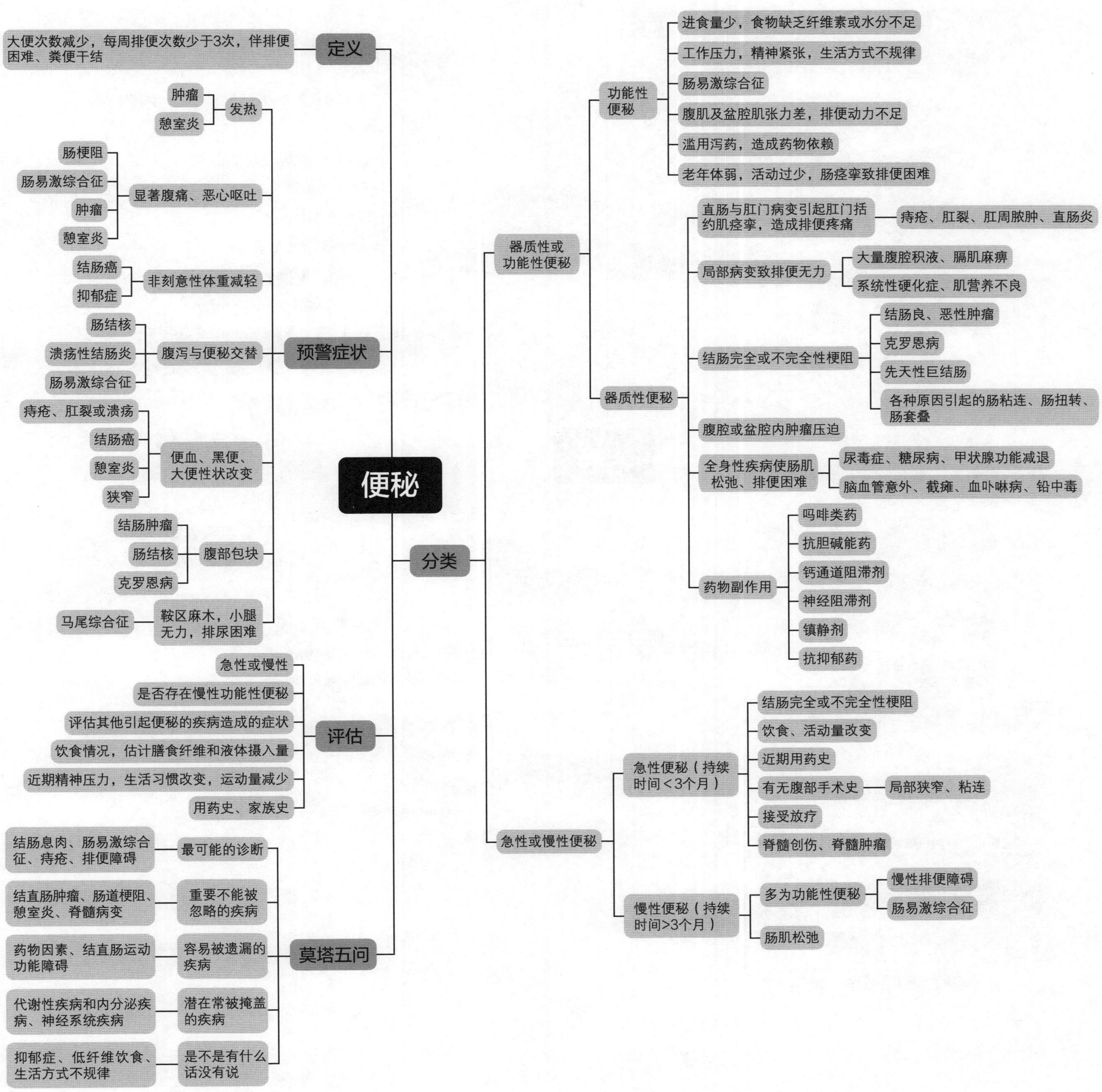

赵妙惠编制

推荐阅读

[1] 马克・亨德森，劳伦斯・蒂尔尼，杰拉德・斯美塔那. 全科医生鉴别诊断. 2 版. 徐自强，孙法，译. 北京：科学技术文献出版社，2020.

[2] 万学红，卢雪峰. 诊断学.10 版. 北京：人民卫生出版社，2024.

便秘临床思维导图

十二、头痛

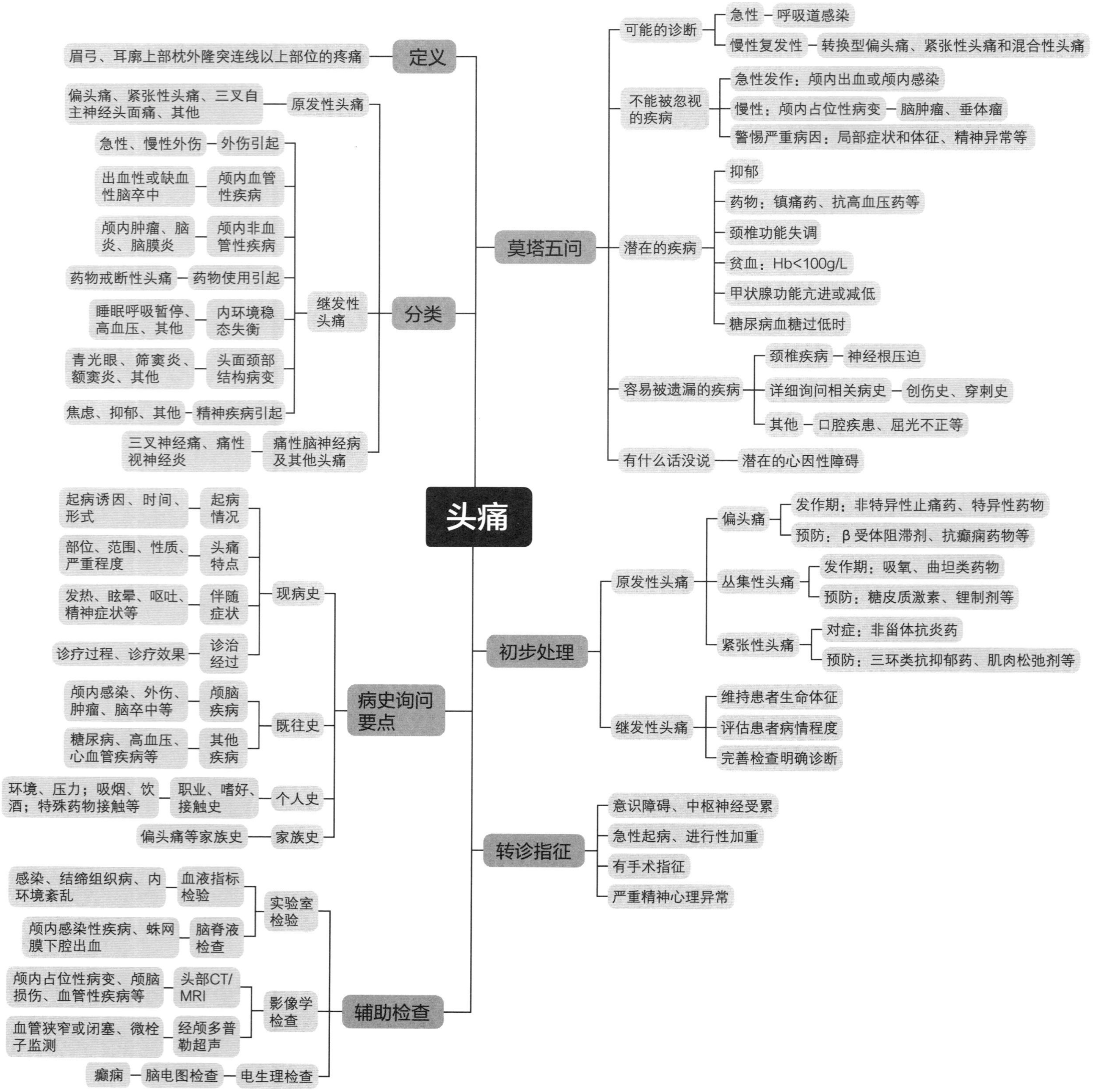

冯桂波编制

推荐阅读

[1] 郝峻巍，罗本燕. 神经病学. 9 版. 北京：人民卫生出版社，2024.

[2] 万学红，卢雪峰. 诊断学. 10 版. 北京：人民卫生出版社，2024.

[3] 约翰·莫塔. 全科医学. 梁万年，译. 北京：人民军医出版社，2010.

头痛临床思维导图

十三、头晕

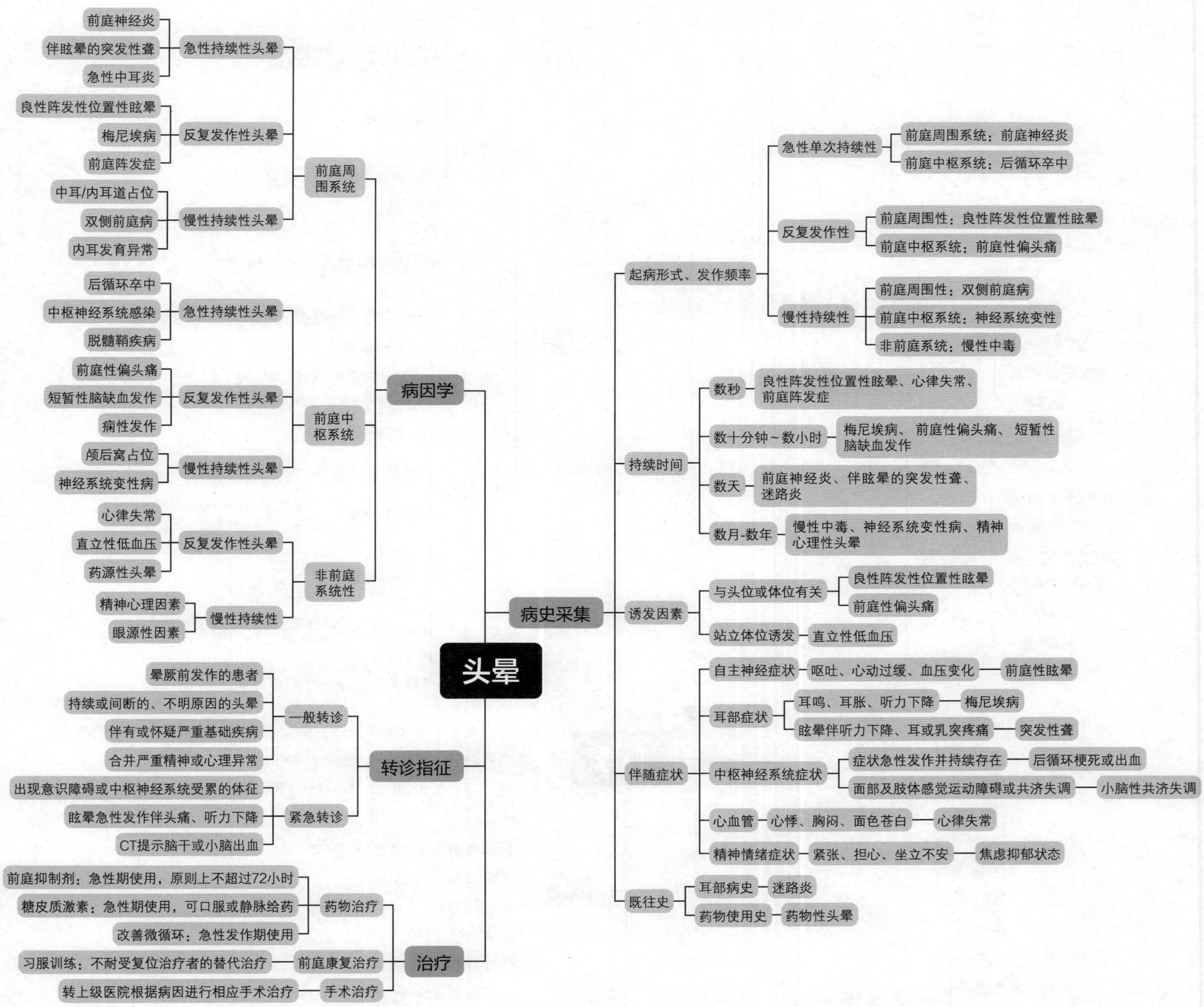

冯桂波编制

推荐阅读

[1] 神经系统疾病基层诊疗指南编写专家组. 头晕/眩晕基层诊疗指南. 中华全科医师杂志，2020，19(03)：201-216.

[2] 任菁菁，江孙芳. 全科常见未分化疾病诊疗手册. 3版. 北京：人民卫生出版社，2023.

[3] 祝墡珠，王永晨，江孙芳. 全科医生临床实践. 3版. 北京：人民卫生出版社，2023.

头晕临床思维导图

十四、心悸

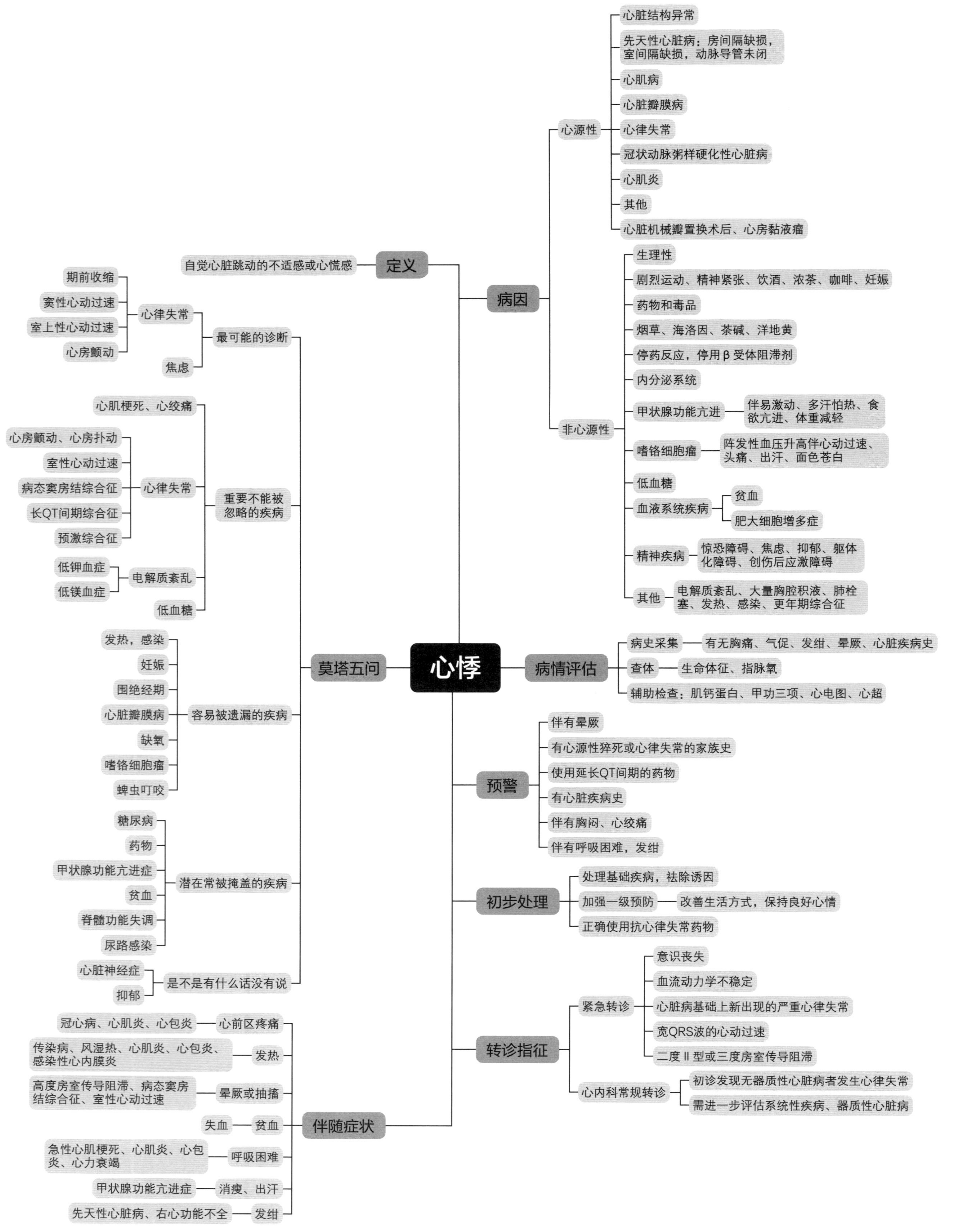

张清编制

推荐阅读

[1] 万学红，卢雪峰. 诊断学. 10 版. 人民卫生出版社，2024.

[2] 任菁菁，江孙芳. 全科常见未分化疾病诊疗手册. 3 版. 北京. 人民卫生出版社，2023.

心悸临床思维导图

十五、水肿

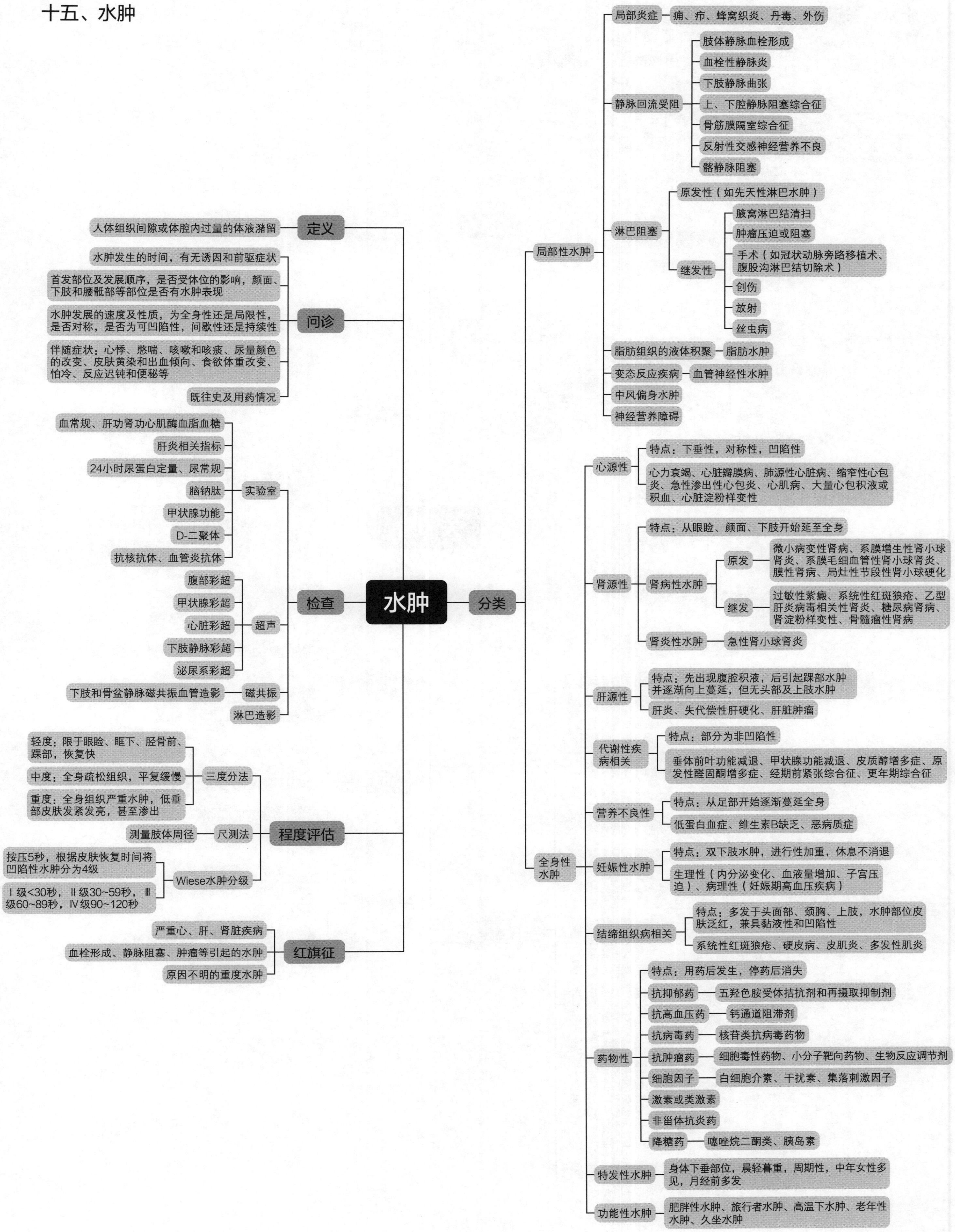

董国霞编制

推荐阅读

任菁菁，江孙芳. 全科常见未分化疾病诊疗手册. 3 版. 北京：人民卫生出版社，2023.

水肿临床思维导图

十六、关节痛

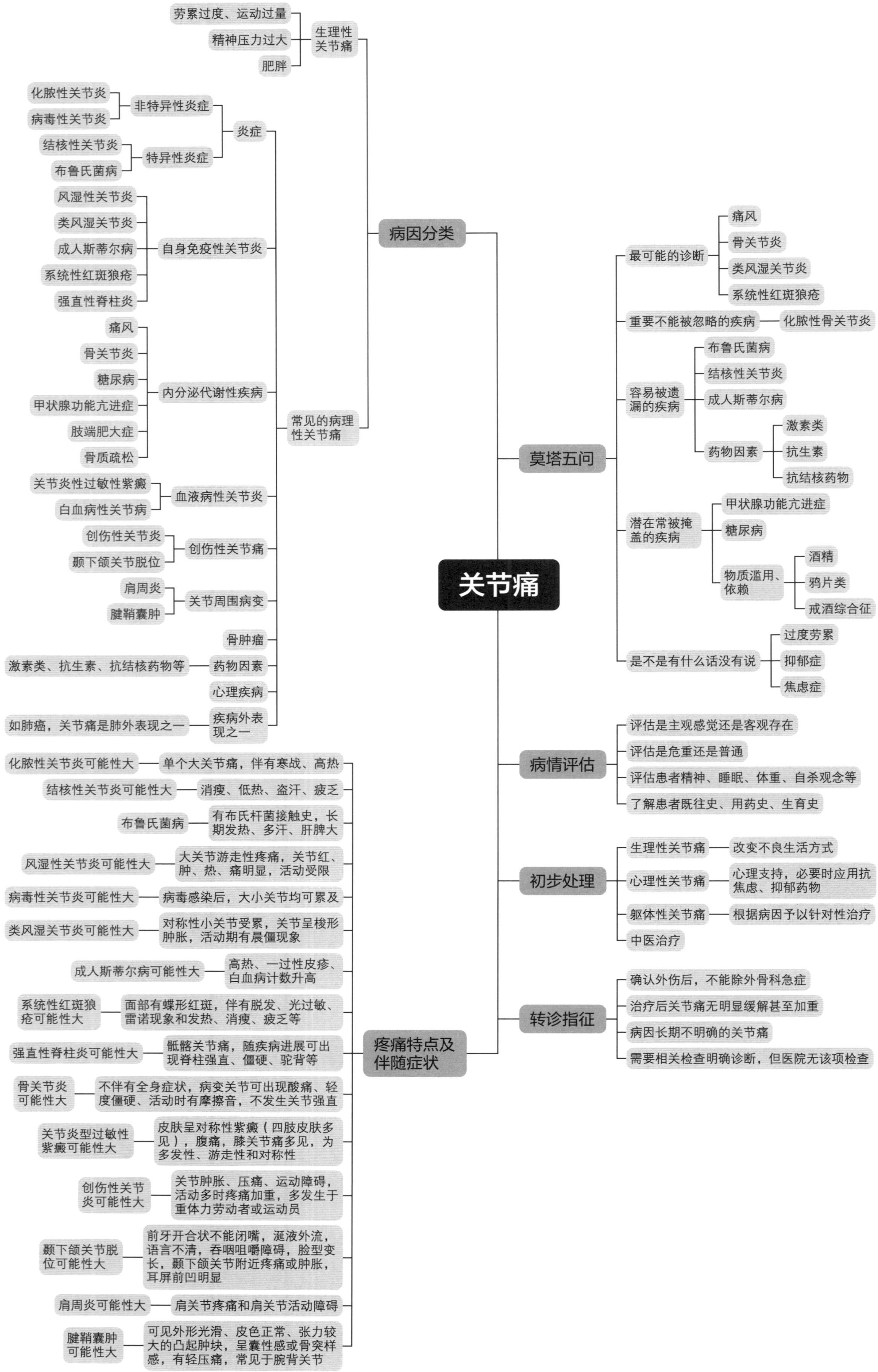

刘青编制

推荐阅读

[1] 任菁菁，江孙芳. 全科常见未分化疾病诊疗手册. 3 版. 北京：人民卫生出版社，2023.

[2] 吴华著. 标准化全科诊疗路径. 北京：清华大学出版社.2023.

关节痛临床思维导图

十七、腰背痛

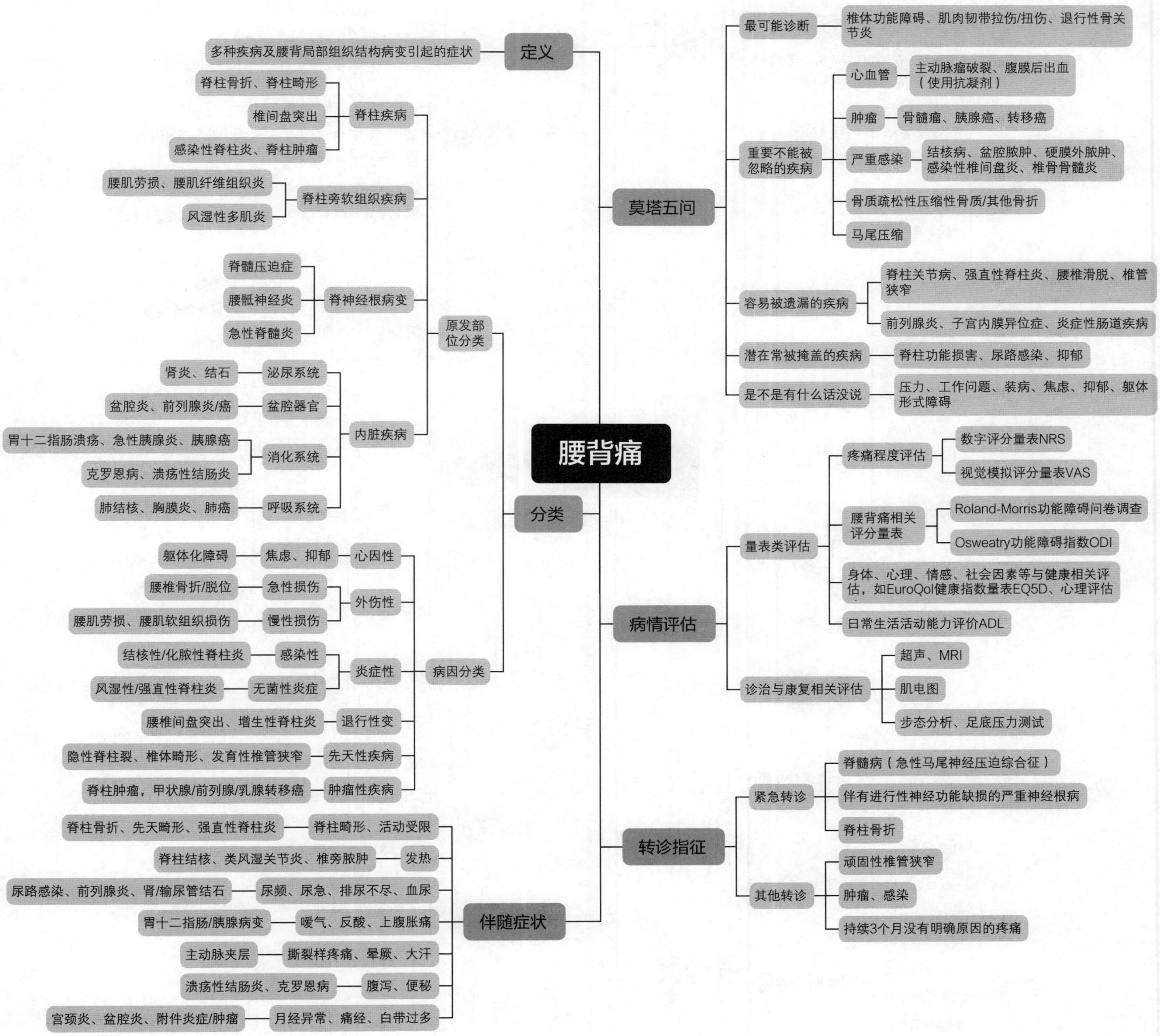

廖鑫编制

推荐阅读

[1] 万学红，卢雪峰. 诊断学. 10 版. 北京：人民卫生出版社，2024.

[2] 约翰·莫塔，吉尔·罗森布拉特，贾斯汀·科尔曼. 莫塔全科医学. 8 版. 梁万年，祝墡珠，杜雪平，译. 北京：人民卫生出版社，2023.

[3] 中国康复医学会脊柱脊髓专业委员会，中华医学会骨科学分会骨科康复学组. 中国非特异性腰背痛临床诊疗指南，中国脊柱脊髓杂志，2022，32（3）：258-268.

腰背痛临床思维导图

十八、尿频尿急

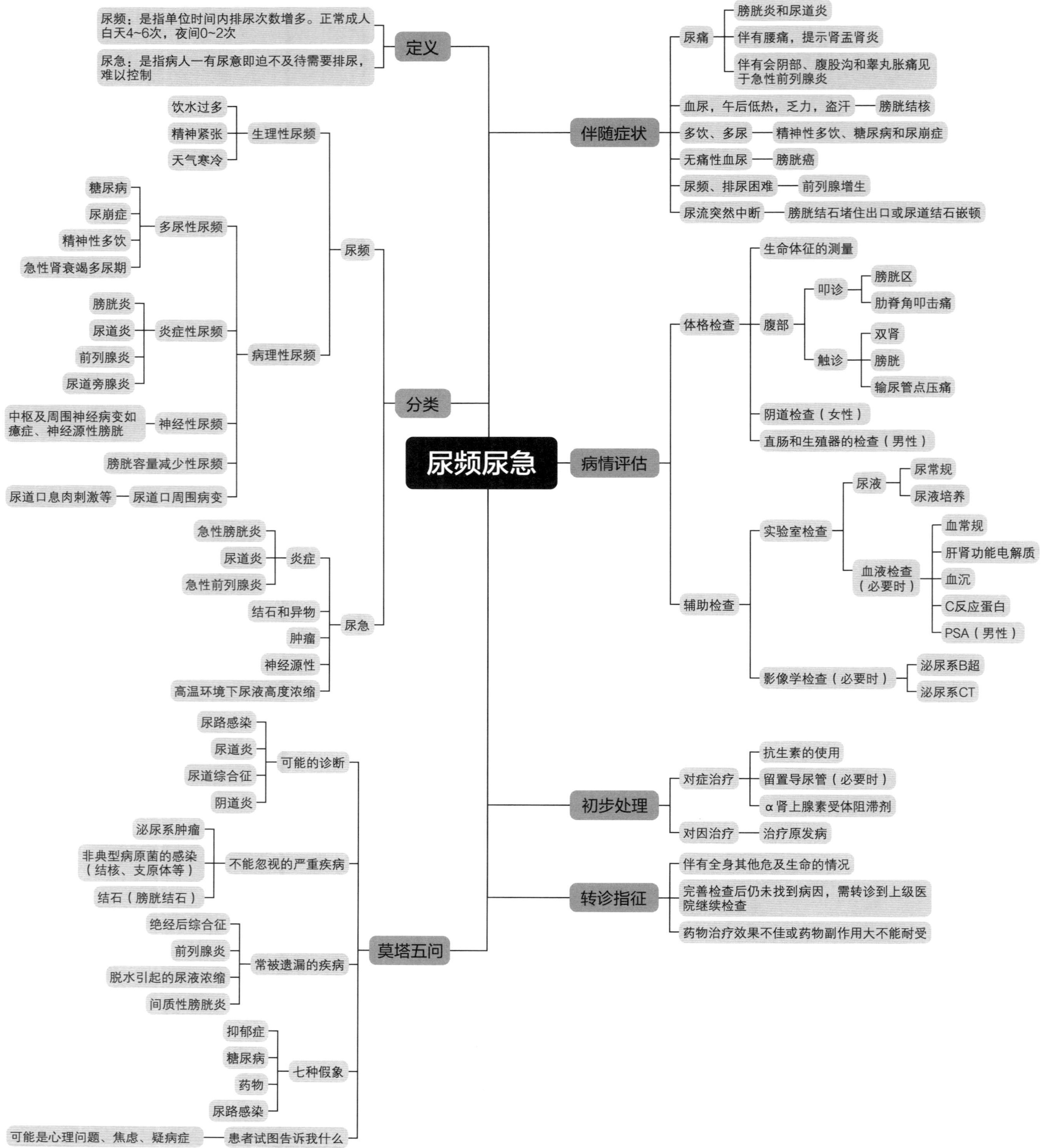

程婷婷编制

推荐阅读

约翰·莫塔，吉尔·罗森布拉特，贾斯汀·科尔曼. 莫塔全科医学. 8 版. 梁万年，祝墡珠，杜雪平，译. 北京：人民卫生出版社，2023.

尿频尿急临床思维导图

十九、排尿困难

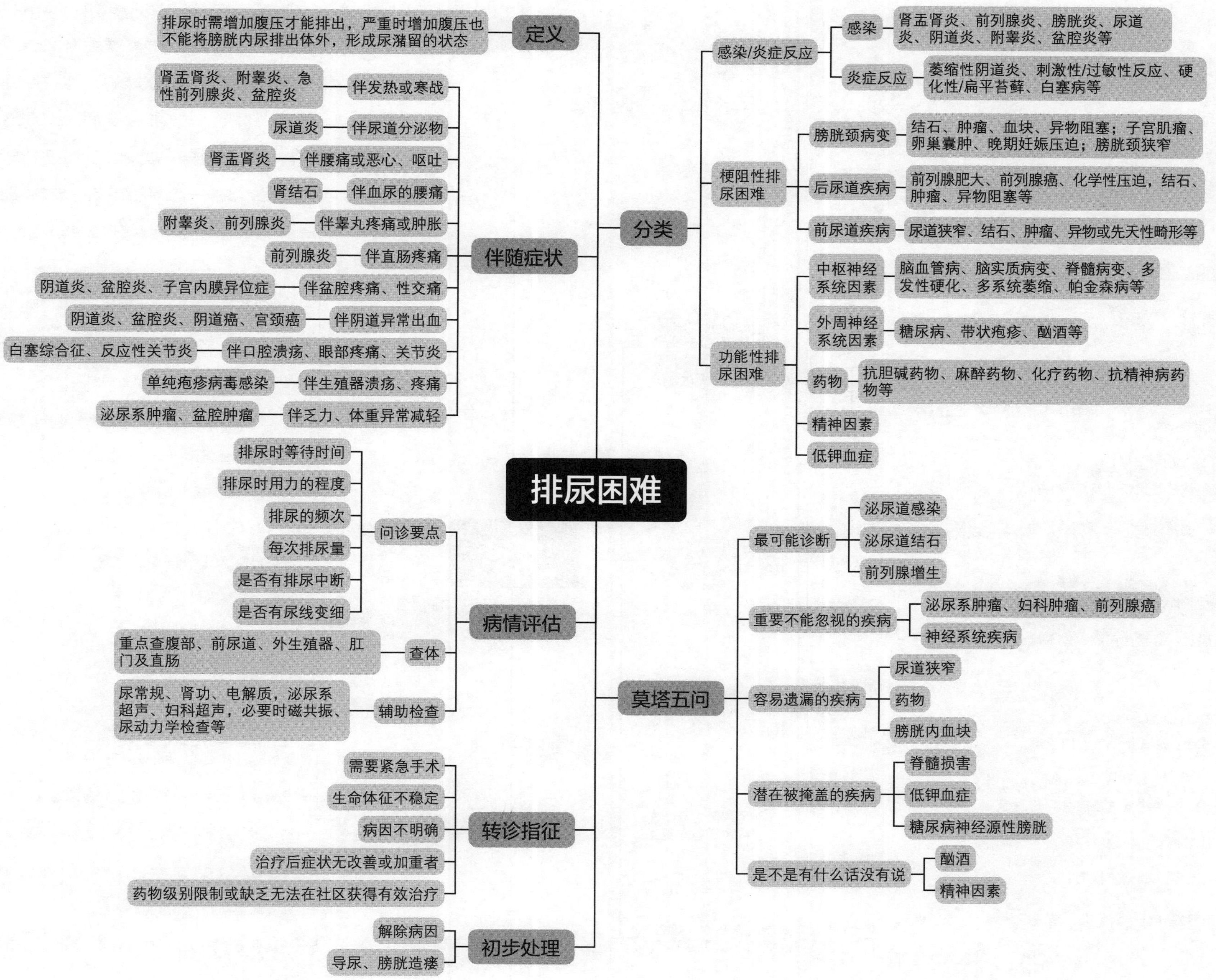

贾志强编制

排尿困难临床思维导图

推荐阅读

[1] 那彦群. 中国泌尿外科疾病诊断治疗指南. 北京：人民卫生出版社，2007.

[2] 中华医学会. 临床诊疗指南，泌尿外科分册. 北京：人民卫生出版社，2006.

[3] 马克・亨德森，劳伦斯・蒂尔尼，杰拉德・斯美塔那. 全科医生鉴别诊断 . 2 版 . 徐自强，孙法，译. 北京：科学技术文献出版社，2020.2.

[4] 周雅，王静. 全科医学临床诊疗思维研究：排尿困难. 中国全科医学，2021，24 (11)：5.

二十、皮疹

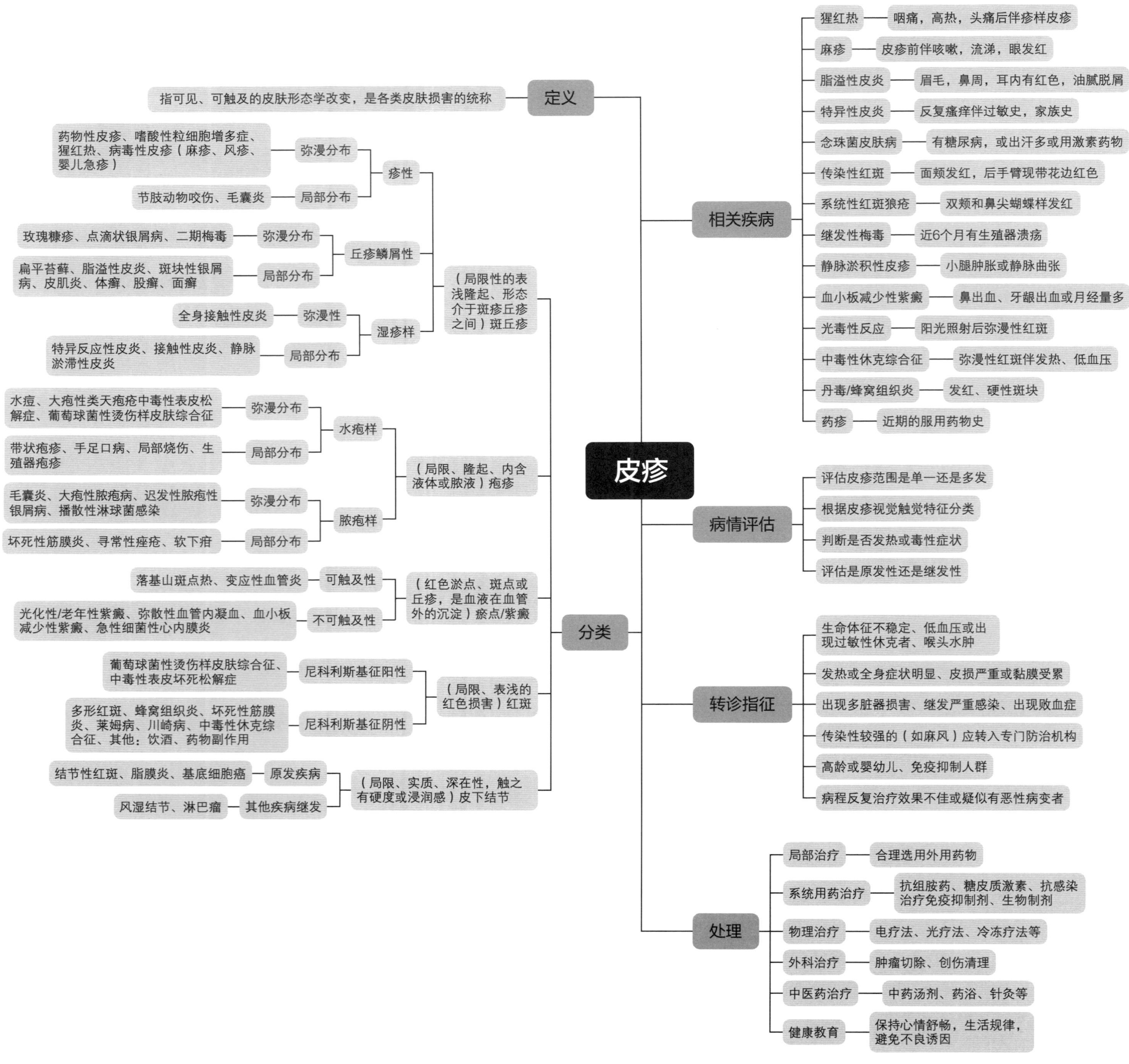

姜贻辉编制

推荐阅读

［1］任菁菁，江孙芳. 全科常见未分化疾病诊疗手册. 3 版. 北京：人民卫生出版社，2023.

［2］马克. 亨德森，劳伦斯. 蒂尔尼，杰德拉. 斯美塔那. 全科医生鉴别诊断，2 版，徐自强，孙沄，译. 北京：科学技术文献出版社，2020.

皮疹临床思维导图

二十一、瘙痒

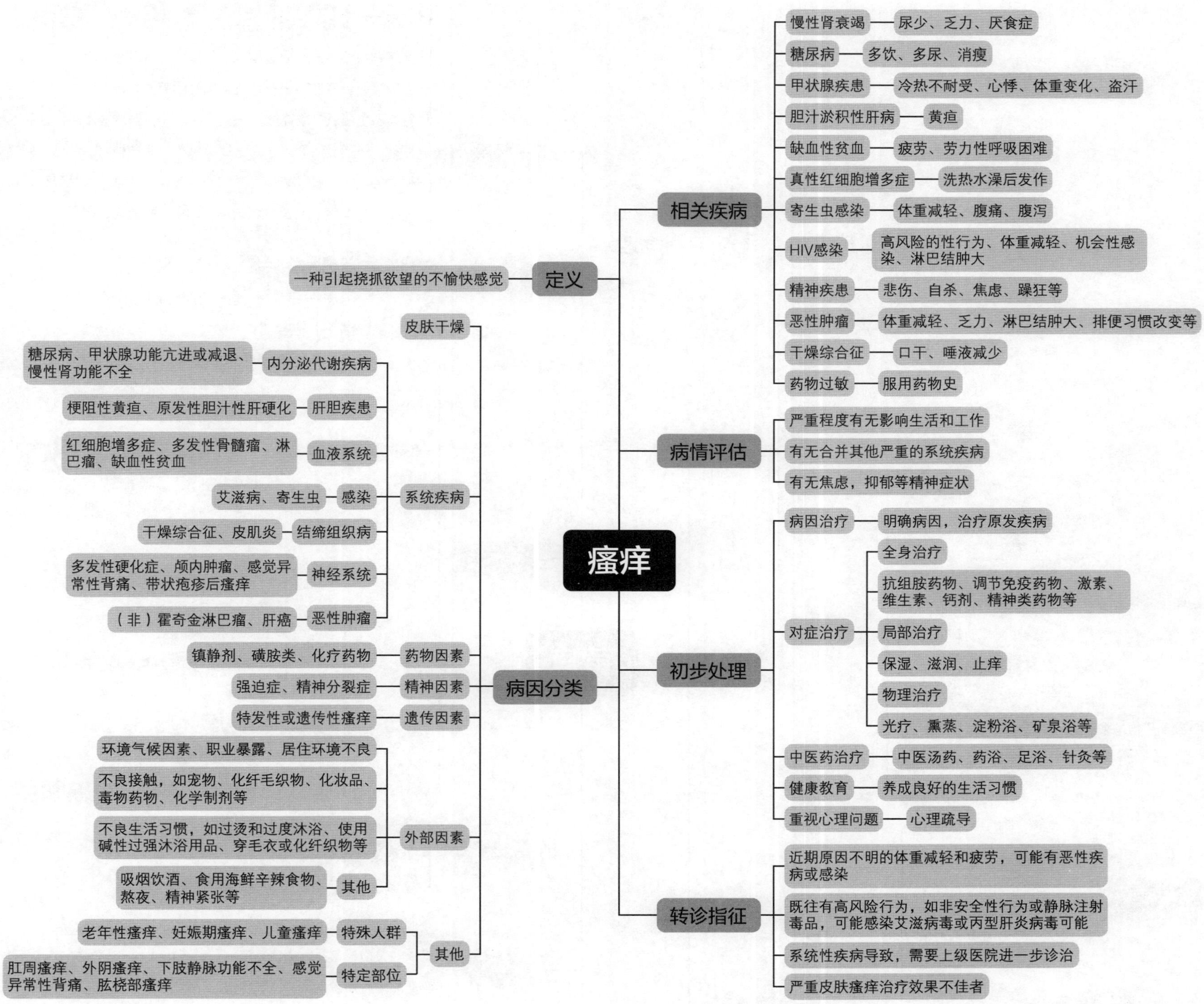

姜贻辉编制

推荐阅读

［1］任菁菁，江孙芳．全科常见未分化疾病诊疗手册．3 版．北京：人民卫生出版社，2023.

［2］马克．亨德森，劳伦斯．蒂尔尼，杰德拉．斯美塔那．全科医生鉴别诊断．2 版．徐自强，孙沄，译．北京：科学技术文献出版社，2020.

瘙痒临床思维导图

二十二、黄疸

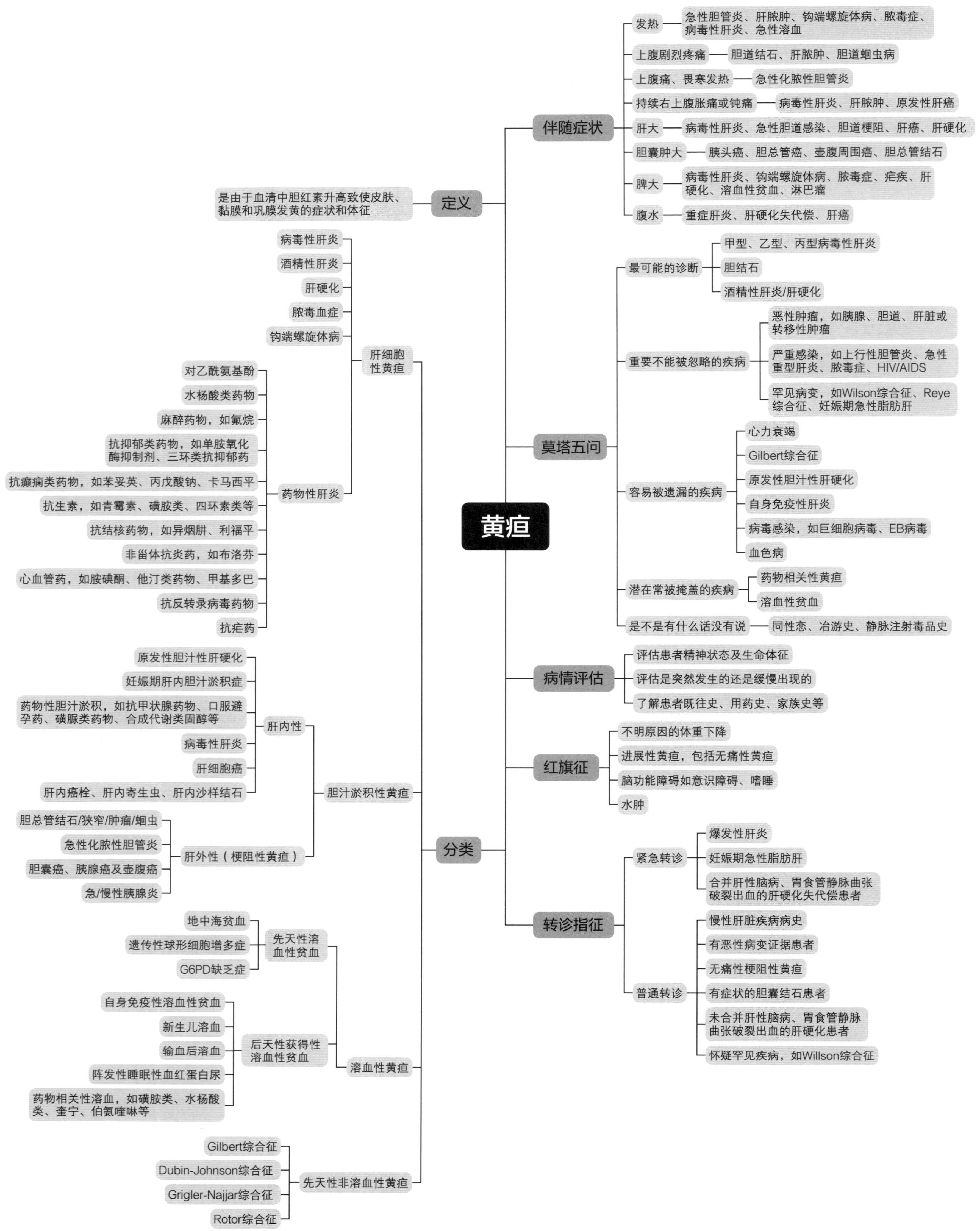

曾晓梅编制

推荐阅读
[1] 万学红，卢雪峰. 诊断学. 10版. 北京：人民卫生出版社，2024.
[2] 约翰·莫塔，吉尔·罗森布拉特，贾斯汀·科尔曼. 莫塔全科医学. 8版. 梁万年，祝墡珠，杜雪平，译. 北京：人民卫生出版社，2023.

黄疸临床思维导图

二十三、听力下降

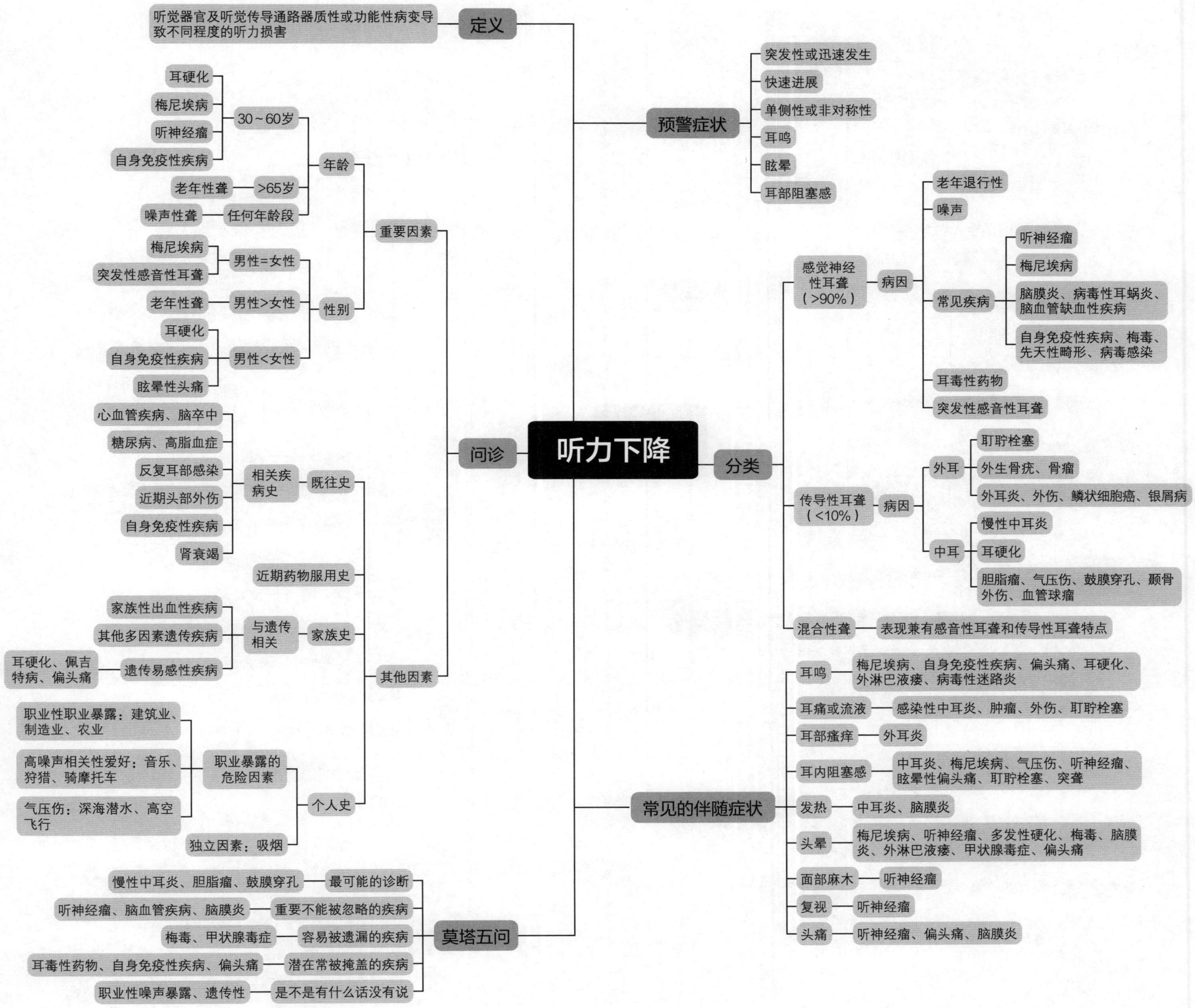

赵妙惠编制

推荐阅读

马克·亨德森，劳伦斯·蒂尔尼，杰拉德·斯美塔那. 全科医生鉴别诊断. 2 版. 徐自强，孙法，译. 北京：科学技术文献出版社，2020.

听力下降临床思维导图

二十四、耳鸣

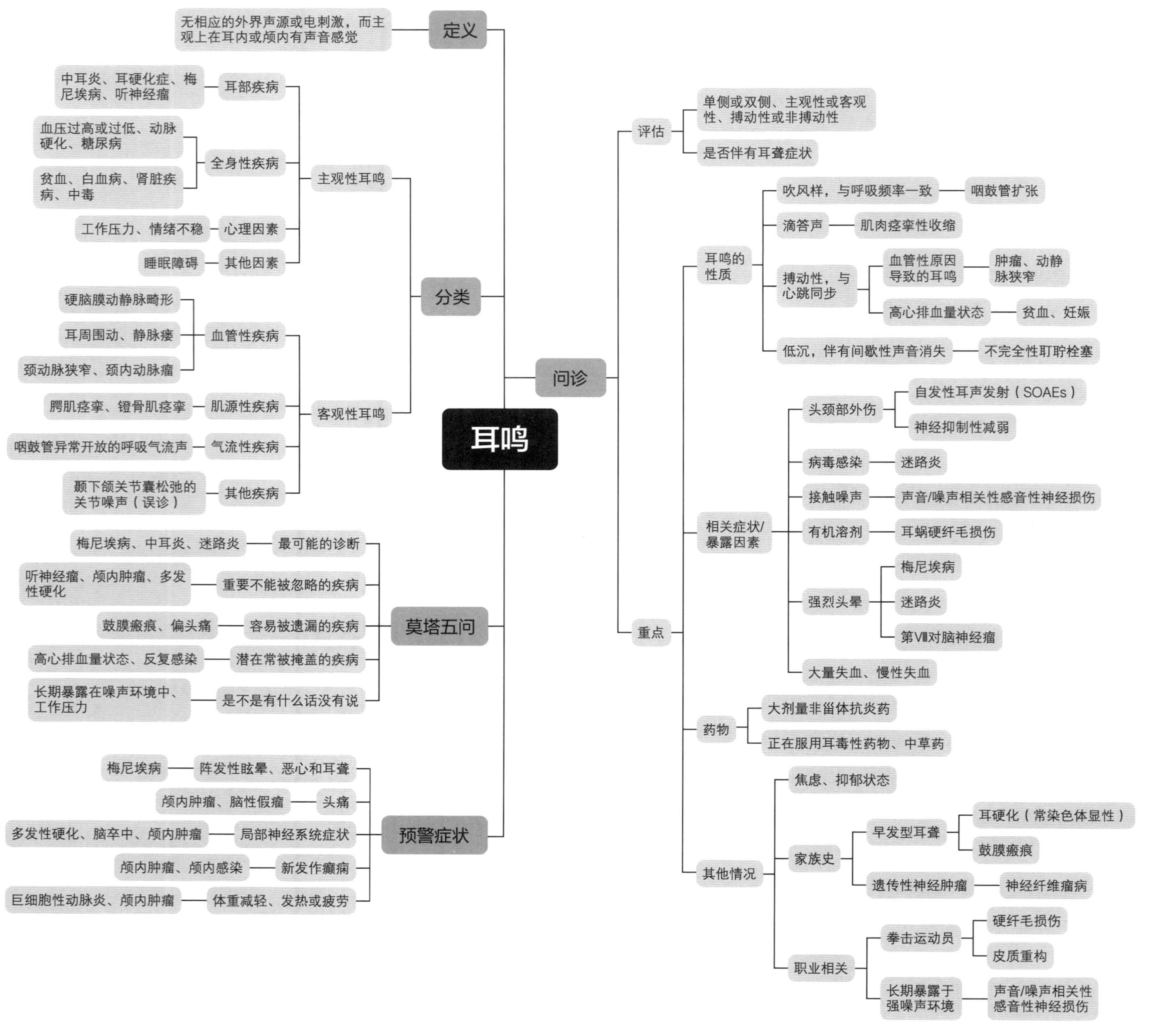

赵妙惠编制

耳鸣临床思维导图

推荐阅读

[1] 马克·亨德森，劳伦斯·蒂尔尼，杰拉德·斯美塔那. 全科医生鉴别诊断. 2 版. 徐自强，孙法，译. 北京：科学技术文献出版社，2020.

[2] 张欣，张罗. 耳鼻咽喉头颈外科学. 10 版. 北京：人民卫生出版社，2024.

二十五、口干

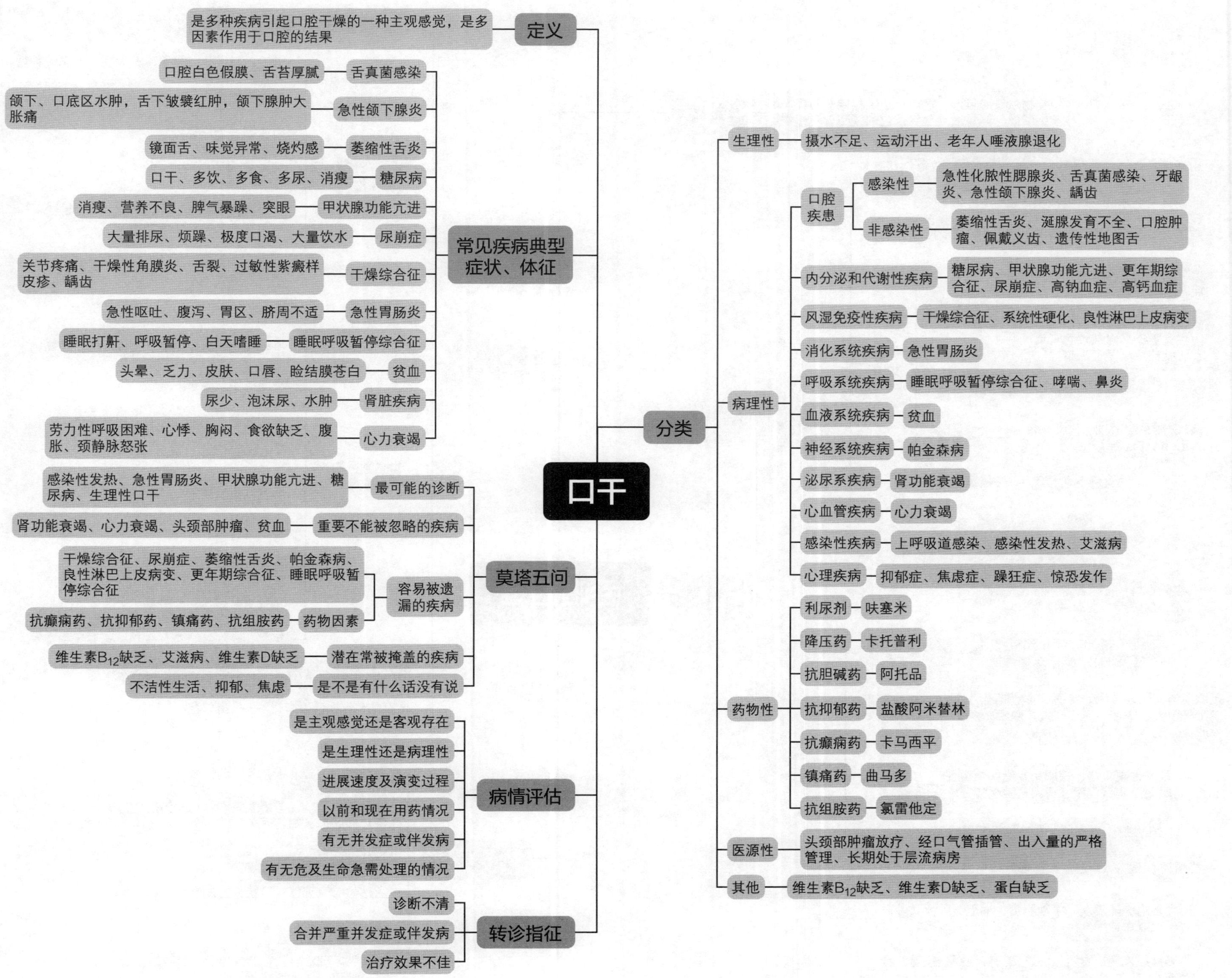

刘璐编制

推荐阅读

郑翔，李琰华. 口干的全科诊疗思路. 中华全科医师杂志，2023，22（4）：443-448.

口干临床思维导图

二十六、吞咽困难

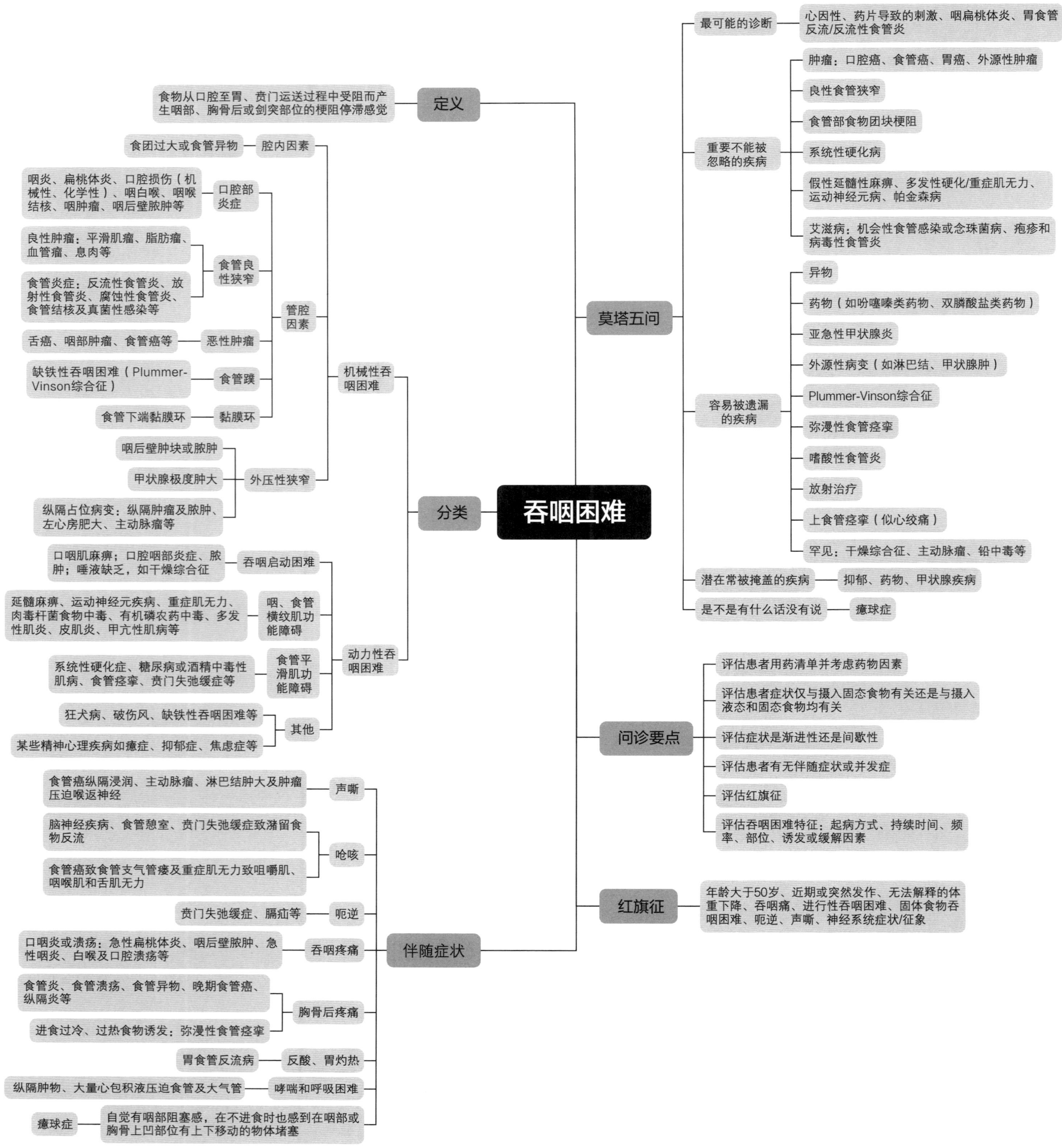

陈俊榕编制

推荐阅读

[1] 万学红，卢雪峰. 诊断学. 10版. 北京：人民卫生出版社，2024.
[2] 约翰·莫塔，吉尔·罗森布拉特，贾斯汀·科尔曼. 莫塔全科医学. 梁万年，祝墡珠，杜雪平，译. 北京：人民卫生出版社，2023.
[3] 马克·亨德森，劳伦斯·蒂尔尼，杰拉德·斯美塔那. 全科医生鉴别诊断. 2版. 徐自强，孙法，译. 北京：科学技术文献出版社，2020.

吞咽困难临床思维导图

二十七、月经不调

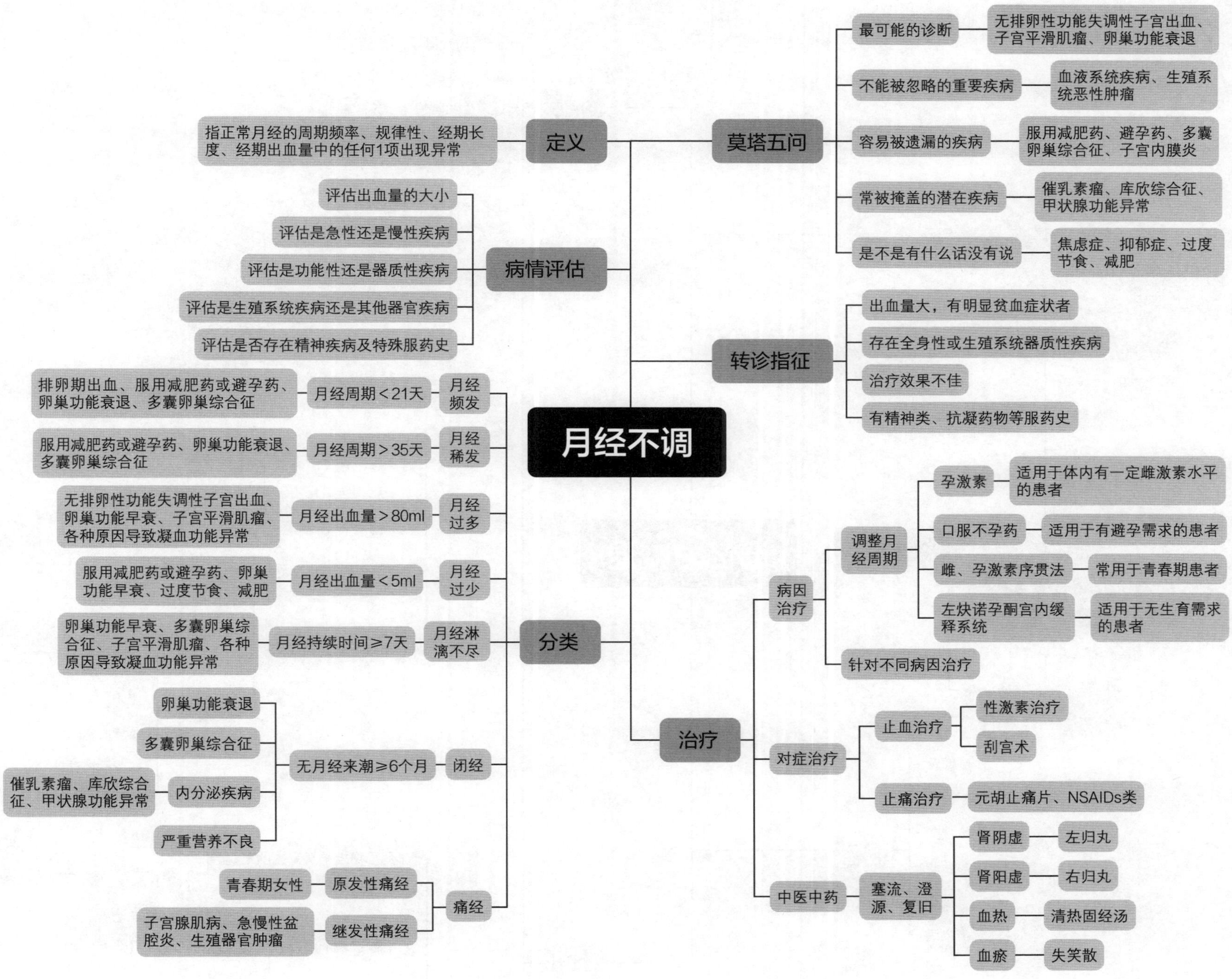

吴亚楠编制

推荐阅读

孔北华，马丁，段涛. 妇产科学.10 版. 北京：人民卫生出版社，2024.

月经不调临床思维导图

二十八、记忆力减退

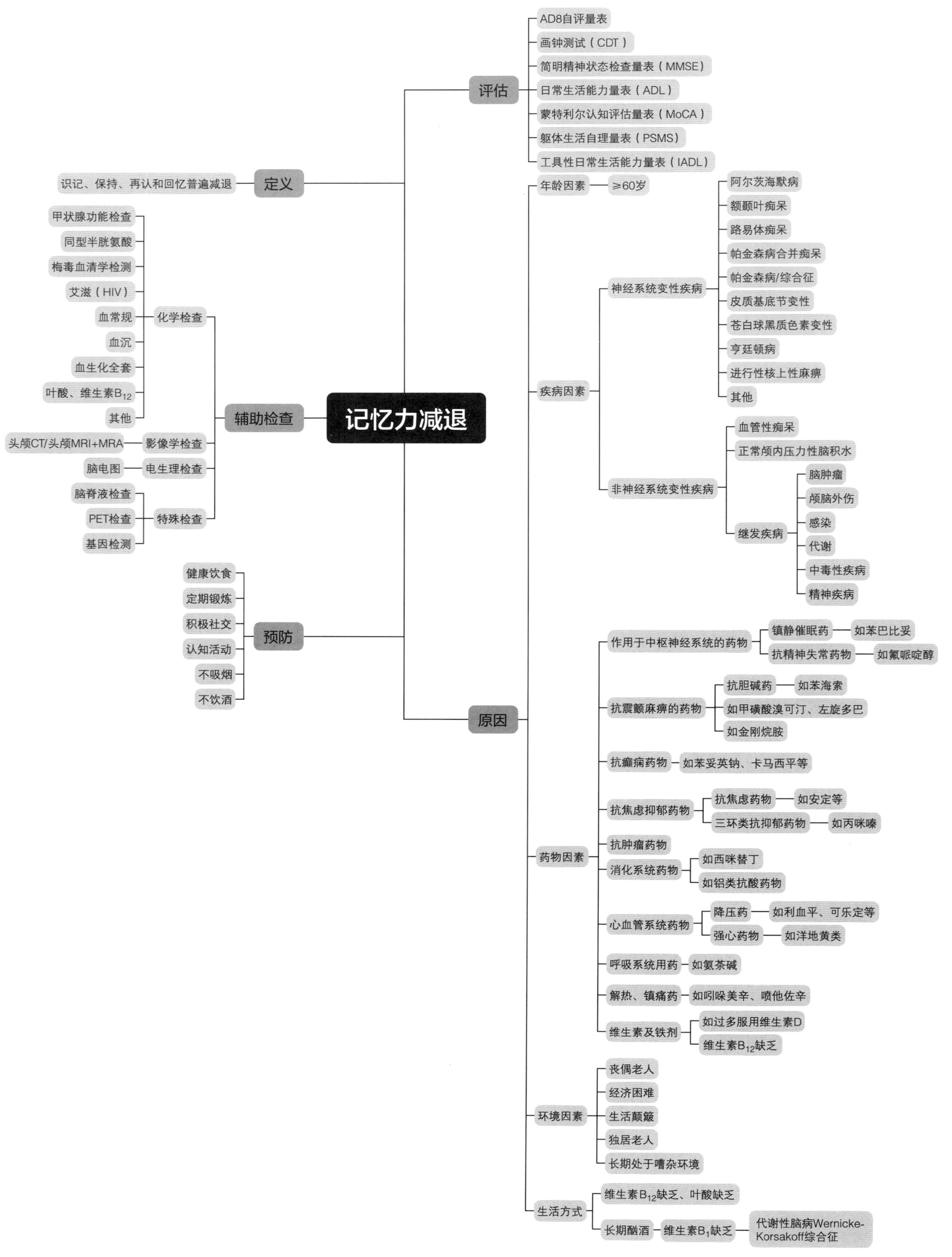

刘影编制

推荐阅读

[1] 郝峻巍，罗本燕. 神经病学. 9版. 北京：人民卫生出版社，2024.

[2] JIA J，ZHAO T，LIU Z，et al. Association between healthy lifestyle and memory decline in older adults：10 year，population based，prospective cohort study. BMJ.2023，380：e0729691.

记忆力减退临床思维导图

二十九、肢体麻木

- **肢体麻木**
  - 定义
    - 肢体麻木是指身体的部分区域出现感觉异常，通常表现为麻木、刺痛、烧灼感或其他异常感觉。这种感觉异常可能涉及手臂、腿部、手部或脚部等部位。
  - 病情评估
    - 症状描述
      - 详细了解麻木的特点，包括范围、程度、频率、持续时间等
    - 病史询问
      - 是否有其他伴随症状，如疼痛、无力等；既往疾病史、用药史等
    - 体格检查
      - 检查肢体的感觉、运动功能，评估神经反射等
    - 神经系统检查
      - 如肌力、肌张力、感觉功能等
    - 辅助检查
      - 血液检查
      - 影像学检查
      - 神经电生理检查
    - 病情进展
      - 观察麻木症状是否逐渐加重或缓解
    - 对日常生活的影响
      - 了解肢体麻木对日常活动、工作和生活质量的影响
    - 风险因素评估
      - 包括基础疾病、吸烟、饮酒、肥胖等
    - 治疗效果评估
      - 观察经过治疗后，麻木症状的改善情况
  - 红旗征
    - 突然且严重的肢体麻木
    - 麻木伴随无力、疼痛或感觉丧失
    - 仅单侧肢体出现麻木
    - 伴随言语困难、吞咽困难或视力问题
    - 麻木症状持续加重或不缓解
    - 伴有头痛、眩晕或意识改变
    - 存在心血管疾病、糖尿病等基础疾病
    - 麻木同时伴随肌肉抽搐
    - 伴随发热、寒战等感染症状
    - 近期有外伤史
  - 诊断要点
    - 糖尿病性周围神经病变
      - 明确患有糖尿病
      - 存在周围神经病的临床表现（症状或体征）和/或电生理检查的证据
      - 经相关实验室检查排除导致周围神经病的其他原因
    - 颈椎病
      - 神经根型颈椎病
        - 具有较典型的神经根症状(手臂麻木、疼痛)，其范围与颈脊神经所支配的区域一致，体检示压颈试验或臂丛牵拉试验阳性
        - 影像学检查所见与临床表现相符合
        - 除外颈椎以外病变(胸廓出口综合征、网球肘、腕管综合征、肩周炎、肱二头肌腱鞘炎及肺尖部肿瘤等)所致以上肢疼痛为主的疾患
      - 椎动脉型、交感型颈椎病
        - 临床表现为眩晕、视物模糊、耳鸣、手部麻木、听力障碍、心动过速、心前区疼痛等一系列交感神经症状。体检可出现旋颈试验阳性
        - 影像学表现：X线片可显示节段性不稳定；MR可表现为颈椎间盘退变
        - 除外眼源性、心源性、脑源性及耳源性眩晕等其他系统疾病
    - 腰椎间盘突出合并神经根病变
      - 下肢麻木、腰痛、放射痛常见，腿痛沿神经根分布区反射，疼痛可因负压增加加剧
      - 常见体征：感觉障碍（广泛或局限）、直腿抬高试验阳性、前屈后伸受限、腰部侧凸引起腰痛、棘突间盘压痛、肌力减退、跟腱反射减退或消失等
    - 脑出血
      - 急性起病
      - 局灶神经功能缺损（少数为全面神经功能缺损），常伴有头痛、呕吐、血压升高及不同程度意识障碍
      - 头颅CT/MRI显示出血灶
      - 排除非血管性脑部病因
    - 急性缺血性脑卒中
      - 急性起病
      - 局灶神经功能缺损（一侧面部或肢体无力或麻木，语言障碍等），少数为全面神经功能缺损
      - 影像学出现责任病灶或症状/体征持续24小时以上
      - 排除非血管性病因
      - 脑CT/MRI排除脑出血
    - 吉兰-巴雷综合征
      - 病前多有呼吸道或胃肠道感染史
      - 常表现为对称性肢体和延髓支配肌肉、面部肌肉无力，可伴有感觉异常和自主神经功能障碍，运动障碍重、感觉障碍轻，四肢腱反射减低或消失
      - 严重者出现颈肌和呼吸肌无力，导致呼吸困难，危及生命
      - 实验室检查常有脑脊液蛋白定量增高，细胞数正常或轻度增高
    - 腕管综合征
      - 正中神经支配的手掌桡侧三个半手指（拇指、食指、中指和环指桡侧）的麻木和刺痛
      - 疾病初期多表现为夜间痛，患者常常从睡眠中醒来，感觉手部的麻木、刺痛和肿胀感，在甩动手腕后症状会缓解
      - 病情加重后症状开始发生在白天，特别在做一些腕关节的重复动作时会诱发，严重时麻木和疼痛可从腕关节近端放射至前臂、上臂甚至肩部
      - 疾病的最后阶段会出现持续性的感觉异常和大鱼际肌的萎缩，造成拇指的外展和内收肌力下降。患者会感到手指无力、笨拙和精细运动能力下降
    - POEMS综合征
      - 双下肢麻木、刺痛和发凉感，随后出现无力症状
      - 主诉一般为难以上楼、难以站起
      - 体检表现为双下肢远端为重的感觉周围神经病和上下肢远端无力及肌肉萎缩的周围神经病，通常对称存在
    - 其他各种原因导致的慢性周围神经病
      - 包括CIDP、营养缺乏、异常球蛋白血症、肝功能不全、肾功能不全、甲状腺功能减退症、恶性肿瘤（脑膜癌或局灶性髓外肿瘤等）、结缔组织病、感染性疾病（如水痘带状疱疹病毒、莱姆病、巨细胞病毒及遗传病）等。需通过选择不同的实验室及其他检查进行鉴别
    - 活动后可缓解
      - 长时间受压

推荐阅读

[1] 中华医学会神经病学分会，中华医学会神经病学分会周围神经病协作组，中华医学会神经病学分会肌电图与临床神经电生理学组. 中国吉兰-巴雷综合征诊治指南 2019. 中华神经科杂志，2019，52（11）：877-882.

[2] 中华医学会《中华全科医师杂志》编辑委员会，中华医学会神经病学分会肌电图与临床神经生理学组. 糖尿病周围神经病基层诊治管理专家指导意见（2019 年）. 中华全科医师杂志，2019，18（6）：519-528.

[3] 中华医学会神经病学分会，中华医学会神经病学分会周围神经病协作组，中华医学会神经病学分会肌电图与临床神经电生理学组. 中国 POEMS 综合征周围神经病变诊治专家共识. 中华神经科杂志，2019，52（11）：893-897.

[4] 世界中医药学会联合会骨关节疾病专业委员会，腕管综合征中西医结合诊疗专家共识. 中华医学杂志. 2023，103（7）.

[5] 中华医学会疼痛学分会脊柱源性疼痛学组. 腰椎间盘突出症诊疗中国疼痛专家共识中国疼痛医学杂志. 2020，26（1）：2-6.

[6] 中华外科杂志编辑部. 颈椎病的分型、诊断及非手术治疗专家共识（2018）. 中华外科杂志，2018，56（6）：401-402.

[7] 中华医学会神经病学分会，中华医学会神经病学分会脑血管病学组. 中国脑出血诊治指南（2019）. 中华神经科杂志 2019，52（12）：994-1005.

[8] 中华医学会神经病学分会，中华医学会神经病学分会脑血管病学组. 中国急性缺血性脑卒中诊治指南 2018. 中华神经科杂志，2018，51（9）：666-682.

徐霞编制

肢体麻木临床思维导图

三十、震颤

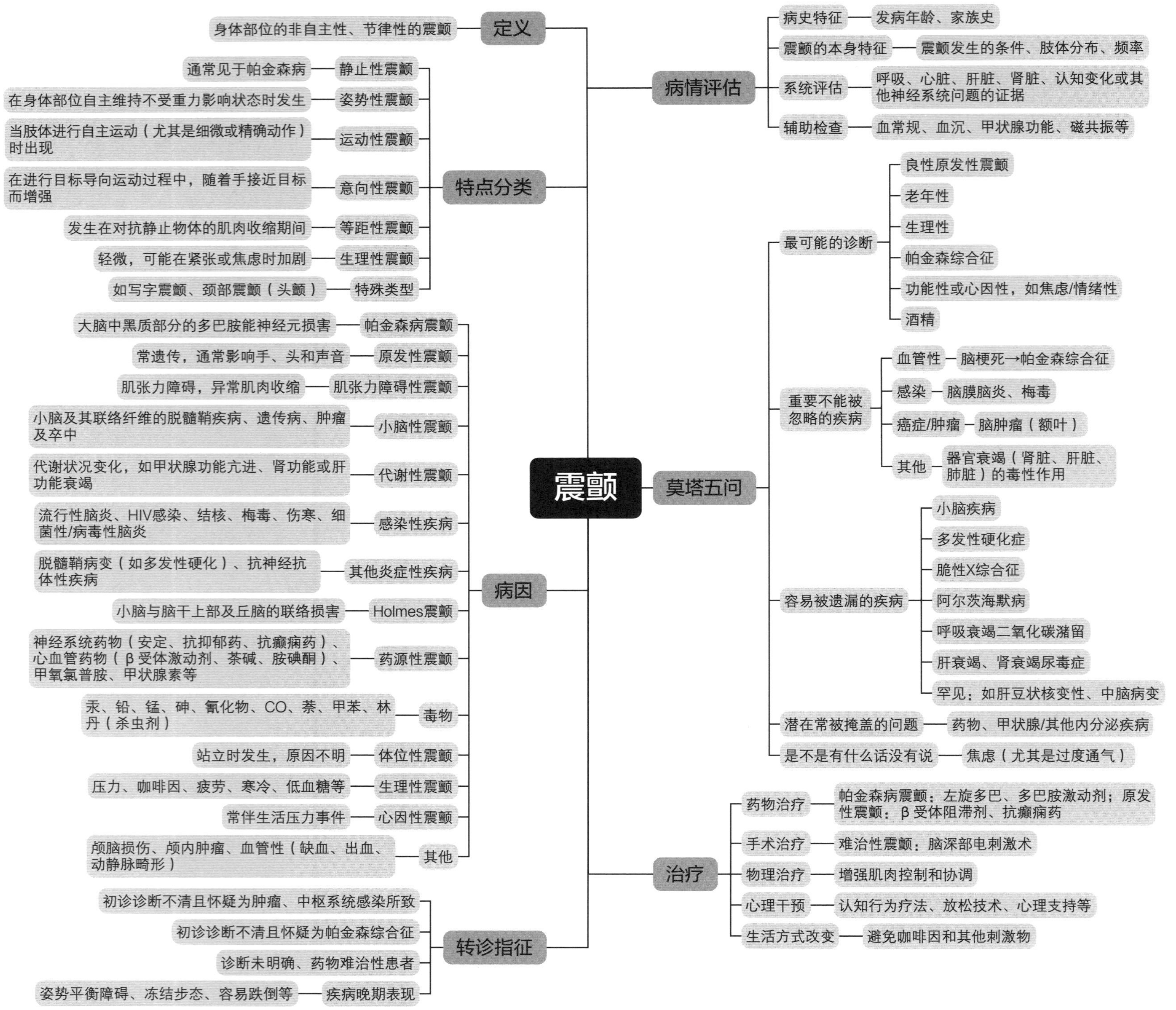

廖鑫　胡梦杰编制

推荐阅读

[1] 中华医学会全科医学分会，中华医学会神经病学分会，帕金森病及运动障碍学组. 特发性震颤基层诊疗指南（实践版 2021 年）. 中华全科医师杂志，2021，20（10）：1037-1041.

[2] 范云，薛峥. 2017 年国际帕金森病和运动障碍协会震颤工作组共识声明的解读. 中华全科医师杂志，2018，17（9）：667-671.

[3] 约翰·莫塔，吉尔·罗森布拉特，贾斯汀·科尔曼. 莫塔全科医学. 8 版. 梁万年，祝墡珠，杜雪平，译. 北京：人民卫生出版社，2023.

震颤临床思维导图

三十一、肌无力

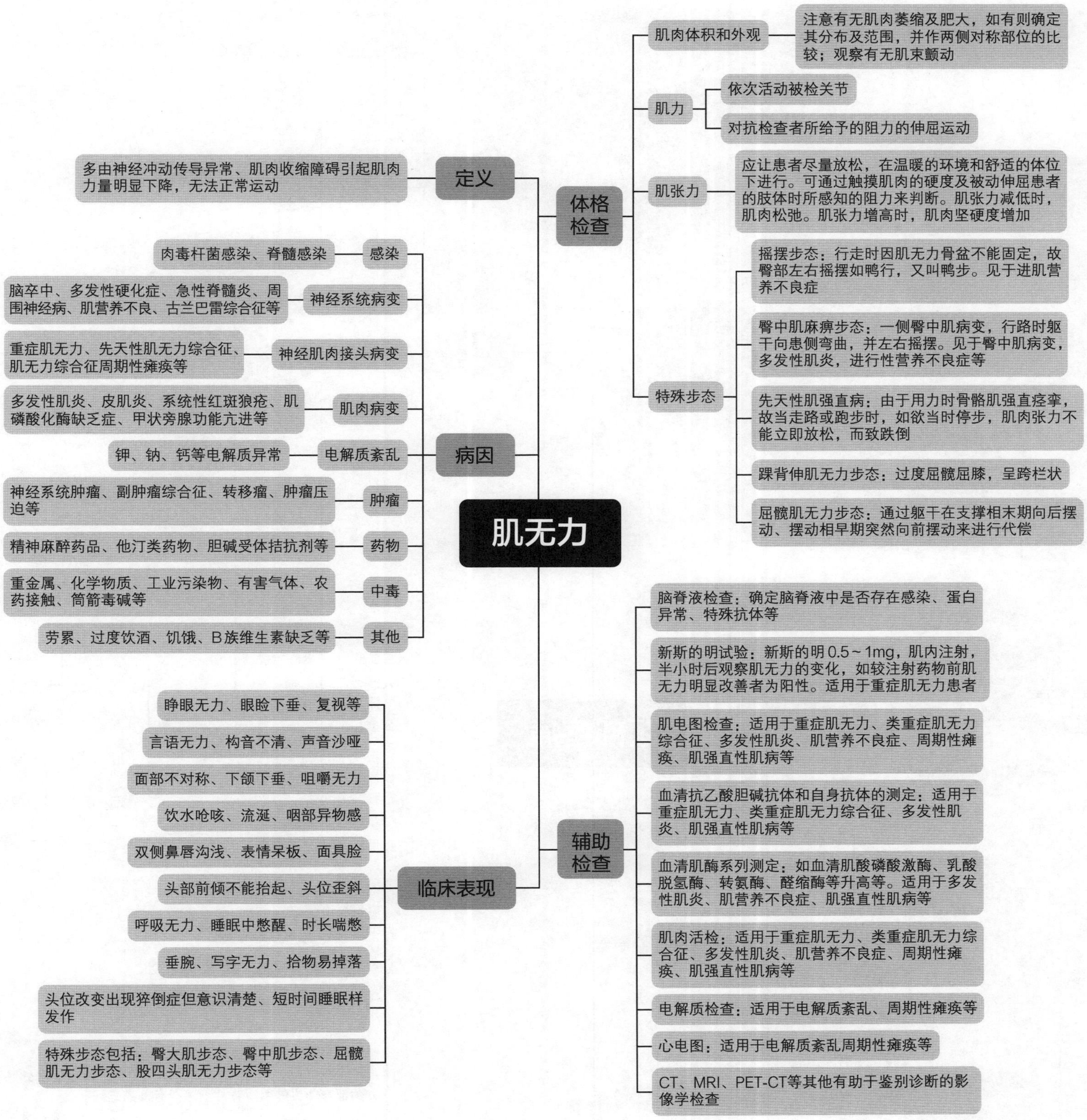

刘万军　钱其源　倪杰编制

推荐阅读

[1] 蒋建明，管阳太. 重症肌无力的研究历程与现状. 神经科学通报（英文版），2002，18（1）：473-476.

[2] 刘鸣，崔丽英，谢鹏. 神经内科学. 3版. 北京：人民卫生出版社，2014.

[3] 何凤生. 急性有机磷中毒“中间期肌无力综合征”. 中华劳动卫生职业病杂志，1996，14（5）：2.

[4] 许贤豪. 肌无力：临床与基础. 北京：中国协和医科大学出版社，2003.

肌无力临床思维导图

三十二、颈部疼痛

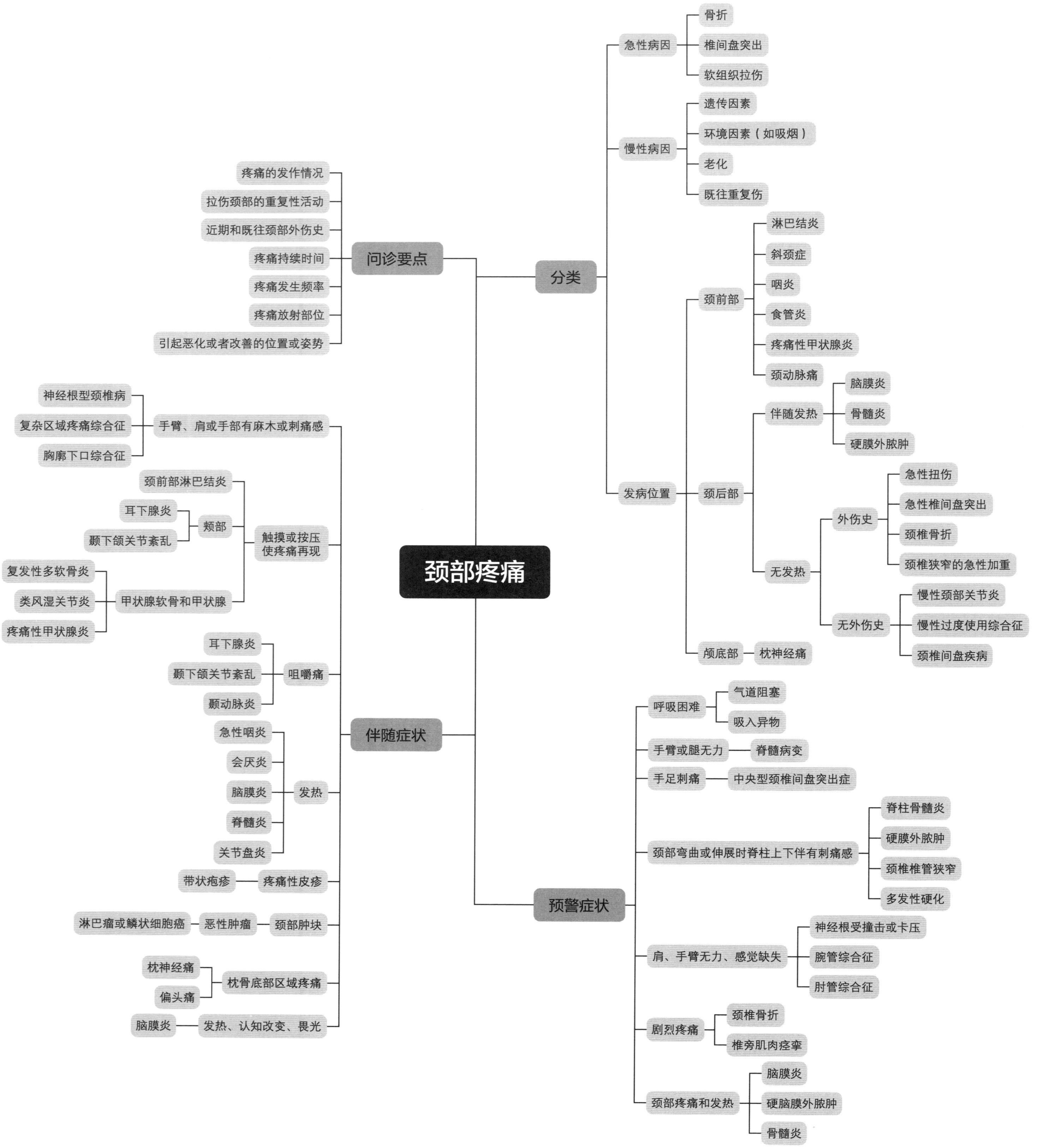

姜睿编制

推荐阅读

马克·亨德森，劳伦斯·蒂尔尼，杰拉德·斯美塔那. 全科医生鉴别诊断. 2 版. 徐自强，孙法，译. 北京：科学技术文献出版社，2020.

颈部疼痛临床思维导图

三十三、肢体疼痛

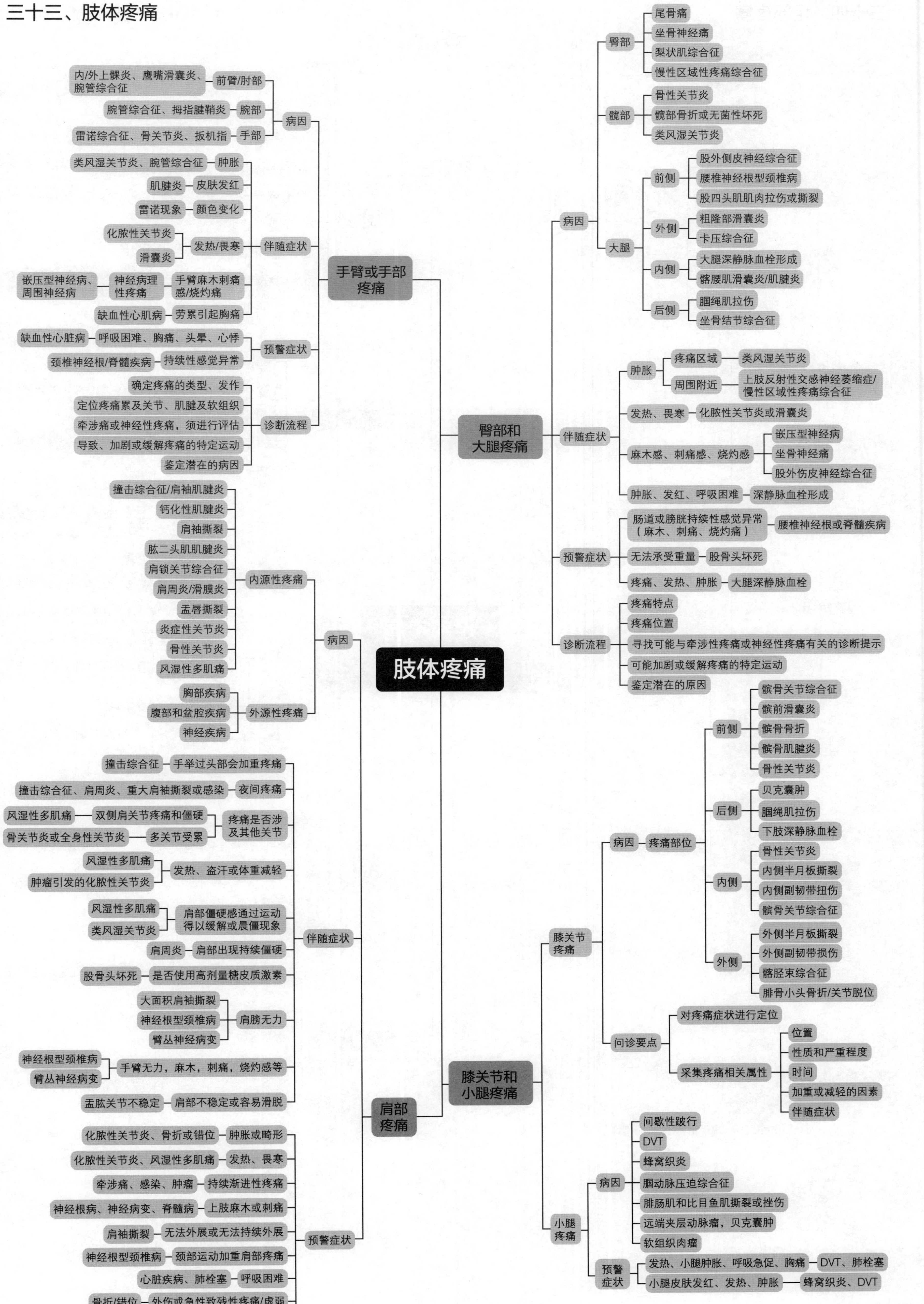

姜睿编制

推荐阅读

马克·亨德森，劳伦斯·蒂尔尼，杰拉德·斯美塔那. 全科医生鉴别诊断. 2 版. 徐自强，孙法，译. 北京：科学技术文献出版社，2020.

肢体疼痛临床思维导图

三十四、足部疼痛

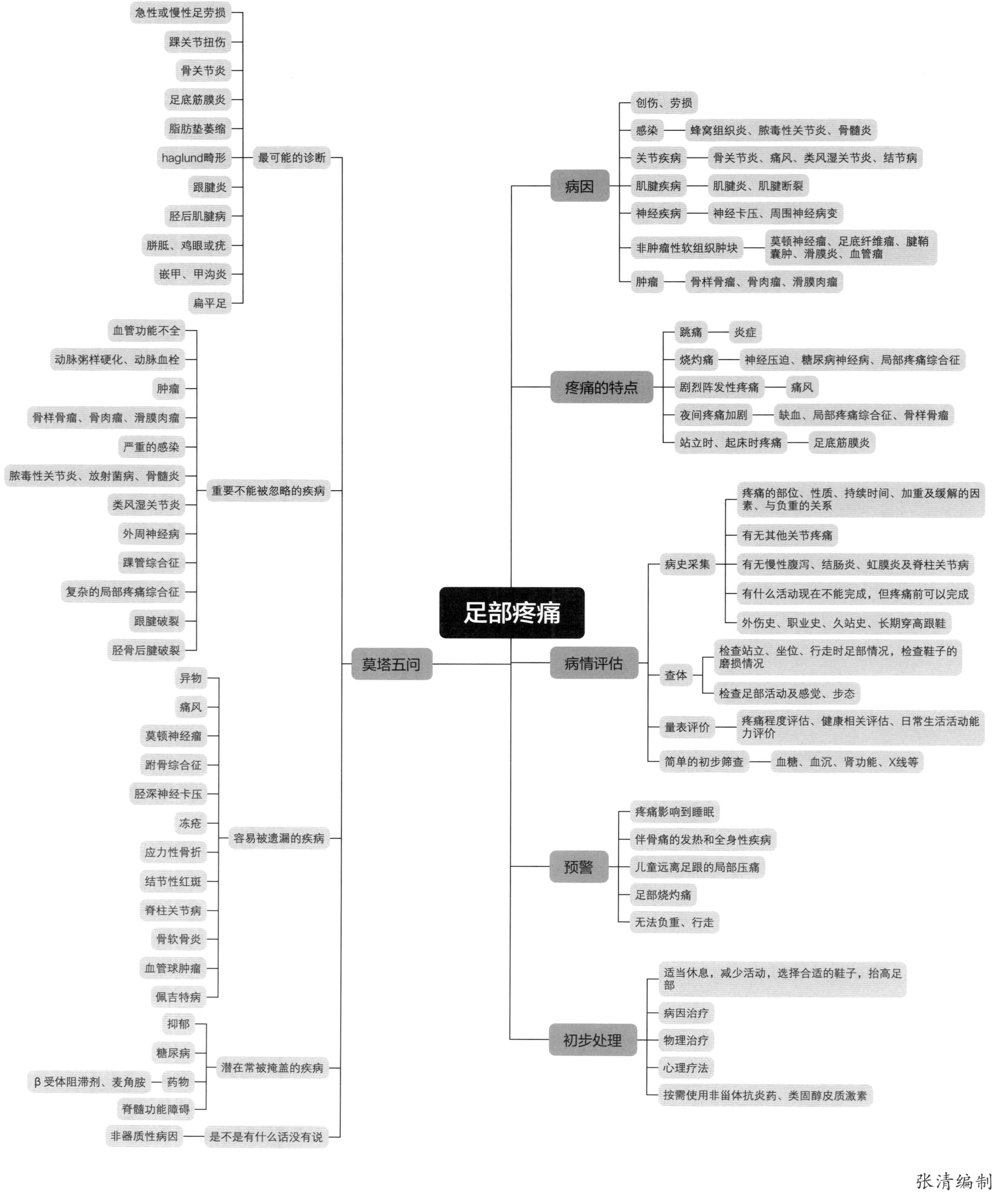

足部疼痛临床思维导图

三十五、阴道异常出血

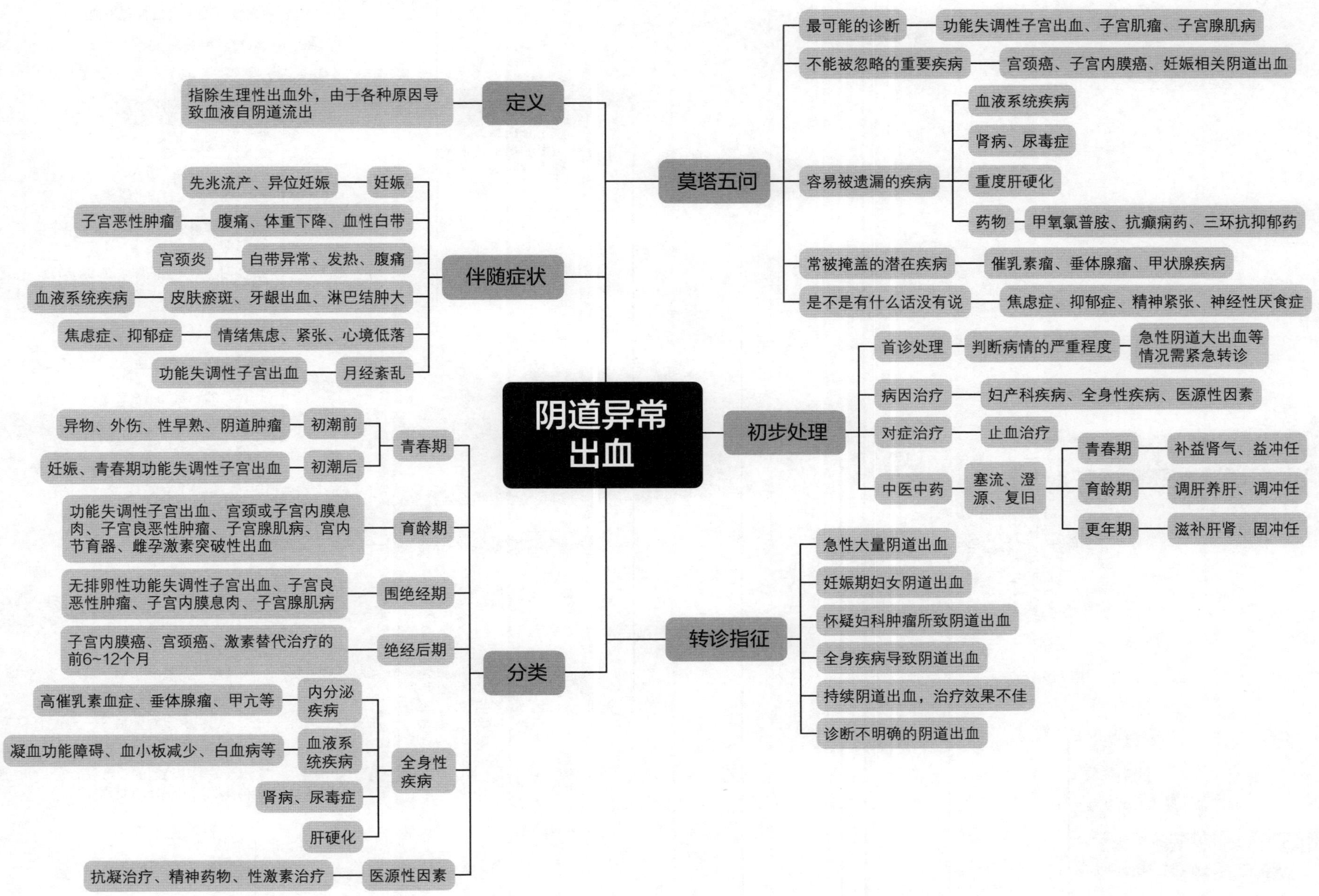

吴亚楠编制

推荐阅读

孔北华，马丁，段涛. 妇产科学.10 版. 北京：人民卫生出版社，2024.

阴道异常出血临床思维导图

三十六、脱发

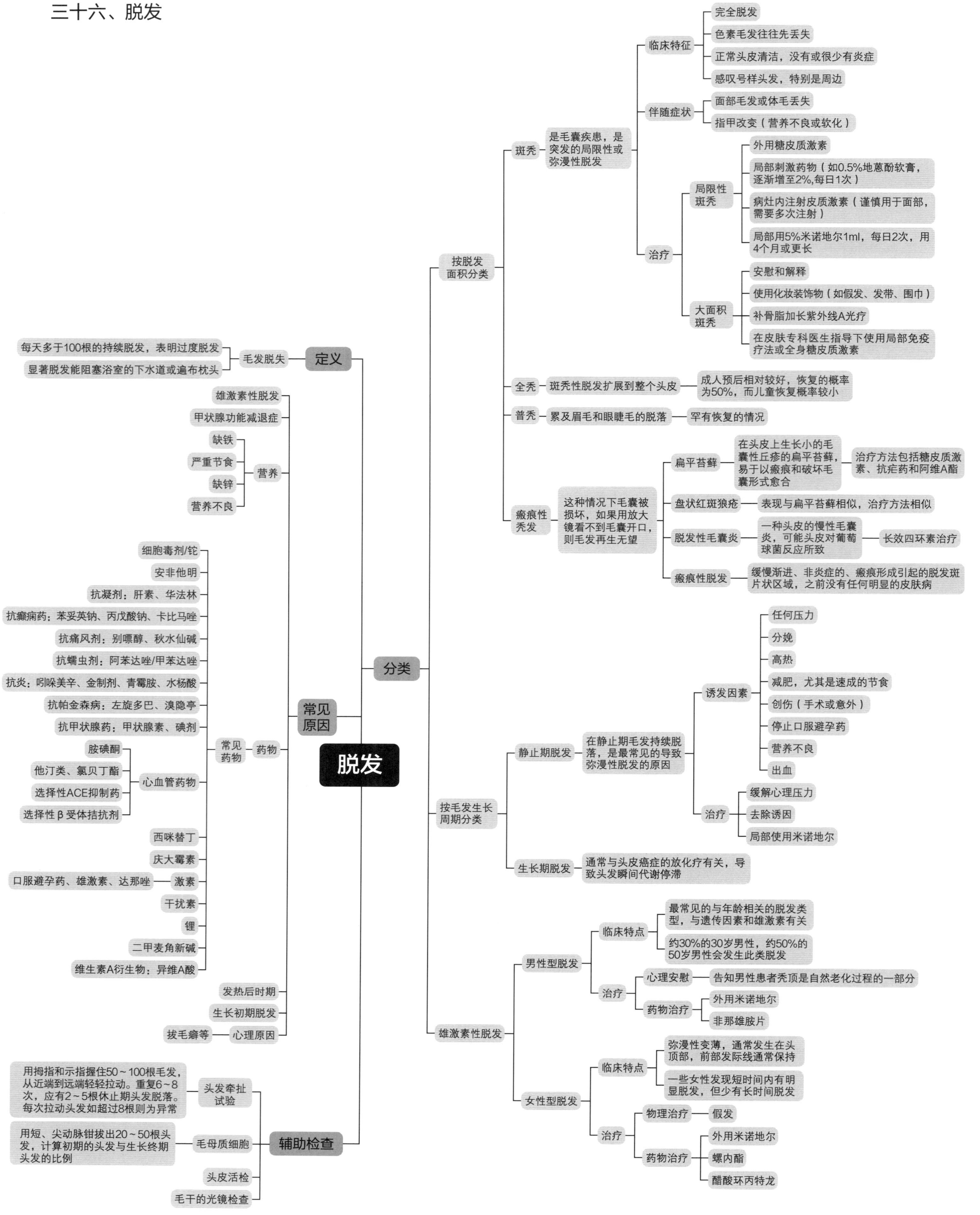

程婷婷编制

推荐阅读

JERRY S，HORDINSKY MD. 脱发的评估与诊断. UpToDate 临床顾问. https：//www.uptodate.com/contents/evaluation-and-diagnosis-of-hair-loss（2023-10-4）.

脱发临床思维导图

第二节 体 征

一、贫血

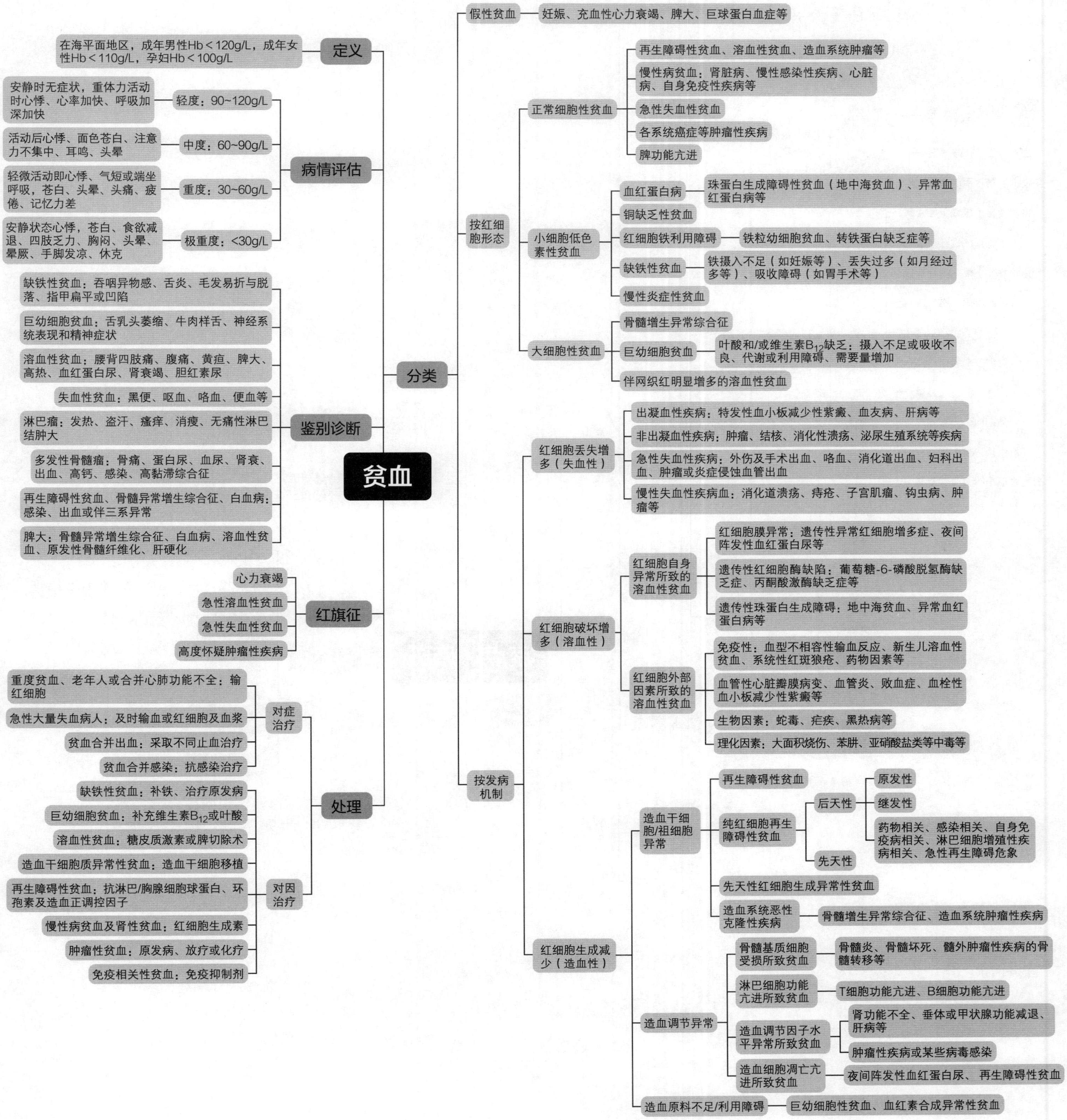

陈伟峰编制

贫血临床思维导图

推荐阅读

[1] 约翰·莫塔，吉尔·罗森布拉特，贾斯汀·科尔曼. 莫塔全科医学. 8 版. 梁万年，祝墡珠，杜雪平，译. 北京：人民卫生出版社，2023.

[2] 王吉耀，葛均波，邹和建. 实用内科学. 16 版. 北京：人民卫生出版社，2022.

[3] 葛均波，王辰，王建安. 内科学. 10 版. 北京：人民卫生出版社，2024.

二、瘀点、瘀斑

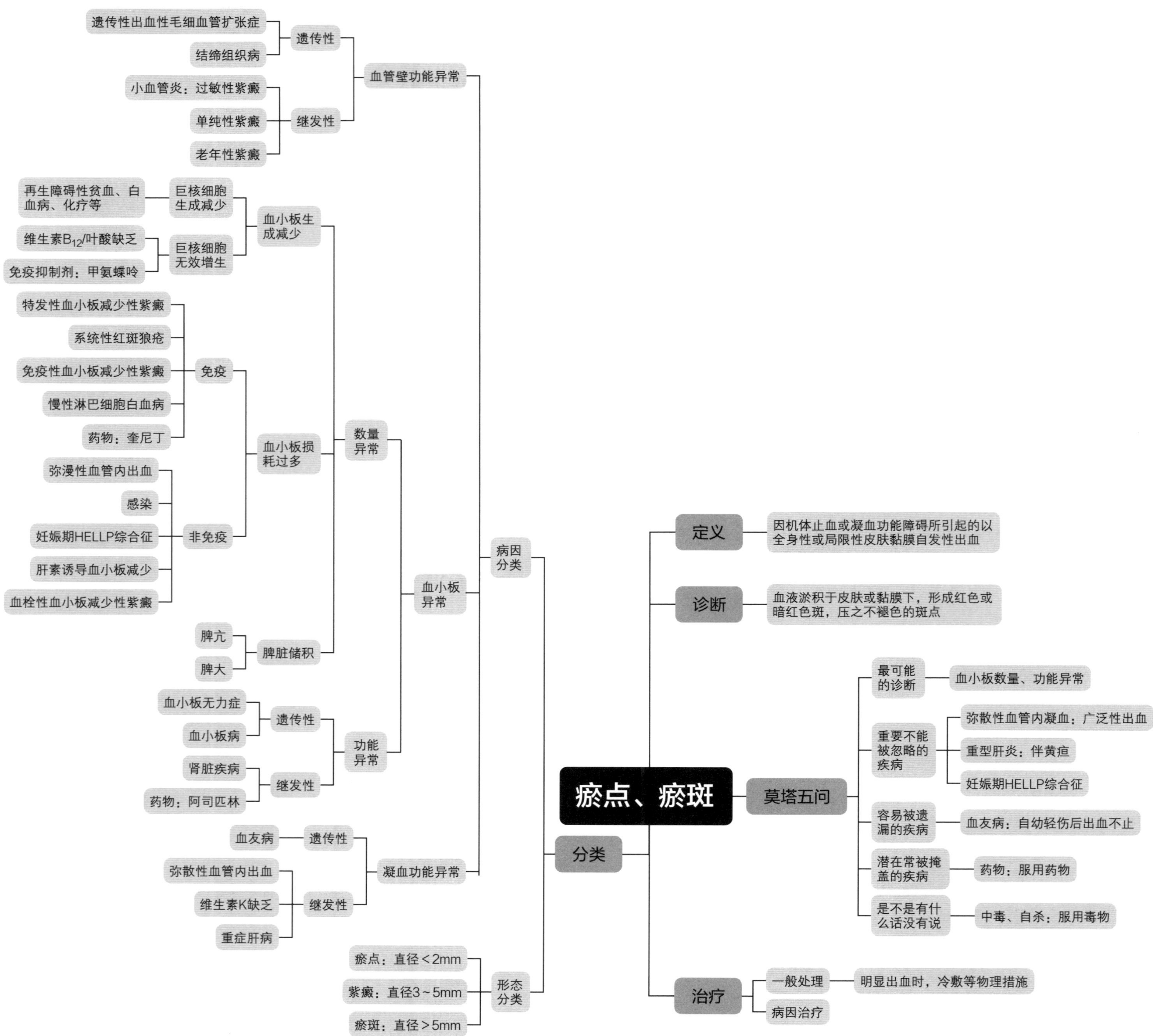

沈华编制

推荐阅读

万学红，卢雪峰. 诊断学. 10 版. 人民卫生出版社，2024.

瘀点、瘀斑临床思维导图

三、淋巴结肿大

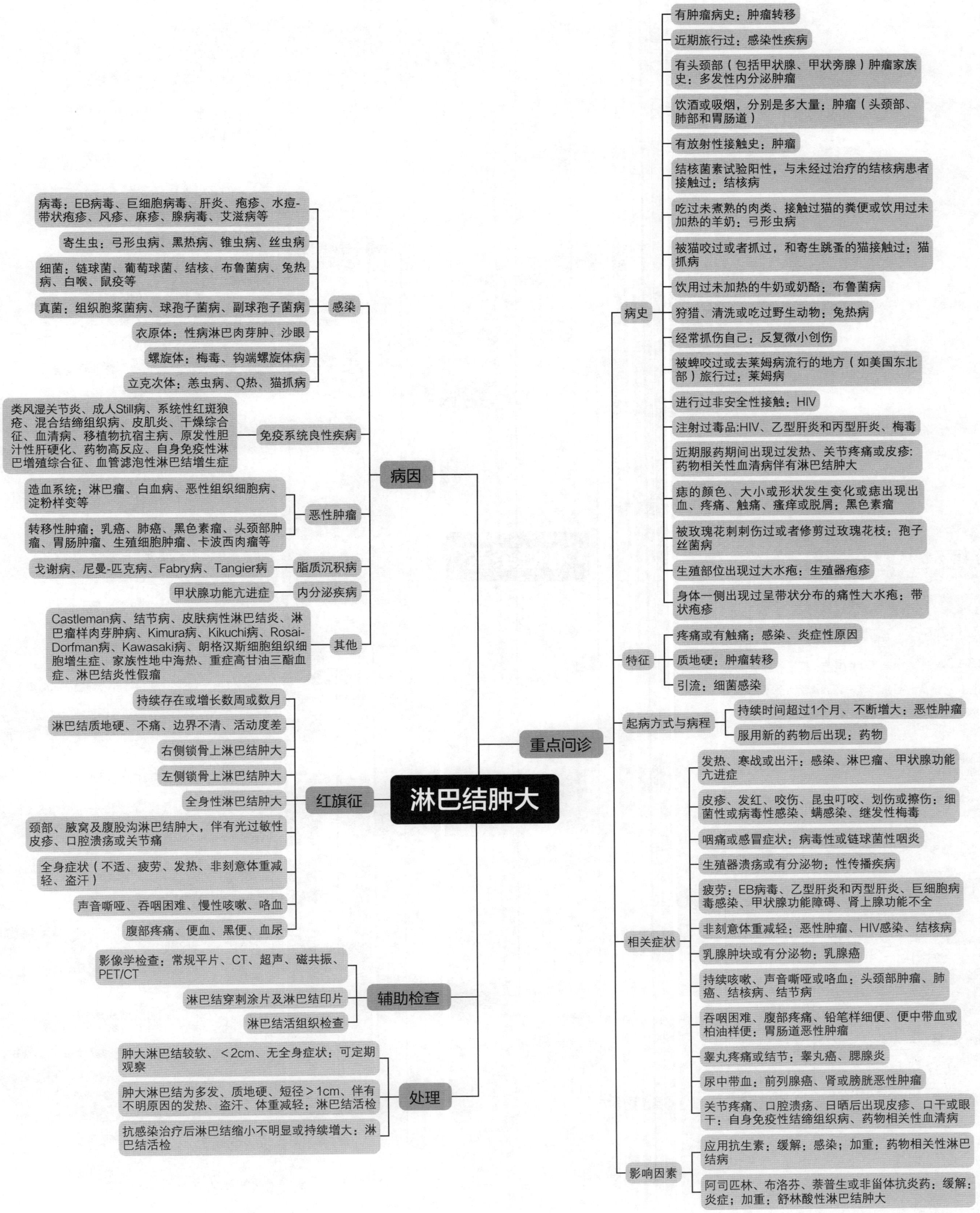

林珠编制

淋巴结肿大临床思维导图

推荐阅读

[1] 王吉耀，葛均波，邹和建. 实用内科学. 16 版. 北京：人民卫生出版社，2022.

[2] 马克・亨德森，劳伦斯・蒂尔尼，杰拉德・斯美塔那. 全科医生鉴别诊断. 徐自强，孙法，译. 北京：科学技术文献出版社，2020.

四、心脏杂音

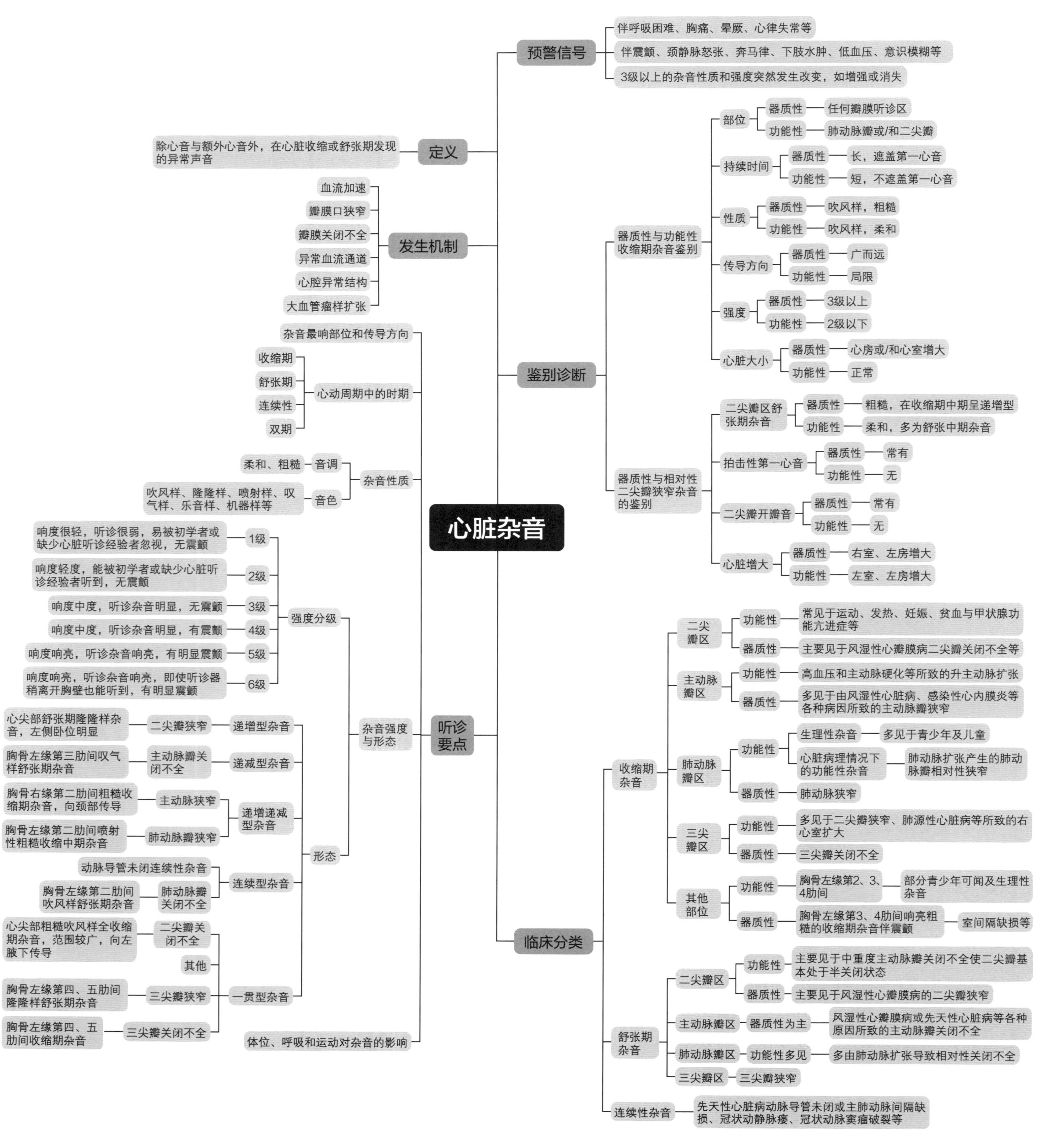

顾申红编制

> **推荐阅读**
>
> 万学红，卢雪峰. 诊断学.10 版. 北京：人民卫生出版社.2024.

心脏杂音临床思维导图

五、血压升高

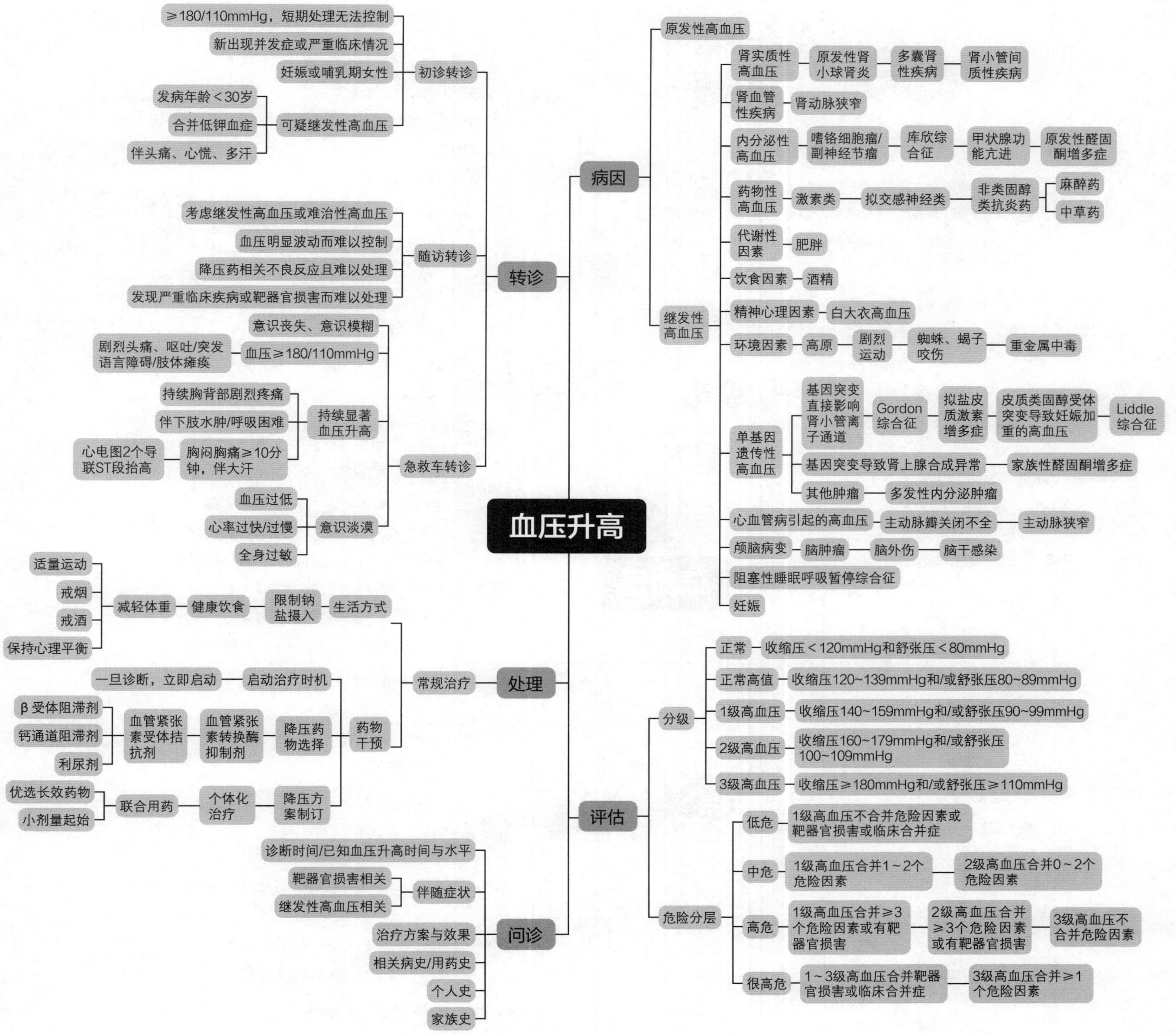

陈曦编制

> **推荐阅读**
>
> 国家心血管病中心，国家基本公共卫生服务项目基层高血压管理办公室，国家基层高血压管理专家委员会. 国家基层高血压防治管理指南2020版. 中国循环杂志，2021，36（03）：209-220.

血压升高临床思维导图

六、低血压

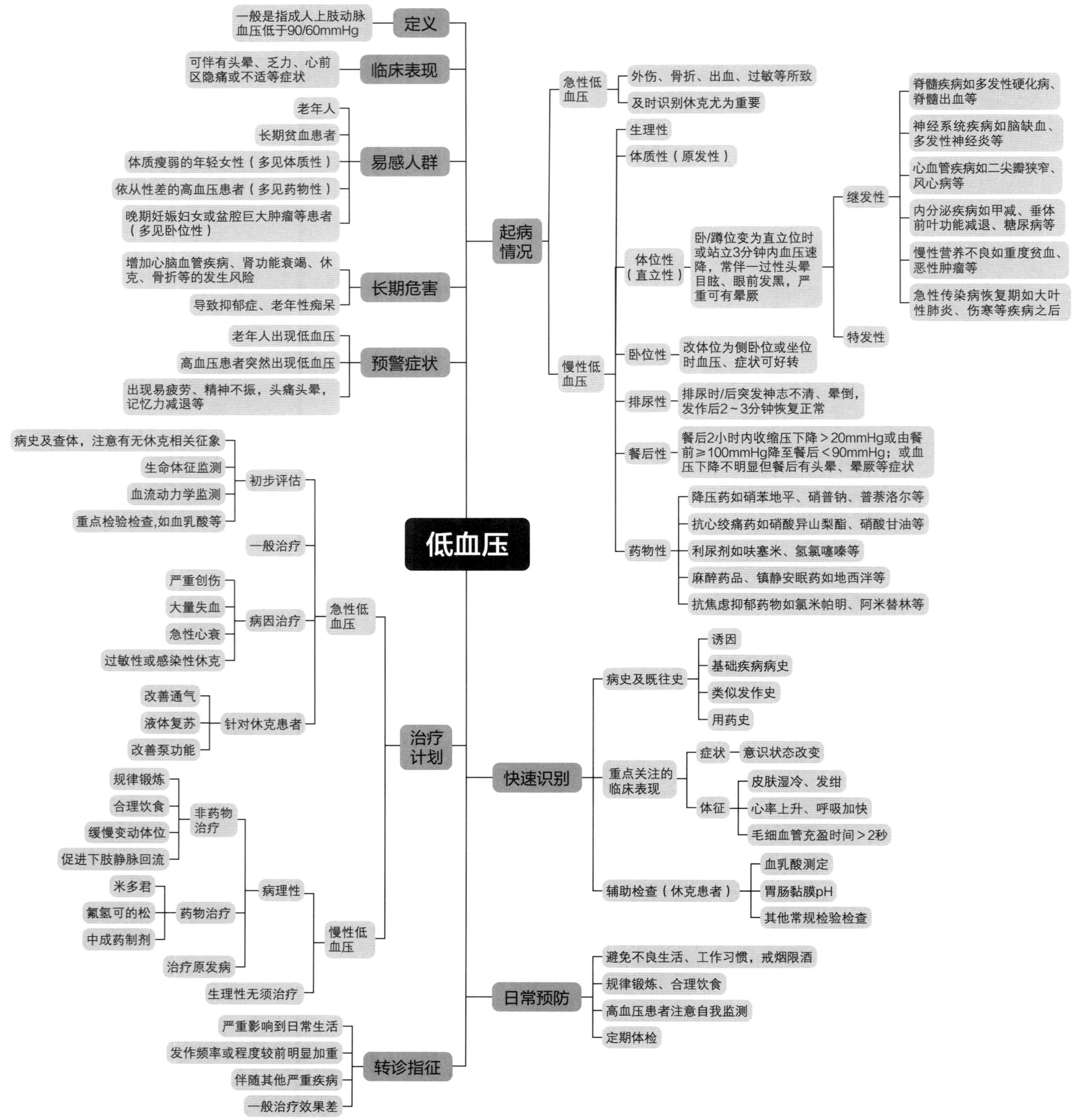

黄鹏编制

推荐阅读

[1] 任菁菁，江孙芳. 全科常见未分化疾病诊疗手册. 3 版. 北京：人民卫生出版社，2023.

[2] 王建华. 低血压危害多，掌握分类针对治疗. 济南：医师在线，2021.14：31-32.

[3] 王吉耀，葛均波，邹和建. 实用内科学. 16 版. 北京：人民卫生出版社，2022.

[4] 于学忠，陆一鸣. 急诊医学. 2 版. 北京：人民卫生出版社，2021.

低血压临床思维导图

七、脾大

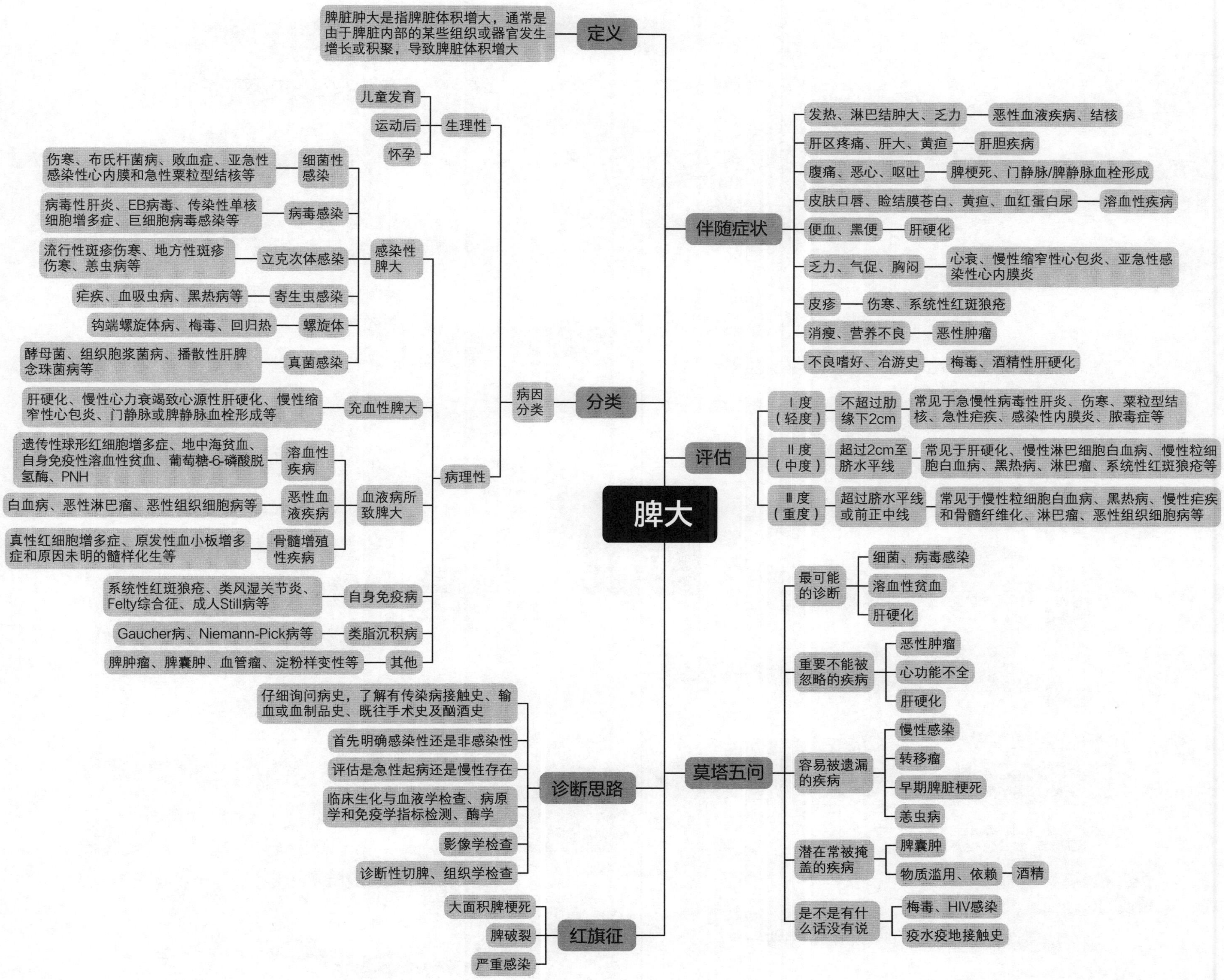

刘俊编制

推荐阅读

[1] 王吉耀，葛均波，邹和建. 实用内科学. 16版. 北京：人民卫生出版社，2022.

[2] 万学红，卢雪峰. 诊断学. 10版，北京：人民卫生出版社，2024.

脾大临床思维导图

八、肝大

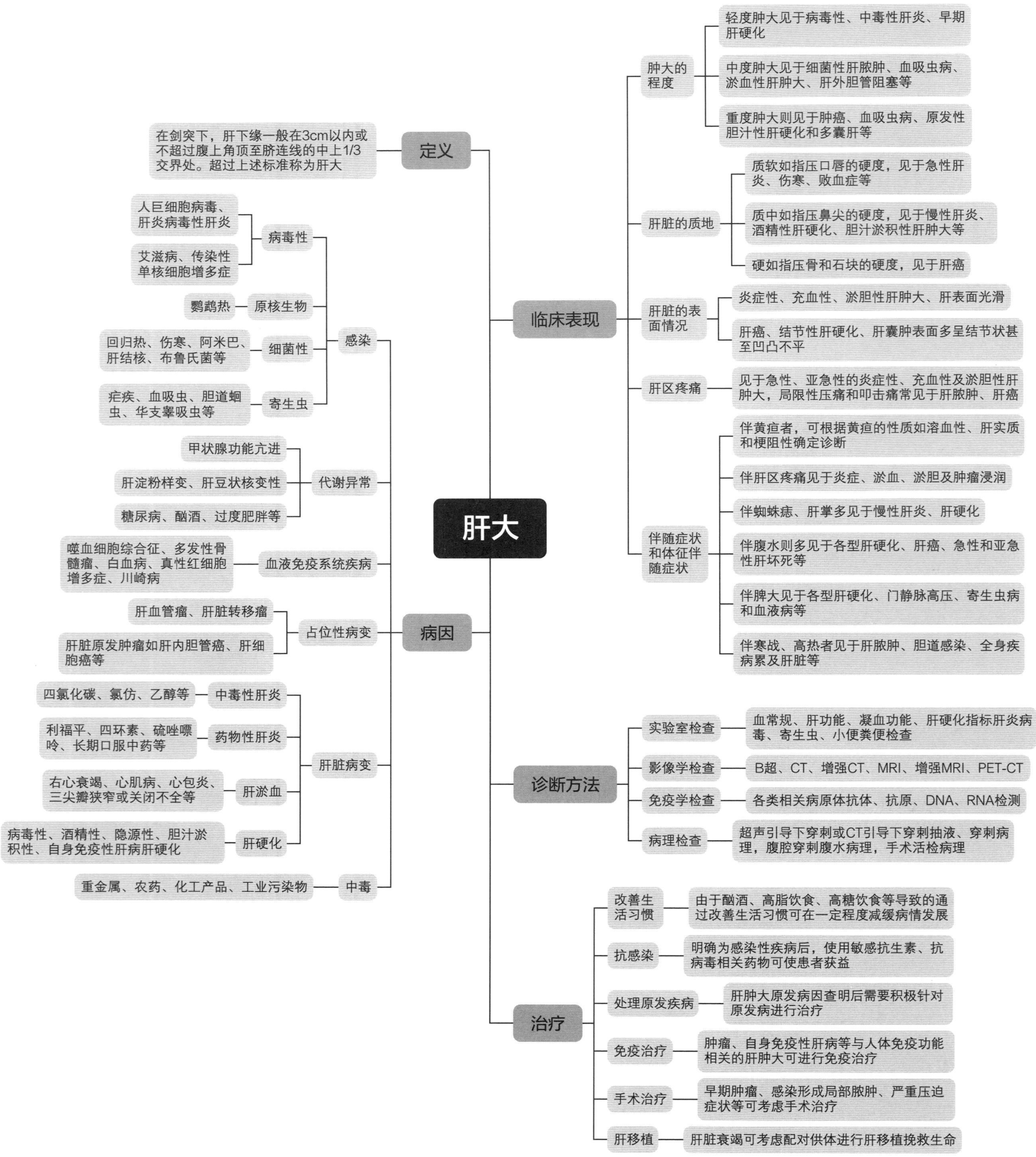

刘万军　钱其源　倪杰编制

推荐阅读

[1] 王吉耀，葛均波，邹和建. 实用内科学.16 版. 北京：人民卫生出版社，2022.

[2] 谢敏，冯倩嫦. 华支睾吸虫病 196 例临床特点与误诊分析. 中国热带医学，2006，6 (011)：2002-2004.

[3] 于建武，赵勇华，康鹏，等. 布氏菌病 86 例临床分析. 中华传染病杂志，2007，25 (4)：3.

[4] 闵晓俊，陈如泉，王茂玉，等. 甲状腺功能亢进合并肝损害临床治疗研究进展. 中西医结合肝病杂志，2006，16 (006)：381-384.

[5] 翟慎永，石楚南，张殿平，等. 石油化工废水污染饮水对居民健康影响的调查研究. 环境与健康杂志，1991，8 (5)：3.

肝大临床思维导图

九、肌肉萎缩

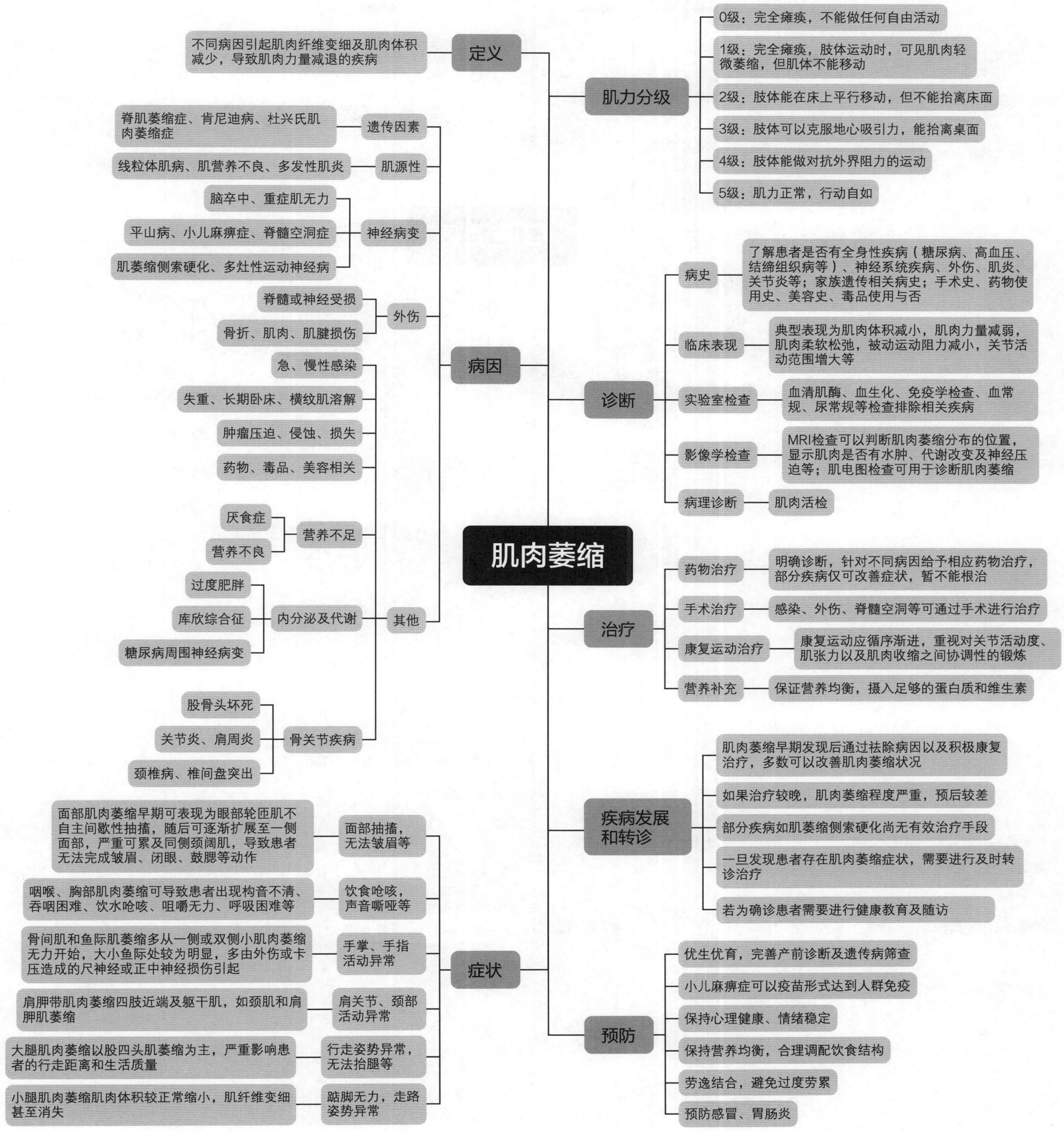

刘万军　钱其源　倪杰编制

推荐阅读

[1] 刘鸣，谢鹏. 神经内科学. 北京：人民卫生出版社，2014.

[2] 吕传真，周良辅. 实用神经病学. 上海：上海科学技术出版社，2014.

[3] 邢国刚，樊小力，宋新爱. 废用性肌肉萎缩的研究. 国外医学. 物理医学与康复学分册，2000（4）：148-150.

[4] 李宇，何志义，邓淑敏，等. 30 例进行性肌营养不良症的临床特点. 卒中与神经疾病，2008，15（5）：4.

[5] 李洵桦，庄甲军，谢秋幼，等. 脊髓延髓肌肉萎缩症 5 例临床分析及分子遗传学诊断. 中华医学杂志，2007，87（23）：5.

肌肉萎缩临床思维导图

十、口腔溃疡

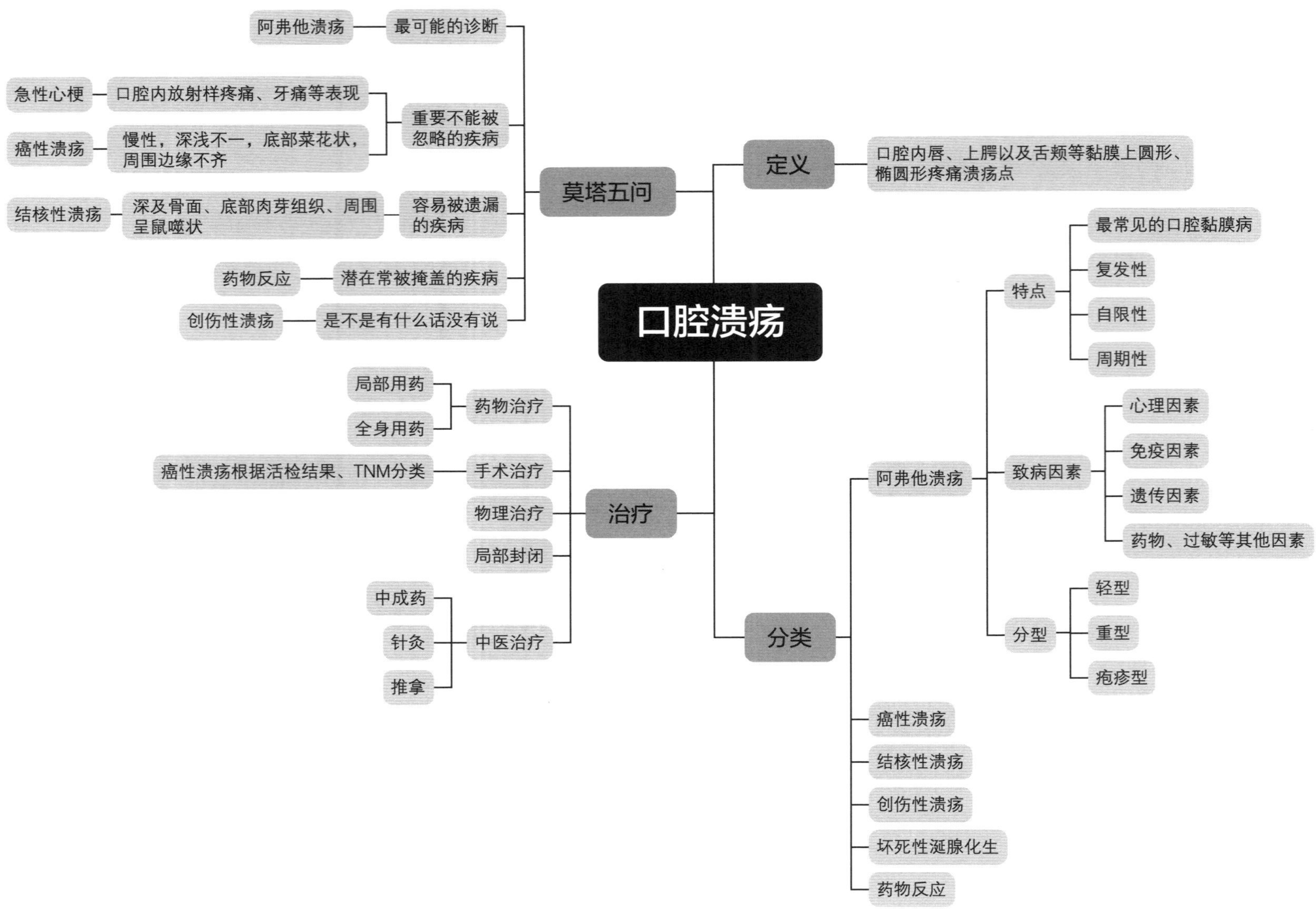

沈华编制

推荐阅读

[1] 凌均棨，陈智. 口腔医学. 北京：人民卫生出版社，2015：203-207.

[2] 李振华，李保双，刘启泉，等. 消化系统常见病复发性口腔溃疡中医诊疗指南（基层医生版）. 中华中医药杂志，2019，34（11）：5284-5290.

[3] 周海文，吴岚，周曾同，口腔黏膜病临床治疗Ⅵ. 复发性阿弗他溃疡的诊断与治疗. 中华口腔医学杂志，2007，42（01）：57.

口腔溃疡临床思维导图

十一、胸腔积液

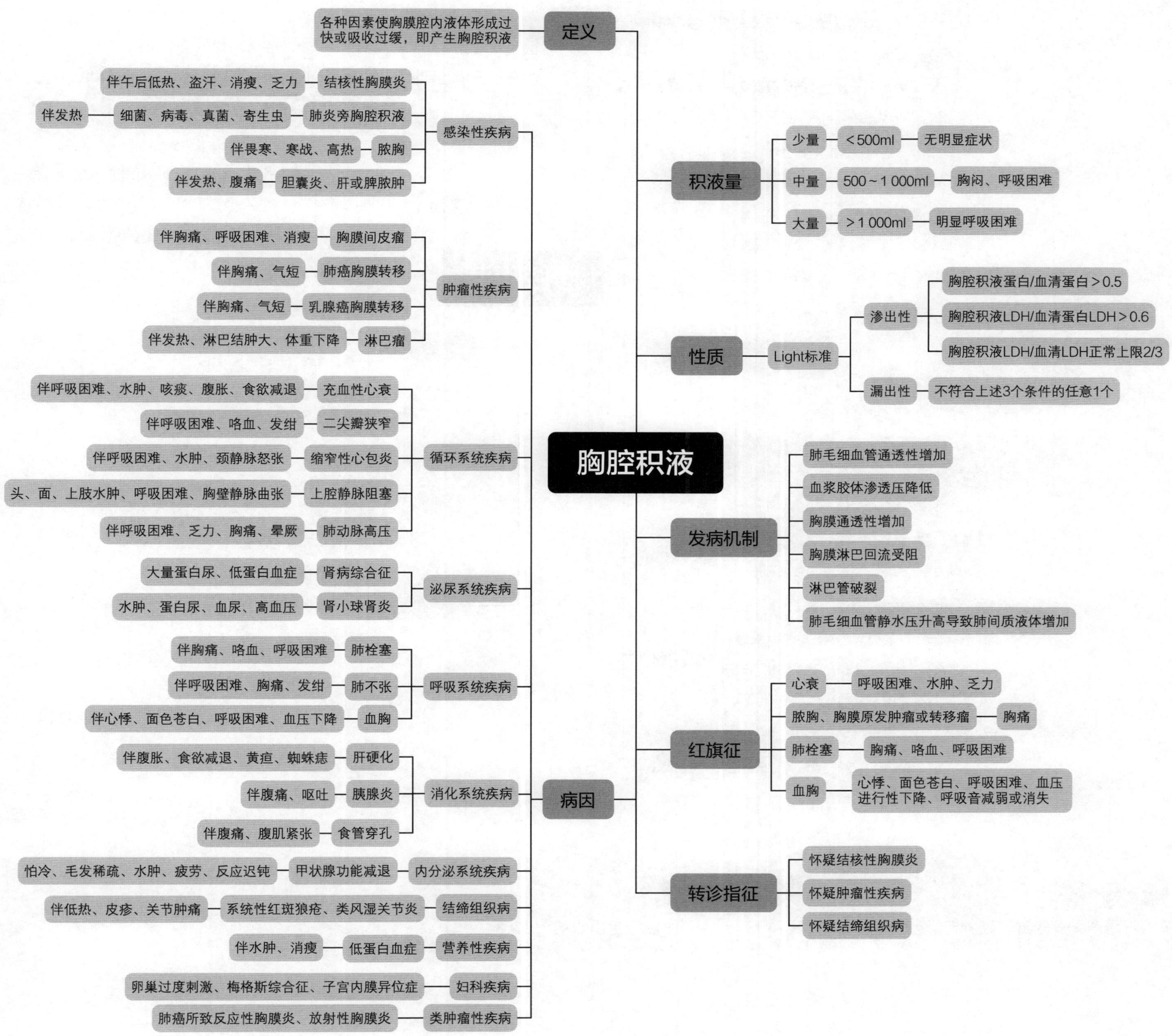

唐平编制

推荐阅读

[1] 祝墡珠. 全科医生临床实践. 2 版. 北京：人民卫生出版社，2017.

[2] 中华医学会呼吸病学分会胸膜与纵隔疾病学组（筹）. 胸腔积液诊断的中国专家共识. 中华结核和呼吸杂志，2022，45（11）：1080-1096.

胸腔积液临床思维导图

十二、腹腔积液

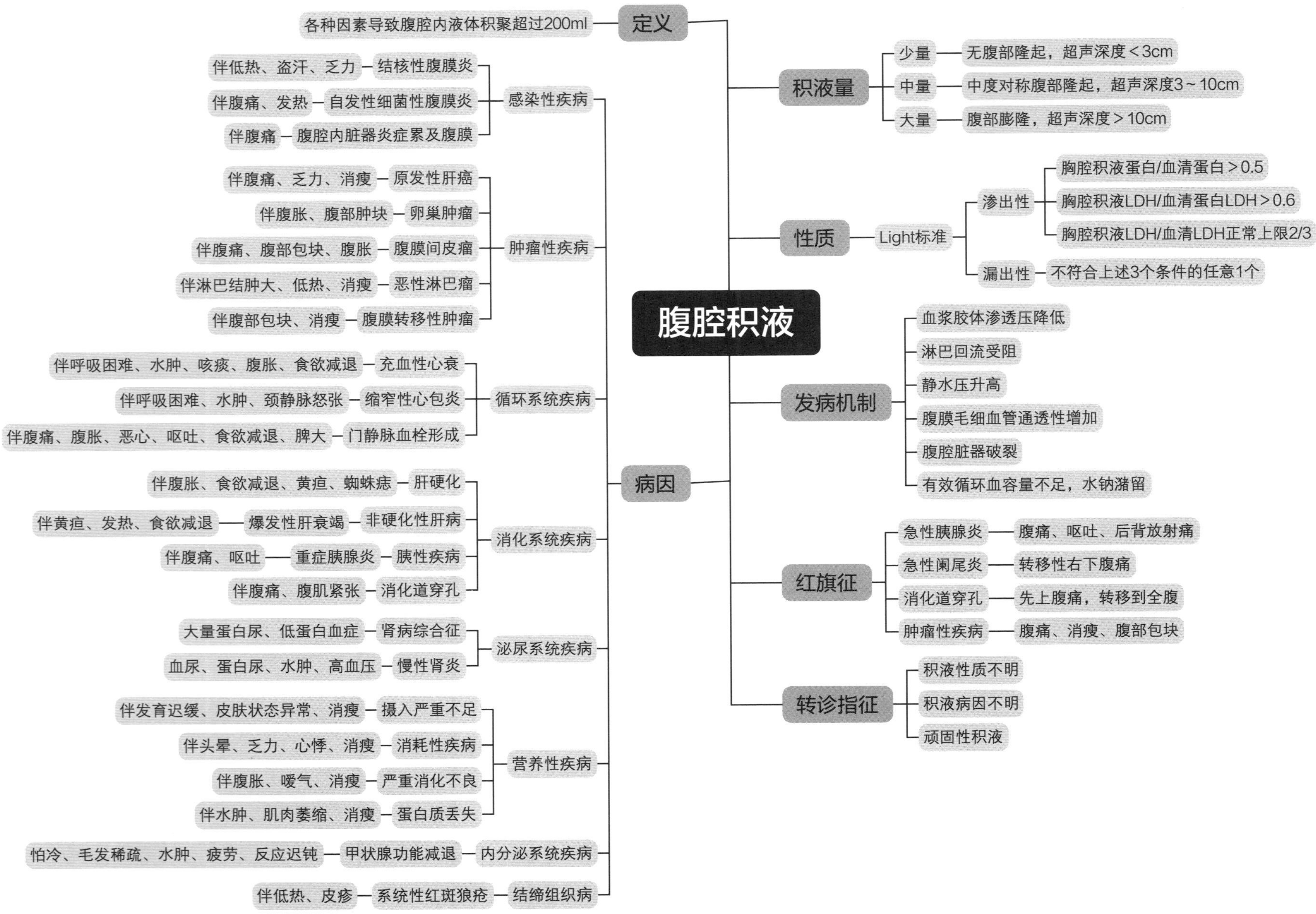

唐平编制

推荐阅读

祝墡珠，王永晨，江孙芳. 全科医生临床实践. 3 版. 北京：人民卫生出版社，2023.

腹腔积液临床思维导图

十三、多浆膜腔积液

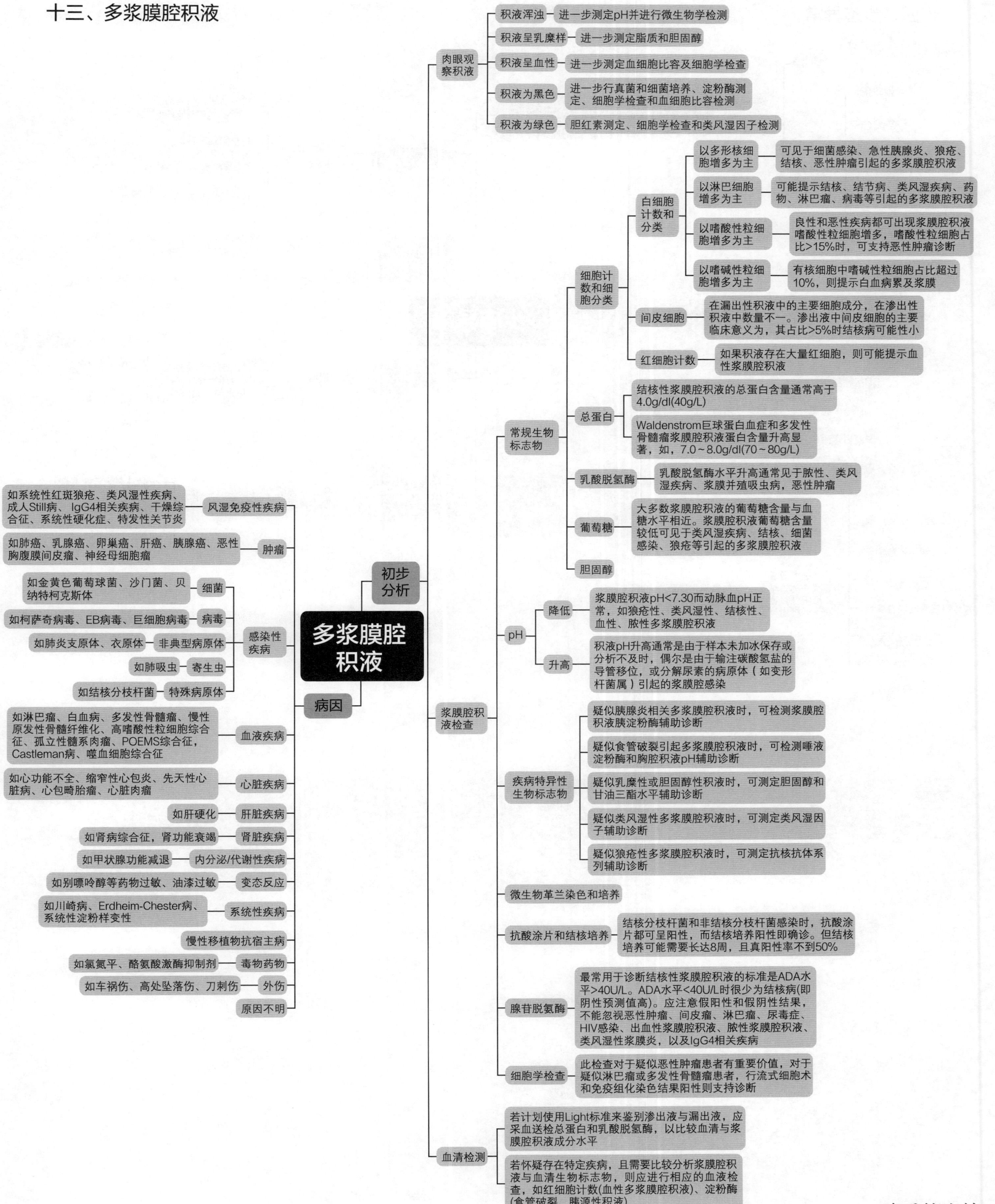

陈明敏编制

推荐阅读

[1] 张弘，蔡柏蔷. 多浆膜腔积液 241 例临床分析. 临床内科杂志，2003，20（12）：644-646.
[2] STOICHITOIU LE，IONESCU GD，NEATU I，et al. Causes of Polyserositis：A Systematic Review. J Pers Med. 2023，15；13（5）：834.
[3] LOSADA I，GONZÁLEZ-MORENO J，RODA N，et al. Polyserositis：A diagnostic challenge. Intern Med J. 2018，48（8）：982-987.
[4] 宋俊贤，李晓，李忠佑，等. 以心包积液为主多浆膜腔积液患者的病因学分布和临床特征分析. 中国循环杂志，2021，36（03）：305-309.
[5] 戴宇辉，邹胜华，张爱国. 多浆膜腔积液 61 例临床分析. 中国医师杂志，2006，8（03）：376-377.
[6] 李海燕，张海邻，董琳. 儿童多浆膜腔积液 38 例. 实用儿科临床杂志，2012，27（16）：1261-1263.

多浆膜腔积液临床思维导图

十四、步态异常

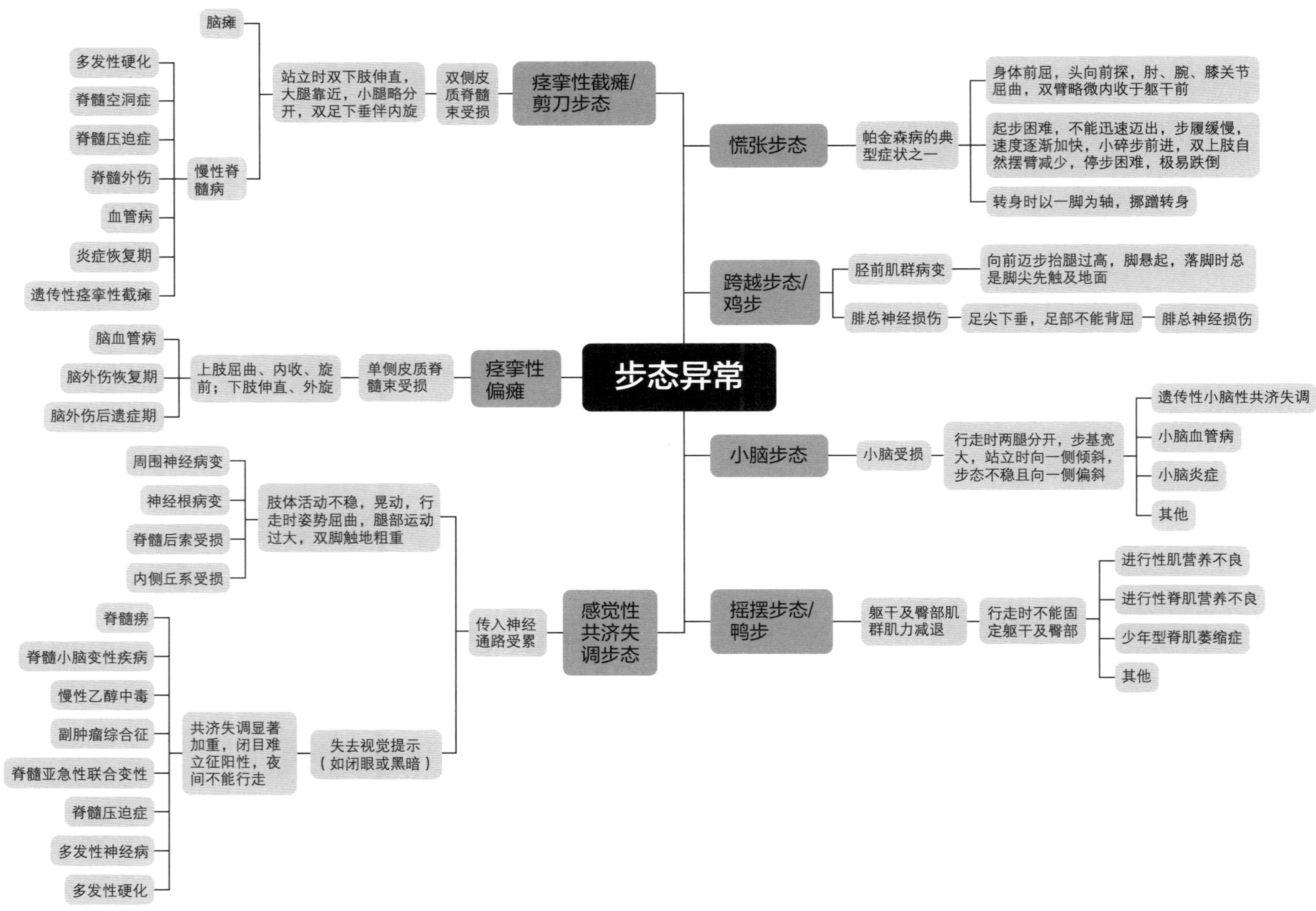

刘影编制

推荐阅读

郝峻巍，罗本燕. 神经病学. 9版. 北京：人民卫生出版社，2024.

第三节　重要生化异常指标

一、白细胞增高

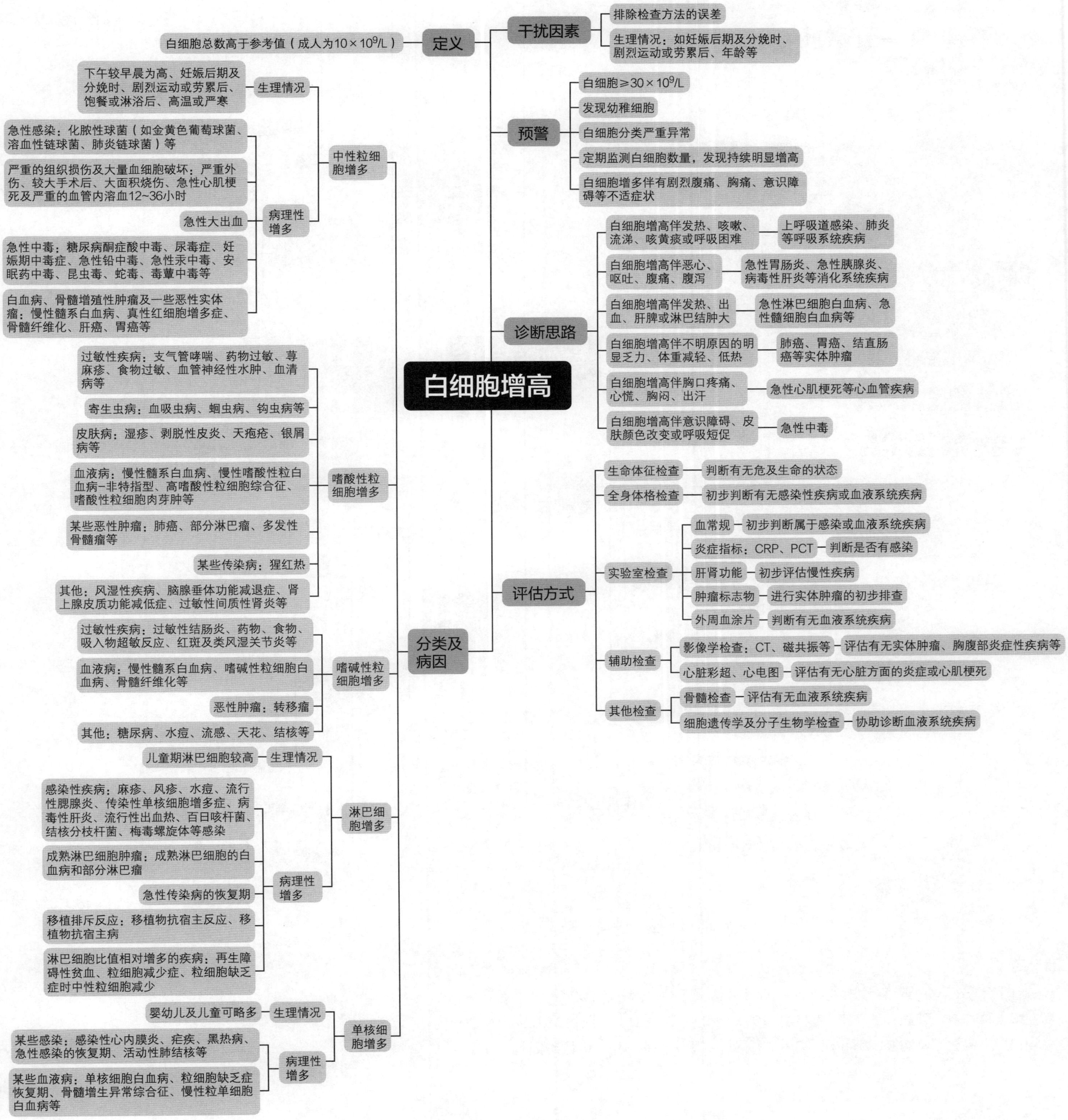

林珠编制

推荐阅读

[1] 万学红，卢雪峰. 诊断学. 10 版. 北京：人民卫生出版社，2024.

[2] 中华医学会健康管理学分会，中华健康管理学杂志编辑委员会. 健康体检重要异常结果管理专家共识（试行版）. 中华健康管理学杂志，2019，13（2）：5.

[3] 葛均波，王辰，王建安. 内科学. 10 版. 北京：人民卫生出版社，2024.

白细胞增高临床思维导图

二、白细胞减少

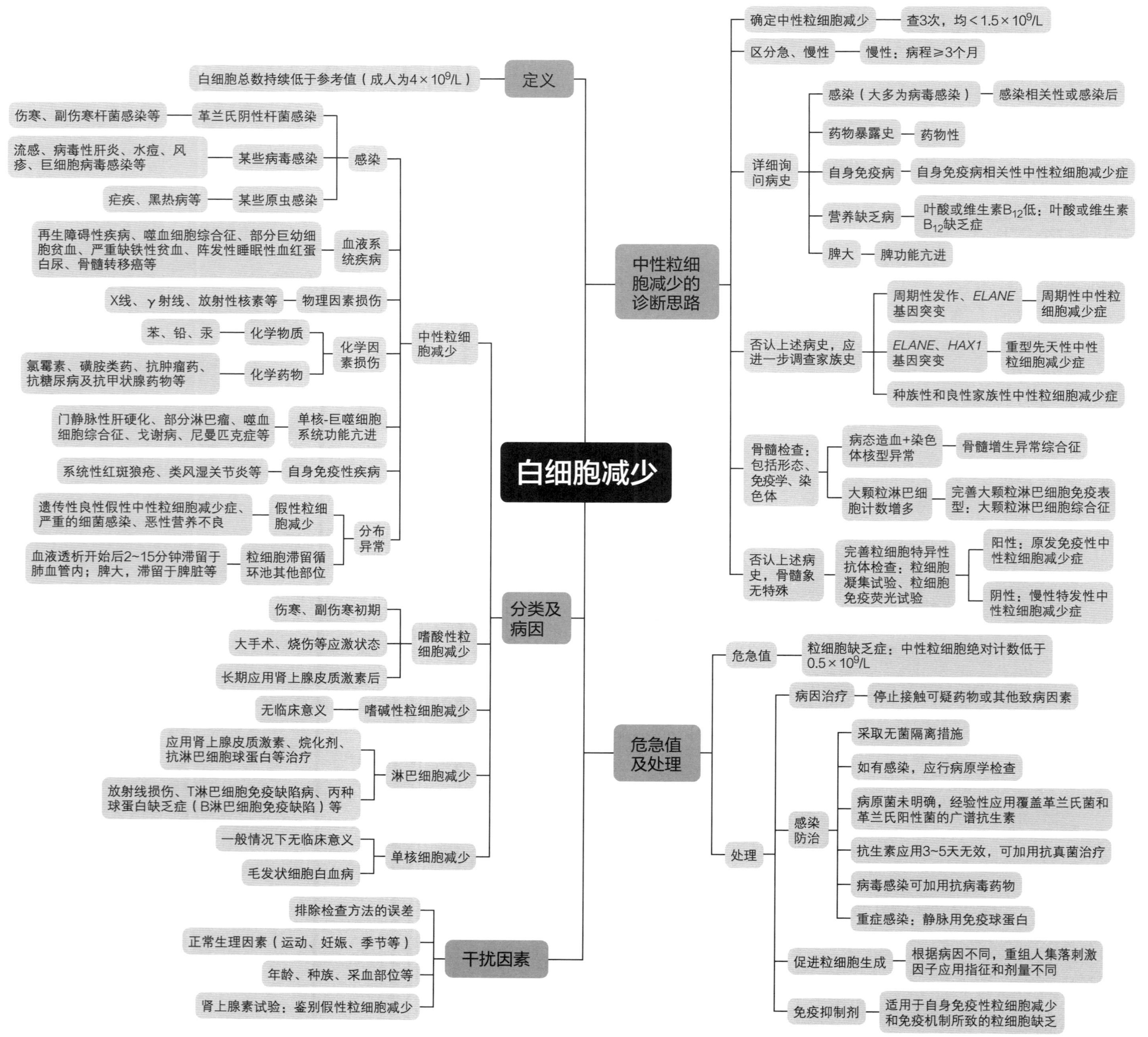

林珠编制

推荐阅读

［1］万学红，卢雪峰. 诊断学. 10 版. 北京：人民卫生出版社，2024.

［2］葛均波，王辰，王建安. 内科学. 10 版. 北京：人民卫生出版社，2024.

［3］王吉耀，葛均波，邹和建. 实用内科学. 16 版. 北京：人民卫生出版社，2022.

白细胞减少临床思维导图

三、血小板增高

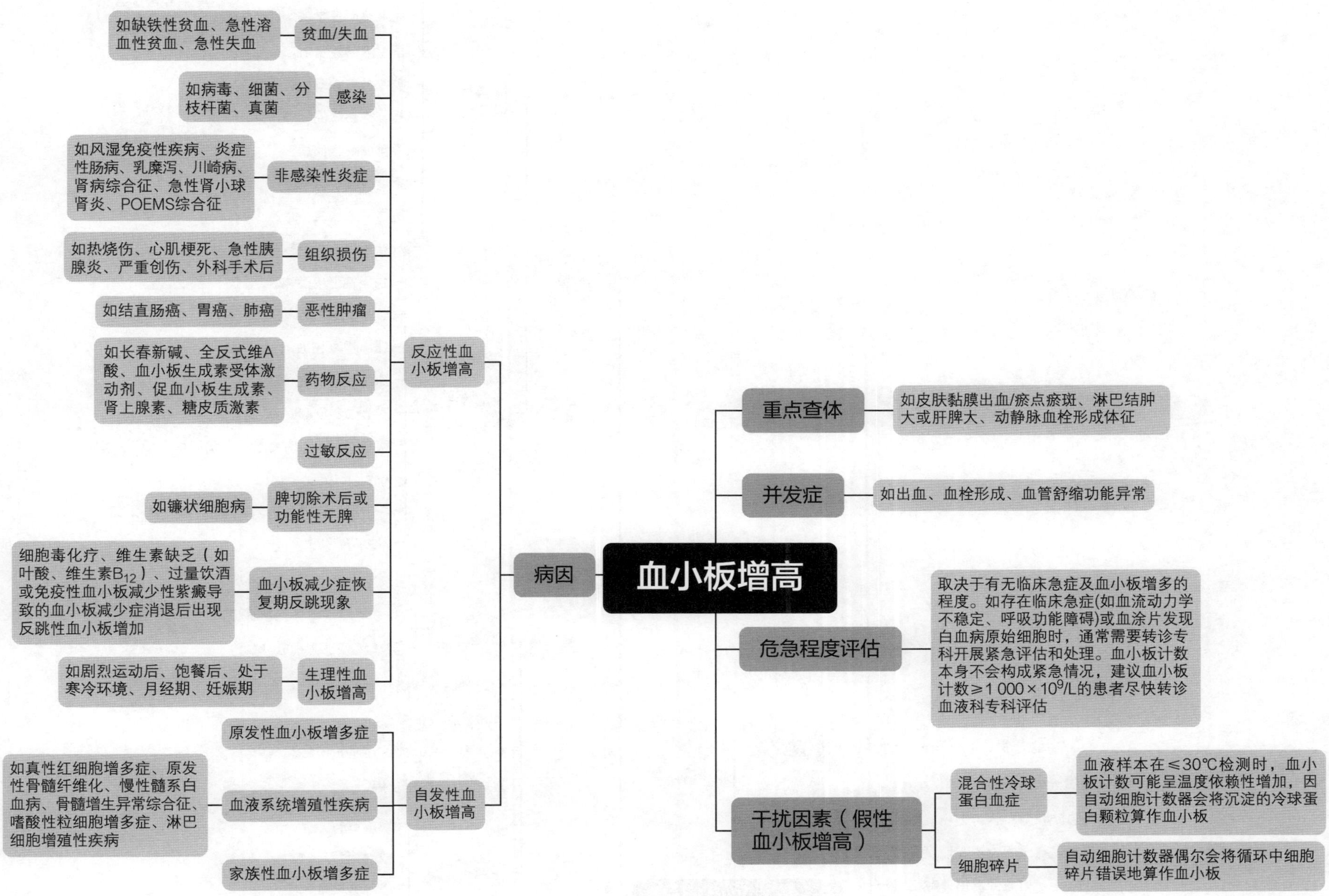

陈明敏编制

血小板增高临床思维导图

推荐阅读

［1］张磊，付荣凤. 我如何诊断和治疗原发性血小板增多症. 中华血液学杂志，2023，44（01）：26-31.

［2］BUSS D H，CASHELL A W，O'CONNOR M L，et al. Occurrence，etiology，and clinical significance of extreme thrombocytosis：A study of 280 cases. Am J Med，1994，96（3）：247-253.

［3］汤英龙，曹植杰. 116 例血小板增多的病因分析. 中华血液学杂志，1982，03（03）：176.

四、血小板减少

血小板减少

- 定义
  - 血小板计数小于100×10^9/L
- 干扰因素
  - 采血时血流不畅，造成血小板破坏
  - 采血管EDTA抗凝剂诱导血小板聚集
  - 血标本储存时间过长或低温保存
  - 血液分析仪计数错误
- 预警值
  - 计数小于30×10^9/L
  - 处理措施
    - 卧床休息，监测生命体征和出血情况
    - 原发病治疗和/或祛除病因
    - 血小板输注
      - 血小板计数<20x10^9/L伴有出血或者其他内脏出血者，输注血小板
      - 血小板计数（10~20）x10^9/L为预防性输注血小板的临界值
      - 对于由于血栓因素引起的消耗性血小板减少,输注血小板治疗要根据临床症状慎重使用，一般不建议输注，除非合并有致命性出血
    - 升血小板药物（专业医师评估，依据病情病因使用）
      - 促血小板生成类药物——重组人血小板生成素、艾曲波帕、罗米司亭等
      - 糖皮质激素——地塞米松、甲泼尼龙、泼尼松等
      - 血液制品——静脉注射丙种球蛋白等
      - 脾脏酪氨酸激酶抑制剂——福他替尼等
      - 单抗免疫抑制剂——利妥昔单抗等
      - 其他免疫药物——硫唑嘌呤、环孢素、环磷酰胺、达那唑等
- 病因
  - 血小板生成障碍
    - 获得性骨髓疾病
      - 营养缺乏——维生素B_{12}、铜、叶酸缺乏等
      - 酒精
      - 克隆性血液学疾病——骨髓增生异常综合征、白血病、骨髓瘤、淋巴瘤、血红蛋白尿等
      - 再生障碍性贫血
      - 实体肿瘤的骨髓转移
      - 感染性物质的骨髓浸润——HIV、结核、布鲁氏杆菌等
      - 吞噬血细胞作用
      - 免疫性血小板减少
      - 药物所致的血小板减少
      - 妊娠相关的血小板减少
    - 遗传性血小板较少症
      - 先天性低/无巨核细胞血小板减少症
      - MYH9相关疾病
      - 血小板颗粒缺陷
      - 血小板表面受体缺陷
      - Bernard-Soulier综合征
      - Wiskott-Aldrich 综合征(WAS)蛋白相关疾病
      - *GATA-1*突变
      - Ankyrine重复结构域（*ANKRD*）*-26*突变
      - *RUNX-1*突变
  - 血小板破坏增多
    - 免疫性血小板减少
      - 自身免疫性血小板减少
        - 原发免疫性血小板减少症
        - 继发免疫性血小板减少症
      - 异体免疫性血小板减少
    - 血栓性微血管病
    - 弥散性血管内凝血
    - 血管瘤——Kasabach-Merrit 现象
    - 2B 型血管性血友病
    - 医源性因素
      - 血液透析
      - 放射治疗
      - 心肺分流术
      - 体外膜肺氧合
    - 药物所致的免疫性血小板减少
      - 镇静催眠药——地西泮、芬太尼
      - 抗癫痫药和抗惊厥药——卡马西平、苯妥英钠、丙戊酸钠
      - 抗精神失常药——喹硫平
      - 解热镇痛药——布洛芬、对乙酰氨基酚、阿司匹林、美沙拉嗪、塞来昔布
      - 钙通道阻滞剂——氨氯地平
      - 抗心律失常药物——奎尼丁
      - β 受体阻滞剂——普萘洛尔
      - 利尿药——呋塞米、噻嗪类利尿剂
      - 抗凝血药——肝素、低分子量肝素
      - 抗血小板药——阿昔单抗、替罗非班、依替非巴肽、氯吡格雷
      - 造血生长因子——非格司亭
      - 降血糖药物——格列齐特、甲苯磺丁脲
      - 抗甲状腺功能亢进药物——甲巯咪唑
      - 抗细菌药物——利奈唑胺、头孢曲松、头孢他啶、头孢唑肟、头孢吡肟、万古霉素、替考拉宁、达托霉素、磺胺甲噁唑、亚胺培南、美罗培南、环丙沙星、氨曲南、氯霉素
      - 抗病毒药物——更昔洛韦
      - 抗寄生虫药物——奎宁
      - 抗肿瘤药物、细胞毒类药物、分子靶向药物
      - 影响免疫功能的药物——α干扰素、他克莫司、甲氨蝶呤、硫唑嘌呤、依法利珠单抗
  - 血小板分布异常
    - 脾功能亢进
    - 低体温
    - 大量输血
    - 大量液体输注
  - 其他原因
    - 周期性血小板减少
    - 获得性纯巨核细胞性血小板减少

贾志强编制

推荐阅读

[1] 中华医学会内科学分会，王建祥，张奉春，等. 中国成人血小板减少症诊疗专家共识. 中华内科杂志，2020，59（07）：498-510.
[2] 中国成人血小板减少症急诊管理共识专家组. 中国成人血小板减少症急诊管理专家共识. 中华急诊医学杂志，2022，31（2）：8.

血小板减少临床思维导图

五、嗜酸性粒细胞增多

- 嗜酸性粒细胞增多
  - 分类
    - 嗜酸性粒细胞增多症
      - 外周血嗜酸性粒细胞绝对计数>0.5×10^9/L
    - 高嗜酸性粒细胞增多症
      - 定义
        - 外周血2次检查（间隔时间>1个月）嗜酸性粒细胞绝对计数>1.5×10^9/L
        - 和/或骨髓有核细胞计数嗜酸性粒细胞比例≥20%
        - 和/或病理证实组织嗜酸性粒细胞广泛浸润
        - 和/或发现嗜酸性粒细胞颗粒蛋白显著沉积（在有或没有较明显的组织嗜酸性粒细胞浸润情况下）
      - 分类
        - 遗传性（家族性）
          - 发病机制不明，常见于儿童，有些患者同时伴有免疫缺陷，无继发性和原发性证据
        - 继发性（反应性）
          - 感染性疾病
            - 寄生虫
            - 病毒
            - 真菌
            - 细菌
            - 分枝杆菌
          - 呼吸道疾病
            - Löeffler综合征
            - 支气管哮喘
            - 花粉症
            - 变态反应性支气管肺曲霉菌病
          - 皮肤病
            - 特应性皮炎
            - 荨麻疹
            - 湿疹
            - 大疱性类天疱疮
            - 疱疹样皮炎
            - Gleich综合征
          - 消化道疾病
            - 过敏性胃肠炎
            - 炎症性肠病
            - 乳糜泻
          - 心脏疾病
            - 嗜酸性粒细胞性心内膜心肌纤维化或心肌炎
            - 热带心内膜纤维化
          - 自身免疫性疾病
            - 嗜酸性肉芽肿性多血管炎
            - 类风湿关节炎
            - 系统性红斑狼疮
            - 结节性多动脉炎
            - 系统性硬化症
            - 干燥综合征
            - IgG4相关疾病
          - 药物
            - 阿司匹林、非甾体抗炎药、抗生素等
            - 药物反应伴嗜酸性粒细胞增多和全身症状综合征（DRESS）
          - 肿瘤
            - 实体瘤
            - 淋巴瘤
            - 急性淋巴细胞白血病（嗜酸性粒细胞为非克隆性）
            - 系统性肥大细胞增多症（嗜酸性粒细胞为非克隆性）
          - 免疫系统疾病
            - 高IgE综合征、Omenn综合征、Wiskott-Aldrich综合征、IgA缺乏症等
          - 其他
            - 急性/慢性移植物抗宿主病
            - 实体器官排斥反应
            - 木村病
        - 原发性（克隆性/肿瘤性）
          - 嗜酸性粒细胞起源于血液肿瘤克隆，定名为髓系和淋系肿瘤伴嗜酸性粒细胞增多症和酪氨酸激酶基因融合
        - 意义未定（特发性）
          - 查不到上述引起嗜酸性粒细胞增多的原发或继发原因
    - 高嗜酸性粒细胞增多综合征
      - 定义
        - 符合高嗜酸性粒细胞增多症诊断标准，同时有相关的器官受损且需除外其他可作为主因导致器官受损的疾病
          - 相关的器官受损
            - 器官功能受损，伴显著的组织嗜酸性粒细胞浸润和/或发现嗜酸性粒细胞颗粒蛋白广泛沉积（在有或没有较显著的组织嗜酸性粒细胞浸润情况下）且有以下1条及以上
              - 纤维化（肺、心脏、消化道、皮肤和其他脏器组织）
              - 血栓形成伴或不伴栓塞
              - 皮肤（包括黏膜）红斑、水肿/血管性水肿、溃疡、瘙痒和湿疹
              - 外周或中枢神经病伴或不伴慢性或反复神经功能障碍
      - 分类
        - 特发性
          - 嗜酸性粒细胞绝对计数>1.5×10^9/L，必须至少持续6个月，且必须有组织受损
          - 需除外
            - 反应性嗜酸性粒细胞增多症
            - 淋巴细胞变异型嗜酸性粒细胞增多症
            - 慢性嗜酸性粒细胞白血病-非特指
        - 原发性（肿瘤性）
        - 继发性（反应性）
  - 诊断程序
    - 询问病史
      - 应仔细询问有无过敏性疾病史
      - 有无皮疹或淋巴结肿大史
      - 有无心肺和胃肠道症状
      - 有无发热、盗汗、体重下降、瘙痒和酒精诱导的疼痛等
      - 详细询问旅游史，特别是有无热带地区旅游史
    - 常规实验室检查
      - 全血细胞计数和外周血涂片分类计数
      - 常规生化检查，包括肝、肾功能，电解质和乳酸脱氢酶
      - 红细胞沉降率和/或C反应蛋白
      - 血清维生素B_{12}
    - 无症状且仅轻至中度嗜酸性粒细胞增多[嗜酸性粒细胞绝对计数在（0.5~1.5）$\times10^9$/L] — 可以暂不进行进一步检查
    - 有全身症状或持续性嗜酸性粒细胞增多（>1.5×10^9/L），伴或不伴有可疑器官受损 — 应进一步确定或排除继发原因
    - 无明确继发原因且嗜酸性粒细胞增多（>1.5×10^9/L）患者 — 应考虑血液系统恶性肿瘤伴克隆性嗜酸性粒细胞增多
    - 嗜酸性粒细胞增多受累器官评估
      - 心脏
        - 心肌肌钙蛋白和/或N-末端原脑钠肽
        - 心电图
        - 超声心动图
        - 心脏磁共振（在心肌肌钙蛋白升高或有心脏损伤的临床特征情况下）
      - 肺脏
        - 肺功能检查
        - 肺部影像学检查（如肺部高分辨率CT）
        - 纤维支气管镜检查和支气管肺泡灌洗
      - 外周和中枢神经系统 — 肌电图和神经活检
      - 耳鼻喉 — 鼻窦炎、鼻息肉病和感音神经性听力损失评估
      - 受累器官活组织检查
      - 不明原因的血栓事件
  - 治疗目的
    - 降低嗜酸性粒细胞绝对计数
    - 减少嗜酸性粒细胞介导的器官功能受损
  - 紧急处理
    - 当有严重的或致命性器官受累，特别是心脏和肺，应进行紧急处理。首选静脉输注甲泼尼龙1mg/（kg·d），或口服泼尼松0.5~1.0mg/（kg·d）。如果极度的嗜酸性粒细胞增多，应同时给予别嘌呤醇。1~2周后逐渐缓慢减量，2~3个月减量至最少维持剂量

郑春燕编制

推荐阅读

中华医学会血液学分会白血病淋巴瘤学组. 中国嗜酸性粒细胞增多症诊断和治疗指南（2024）. 中华血液学杂志，2024，45（1）：1-7.

嗜酸性粒细胞增多临床思维导图

六、淋巴细胞减少

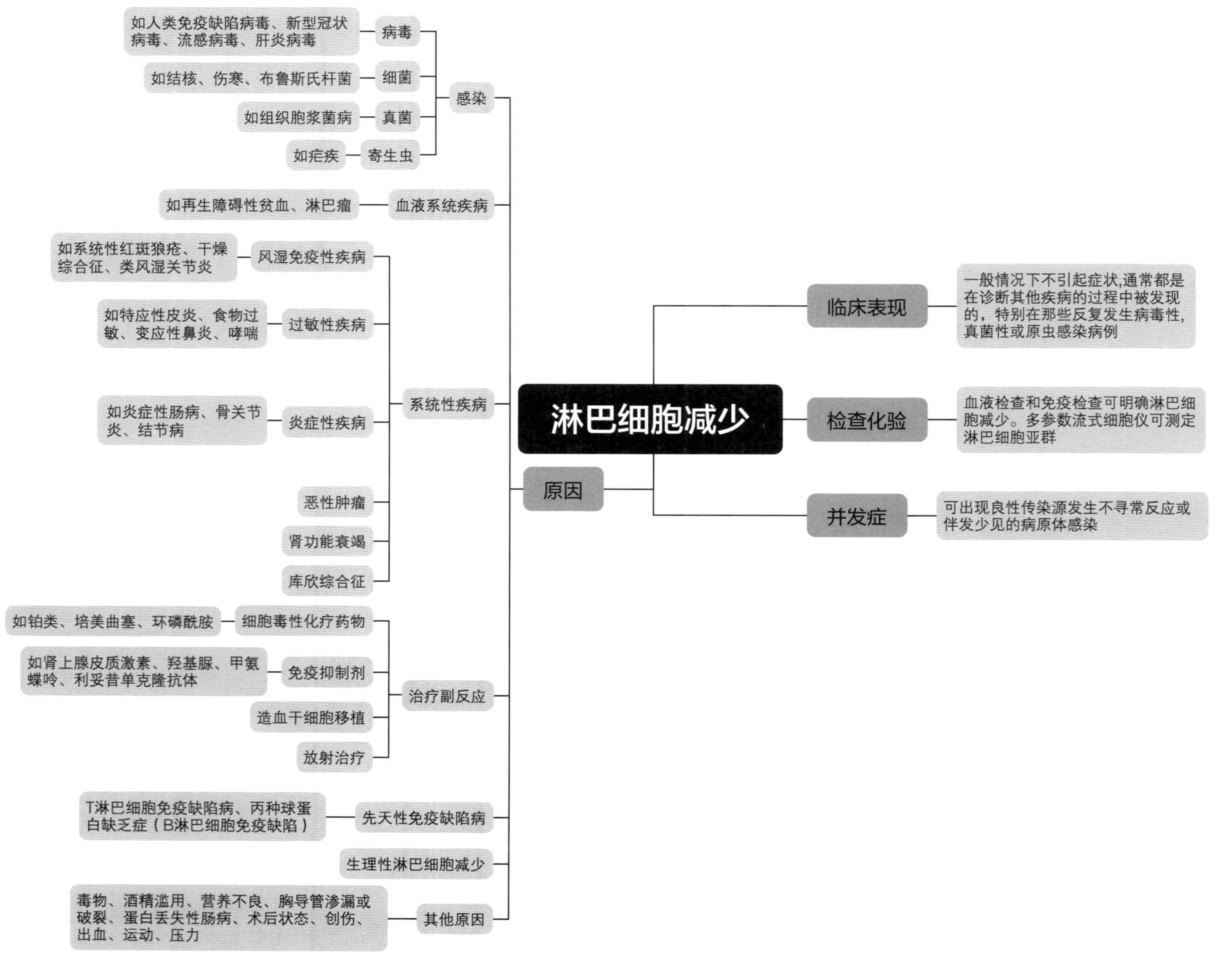

陈明敏编制

推荐阅读

CASTELINO D J，MCNAIR P，KAY T W. Lymphocytopenia in a hospital population：what does it signify. Aust N Z J Med，1997，27（2）：170-174.

淋巴细胞减少临床思维导图

七、三系减少

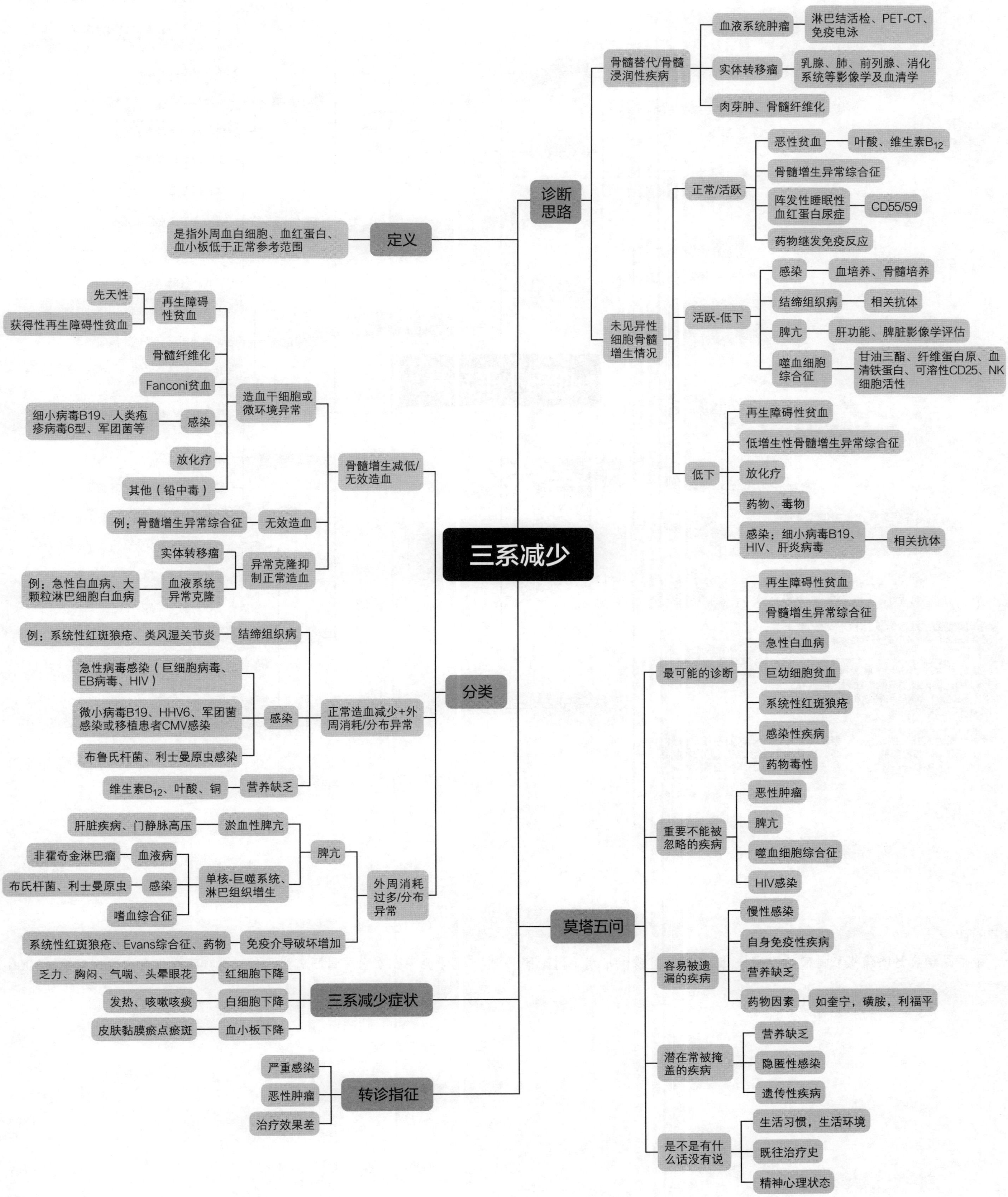

刘俊编制

推荐阅读

［1］王吉耀，葛均波，邹和建. 实用内科学. 16版. 北京：人民卫生出版社，2022.

［2］万学红，卢雪峰. 诊断学. 10版，北京：人民卫生出版社，2024.

三系减少临床思维导图

八、血钙水平升高

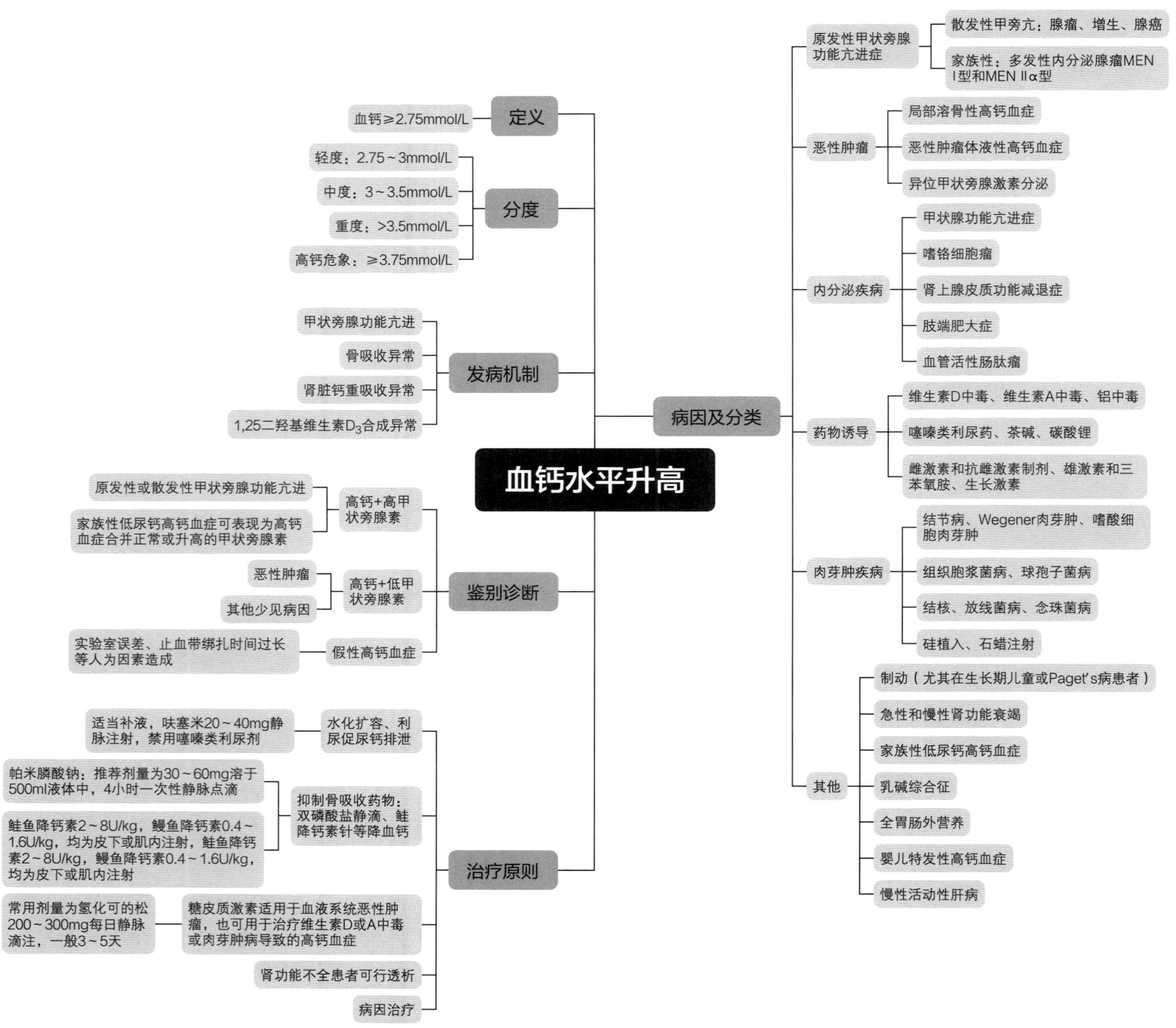

郑跃编制

推荐阅读

中华医学会骨质疏松和骨矿盐疾病分会. 高钙血症诊治指南（讨论稿）. 中华医学会第四次全国骨质疏松和骨矿盐疾病学术会议论文汇编，2006：19-22.

血钙水平升高临床思维导图

九、血钙水平降低

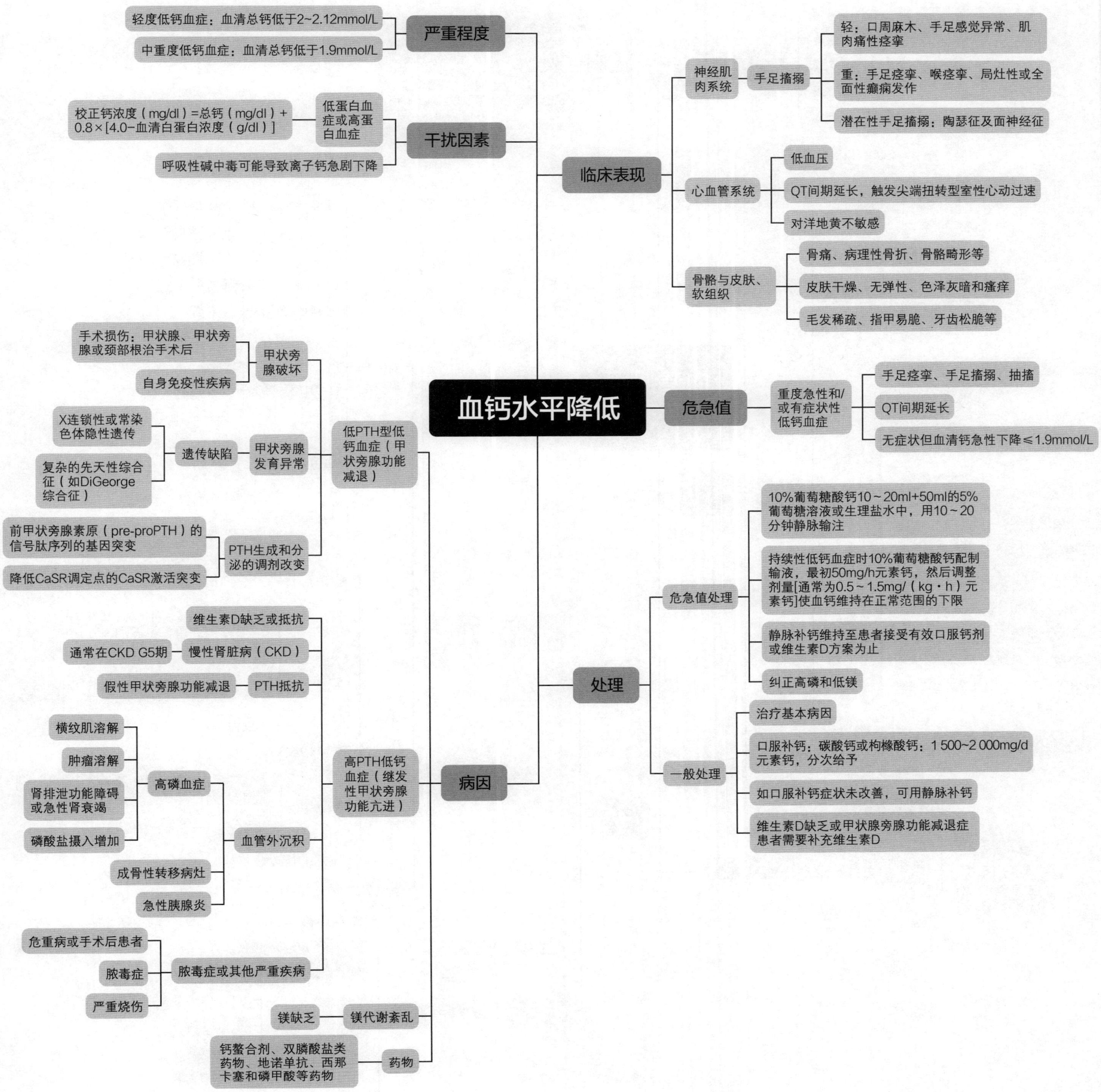

陈俊榕编制

推荐阅读

王吉耀，葛均波，邹和建. 实用内科学. 16版. 北京：人民卫生出版社，2022.

血钙水平降低临床思维导图

十、血清肌酐水平升高

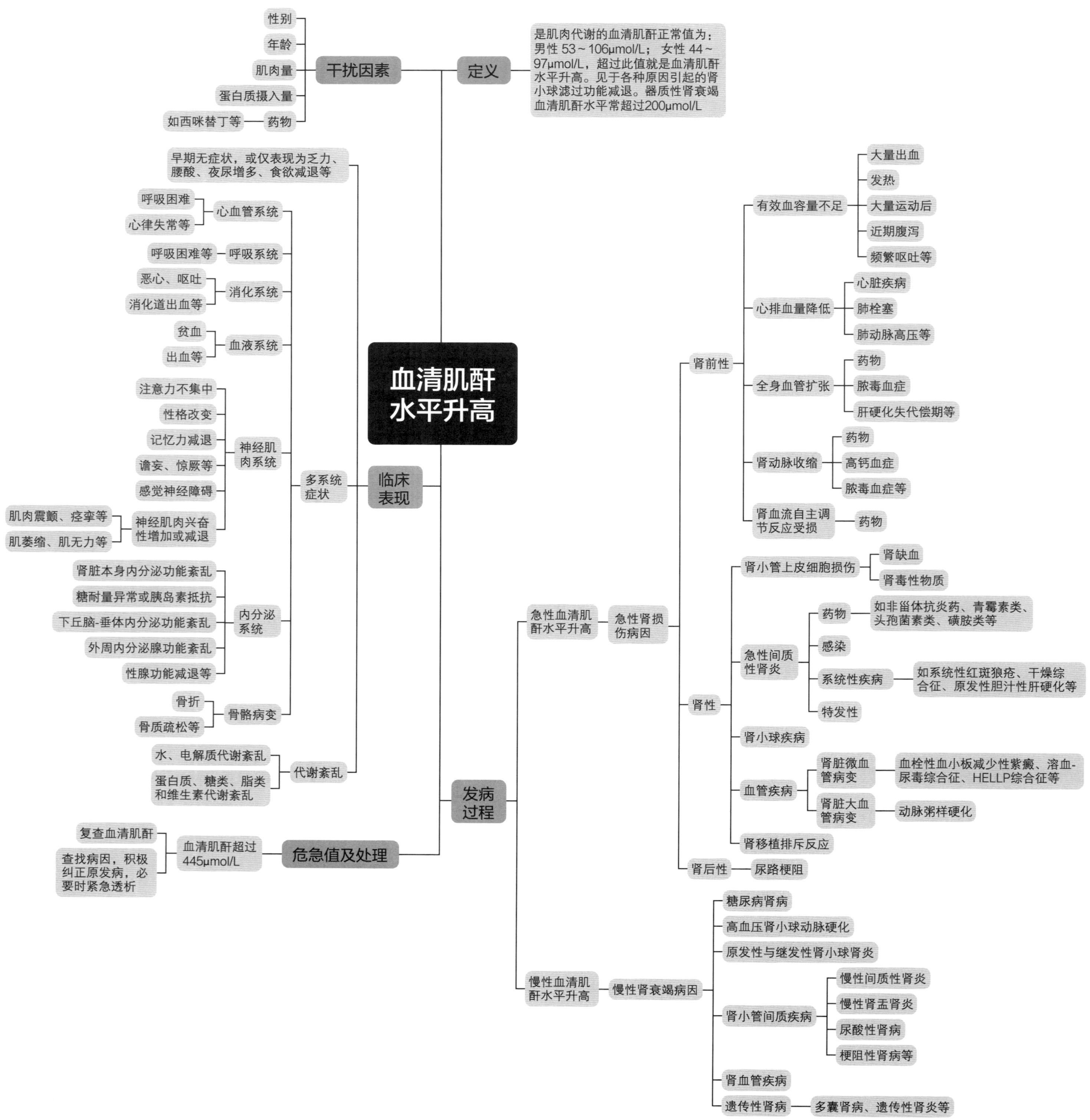

刘青编制

推荐阅读

[1] 万学红，卢雪峰. 诊断学. 10 版. 北京：人民卫生出版社，2024.

[2] 葛均波，王辰，王建安. 内科学. 10 版. 北京：人民卫生出版社，2024.

血清肌酐水平升高临床思维导图

十一、转氨酶升高

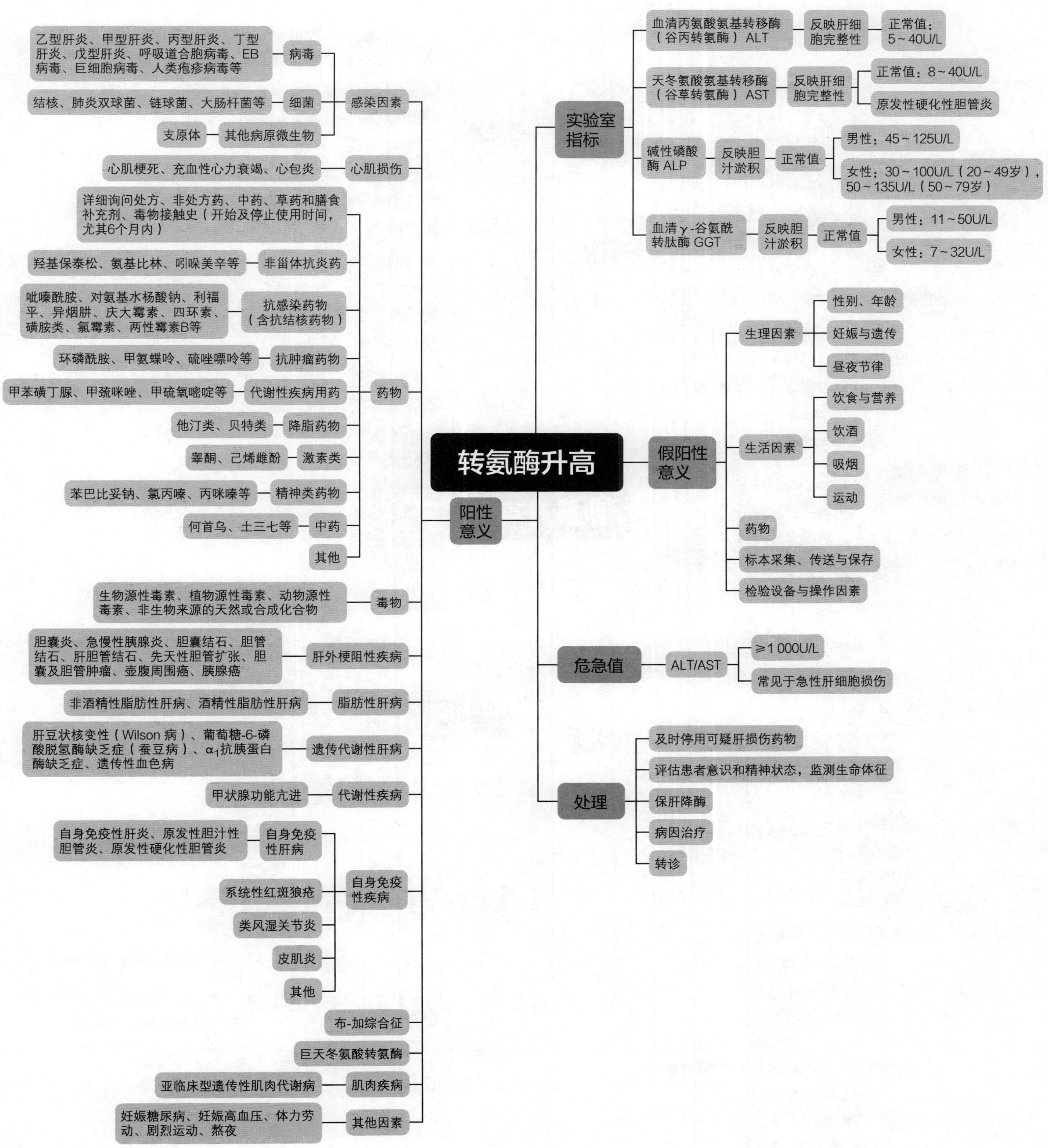

董国霞编制

转氨酶升高临床思维导图

十二、肌酶升高

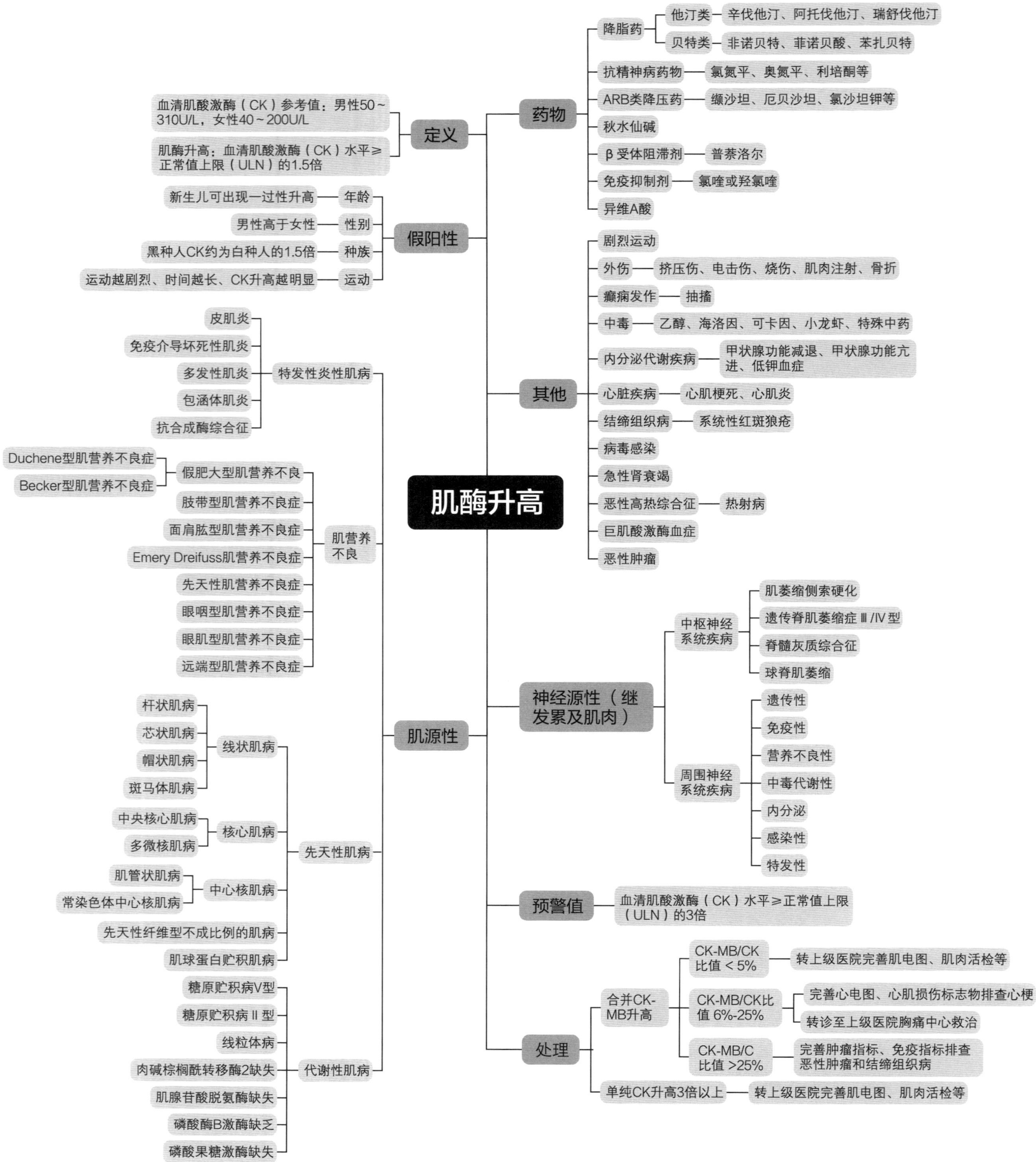

唐莉编制

推荐阅读

［1］李建萍. 轻微症状/无症状高肌酸激酶血症诊断方法指南解读及最新进展. 神经病学与神经康复学杂志，2016，12（2）：64-70.

［2］KYRIAKIDES T，ANGELINI C，SCHAEFER J.European Federation of Neurological Societies. EFNS guidelines on the diagnostic approach to pauci- or asymptomatic hyperCKemia. Eur J Neurol，2010，17（6）：767-773.

［3］常杏芝. 先天性肌病的诊断与治疗. 中华实用儿科临床杂志，2016，31（12）：881-883.

［4］CASSANDRINI D，TROVATO R，RUBEGNI A.Italian Network on Congenital Myopathies. Congenital myopathies：clinical phenotypes and new diagnostic tools. Ital J Pediatr. 2017，43（1）：101.

肌酶升高临床思维导图

十三、尿蛋白阳性

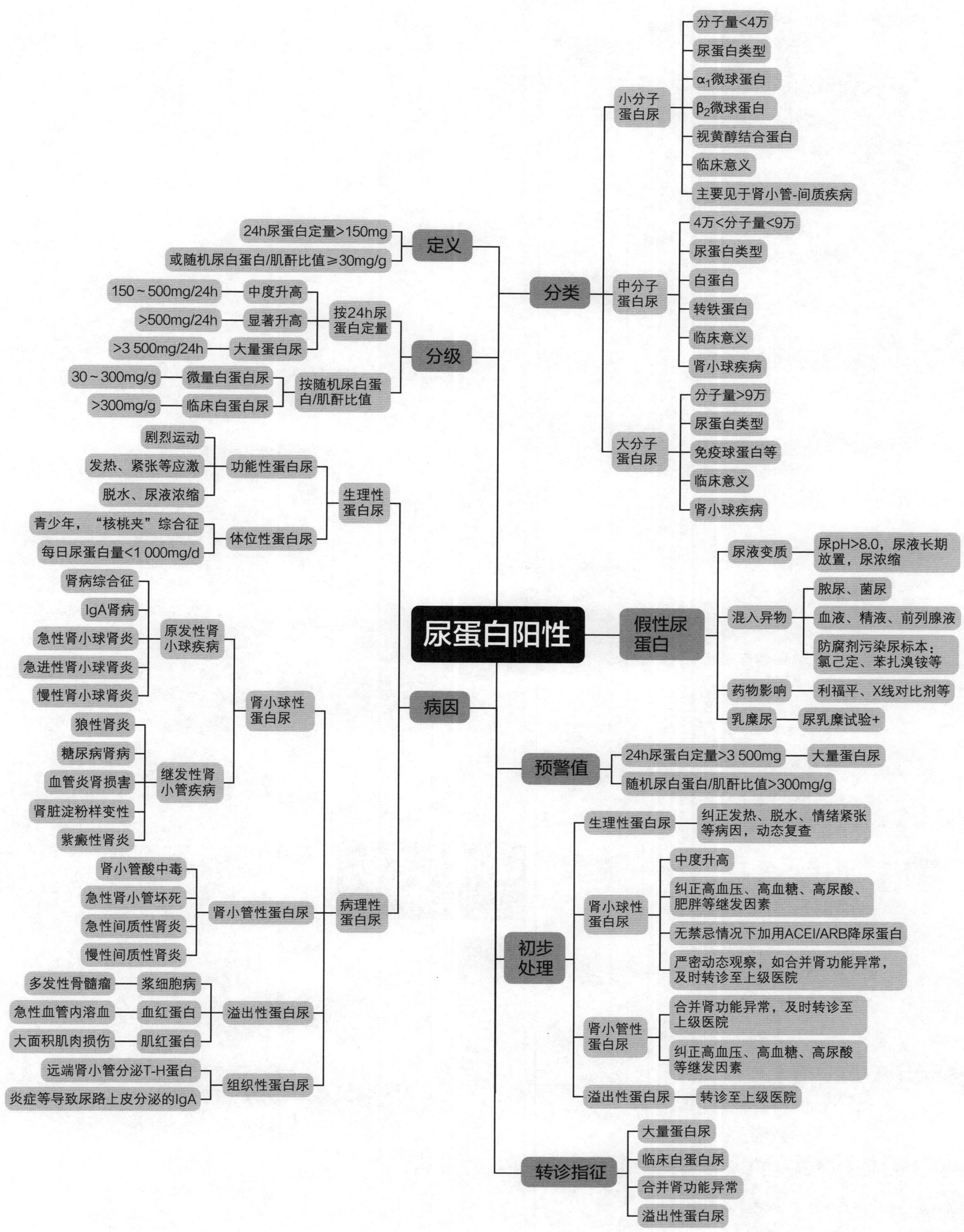

唐莉编制

推荐阅读

[1] 上海市肾内科临床质量控制中心专家组. 慢性肾脏病早期筛查、诊断及防治指南(2022年版). 中华肾脏病杂志，2022，38(05)：453-464.

[2] 葛均波，王辰，王建安. 内科学. 10版. 北京：人民卫生出版社，2024.

尿蛋白阳性临床思维导图

十四、肿瘤标志物异常

- 肿瘤标志物异常
  - 分类
    - 甲胎蛋白（AFP）
      - 正常值：<25μg/L
      - 主相关
        - 原发性肝癌
        - 滋养细胞恶性肿瘤
      - 次相关
        - 生殖腺胚胎肿瘤（睾丸癌、卵巢癌、畸胎瘤等）、胃癌或胰腺癌
        - 病毒性肝炎、肝硬化
        - 妊娠期妇女或胎儿神经管畸形、双胎、先兆流产等
    - 癌胚抗原（CEA）
      - 正常值：<5μg/L
      - 主相关
        - 广谱的肿瘤标志物
        - 胰腺癌、结直肠癌、乳腺癌、胃癌、肺癌等
      - 次相关
        - 结肠炎、胰腺炎
        - 肝脏疾病
        - 肺气肿、哮喘、吸烟人群
    - 降钙素（CT）
      - 正常值：<100ng/L
      - 主相关
        - 甲状腺髓样癌
      - 次相关
        - 部分肺癌、乳腺癌、胃肠道癌
        - 嗜铬细胞瘤
        - 肝癌、肝硬化
    - 癌抗原125（CA125）
      - 正常值：<3.5万U/L
      - 主相关
        - 卵巢癌
      - 次相关
        - 宫颈癌、乳腺癌、胰腺癌、胆道癌、肝癌、胃癌、结肠癌、肺癌等
        - 良性卵巢癌、子宫肌瘤
        - 肝硬化失代偿期、早孕期
    - 癌胚抗原153（CA153）
      - 正常值：<2.5万U/L
      - 主相关
        - 乳腺癌
      - 次相关
        - 子宫肿瘤、转移性卵巢癌、肝癌、胰腺癌、结肠癌、肺癌、支气管癌
        - 乳腺、肝脏、肺等良性疾病
    - 糖类抗原50（CA50）
      - 正常值：<2万U/L
      - 主相关
        - 胰腺癌、胆囊（道）癌、原发性肝癌、卵巢癌、结肠癌、乳腺癌、子宫癌等
      - 次相关
        - 慢性肝病、胰腺炎、胆管病等
    - 糖类抗原242（CA242）
      - 正常值：<20kU/L
      - 主相关
        - 胰腺癌、胃癌、结直肠癌
      - 次相关
        - 卵巢癌、子宫肿瘤、肺癌
    - 糖类抗原724（CA724）
      - 正常值：<6.7μg/L
      - 主相关
        - 卵巢癌、大肠癌、胃癌、乳腺癌、胰腺癌
      - 次相关
        - 正常人和良性胃肠道疾病
    - 糖类抗原19-9（CA19-9）
      - 正常值：<3.7万U/L
      - 主相关
        - 胰腺癌、胆囊（管）癌、胃癌、结直肠癌
      - 次相关
        - 急性胰腺炎、胆汁淤积型胆管炎、胆石症
        - 急性肝炎、肝硬化等
    - 鳞状上皮癌细胞抗原（SCC）
      - 正常值：<1.5μg/L
      - 主相关
        - 宫颈鳞癌、肺鳞状细胞癌、食管癌
      - 次相关
        - 良性皮肤疾病如银屑病、天疱疮等
        - 肾功能不全、良性肝病、乳腺良性疾病、上呼吸道感染等
    - 神经元特异性烯醇化酶（NSE）
      - 正常值：<15μg/L
      - 主相关
        - 小细胞癌、神经母细胞瘤
      - 次相关
        - 标本溶血可能
    - 细胞角蛋白19片段（CYFRA21-1）
      - 正常值：<2μg/L
      - 主相关
        - 非小细胞肺癌、乳腺癌、膀胱癌、大肠癌、前列腺癌等
      - 次相关
        - 肺炎、结核病、慢支
        - 胃肠道疾病
        - 妇科和泌尿系统疾病等
    - 总/游离前列腺特异性抗原（T-PSA/F-PSA）
      - 正常值：T-PSA <4.0μg/L/F-PSA <0.8μg/L　T/F >0.25
      - 主相关
        - 前列腺癌
      - 次相关
        - 肛门指诊、前列腺按摩、膀胱镜等检查后
        - 前列腺术后
  - 分布
    - 甲状腺癌：Tg(甲状腺球蛋白)、CT(降钙素)、CEA
    - 食管癌：SCC、CTC(循环肿瘤细胞)
    - 肺癌：CEA、NSE、CYFRA21-1、proGRP(胃泌素释放肽前体)、SCC
    - 乳腺癌：CA153、CEA
    - 胃癌
      - 首查：CE724、CEA、CA19-9
      - 选查：AFP、CA125
    - 肝癌
      - 首查：AFP、AFU（α-L-岩藻糖苷酶）
      - 选查：AFP-L3（甲胎蛋白异质体）、DCP（异常凝血酶原）
    - 胆囊（管）癌
      - 首查：CA19-9、CA50、CEA
      - 选查：CA242、CA125
    - 胰腺癌
      - 首查：CA19-9、CA50、CA242、CEA
      - 选查：CA125、CA153
    - 结直肠癌
      - 首查：CEA、CA19-9、CA242
      - 选查：AFP、CA125
    - 前列腺癌：PSA:T-PSA(总PSA）、F-PSA(游离PSA）；PAP（前列腺酸性磷酸酶）
    - 膀胱癌
      - 首查：尿液NMP22（系核基质蛋白）
      - 选查：BTAstat及BTAtrak（膀胱肿瘤抗原相关）、免疫-细胞检查、纤维蛋白原降解产物、FISH（尿荧光原位杂交）等
    - 卵巢癌
      - 首查：CA125、CA724、CA50、HE4（人附睾蛋白4）
      - 选查：CA19-9、CEA、AFP、LDH（乳酸脱氢酶）
    - 宫颈癌
      - 首查：SCC、CA125
      - 选查：CEA、CA19-9
  - 指导原则
    - 结合临床表现及影像等其他检验检查综合判断
    - 定期复查、动态监测、显著升高者及时转诊
    - 部分可通过升降判断预后、监测疗效

肿瘤标志物异常临床思维导图

黄鹏编制

推荐阅读

万学红，卢雪峰. 诊断学.10版. 北京：人民卫生出版社，2024.

第二章 常见慢性疾病临床思维导图

在全国老龄化不断加剧的背景下，慢性病的发病率逐年上升，已成为影响人类健康的重要因素。常见的慢性病包括高血压、糖尿病、慢性阻塞性肺疾病等，这些疾病不仅给患者带来了身体上的困扰，也对家庭和社会造成了沉重的经济负担。

本章节将全科医疗中常见慢性病的病因、临床表现、治疗及管理以思维导图的形式进行系统化地呈现，帮助读者快速掌握相关知识和临床诊疗和管理思路，规范临床行为。章节内容结合最新的研究进展和指南推荐，强调早期识别和全科医生管理的重要性，旨在为医务工作者和患者提供实用的帮助和指导，以期增强全科医生对慢性病的认识，促进慢性病管理效果提升。

第一节 呼吸系统

一、慢性阻塞性肺疾病

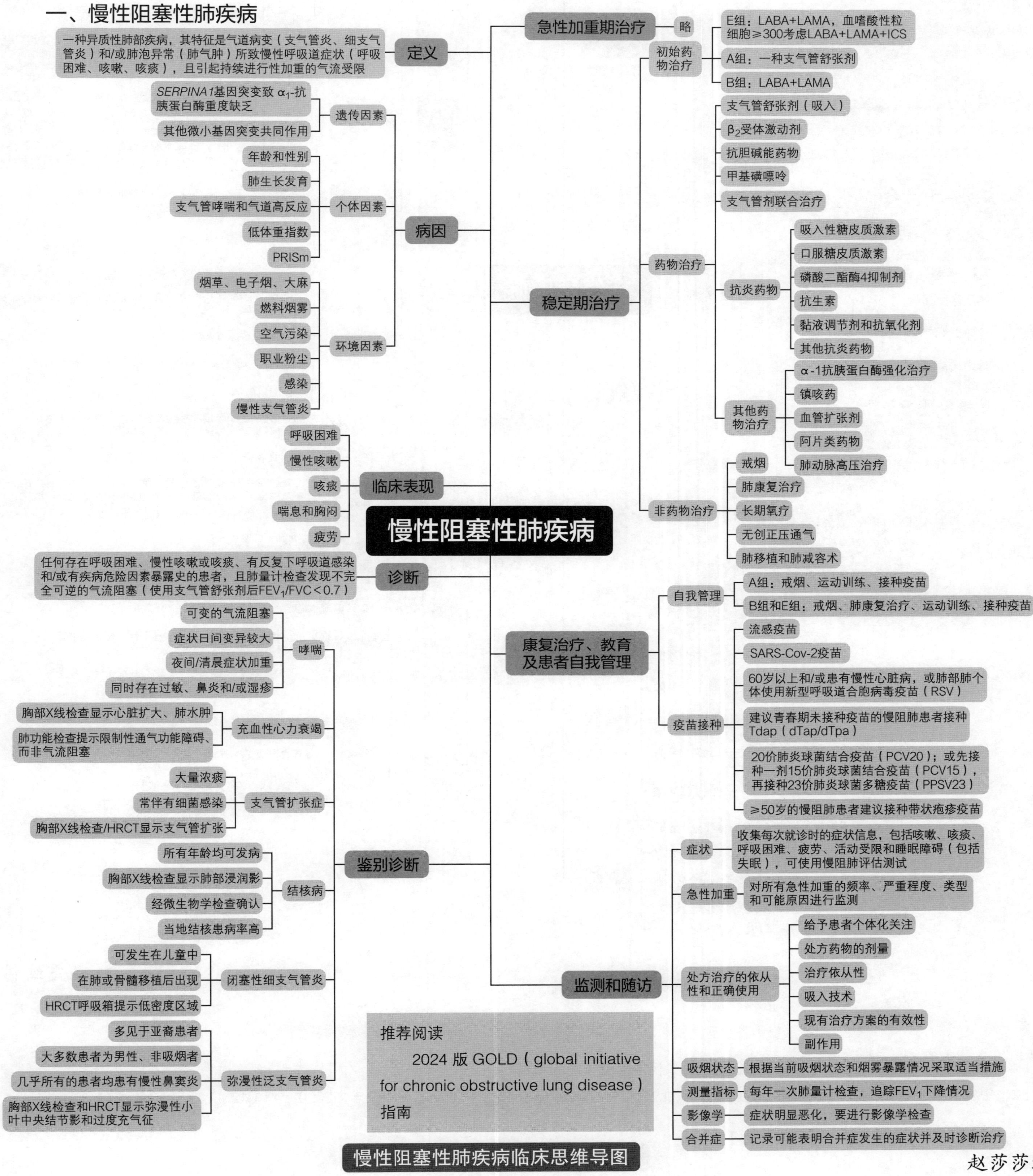

赵莎莎编制

二、支气管哮喘

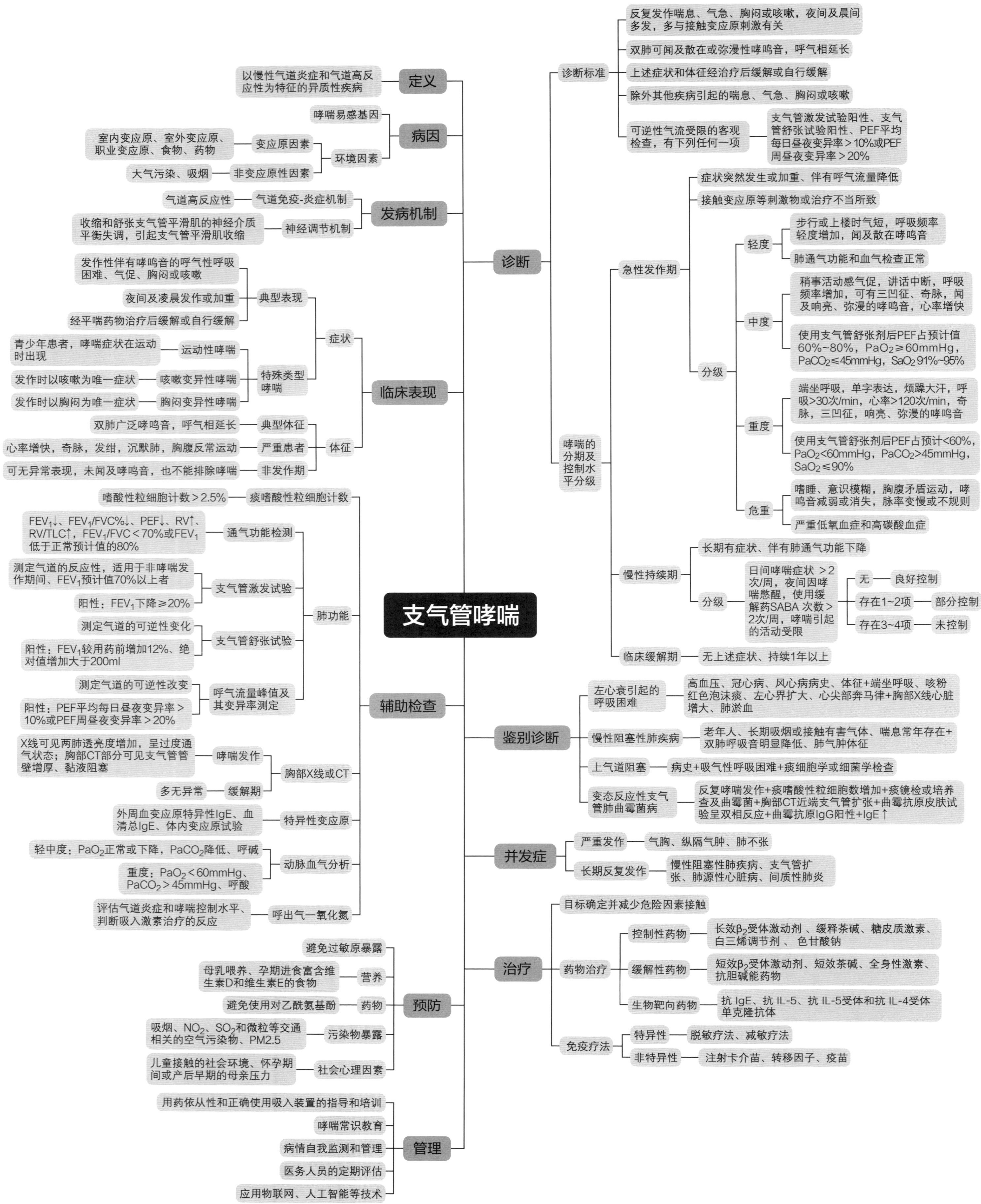

施霞编制

推荐阅读

[1] 葛均波，王辰，王建安. 内科学.10版. 北京：人民卫生出版社，2024.

[2] 中华医学会呼吸病学分会哮喘学组. 支气管哮喘防治指南（2020年版）. 中华结核和呼吸杂志，2020，43（12）：1023-1048.

支气管哮喘临床思维导图

三、肺结核

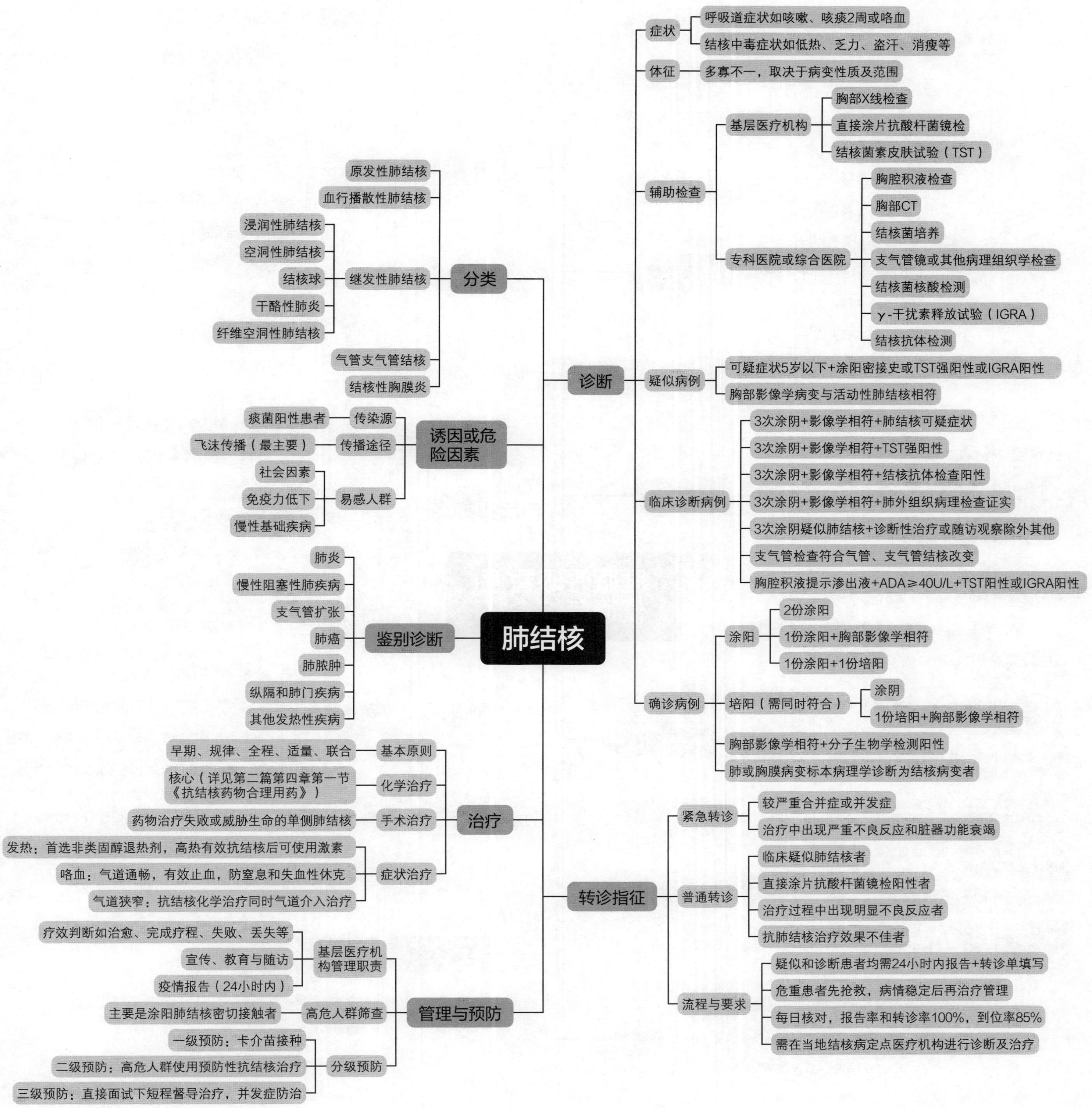

姚丁烨编制

推荐阅读

中华医学会，中华医学会杂志社，中华医学会全科医学分会，等. 肺结核基层诊疗指南（2018 年）. 中华全科医师杂志，2019，18（8）：709-717.

肺结核临床思维导图

四、睡眠呼吸暂停低通气综合征

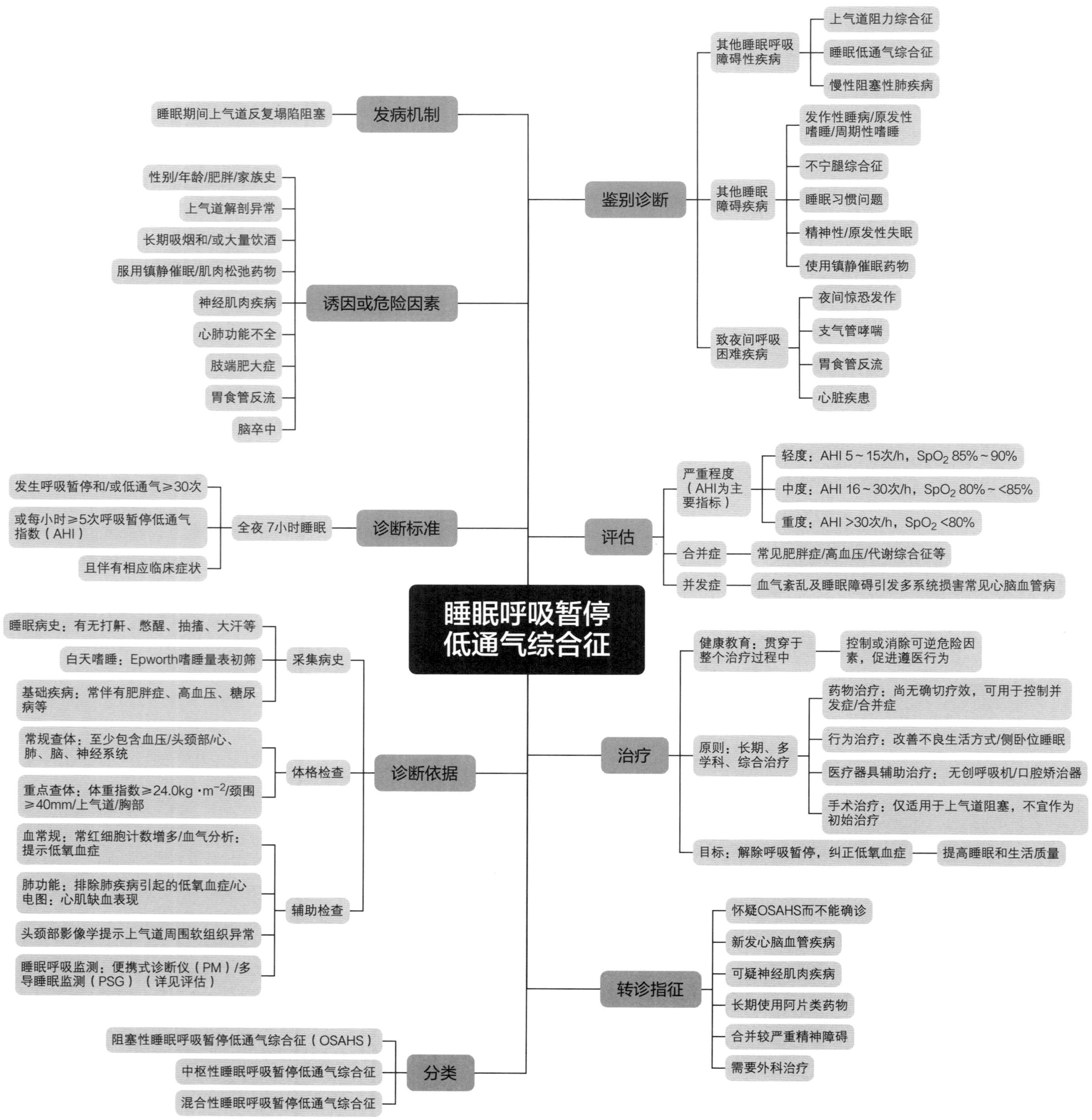

蒋巧巧编制

推荐阅读

[1] 王丽，韩芳. 睡眠呼吸暂停低通气综合征的诊断和鉴别诊断. 中华全科医师杂志，2005，4（04）：204-206.

[2] 中华医学会，中华医学会杂志社，中华医学会全科医学分会，等. 成人阻塞性睡眠呼吸暂停基层诊疗指南（2018年）. 中华全科医师杂志，2019，1（01）：21-29.

[3] 中华医学会，中华医学会杂志社，中华医学会全科医学分会，等. 成人阻塞性睡眠呼吸暂停基层诊疗指南（实践版·2018）. 中华全科医师杂志，2019，1（01）：30-35.

[4] 葛均波，王辰，王建安. 内科学.10版. 北京：人民卫生出版社，2024.

[5] 王吉耀，葛均波，邹和建. 实用内科学.16版. 北京：人民卫生出版社，2022.

第二节 循 环 系 统

一、冠状动脉粥样硬化性心脏病

- **冠状动脉粥样硬化性心脏病**
  - 流行病学
    - 我国病死率最高疾病，发病率逐年上升
    - 地区分布：北方高于南方，城市高于农村
    - 季节分布：冬季多于夏季，1月高峰
    - 人群分布：40岁以上男性、绝经后女性，年轻化
  - 原有分型（WHO，1979）
    - 隐匿性或无症状性冠心病
    - 心绞痛
    - 心肌梗死
    - 缺血性心肌病
    - 猝死
  - 危险因素
    - 高龄
    - 男性
    - 高血压
    - 吸烟和/被动吸烟
    - 血脂异常
    - 糖尿病和糖耐量异常
    - 早发冠心病家族史：一级亲属男＜55岁，女＜65岁
    - 肥胖：BMI≥28kg/m^2
    - 饮食：高蛋白、高脂肪、高能量
    - 职业：脑力劳动者发病率高于体力劳动者
    - 其他：体力活动少、长期熬夜、精神紧张、易激动、代谢综合征、慢性肾脏疾病、高同型半胱氨酸血症、慢性炎症、HP感染等
  - 二级预防
    - A：阿司匹林、抗心绞痛药、ACEI/ARB
    - B：β受体拮抗剂、控制血压
    - C：降低胆固醇、戒烟
    - D：防治糖尿病、控制饮食
    - E：健康教育、体育锻炼
  - 基层管理
    - 筛查：普通人群心电图；重点人群心电图、运动平板、冠脉CT
    - 诊断评估：疑似者均应确诊并评估，必要时转诊
    - 治疗：生活方式+药物+随访+自我管理
    - 向下转诊：不需或已完成介入/搭桥治疗病情稳定；无直接症状者；确定中药治疗方案者
    - 向上转诊：首次发生心绞痛或发作程度加重；ST-T动态改变；合并心衰、严重心律失常、晕厥、血流动力学不稳定等；ACS；控制不佳需调整用药方案等
    - 随访要点：各级机构协调管理，半年内通过家访、社区站、门诊进行评估、心电图、行为干预、化验等；稳定期建立健康档案，制定干预计划，1～2个月随访
  - 其他表现
    - 冠脉痉挛
      - 诱因：吸烟、酒精、毒品
      - 临床表现：静息心绞痛、午夜到上午8时前、恶性心律失常晕厥、少数严重痉挛致急性心肌梗死或猝死
      - 闭塞性痉挛：为静息心绞痛伴一过性ST段抬高（变异型心绞痛）
      - 非闭塞性痉挛：ST段压低或T波改变
      - 治疗：戒烟戒酒，钙通道阻滞剂、硝酸酯类
    - 心肌桥
      - 收缩期挤压严重，壁冠脉远端心肌缺血，近端易形成斑块
      - 治疗：β受体拮抗剂、钙通道阻滞剂可缓解症状
    - X综合征（冠脉系统微循环功能不全）
      - 内皮功能异常和微血管功能障碍
      - 绝经期前女性多见，心绞痛或类似症状，运动平板阳性，冠脉造影正常
      - 预后良好、无有效治疗手段
  - 慢性冠脉疾病（CAD）/慢性心肌缺血综合征（CIS）
    - 稳定型心绞痛
      - 临床表现：发作性胸痛
        - 诱因：体力劳动、情绪激动、饱食、寒冷、吸烟等，相似条件重复发生
        - 部位：胸骨体后伴放射
        - 性质：压迫、发闷、紧缩性
        - 持续时间：数分钟到十余分钟，＜30分钟
        - 缓解方式：停止诱发活动、含服硝酸酯类几分钟缓解
      - 辅助检查
        - 心肌酶、血常规、甲状腺功能
        - 发作时心电图较静息时心电图有明显差别，ST段压低；运动负荷试验；动态心电图
        - 冠脉CT成像：较高阴性预测价值
        - 超声心动图：无特殊
        - 核素心肌缺血区显像及负荷试验：运动后灌注缺损区
        - 冠脉造影——金标准
      - 诊断
        - 典型心绞痛发作特点+年龄、危险因素+除外其他原因心绞痛
        - 严重程度分级（Ⅰ~Ⅳ）
      - 鉴别诊断
        - 急性冠脉综合征、肋间神经痛、肋软骨炎、心脏神经症
        - 其他疾病引起的心绞痛：主动脉瓣狭窄或关闭不全，肥厚型心肌病、X综合征
        - 不典型疼痛：反流性食管炎、消化性溃疡、颈椎病等
      - 治疗
        - 原则：改善冠脉供血、降低心肌耗氧、提高生活质量、改善冠脉硬化、预防心肌梗死及死亡
        - 发作时休息、硝酸酯含服或静脉
        - 缓解期
          - 生活方式调整：避免各种诱因
          - 药物治疗
            - 改善缺血、减轻症状：β受体拮抗剂、硝酸脂类、钙通道阻滞剂等
            - 预防心肌梗死、改善预后：抗血小板、降低LDL-C、ACEI/ARB、β受体拮抗剂
        - 血管重建：PCI、CABG
    - 隐匿性冠心病
      - 诊断
        - 发病特点：没有心绞痛症状，有心肌缺血客观证据
        - 关注高血压、糖尿病、ASCVD中危以上及早发CAD家族史人群
        - 无创性检查是重要证据
      - 鉴别诊断
        - 各种器质性心脏病引起的缺血性ST-T改变：心肌炎、心肌病、心包疾病。电解质紊乱、内分泌、药物等
      - 防治
        - 药物治疗+预防心肌梗死或死亡+治疗相关危险因素
    - 缺血性心肌病
      - 临床表现
        - 充血型缺血性心肌病：心绞痛、心力衰竭、心律失常、血栓和栓塞
        - 限制型缺血性心肌病：左室舒张功能异常为主；劳力性呼吸困难、心绞痛、活动受限、反复发生肺水肿
      - 诊断
        - 心肌坏死/缺血证据
        - 心脏明显扩大
        - 心功能不全证据
        - 排除冠心病某些并发症或其他心脏病
      - 鉴别诊断
        - 心肌病、心肌炎、高血压心脏病、内分泌性心脏病等
      - 防治
        - 早期预防，积极控制危险因素、改善心肌缺血、纠正心律失常、积极治疗心功能不全、血运重建等
  - 急性冠脉综合征（ACS）
    - 不稳定型心绞痛（UA）（详见其他章节）
    - 非ST段抬高型心肌梗死（NSTEMI）（详见其他章节）
    - ST段抬高型心肌梗死（STEMI）（详见其他章节）

刘沛编制

推荐阅读

[1] 葛均波，王辰，王建安. 内科学. 10版. 北京：人民卫生出版社，2024.

[2] 于晓松，路孝琴. 全科医学概论. 6版. 北京：人民卫生出版社，2024.

冠状动脉粥样硬化性心脏病临床思维导图

二、原发性高血压

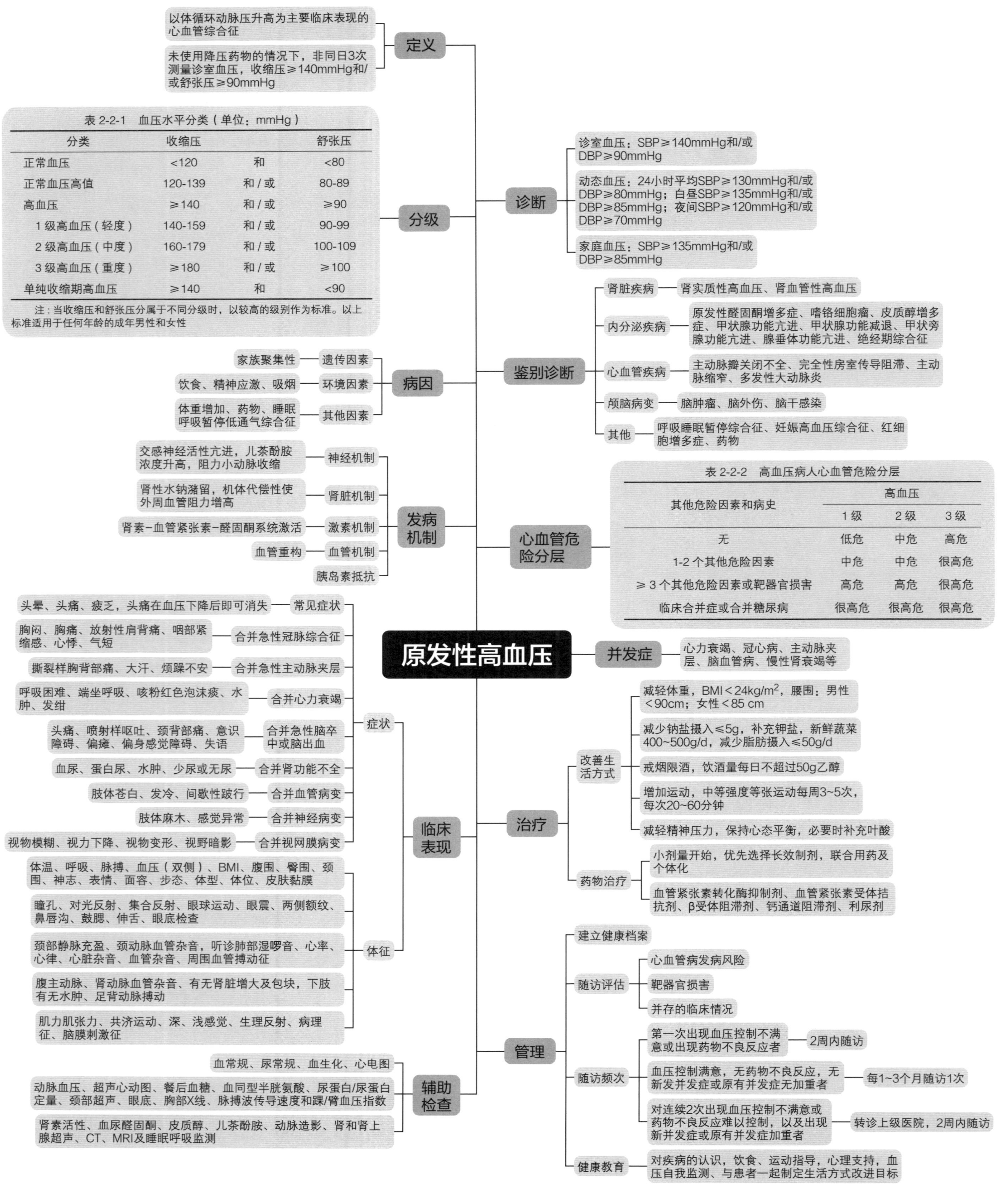

表 2-2-1　血压水平分类（单位：mmHg）

分类	收缩压		舒张压
正常血压	＜120	和	＜80
正常血压高值	120-139	和/或	80-89
高血压	≥140	和/或	≥90
1级高血压（轻度）	140-159	和/或	90-99
2级高血压（中度）	160-179	和/或	100-109
3级高血压（重度）	≥180	和/或	≥100
单纯收缩期高血压	≥140	和	＜90

注：当收缩压和舒张压分属于不同分级时，以较高的级别作为标准。以上标准适用于任何年龄的成年男性和女性

表 2-2-2　高血压病人心血管危险分层

其他危险因素和病史	高血压		
	1级	2级	3级
无	低危	中危	高危
1-2个其他危险因素	中危	中危	很高危
≥3个其他危险因素或靶器官损害	高危	高危	很高危
临床合并症或合并糖尿病	很高危	很高危	很高危

施霞编制

推荐阅读

[1] 葛均波，王辰，王建安. 内科学.10版. 北京：人民卫生出版社，2024.
[2] 中华医学会. 高血压基层诊疗指南（2019实践版）. 中华全科医师杂志，2019，18（4）：301-313.

原发性高血压临床思维导图

三、心房颤动

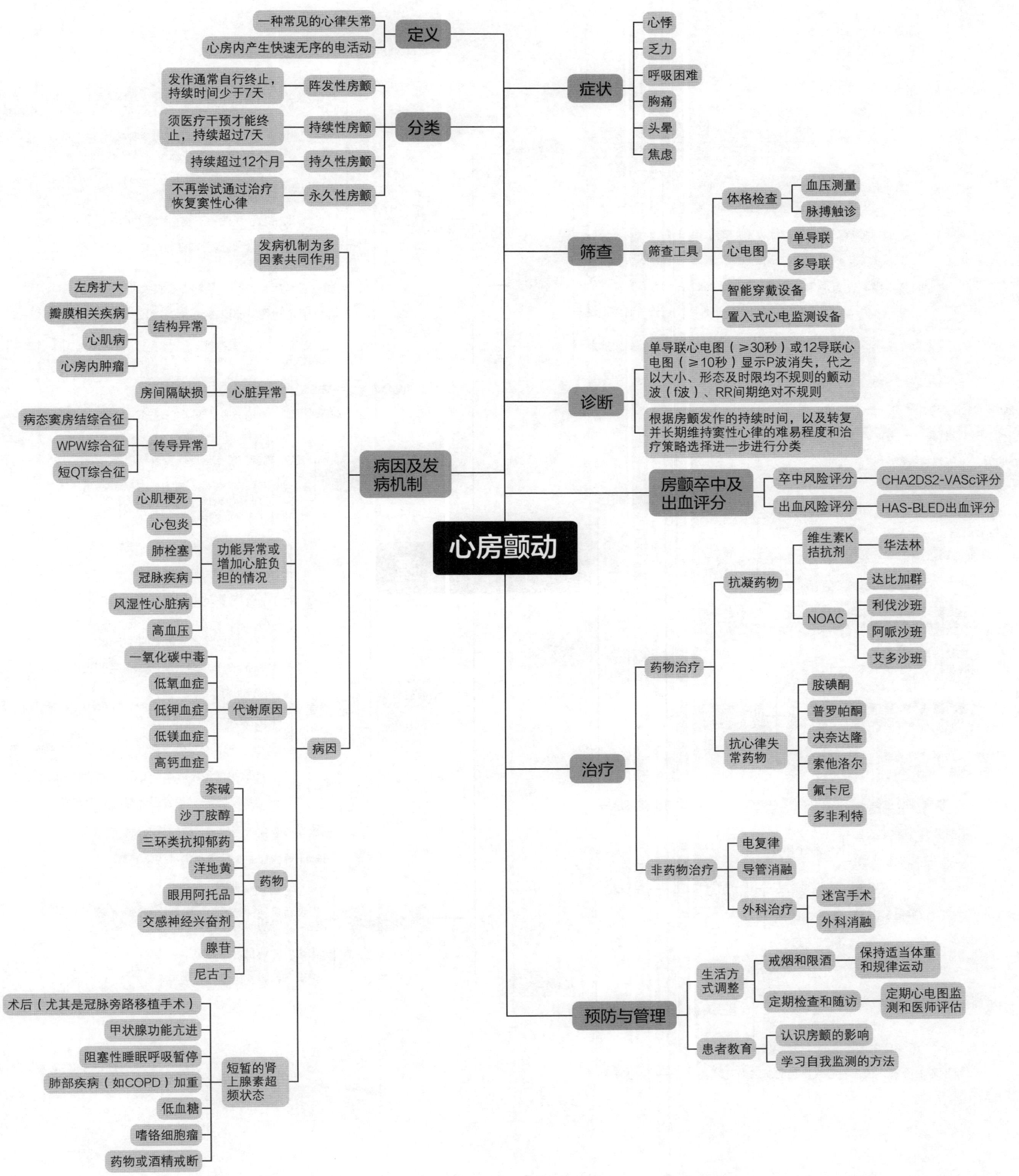

胡梦杰编制

推荐阅读

[1] KIRCHHOF P，BENUSSI S，KOTECHA D，et al. 2016 ESC Guidelines for the management of atrial fibrillation developed in collaboration with EACTS. Europace，2016，18（11）：1609-1678.

[2] 中华医学会心血管病学分会，中国生物医学工程学会心律分会，马长生，等. 心房颤动诊断和治疗中国指南. 中华心血管病杂志，2023，51（6）：572-618.

[3] ESC Scientific Document Group. 2020 ESC Guidelines for the diagnosis and management of atrial fibrillation developed in collaboration with the European Association for Cardio-Thoracic Surgery（EACTS）. Eur Heart J，2020：1-125.

[4] DAVID A. BENNETT MD；GREGORY S. Alzheimer Dementia. DynaMed.［2024-3-19］. https：//www.dynamed.com/condition/alzheimer-dementia.

心房颤动临床思维导图

四、慢性心力衰竭

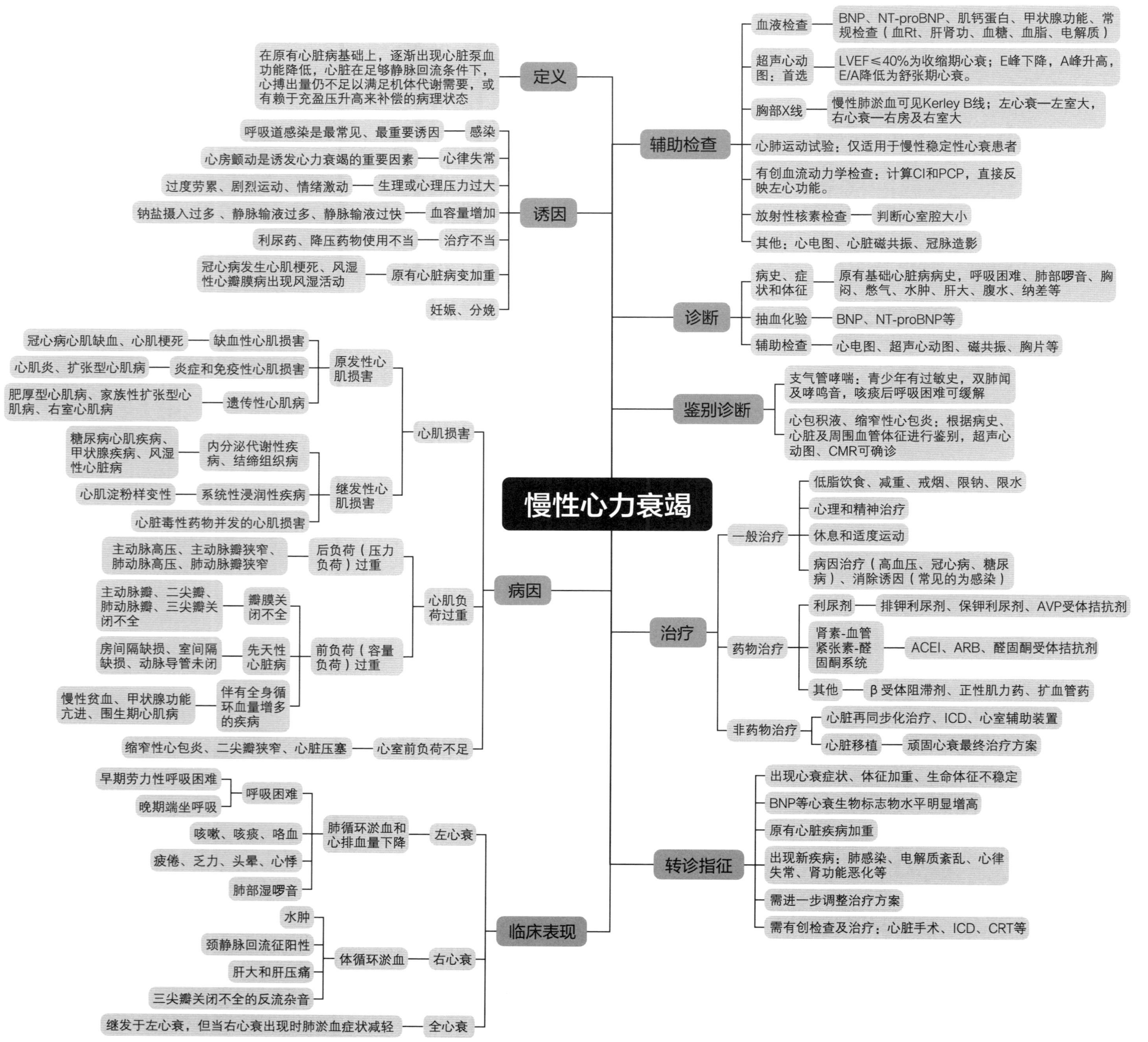

魏锦编制

推荐阅读

崔振双，田国祥. 2021 ESC 急慢性心力衰竭指南解读. 中国循证心血管医学杂志，2022，14（11）：1281-1287.

慢性心力衰竭临床思维导图

第三节 消 化 系 统

一、胃食管反流病

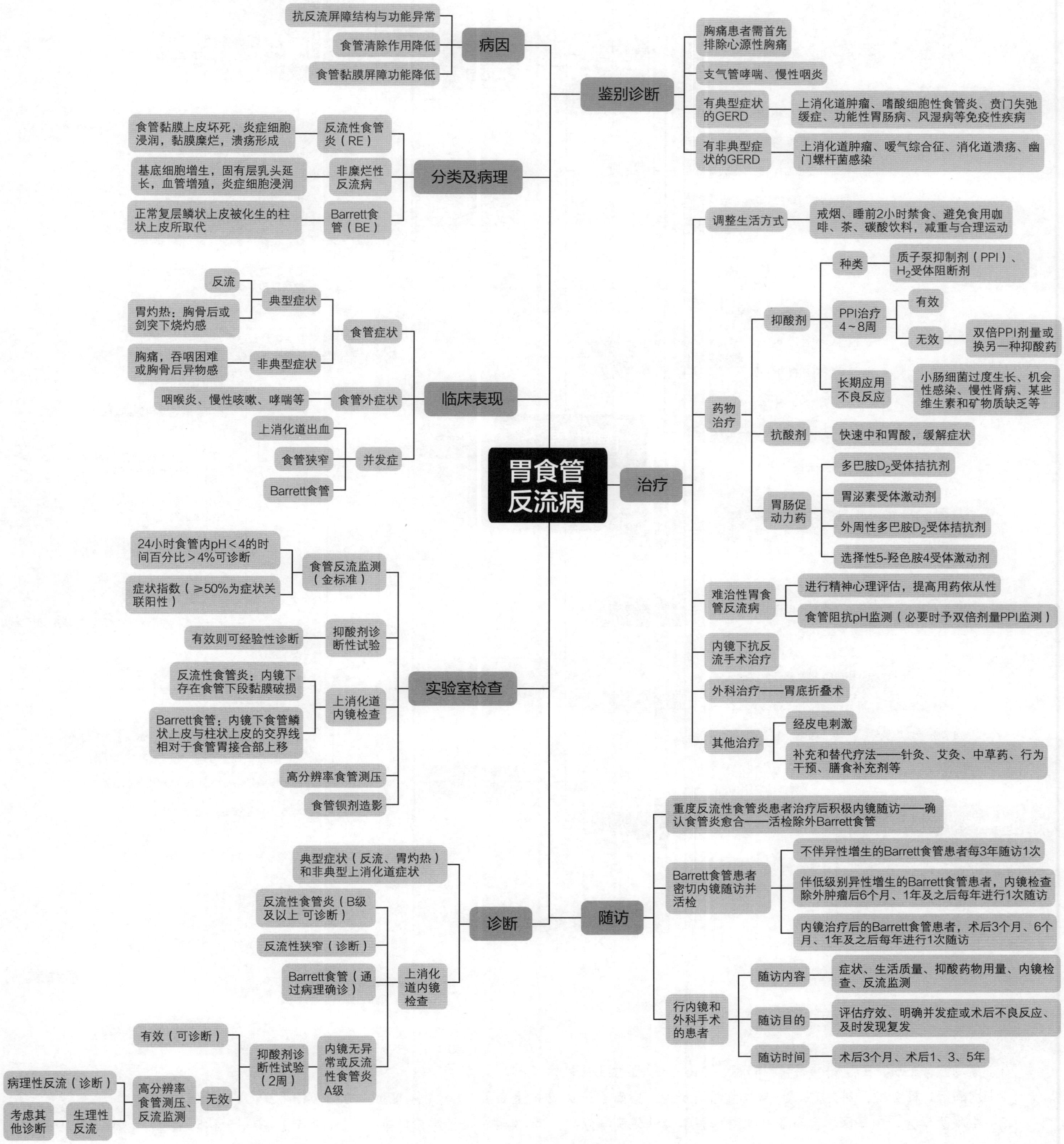

陈思雨编制

推荐阅读

[1] 中华医学会消化病学分会胃肠动力学组，胃肠功能性疾病协作组，食管疾病协作组. 中国胃食管反流病诊疗规范. 中华消化杂志，2023，43（9）：588-598. DOI：10.3760/cma.j.cn311367-20230626-00289.

[2] 葛均波，王辰，王建安. 内科学.10 版. 北京：人民卫生出版社，2024.

胃食管反流病临床思维导图

二、慢性胃炎

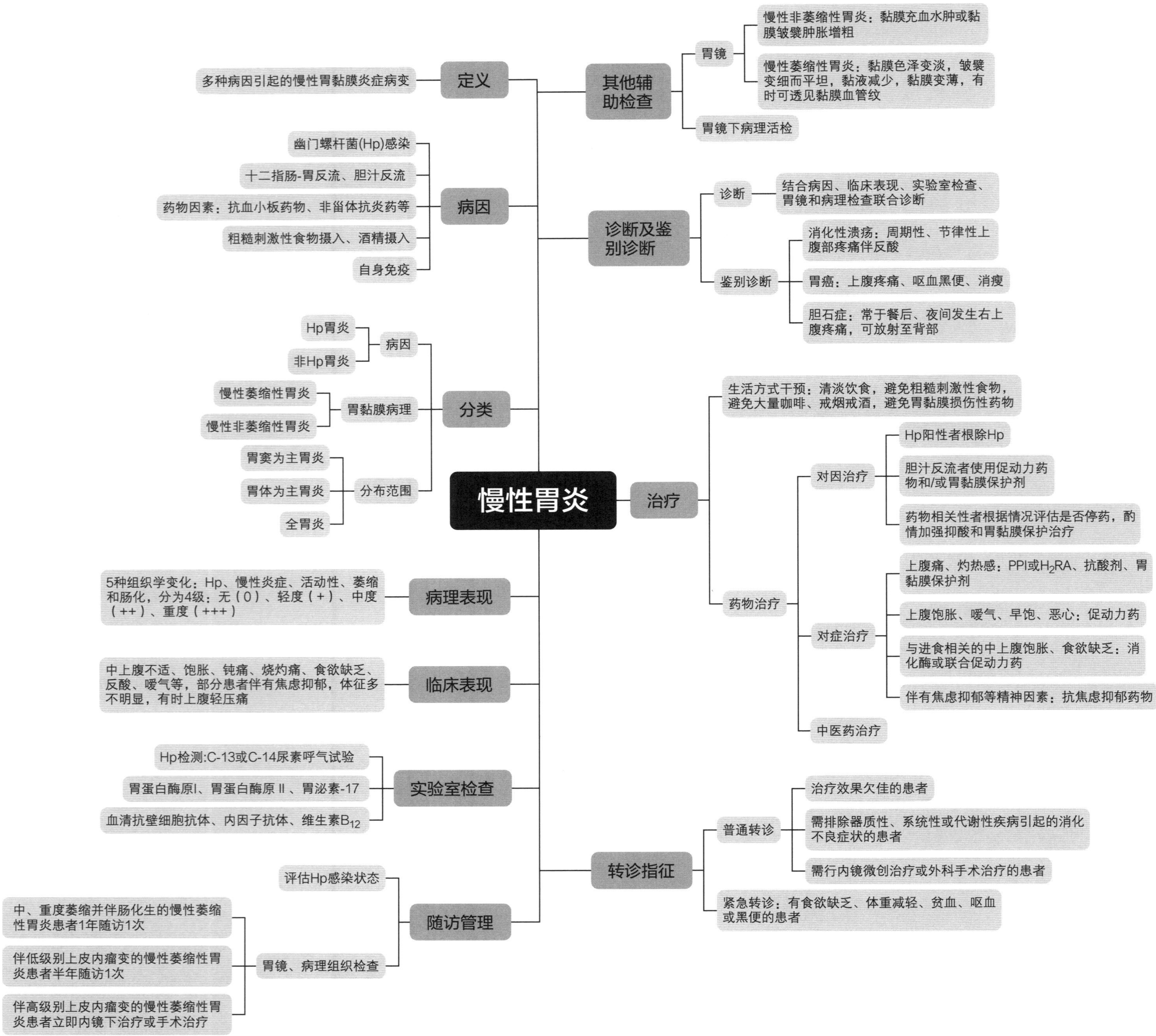

陈红编制

推荐阅读

［1］葛均波，王辰，王建安. 内科学.10 版. 北京：人民卫生出版社，2024.

［2］房静远，杜奕奇，刘文忠，等. 中国慢性胃炎诊治指南（2022 年，上海）. 中华消化杂志，2023，43（3）：145-175.

［3］中华医学会，中华医学会杂志社，中华医学会消化病学分会，等. 慢性胃炎基层诊疗指南（2019 年）. 中华全科医师杂志，2020，19（9）：768-775.

慢性胃炎临床思维导图

三、功能性消化不良

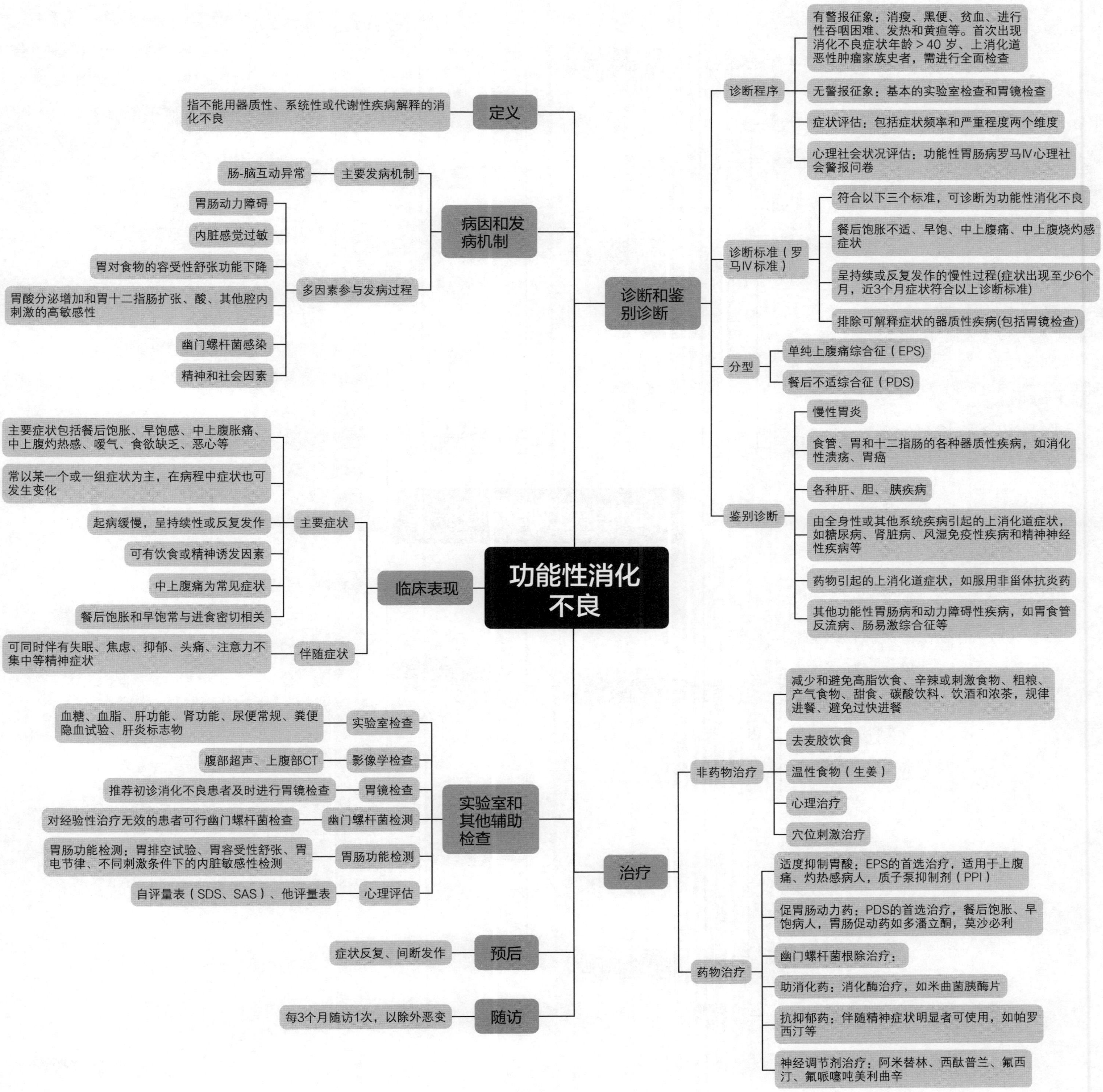

孙俊生编制

推荐阅读

[1] 葛均波，王辰，王建安. 内科学.10 版. 北京：人民卫生出版社，2024.

[2] 中华医学会消化病学分会胃肠动力学组，中华医学会消化病学分会胃肠功能性疾病协作组.2022 中国功能性消化不良诊治专家共识. 中华消化杂志，2023，43（07）：433-446.

[3] 中华医学会消化病学分会胃肠功能性疾病协作组，中华中医药学会脾胃病分会. 西医合理使用中成药治疗功能性消化不良临床指南. 中华消化杂志，2020，40（2）：4.DOI：10.3760/cma.j.issn.0254-1432.2020.02.004.

[4] 世界中医药学会联合会骨质疏松专业委员会，阎小萍，王拥军，等. 类风湿关节炎中西医结合诊疗专家共识. 世界中医药，2023，18（7）：923-928.

功能性消化不良临床思维导图

四、代谢相关性脂肪性肝病

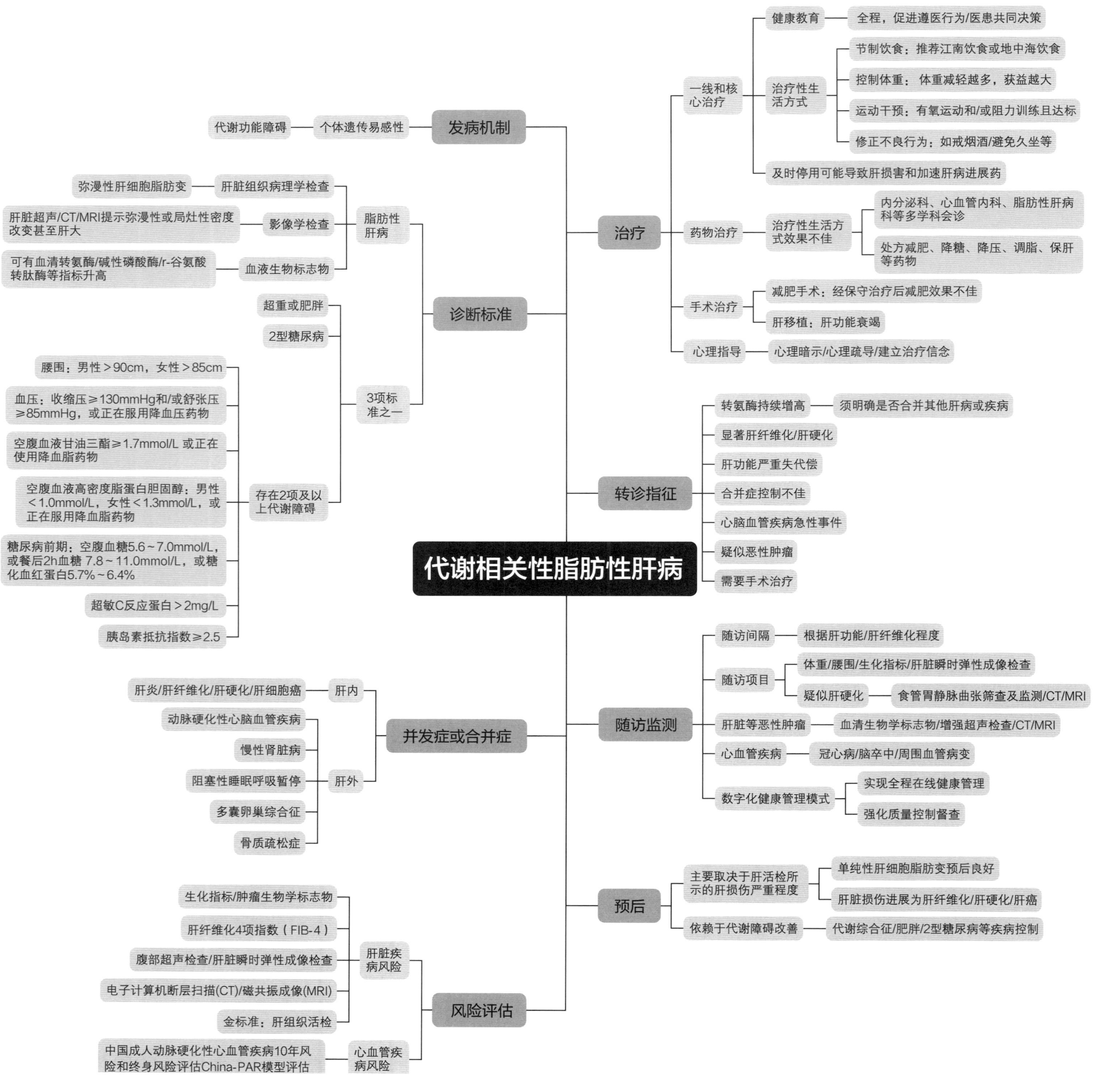

蒋巧巧编制

推荐阅读

［1］ESLAM M，SARIN SK，WONG VW，et al.The Asian Pacific Association for the Study of the Liver clinical practice guidelines for the diagnosis and management of metabolic associated fatty liver disease. Hepatol Int，2020，14（6）：889-919. DOI：10.1007/s12072-020-10094-2.

［2］ESLAM M，NEWSOME PN，SARIN SK，et al. A new definition for metabolic dysfunction-associated fatty liver disease：An international expert consensus statement. J Hepatol，2020，73（1）：202-209. DOI：10.1016/j.jhep.2020.03.039.

［3］王永康，魏诗雨，刘昌，等. 脂肪性肝病新定义：从非酒精性脂肪性肝病到代谢功能障碍相关脂肪性肝病. 中华消化外科杂志，2023，22（S1）：117-121.

［4］中国健康促进基金会脂肪肝防治专项基金专家委员会，中国医药生物技术协会慢病管理分会. 代谢相关脂肪性肝病健康管服务包（简版）. 中华健康管理学杂志，2023，17（3）：169-179.

［5］徐小云，谷文静，马艳梅. 基于患者需求的全方位心理疏导结合预见性护理干预对内镜下治疗脂肪肝肝硬化食管静脉曲张患者配合度及恐惧情绪的影响. 临床医学研究与实践，2023，8（27）：122-125.

代谢相关性脂肪性肝病临床思维导图

五、肝硬化

- 肝硬化
  - 定义
    - 是由多种病因导致弥漫性肝纤维化，并形成再生结节与假小叶慢性肝病
  - 发病机制
    - 肝细胞变性坏死、纤维组织增生和结节形成
  - 病因
    - 病毒性肝炎（我国最常见）
      - 主要为乙、丙、丁型肝炎病毒感染
    - 酒精（西方最常见）
      - 酒精性肝炎、肝硬化
    - 营养障碍
      - 缺乏蛋白质、维生素
        - 长期食物中营养摄入不足或不均衡
    - 胆汁淤积
      - 原发性和继发性
    - 遗传和代谢疾病
      - 铜代谢紊乱、铁代谢紊乱 α-抗胰蛋白酶缺乏症
    - 循环障碍
      - 淤血性肝硬化
        - 慢心功能不全、肝静脉和/或下腔静脉阻塞
    - 化学毒物和药物
      - 长期接触磷、砷、四氯化碳及抗结核药、化疗药、抗生素
    - 免疫疾病
      - AIH、PBC、PSC、免疫重叠综合征
    - 寄生虫感染
      - 血吸虫虫卵堆积
        - 门脉灌注障碍
  - 临床表现
    - 代偿期
      - 多无症状，可有腹部不适、乏力、食欲减退、腹泻等消化道症状
    - 失代偿期
      - 肝功能减退
        - 全身
          - 乏力、肝病面容、皮肤巩膜黄染
        - 消化道
          - 食欲减退最常见
        - 出血和贫血
          - 鼻、牙龈出血
        - 内分泌紊乱
          - 肝掌和蜘蛛痣
      - 门静脉高压
        - 脾大
          - 首先出现
        - 侧支循环建立和开放
          - 食管-胃底静脉曲张
          - 腹壁静脉曲张
          - 痔静脉曲张
        - 腹水
          - 最突出表现
  - 并发症
    - 上消化道出血
      - 食管胃底静脉破裂
        - 最常见并发症
    - 肝性脑病
      - 行为失常、意识障碍
        - 最严重并发症
    - 原发性肝癌
      - 持续性肝区疼痛
    - 其他
      - 感染、电解质代谢紊乱、腹膜炎、门静脉血栓形成、肝肾和肝肺综合征
  - 辅助检查
    - 化验检查
      - 血液检查
        - 血常规
          - 脾功能亢进时白细胞计数、红细胞计数、血小板均下降
        - 肝功能
          - ALT、AST↑；白蛋白↓、A/G倒置；凝血酶原时间、活化部分凝血活没时间↑；总胆红素、直接胆红素↑
        - 纤维化指标
          - Ⅳ型胶原、透明质酸、层粘连蛋白
      - 尿液检查
        - 有黄疸时出现胆红素并尿胆原↑
      - 腹水检查
        - 多为漏出液，合并自发性腹膜炎，介于渗漏之间
    - 影像学检查
      - 腹部超声
        - 门静脉高压时门静脉内径＞13mm，脾静脉内径＞8mm；脾大、腹腔积液、肝脏形态变化
      - 肝硬度测定
        - 无创诊断肝纤维化及早期肝硬化最简便方法
      - CT、MRI
        - 肝纤维化及肝硬度评估
    - 内镜检查
      - 食管静脉曲张或消化道异位静脉曲张
    - 肝脏穿刺活检
      - 确诊金标准
        - 假小叶形成
  - 鉴别诊断
    - 引起腹腔积液和腹部膨隆的疾病：结核性腹膜炎、腹腔内肿瘤、肾病综合征、巨大卵巢囊肿
    - 肝大及肝脏结节性病变：慢性肝炎、血液病、原发性肝癌、血吸虫病
  - 治疗
    - 营养支持
      - 高蛋白、高热量、高维生素
    - 保肝药
    - 腹水治疗
      - 限制钠、水的摄入
      - 利尿药
      - 提高血浆胶体渗透压
        - 输注血浆、蛋白
      - 放腹水
    - 消化道出血
      - 一般急救措施和积极补充血容量
      - 止血
        - 止血药：生长抑素、奥曲肽、垂体加压素
        - 内镜治疗、TIPS、气囊压迫止血
    - 肝性脑病
      - 减少氨产生和吸收
        - 急性期禁蛋白饮食
        - 止血：奥美拉唑或生长抑素
        - 防治便秘：乳果糖、弱酸液灌肠
      - 促进氨代谢
        - 鸟氨酸-L-天冬氨酸、精氨酸、谷氨酸
      - 调节神经递质
        - 补充支链氨基酸
      - 其他：治疗烦躁抽搐、阻断门体分流
    - 腹膜炎
      - 控制腹腔积液，抗生素治疗（首选三代头孢）
    - 手术治疗
      - 经颈静脉肝内门体分流术
      - 脾切除术
      - 肝移植
        - 晚期肝硬化的最佳治疗方法
    - 中医治疗
  - 转诊指征
    - 症状重
    - 怀疑上消化道出血
    - 严重浆膜腔积液
    - 怀疑肝性脑病
    - 肝硬化原因不明需进一步确定病因
    - 严重肝功能损伤
    - 怀疑门静脉血栓及可疑恶变者
    - 需要进行肝移植

魏锦编制

推荐阅读

中华医学会消化病学分会. 中国肝硬化临床诊治共识意见. 临床肝胆病杂志，2023，09（39）：2057-2073.

肝硬化临床思维导图

第四节 泌尿系统

一、慢性肾脏病

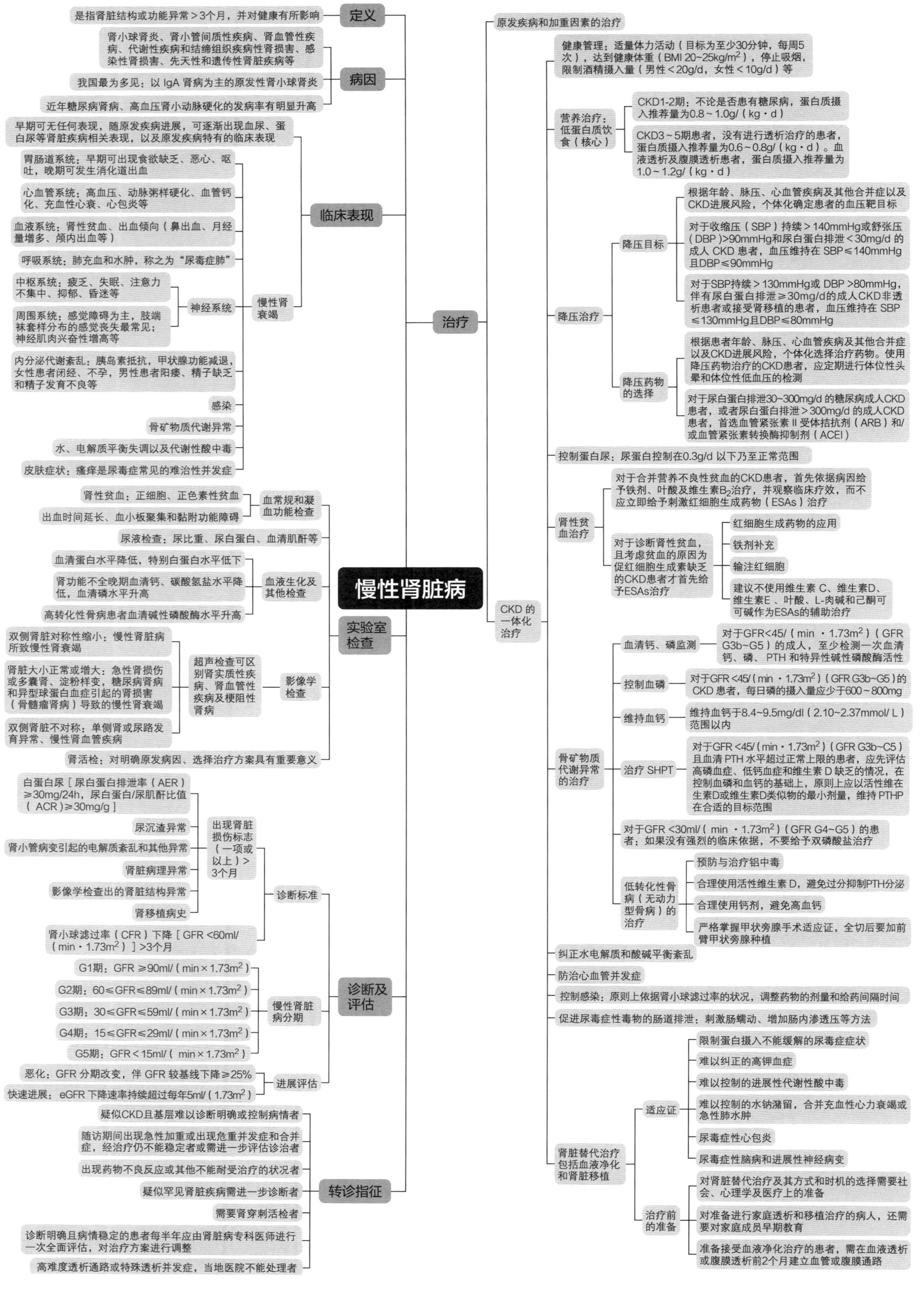

闫巍编制

推荐阅读

［1］葛均波，王辰，王建安. 内科学. 10 版. 北京：人民卫生出版社，2024.

［2］于晓松，路孝琴. 全科医学概论. 6 版. 北京：人民卫生出版社，2024.

［3］国家卫生健康委办公厅，国家中医药管理局办公室. 关于印发县域慢性肾脏病等慢性疾病分级诊疗技术方案的通知〔国卫办医函〔2022〕34号〕.［2024-08-10］. Retrieved from https：//www.gov.cn/zhengce/zhengceku/2022-02/17/content_5674124.htm.

慢性肾脏病临床思维导图

二、慢性肾功能不全

慢性肾功能不全

- 定义
  - 由慢性肾脏病引起的GFR下降、代谢紊乱及各系统症状为表现的综合征
- 病因
  - 发达国家：糖尿病肾病、高血压肾小动脉硬化为主
  - 发展中国家：原发性肾小球肾炎、糖尿病肾病为主
- 危险因素
  - 渐进性发展的危险因素：高血压、高血糖、高脂血症、高同型半胱氨酸血症、蛋白尿、吸烟等
  - 急性加重、恶化的危险因素
    - 肾毒性药物
    - 泌尿道梗阻
    - 严重高血压未控制
    - 有效血容量不足：低血压、休克、脱水等
    - 其他：如严重感染、高钙血症、肝衰竭等
    - 肾脏局部血供急剧减少：如肾动脉狭窄病人使用ACEI/ARB类药物
    - 累及肾脏的疾病复发或加重：原发性或继发性肾小球肾炎、缺血性肾病等
- 发病机制
  - 肾单位高灌注、高滤过，肾单位高代谢，肾组织上皮细胞表型转化的作用，细胞因子和生长因子促纤维化作用等
- 分期
  - 肾功能代偿期/CKD2期：常无异常表现，血肌酐在133～177μmol/L，GFR在60～89ml/(min×1.73m^2)
  - 肾功能失代偿期/CKD3期：可有轻度贫血、夜尿多，血肌酐在186～442μmol/L，GFR在30～59ml/(min×1.73m^2)
  - 肾功能衰竭期/CKD4期：贫血、夜尿增多、胃肠道症状，血肌酐在451～707μmol/L，GFR在15～29ml/(min×1.73m^2)
  - 尿毒症期/CKD5期：临床表现及生化显著异常，血肌酐≥707μmol/L，GFR＜15ml/(min×1.73m^2)
- 临床表现
  - 水、电解质紊乱
    - 代谢性酸中毒
    - 低：低钠血症、低钙血症、低氯血症
    - 高：高钾血症、高磷血症、高镁血症
  - 呼吸系统：Kussmaul呼吸、胸腔积液、尿毒症肺水肿等
  - 循环系统：心衰（主要死因）、高血压、心肌病、心包病变、动脉硬化、血管钙化等
  - 消化系统：恶心、呕吐、食欲缺乏、消化道出血等
  - 泌尿系统：多尿或夜尿增多，甚至尿量减少、水肿等
  - 血液系统：多中度贫血、出血（血小板功能下降）
  - 内分泌系统
    - 低：促红细胞生成素、1,25-(OH)$_2$D$_3$
    - 高：肾素-血管紧张素Ⅱ、催乳素等
  - 骨营养不良：高转化性骨病（纤维囊性骨炎）、低转化性骨病（骨软化症、骨再生不良）、混合性骨病
- 三级预防
  - 一级预防
    - 健康教育：戒烟、均衡饮食等
    - 定期体检：对潜在肾脏因素进行早期识别和干预
  - 二级预防
    - 目标：延缓疾病进展，保护肾功能，减少并发症
    - 对症治疗、定期监测肾功能、并发症管理等
  - 三级预防
    - 目标：提高生活质量
    - 全面评估患者情况，指定个性化治疗，包括营养支持、心理支持和社会支持等
    - 对终末期患者提供临终关怀
- 诊断
  - 根据病史、临床表现、肾功能检查等辅助检查加以诊断和评估
- 鉴别诊断
  - 急性肾损伤：常有明确的病因且病程短
  - 肾前性氮质血症：有效血容量补足48～72小时后，肾功能可恢复
  - 肾盂肾炎：常有发热等感染症状、尿液分析及影像学检查可进一步鉴别
  - 药物或毒素引起的肾损伤：常有肾毒性药物等物质使用或接触史，在停药或排除毒素后肾功能可部分或完全恢复
  - 代谢性疾病引起的肾损伤：如高钙血症、高尿酸血症等
  - 系统性疾病：如系统性红斑狼疮、血管炎等
- 治疗
  - 治疗具有长期性，鼓励病人自我管理，采用以病人为中心、连续性、整合性照顾
  - 病因治疗
    - 高血压：控制目标在130/80mmHg以下
    - 糖尿病：空腹血糖控制在5.0～7.2mmol/L，睡前6.1～8.3mmol/L，糖化血红蛋白＜7%
    - 尿蛋白：控制在＜0.5g/24h，或明显减轻微量白蛋白尿
  - 避免和纠正肾功能急剧恶化的危险因素
  - 对症治疗
    - 纠正代谢性酸中毒
    - 贫血：补充重组人促红细胞生成素和铁剂
    - 低钙血症、高磷血症：限制磷摄入，补钙
  - 防治感染：应选用肾毒性最小的药物
  - 必要时进行转诊
- 转诊指征
  - 诊断不明需进一步检查者
  - 高风险因素者，如糖尿病、高血压等
  - 遗传性或罕见肾脏疾病者
  - 治疗复杂或需特殊治疗者（如血液透析、肾替代治疗等）
  - 需肾活检者
  - 急性加重患者：如出现严重感染、心力衰竭等情况
  - 合并症及严重并发症者，如合并心血管疾病且并发甲状旁腺功能亢进、高钾血症等
  - 中医治疗需求而基层无法提供中医辨证治疗者
- 基层管理
  - 疾病筛查
    - 定期开展筛查工作，包括尿常规、尿微量白蛋白、血肌酐等
    - 对高风险人群，如糖尿病、高血压、有肾脏病家族史者加强筛查频率
  - 诊断与治疗
    - 早期诊断并根据具体情况制订个体化治疗方案
    - 治疗具有长期性，应以人为中心，进行连续性、整合性照顾，并鼓励患者自我管理
  - 健康教育
    - 基层应开展健康教育活动以提高患者对疾病的认识和其健康意识
  - 双向转诊
    - 对病情复杂或出现急性加重等情况者及时转至上级医院
    - 对病情稳定者转回基层接受持续管理和治疗
  - 定期随访与评估
    - 定期监测肾功能指标、血压、血糖等
    - 评估治疗效果和疾病进展，及时调整治疗方案

闫巍编制

推荐阅读

[1] 葛均波，王辰，王建安. 内科学. 10版. 北京：人民卫生出版社，2024.

[2] 于晓松，路孝琴. 全科医学概论. 6版. 北京：人民卫生出版社，2024.

[3] 国家卫生健康委办公厅，国家中医药管理局办公室. 关于印发县域慢性肾脏病等慢性疾病分级诊疗技术方案的通知〔国卫办医函〔2022〕34号〕.［2024-08-10］. Retrieved from https：//www.gov.cn/zhengce/zhengceku/2022-02/17/content_5674124.htm.

慢性肾功能不全临床思维导图

三、慢性肾盂肾炎

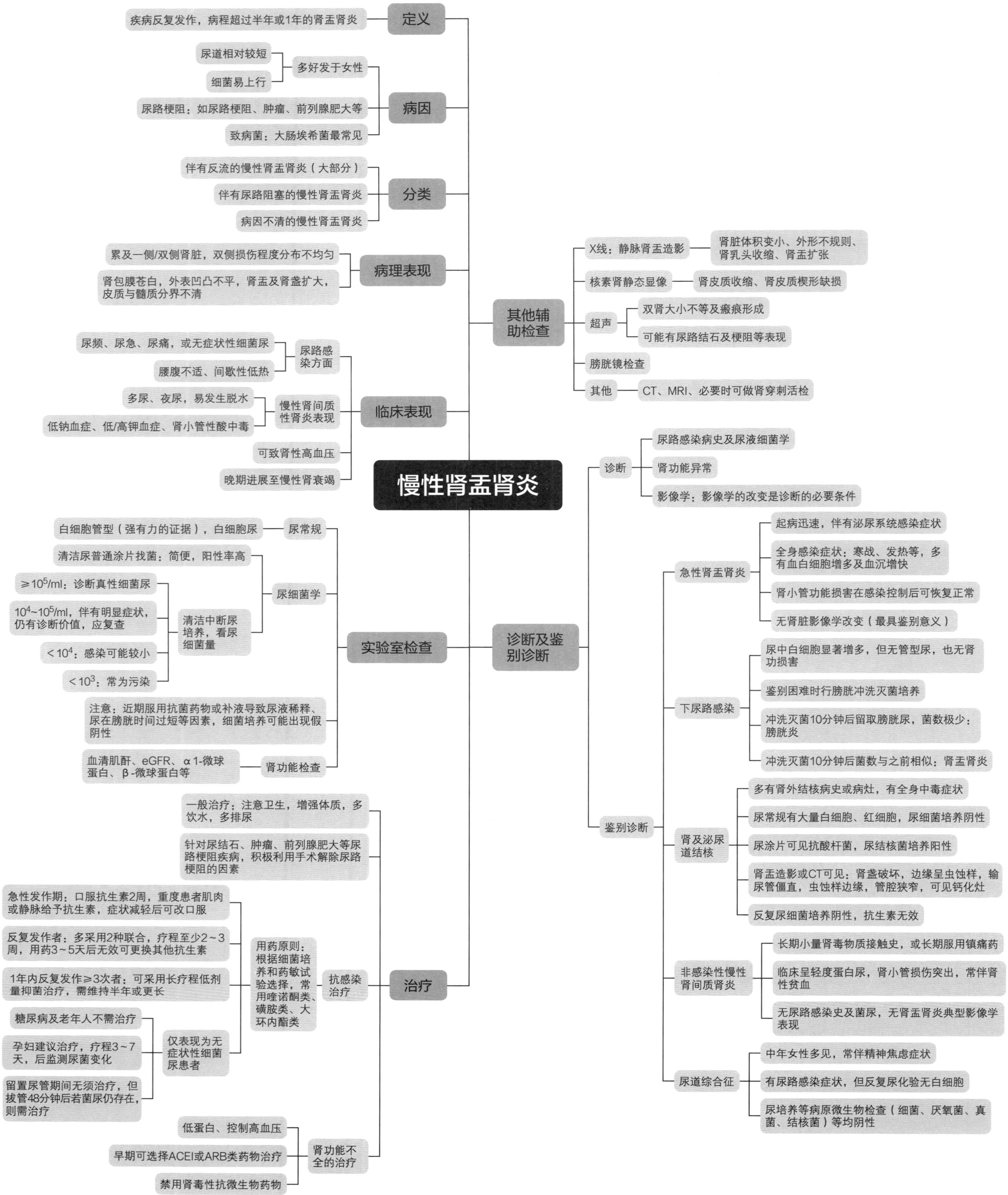

赵琦　马力编制

推荐阅读

[1] 王海燕，赵明辉．肾脏病学．4版．北京：人民卫生出版社，2020.
[2] 葛均波，王辰，王建安．内科学．10版．北京：人民卫生出版社，2024.

慢性肾盂肾炎临床思维导图

四、慢性膀胱炎

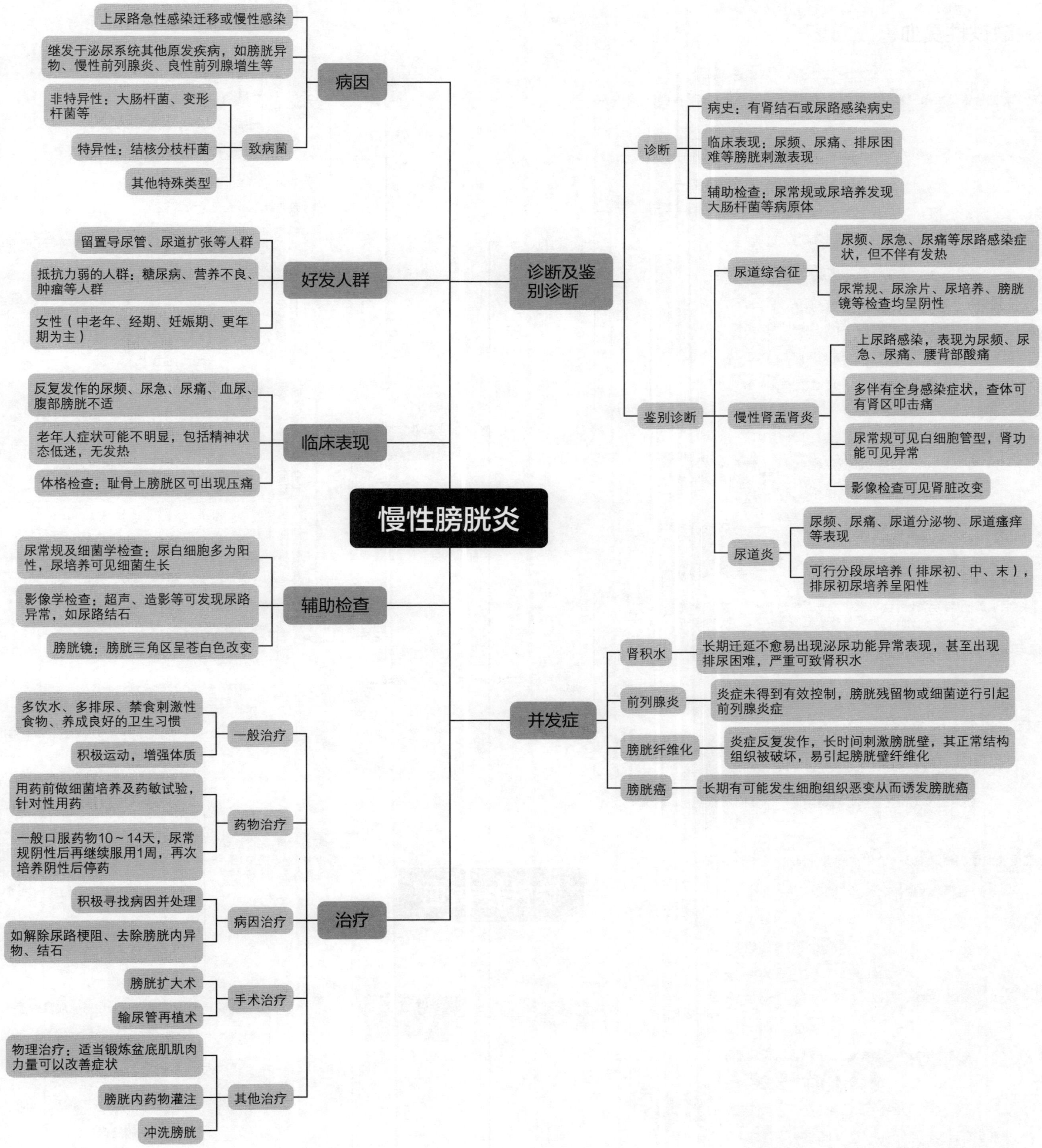

赵琦　马力编制

推荐阅读

[1] 刘志宇. 泌尿外科学 高级医师进阶. 北京：中国协和医科大学出版社.2016.
[2] 王海燕，赵明辉. 肾脏病学. 4 版. 北京：人民卫生出版社，2020.
[3] 陈孝平，张英泽，兰平. 外科学. 10 版. 北京：人民卫生出版社，2024.

慢性膀胱炎临床思维导图

第五节　血液系统

一、缺铁性贫血

缺铁性贫血

- 病因
  - 摄入不足
    - 饮食：长期素食，饮浓茶、咖啡
    - 胃酸不足：萎缩性胃炎、幽门螺杆菌感染后、使用质子泵抑制剂后
    - 小肠黏膜疾病
    - 慢性腹泻、乳糜泻
  - 铁需求量增大
    - 儿童、青少年：生长发育迅速
    - 妊娠期、经期女性
    - 促红细胞生成素治疗期：红细胞生成增多
  - 失血
    - 消化系统失血
      - 食道失血：如食管癌、溃疡、反流性食管炎
      - 胃失血：如胃出血、胃息肉、胃溃疡、胃出血等
      - 小肠失血：十二指肠溃疡、息肉、肿瘤、炎症性肠病等
      - 结肠失血：结肠息肉、结肠癌等
      - 肛门失血：痔疮
    - 妇科失血
      - 子宫肌瘤、子宫腺肌病、妇科恶性肿瘤、宫内节育器等
    - 泌尿系统失血
      - 泌尿系统结石（如肾结石、膀胱结石）所致血尿
      - 肾癌或膀胱癌等肿瘤类疾病
      - 血吸虫病、病毒感染、结核等感染性疾病
    - 呼吸系统失血
      - 感染（肺脓肿、真菌感染、结核感染等）导致咯血，肺部肿瘤
- 分类
  - 按病因
    - 缺铁性贫血：最常见，主要是由于铁元素摄入不足、吸收障碍或丢失过多导致
    - 继发性缺铁性贫血：由于其他疾病导致的铁需求增加或丢失过多引起，包括慢性失血、月经过多、妊娠等
  - 按病情严重程度
    - 轻度贫血：一般无明显症状，或仅有乏力、头晕等轻微症状
    - 中度贫血：可能出现明显乏力、头晕、心悸等症状
    - 重度贫血：可出现面色苍白、心悸、呼吸困难、晕厥等症状，甚至可能出现心力衰竭等严重并发症
  - 按发病年龄
    - 婴幼儿缺铁性贫血：由于生长发育迅速
    - 妊娠期缺铁性贫血：妊娠中晚期、分娩失血等
    - 其他年龄段的缺铁性贫血：相对较少见，主要病因包括慢性疾病、营养不良等
- 临床表现
  - 缺铁原发病表现
    - 黑便、血便、腹部不适（消化性溃疡、肿瘤、痔疮）
    - 腹痛、大便性状改变（肠道寄生虫感染）
    - 月经过多
    - 消瘦（肿瘤性疾病）
    - 血红蛋白尿（血管内溶血）
  - 贫血表现
    - 乏力、易倦、头晕、头痛、眼花、耳鸣、心悸、气短、食欲缺乏
    - 苍白、心率增快
  - 组织缺铁临床表现
    - 精神行为异常：烦躁、易怒/抑郁、注意力不集中、异食癖
    - 体力、体重下降，易感染
    - 儿童生长发育迟缓、智力低下
    - 口腔炎、舌炎、舌乳头萎缩、口角皲裂、吞咽困难，毛发干枯、脱落，皮肤干燥、皱缩
    - 指/趾甲缺乏光泽、脆薄易裂，重者指甲变平，甚至向下凹（匙状甲）
- 治疗及注意事项
  - 补铁治疗
    - 口服补铁（为主）
      - 主要为硫酸亚铁（无机铁）
      - 中成药：健脾生血片（含元素铁20mg，对胃刺激小）
      - 注意
        - 严重贫血时，可增加剂量，提高补铁效果
        - 轻症患者，隔天服用对铁调素影响小、吸收效率高
        - 若无明显胃肠道反应，不建议与食物同服
        - 糖尿病患者需关注药物佐剂中是否含糖
        - 疗程要足，Hb恢复且储存铁达标
    - 静脉补铁
      - 常见有：低分子右旋糖酐铁、葡萄糖酸亚铁等
      - 适应证
        - 不能忍受口服铁剂的胃肠道不良反应，不愿耗时数月
        - 持续性失血，超过口服剂型补铁能力
        - 解剖或生理情况影响口服铁吸收、合并炎症干扰铁代谢
        - 预期失血量＞500ml的手术或6周内需进行手术的铁缺乏患者
      - 禁忌证：败血症、低磷血症、妊娠早期、铁剂过敏
  - 输血治疗：Hb<60g/L、老年及心脏功能差的患者
  - 积极寻找病因并治疗
- 相关辅助检查
  - 血象
    - 血常规
      - 小细胞低色素性贫血（男Hb<120g/L；女Hb＜110g/L）
      - MCV<80fl 红细胞体积小
      - MCH<27pg 中央淡染区扩大
      - MCHC<32% 血红蛋白浓度降低
    - 网织红细胞正常或轻度升高
    - 白细胞或血小板正常或降低
  - 骨髓涂片（有创）
    - 增生活跃或明显活跃
      - 红系增生为主：核老浆幼（中晚幼红细胞为主）
      - 粒系、巨核系无明显异常
    - 铁染色（评估铁含量的金标准）
      - 亚铁氰化钾染色后，无含铁血黄素颗粒
      - 铁粒幼细胞<15%
  - 铁代谢检查
    - 血清铁蛋白（SF）
      - 诊断的主要指标，反映体内铁储存状态
      - 其他引起升高的因素
        - 慢性炎症、感染、恶性肿瘤、肝病、肥胖等人群
        - 需同时测定CRP，以除外炎症
    - 血清铁<8.95μmol/L（不能单独评价体内铁水平，需结合其他指标）
    - 转铁蛋白饱和度（TSAT）：反映体内储存铁能否有效利用
    - 总铁结合力（TIBC）>64.44μmol/L（不饱和铁和血清铁的总和）
  - 其他相关检查
    - 血清维生素B_{12}和叶酸水平检测
    - 红细胞寿命测定
    - 血清转铁蛋白受体检测
  - 病因相关检查
    - 肿瘤标志物、叶酸及维生素B_{12}、胃镜、妇科超声、泌尿系超声、胸部CT等
- 诊断及鉴别诊断
  - 诊断标准（符合第1条和第2~6条中任意2条以上可诊断）
    - Hb降低（男Hb<120g/L；女Hb＜110g/L），小细胞低色素性贫血
    - 有明确的缺铁病因和临床表现
    - SF<15μg/L，感染或合并慢性炎症患者SF＜70μg/L（除外慢性肾功能不全、心力衰竭）；TSAT<0.15；血清铁＜8.95μmol/L，TIBC>64.44μmol/L；sTfR>26.50nmol/L（2.25mg/L）
    - 骨髓铁染色示骨髓小粒可染铁消失，铁粒幼细胞＜15%
    - FEP>0.90μmol/L（全血），ZPP>0.96μmol/L（全血）
    - 补铁治疗有效
  - 病因诊断
    - 胃肠道：胃肠镜除外消化道出血及肿瘤
    - 妇科：子宫肌瘤、子宫腺肌病等导致月经量增多
    - 炎症标志物：如CRP升高，提示炎症或肿瘤性疾病相关贫血
    - 铁剂难治性IDA应进行*TMPRSS6*基因检测
  - 鉴别诊断（与其他小细胞性贫血鉴别）
    - 铁粒幼细胞贫血
    - 珠蛋白生成障碍性贫血
    - 慢性病性贫血
    - 转铁蛋白缺乏
- 预防
  - 合理膳食，增加富含铁的食物摄入，增加膳食中维生素C、维生素A、维生素B_6、维生素B_{12}、叶酸等的摄入
  - 管理和控制食物中铁吸收的抑制因子（多酚、植酸）和促进因子（维生素C、氨基酸及肽等）
  - 选择使用铁强化食物，营养补充剂（维生素、矿物质）

缺铁性贫血临床思维导图

陈思雨绘制

推荐阅读

[1] 中华医学会血液学分会红细胞疾病（贫血）学组. 铁缺乏症和缺铁性贫血诊治和预防的多学科专家共识（2022年版）. 中华医学杂志，2022，102（41）：3246-3256.［2024-08-15］.DOI：10.3760/cma.j.cn112137-20220621-01361.

[2] 廖敏婧，张连生. 铁缺乏及缺铁性贫血规范化诊治. 中华内科杂志，2023，62（6）：722-727. DOI：10.3760/cma.j.cn112138-20230210-00074.

[3] 葛均波，王辰，王建安. 内科学.10版. 北京：人民卫生出版社，2024.

二、白细胞减少症

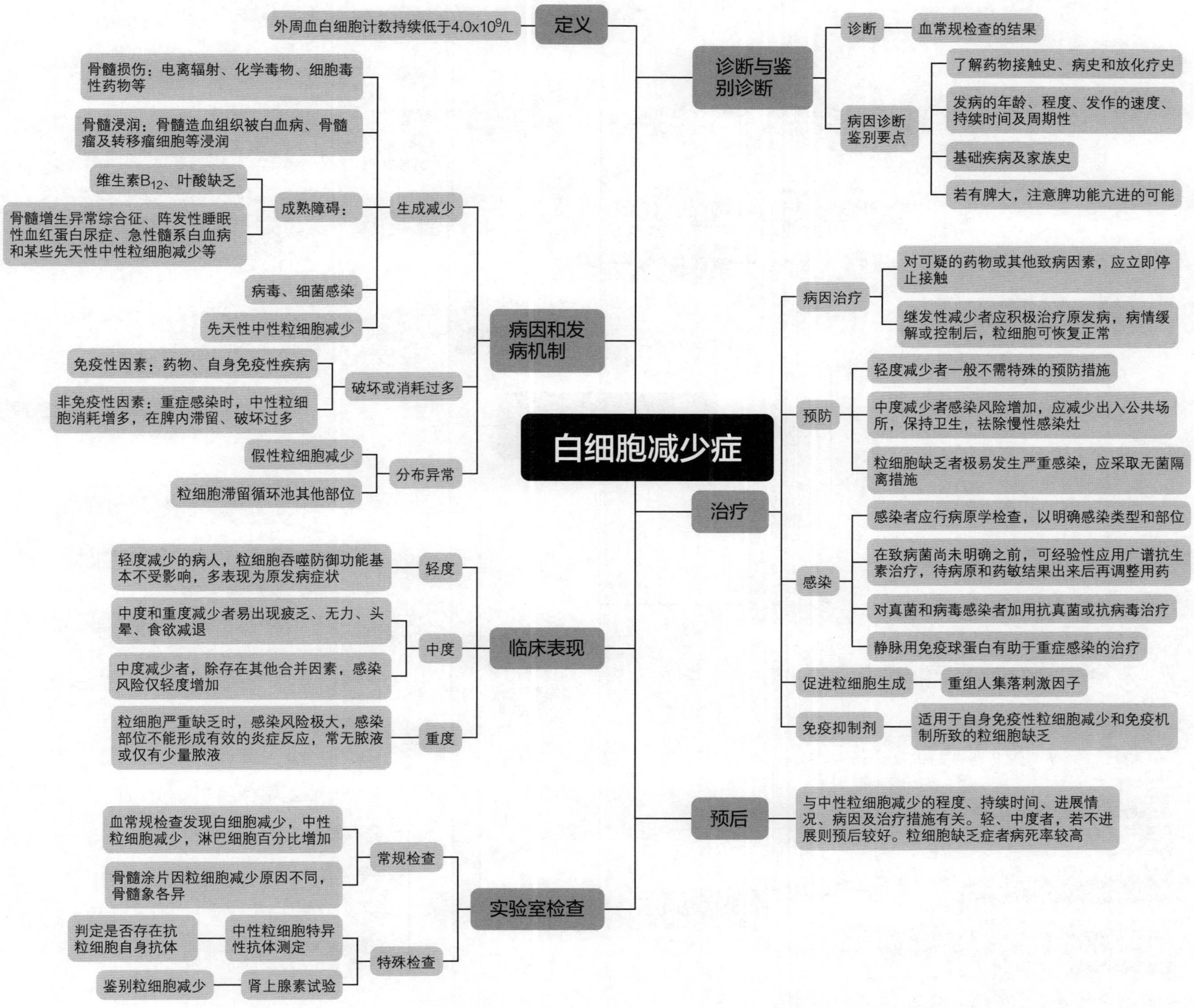

郝佳佳编制

推荐阅读

葛均波，王辰，王建安. 内科学.10 版. 北京：人民卫生出版社，2024.

白细胞减少症临床思维导图

三、过敏性紫癜

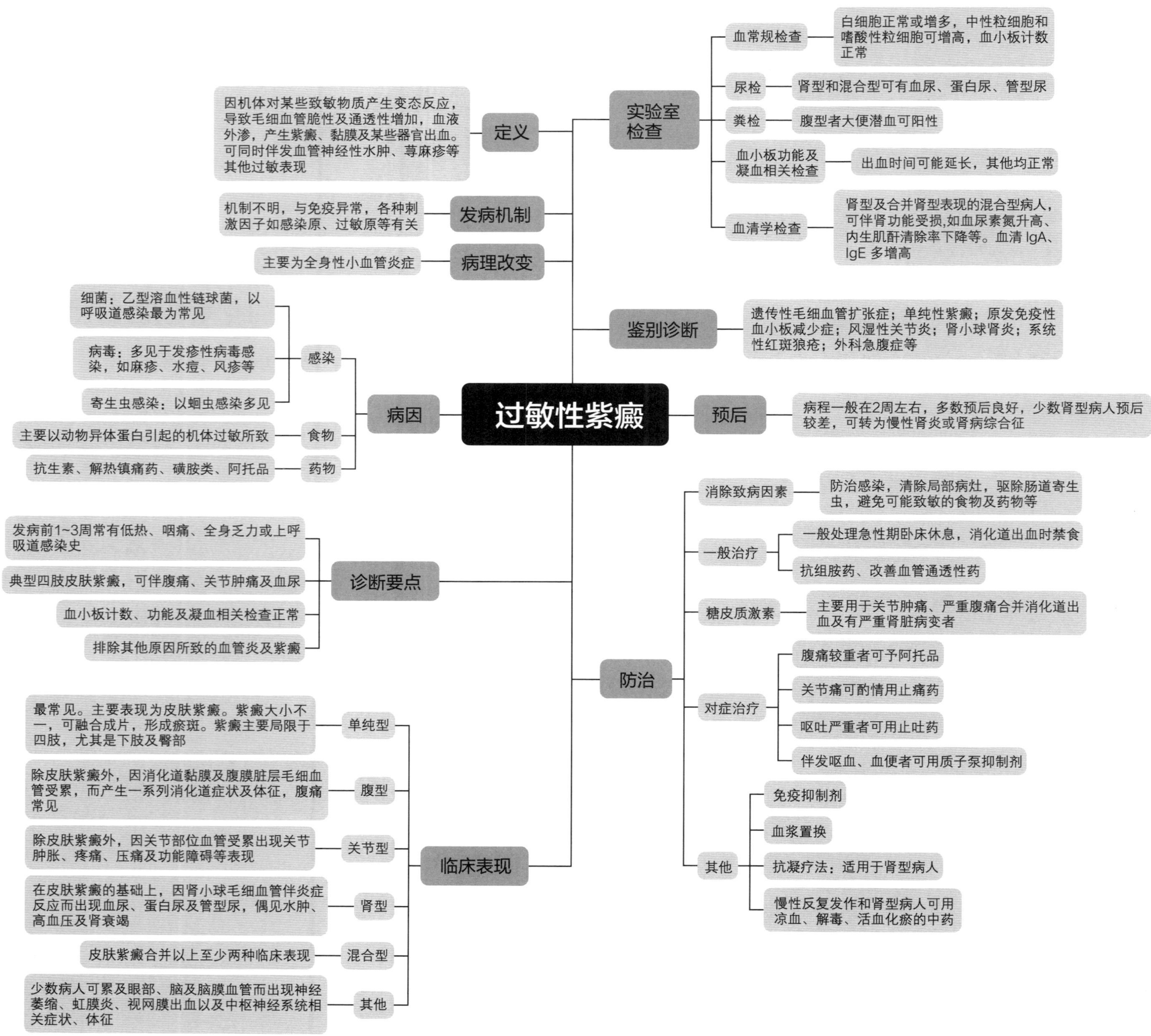

郝佳佳编制

推荐阅读

葛均波，王辰，王建安. 内科学.10 版. 北京：人民卫生出版社，2024.

过敏性紫癜临床思维导图

第六节　内分泌系统

一、糖尿病

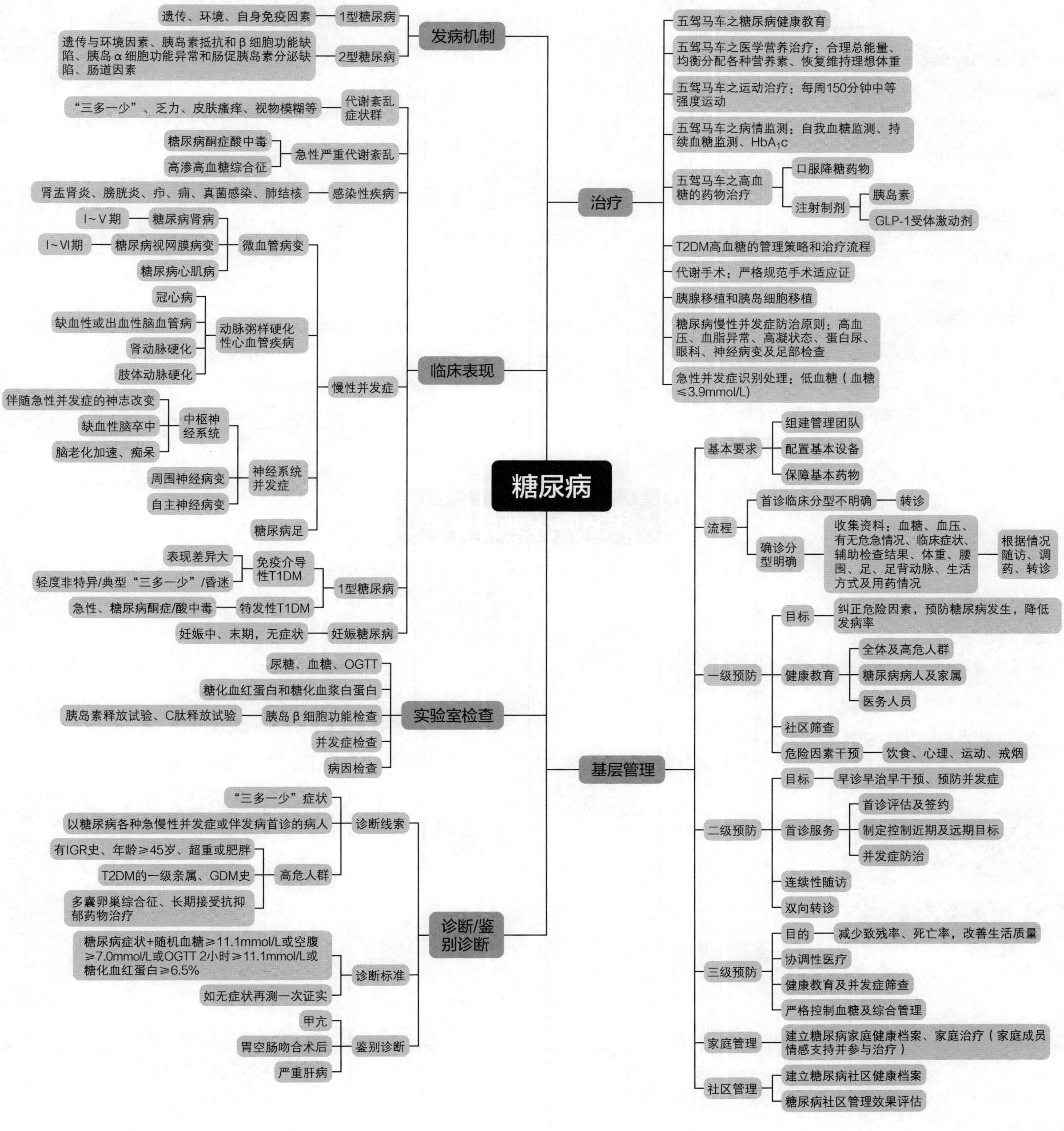

刘沛编制

推荐阅读

［1］葛均波，王辰，王建安. 内科学. 10版. 北京：人民卫生出版社，2024.

［2］于晓松，路孝琴. 全科医学概论. 6版. 北京：人民卫生出版社，2024.

［3］中华医学会糖尿病学分会，国家基层糖尿病防治管理办公室. 国家基层糖尿病防治管理指南（2022）. 中华内科杂志，2022，61（3）：249-262.

糖尿病临床思维导图

二、甲状腺功能减退症

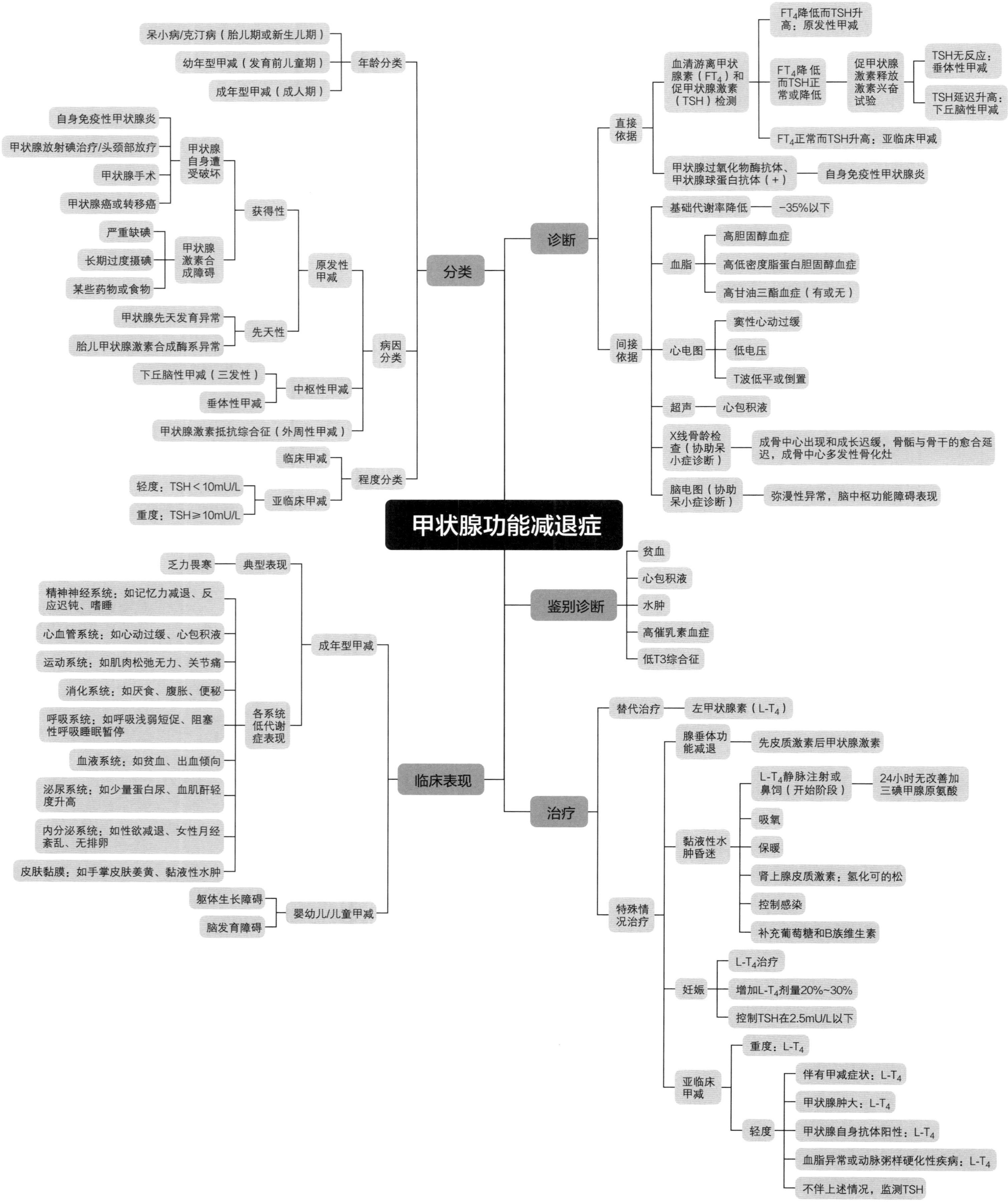

鲍哲编制

推荐阅读

[1]《孕产期甲状腺疾病防治管理指南》编撰委员会，中华医学会内分泌学分会，中华预防医学会妇女保健分会. 孕产期甲状腺疾病防治管理指南. 中华内分泌代谢杂志，2022，38（7）：539-551.

[2] 葛均波，王辰，王建安. 内科学.10版. 北京：人民卫生出版社，2024.

甲状腺功能减退症临床思维导图

三、血脂异常

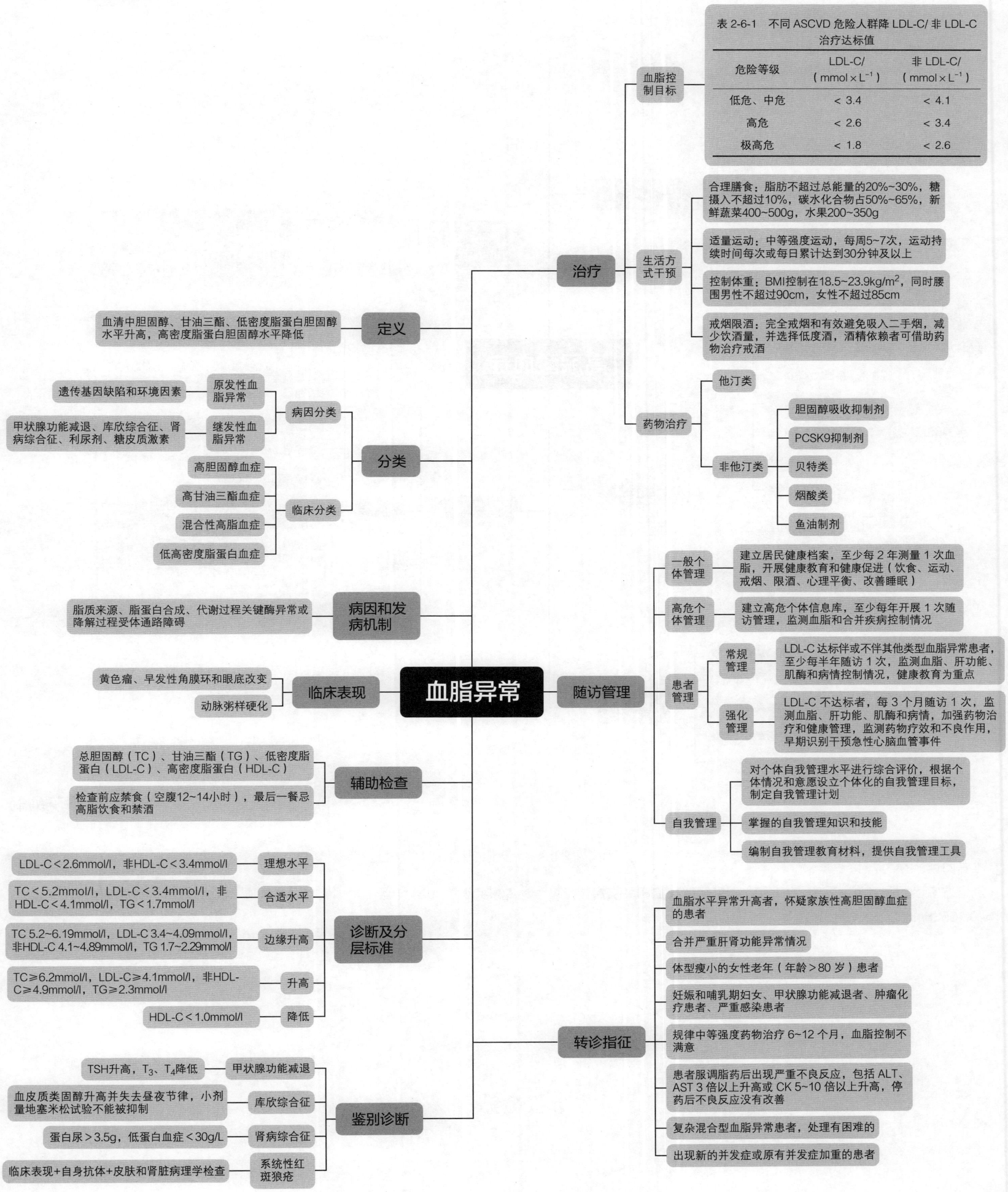

表2-6-1 不同ASCVD危险人群降LDL-C/非LDL-C治疗达标值

危险等级	LDL-C/（mmol×L⁻¹）	非LDL-C/（mmol×L⁻¹）
低危、中危	<3.4	<4.1
高危	<2.6	<3.4
极高危	<1.8	<2.6

施霞编制

推荐阅读

[1] 葛均波，王辰，王建安. 内科学. 10版. 北京：人民卫生出版社，2024.
[2] 中国血脂管理指南修订联合专家委员会. 中国血脂管理指南（2023年）. 中华心血管病杂志，2023，51（3）：221-255.
[3] 浙江省预防医学会心脑血管病预防与控制专业委员会. 血脂异常基层健康管理规范. 心脑血管病防治，2021，21（2）：105-112.

血脂异常临床思维导图

四、高尿酸血症

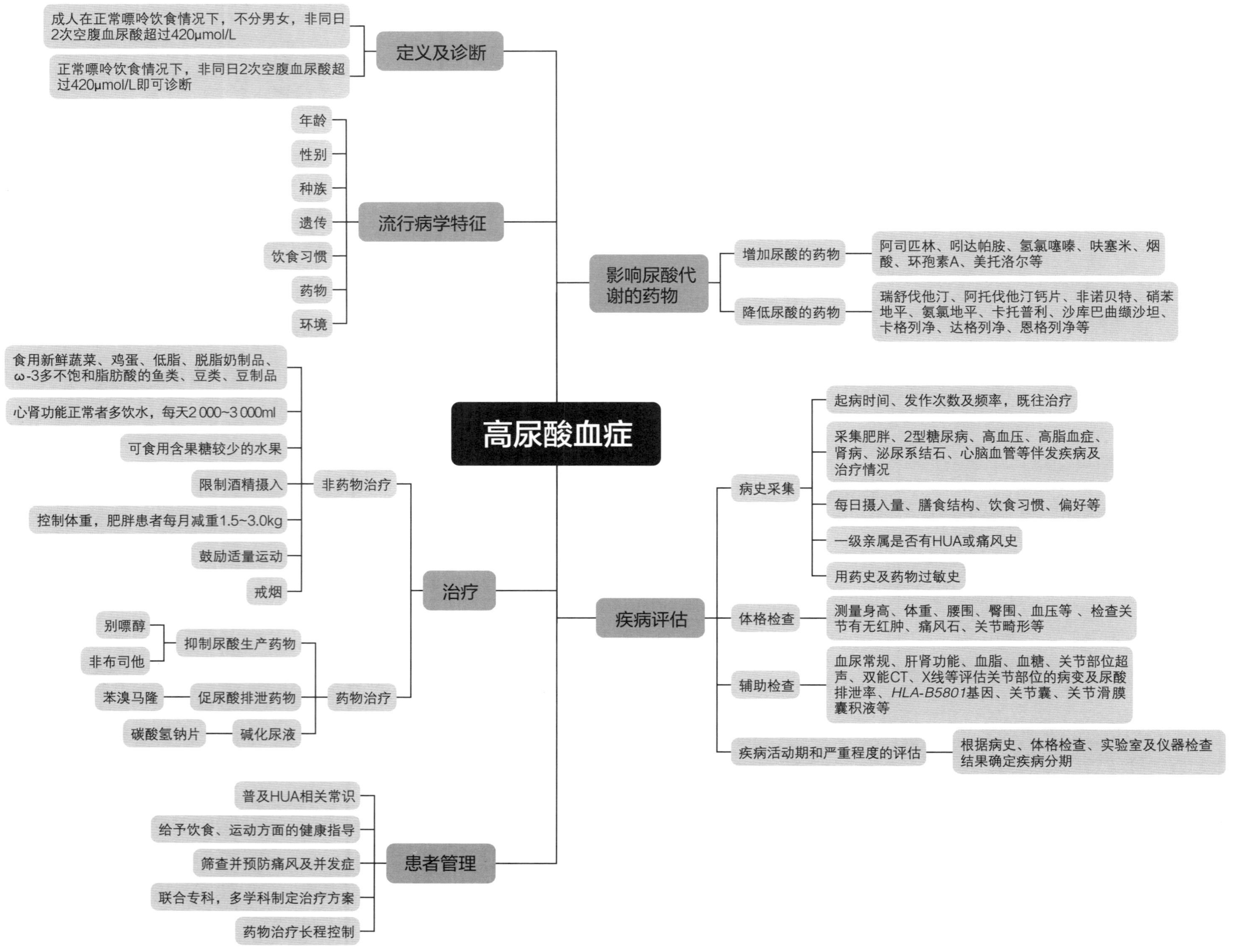

赵莎莎编制

推荐阅读

方宁远，吕力为，吕晓希，等. 中国高尿酸血症相关疾病诊疗多学科专家共识（2023年版）. 中国实用内科杂志，2023，43（06）：461-480.DOI：10.19538/j.nk2023060106.

高尿酸血症临床思维导图

五、骨质疏松

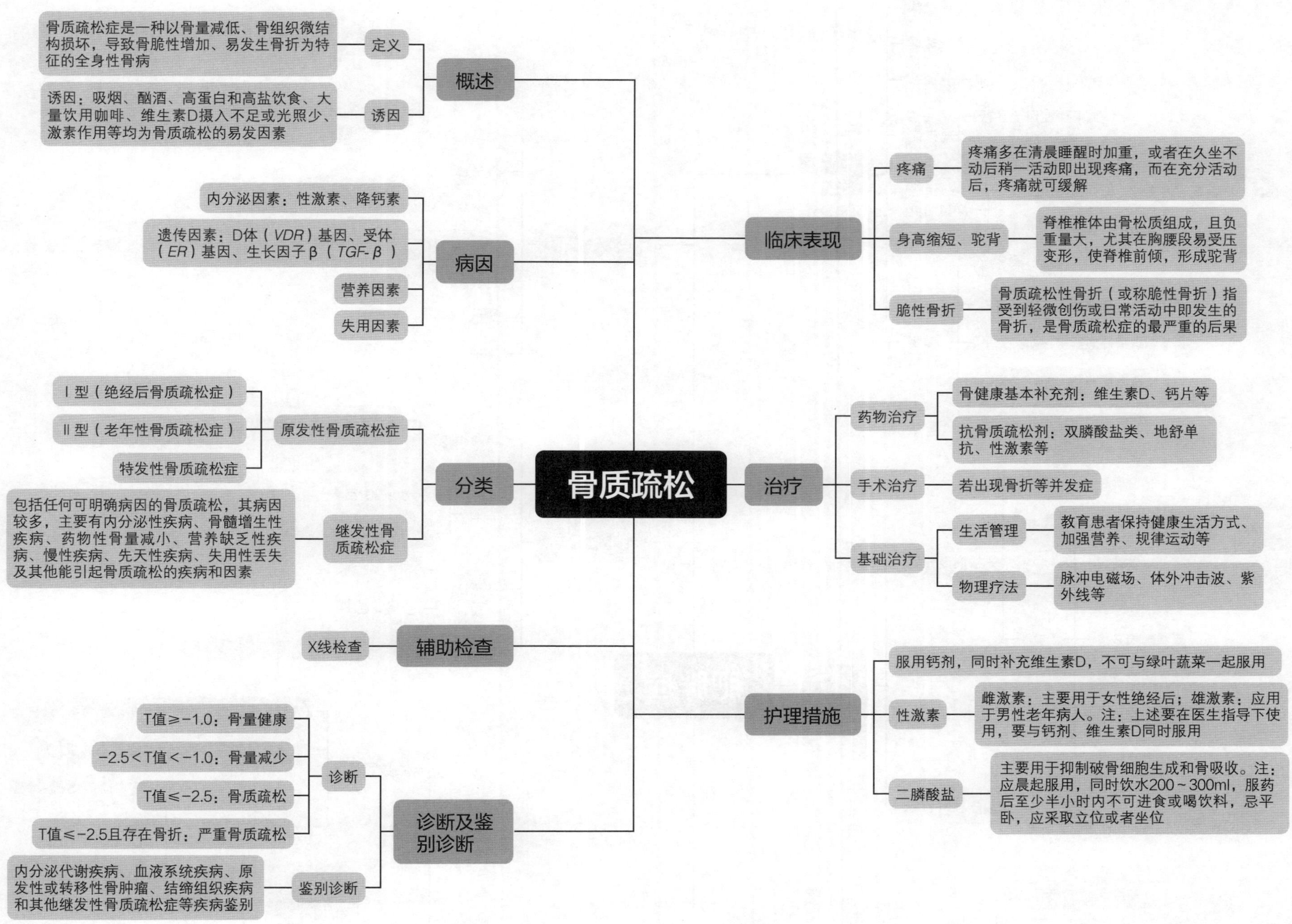

汪袁林编制

推荐阅读

[1] 中国健康促进基金会基层医疗机构骨质疏松症诊断与治疗专家共识委员会. 基层医疗机构骨质疏松症诊断和治疗专家共识（2021），中国骨质疏松杂志，2021，27（7）：937-944.

[2] 中华医学会，中华医学会临床药学分会，中华医学会杂志社，等. 骨质疏松症基层合理用药指南 . 中华全科医师杂志，2021，20（5）：523-529.

[3] 中华医学会骨科学分会创伤骨科学组， 中华医学会骨科学分会外固定与肢体重建学组， 国家骨科与运动康复临床医学研究中心， 等. 中国脆性骨折术后规范化抗骨质疏松治疗指南（2021）. 中华创伤骨科杂志，2021，23（2）：93-101. DOI：10.3760/cma.j.cn115530-20201015-00659.

[4] 原发性骨质疏松症临床路径（2019）. 国家卫生健康委办公厅关于印发有关病种临床路径（2019 年版）的通知（国卫办医函〔2019〕933 号）.［2024-10-20］. http：//www.nhc.gov.cn/yzygj/s7659/202001/b3c9e097b0c1471a969d7a63be471759.shtml.

[5] 林华.《英国骨质疏松症预防和治疗临床指南》解读（一）——骨质疏松性骨折风险评估与生活方式管理 . 中华健康管理学杂志，2017，11（4）：303-307.

[6] 唐纳德 A 威斯. 骨折.3 版. 姜保国，主译. 济南：山东科学技术出版社，2014.

[7] 田伟. 实用骨科学.2 版. 北京：人民卫生出版社，2016.

[8] 中华医学会骨质疏松和骨矿盐疾病分会. 原发性骨质疏松症诊治指南（2017 版）. 中华骨质疏松和骨矿盐疾病杂志，2017；10（5）：413-443.

[9] 中国营养学会. 中国居民膳食营养素参考摄入量速查手册（2013 版）. 北京：中国标准出版社，2014.

[10] 格林. 奈特骨科疾病彩色图谱. 邱贵兴，主译. 北京：人民卫生出版社，2010.

[11] STANNARD JP，SCHMIDT AH，KREGOR PJ. 创伤骨科手术学. 裴国献，李旭，夏志敏，主译. 济南：山东科学技术出版社，2013.

[12] COURT-BROWN CM，HECKMAN JD，MCQUEEN MM，et al. 洛克伍德 - 格林 成人骨折. 唐佩福，裴国献，主译.8 版. 北京：北京大学医学出版社，2016.

[13] 汤姆森. 奈特简明骨科学彩色图谱.2 版. 赵建宁，王瑞，主译. 北京：北京大学医学出版社，2014.

[14] 中华医学会.；临床诊疗指南：骨质疏松症和骨矿盐疾病分册. 北京：人民卫生出版社，2007.

骨质疏松临床思维导图

六、肥胖症

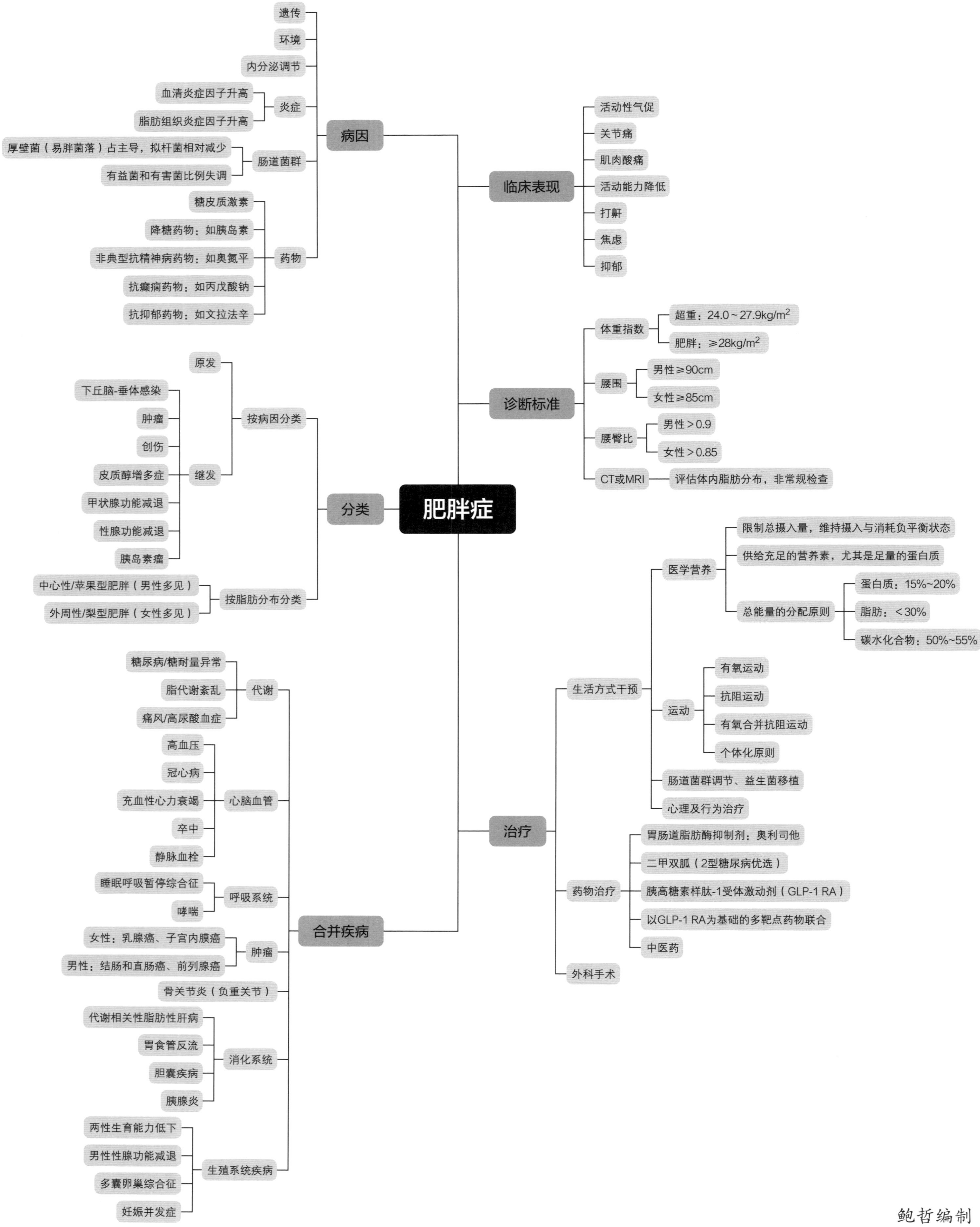

鲍哲编制

推荐阅读

［1］中华医学会内分泌学分会，中华中医药学会糖尿病分会，中国医师协会外科医师分会肥胖和糖尿病外科医师委员会，等. 基于临床的肥胖症多学科诊疗共识（2021 年版）. 中华内分泌代谢杂志，2021，37：959-972.

［2］葛均波，王辰，王建安. 内科学. 10 版. 北京：人民卫生出版社，2024.

肥胖症临床思维导图

第七节　风湿免疫系统

一、类风湿关节炎

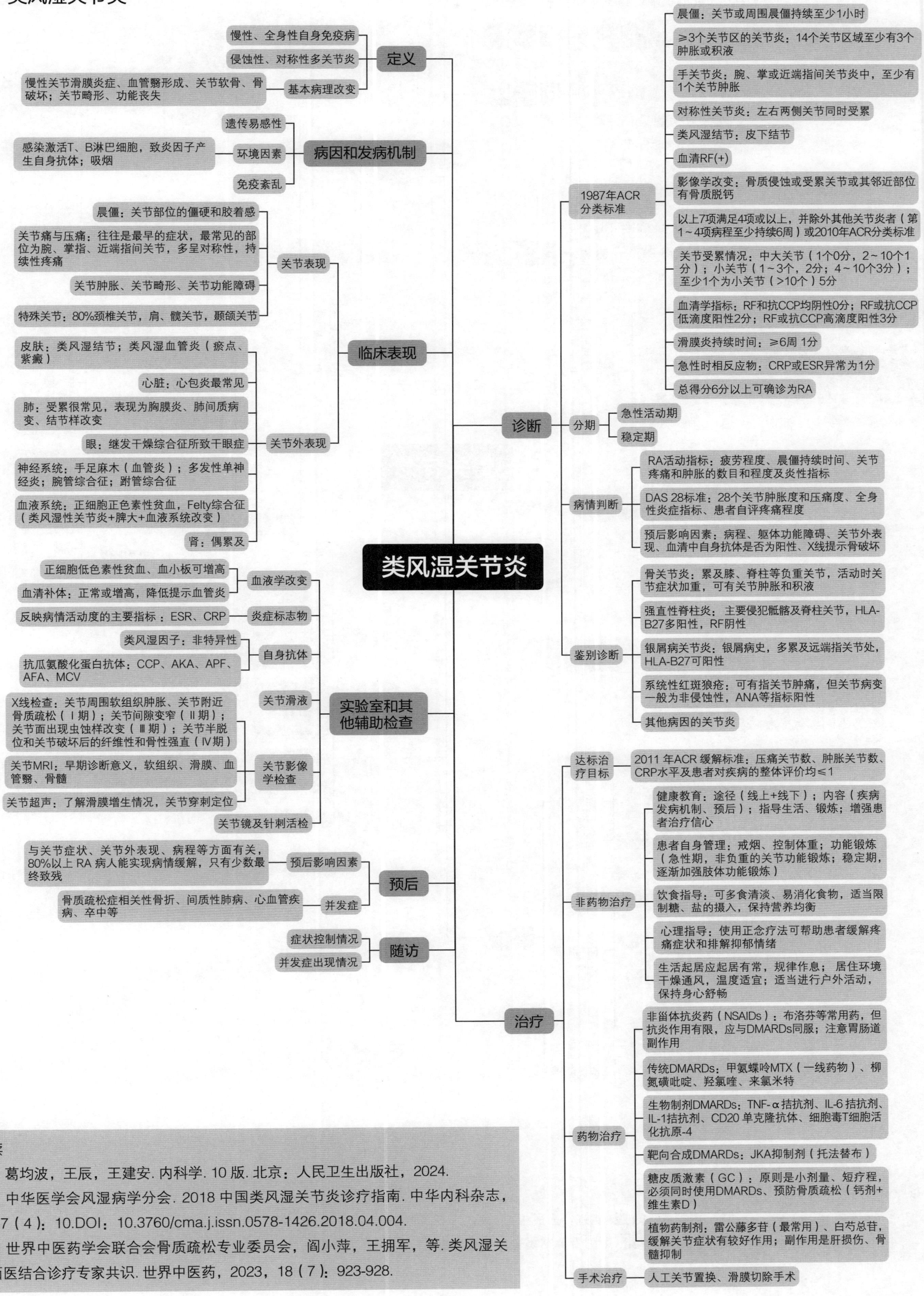

推荐阅读

[1] 葛均波，王辰，王建安. 内科学. 10版. 北京：人民卫生出版社，2024.

[2] 中华医学会风湿病学分会. 2018中国类风湿关节炎诊疗指南. 中华内科杂志，2018，57（4）：10.DOI：10.3760/cma.j.issn.0578-1426.2018.04.004.

[3] 世界中医药学会联合会骨质疏松专业委员会，阎小萍，王拥军，等. 类风湿关节炎中西医结合诊疗专家共识. 世界中医药，2023，18（7）：923-928.

孙俊生编制

类风湿关节炎临床思维导图

二、骨关节炎

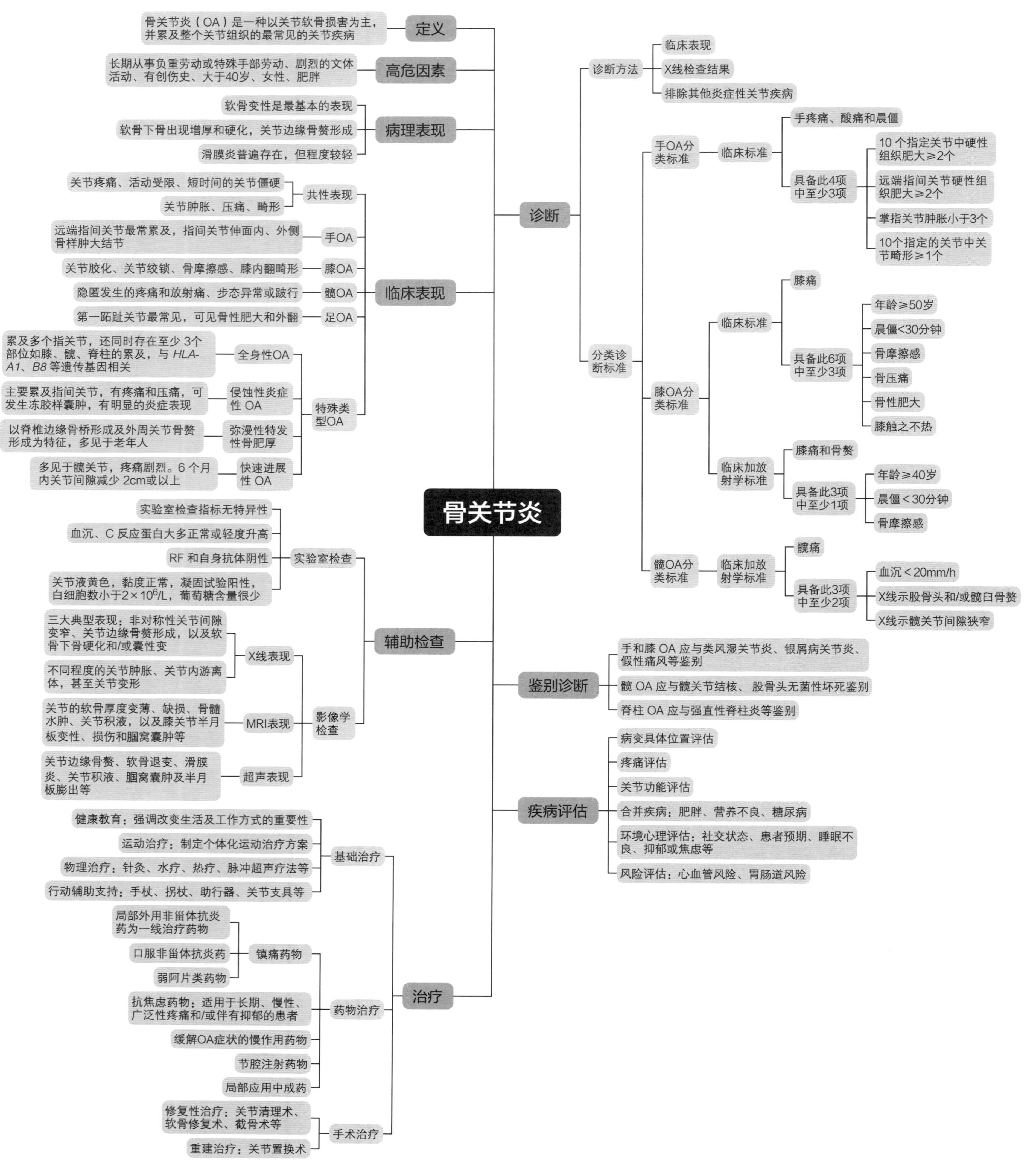

高伟良编制

推荐阅读

[1] 葛均波，王辰，王建安. 内科学. 10版. 北京：人民卫生出版社，2024.

[2] 中华医学会骨科学分会关节外科学组. 中国骨关节炎诊疗指南（2021年版）. 中华骨科杂志，2021，41（18）：1291-1314.

骨关节炎临床思维导图

三、干燥综合征

干燥综合征

- 概述
  - 定义
    - 干燥综合征（SS）是一种以淋巴细胞增殖及进行性外分泌腺体损伤为特征的慢性炎症性自身免疫病。SS 根据是否伴发其他结缔组织病分为继发性SS和原发性SS（pSS），前者常继发于系统性红斑狼疮、类风湿关节炎等
  - 流行病学
    - pSS属全球性疾病，我国人群pSS的患病率为0.33%~0.77%，老年人群中高达2%~4.8%
    - 发病年龄多在40~50岁，亦可见于儿童
    - 女性多见，男：女为1：9~1：20
- 病因和发病机制
  - 确切病因和机制不明，多因素参与发病
  - 遗传易感性、病毒感染、免疫反应等
- 病理
  - 主要累及唾液腺和泪腺为代表的外分泌腺
  - 其他外分泌腺体也出现类似表现
    - 如皮肤、呼吸道、胃肠道、阴道黏膜
  - 具有外分泌腺体功能的内脏器官也可受累
    - 如肾小管、胆小管、胰腺导管等
- 临床表现
  - 局部表现
    - 唾液分泌减少、唾液黏蛋白缺少——口腔干燥症
      - 口干：近80%病人主诉口干，严重者需频繁饮水、进食固体食物需水送服
      - 舌痛、干裂、舌乳头萎缩、呈“镜面舌”
      - 龋齿
      - 唾液腺炎：腮腺受累最常见，少数病人有颌下腺、舌下腺肿大，约50%有间歇性腮腺肿痛，累及单侧或双侧，可自行消退，持续肿大应警惕恶性淋巴瘤
    - 泪腺分泌功能低下——干燥性角结膜炎
      - 眼部干涩、异物感、磨砂感、少泪、充血
      - 部分因泪腺肿大表现为眼睑肿胀
      - 严重者可出现干燥性角结膜炎、角膜上皮糜烂、角膜新生血管化和溃疡形成，甚至角膜穿孔、失明
  - 系统表现
    - 皮肤黏膜
      - 约1/4病人出现皮疹，特征性的为高出皮面的紫癜样皮疹，多见于下肢
      - 米粒大小、边界清楚、压之不褪色，分批出现，反复发作者可遗留色素沉着
      - 与高球蛋白、冷球蛋白血症有关
      - 可有荨麻疹样皮疹、结节红斑等
    - 肌肉骨骼
      - 约80%有关节痛，其中约10%有关节肿，多不严重，可自愈，关节破坏者极少
      - 3%~14%可有肌炎表现
    - 呼吸系统
      - 上呼吸道：鼻干、干燥性咽喉炎、干燥性气管/支气管炎，引起干咳
      - 下呼吸道：小气道受累者可出现呼吸困难
      - 一些病人可发展为呼吸衰竭，少数病人会出现肺动脉高压
    - 消化系统
      - 食管黏膜萎缩、萎缩性胃炎、慢性腹泻等非特异症状
      - 肝脏损害见于约20%病人，临床上可无相关症状，部分病人并发免疫性肝病，以原发性胆汁性胆管炎多见
      - 部分病人出现亚临床胰腺炎，导致慢性胰腺炎者
    - 肾
      - 30%~50%的病人有肾损害，主要累及远端肾小管，严重者出现肾钙化、肾结石、肾潴尿症及肾性骨病。近端肾小管损害较少见、部分病人肾小球损害较明显
    - 血液系统
      - 可有白细胞减少和/或血小板减少
      - 发生淋巴瘤的危险较普通人群高近40倍，多为大B细胞来源的非霍奇金淋巴瘤
      - 持续腮腺肿大新近出现的白细胞减少、贫血单克隆球蛋白
      - 原有自身抗体消失提示可能发展为淋巴瘤
    - 甲状腺疾病
      - 近45%的病人出现甲状腺功能异常，约20%的病人同时伴有自身免疫性甲状腺炎的表现
    - 神经系统
      - pSS累及神经系统表现多样，周围神经、自主神经和中枢神经系统均可受累
      - 以周围神经病变最常见（10%~20%），多呈对称性周围感觉神经病变，常见于高球蛋白血症性紫癜的患者，运动神经受累亦可合并出现
      - 自主神经综合征表现为体位性低血压、Adie瞳孔、无汗、心动过速、胃肠功能紊乱等
      - 小纤维神经病常导致感觉异常如烧灼感
      - 中枢神经系统病变少见，常表现为脑白质病变、视神经脊髓炎谱系疾病或横贯性脊髓炎
- 实验室及其他检查
  - 血尿常规及其他常规检查
    - 血常规：红细胞、白细胞减少、血小板减少
    - 红细胞沉降率、CRP增高
    - 氯化铵负荷试验阳性（亚临床肾小管酸中毒）
  - 自身抗体
    - 80%以上ANA阳性，抗SSA、抗SSB抗体阳性率分别为70%和40%
    - 抗U1RNP抗体、抗着丝点抗体（ACA）的阳性率均为5%~10%
    - 43%的病人类风湿因子（RF）阳性，约20%的病人抗心磷脂抗体（ACL）阳性
    - 一些病人中能够检测到抗α-fodrin抗体
    - 近来发现pSS病人中存在抗毒蕈碱受体3（M3）抗体，可与口眼干有关
  - 高球蛋白血症
    - 多克隆性IgG升高为主，少数患者出现巨球蛋白血症
  - 其他检查
    - 干燥性角结膜炎检测
    - 口干燥症相关检查
    - 唇腺活检
- 诊断
  - 口腔症状：下述3项中有1项及以上
    - 每日自觉口干持续3个月以上
    - 成年后腮腺反复或持续肿大
    - 吞咽干性食物时需用水帮助
  - 眼部症状：下述3项中有1项及以上
    - 每日感到不能忍受的眼干持续3个月以上
    - 有反复的沙子进眼或砂磨感觉
    - 每日需用人工泪液3次或3次以上
  - 眼部体征：下述检查任1项及以上阳性
    - Schirmer试验（+）
    - 角膜染色（+）
  - 唾液腺受损：下述检查任1项及以上阳性
    - 唾液流率（+）
    - 腮腺造影（+）
    - 唾液腺放射性核素检查（+）
  - 组织学检查：下唇腺病理示淋巴细胞灶≥1个（每$4mm^2$组织）
  - 自身抗体：抗SSA或抗SSB（+）（双扩散法）
  - 鉴别诊断
    - 系统性红斑狼疮
    - 类风湿关节炎
    - 其他原因引起的口眼干：老年性腺体功能下降、糖尿病或药物所致
    - 丙型肝炎病毒感染
    - IgG4相关疾病：以血清IgG4水平升高和组织中出现表达IgG4的浆细胞为特征
- 治疗
  - 治疗原则：尚无根治方法，没有内脏损害者以替代和对症治疗为主，有内脏损害者则需进行免疫抑制治疗
  - 局部治疗：保持口腔清洁；替代品如人工泪液、唾液和凝胶等可减轻局部症状；M_3受体激动剂毛果芸香碱可用于改善口眼干燥症状
  - 系统治疗：关节炎、肺间质改变、肝、肾及神经等唾液腺外表现的患者，应根据病情严重程度，予糖皮质激素、免疫抑制剂等治疗
  - 生物制剂：CD20单克隆抗体可以抑制B细胞生成，可能有效
  - 对症处理：纠正急性低钾血症以静脉补钾为主，平稳后改为口服补钾；非甾体抗炎药对肌肉、关节疼痛有一定疗效
- 预后
  - 病变仅局限于唾液腺、泪腺、皮肤黏膜等外分泌腺体者预后良好。有内脏损害者经恰当治疗后大多可以控制病情
  - 如治疗不及时，病情可恶化，甚至危及生命
  - 出现肺纤维化、中枢神经病变、肾功能不全、恶性淋巴瘤者预后较差

郝佳佳编制

推荐阅读

葛均波，王辰，王建安. 内科学. 10 版. 北京：人民卫生出版社，2024.

干燥综合征临床思维导图

第八节　神 经 系 统

一、急性缺血性脑卒中

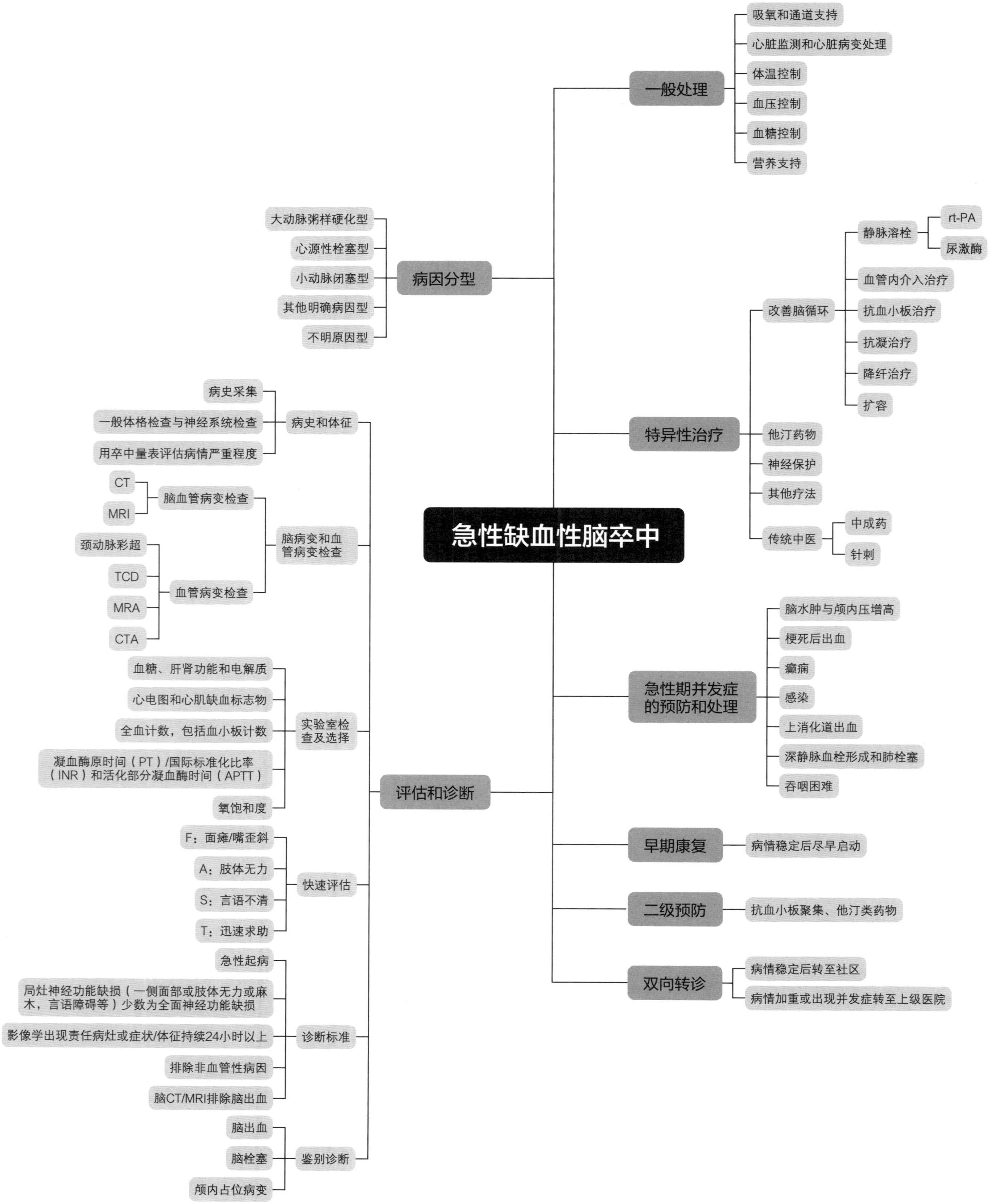

苏增锋编制

推荐阅读

郝峻巍，罗本燕. 神经病学. 9版. 北京：人民卫生出版社，2024.

急性缺血性脑卒中临床思维导图

二、脑出血

脑出血

- **病因**
  - SMASH-U分型
    - 血管结构性损伤（structural vascular lesions）、药物（medication）、淀粉样血管病（amyloid angiopathy）
    - 系统性疾病（systemic disease）、高血压（hypertension）（最常见）、未知原因（undetermined）
- **临床表现**
  - 基本特征
    - 50岁以上，高血压患者多见，常在活动或激动时突发起病，临床表现取决于出血量和出血部位
  - 基底节区脑出血
    - 偏瘫、偏盲、偏身感觉异常、双眼凝视患侧、失语等；丘脑出血可有自发性疼痛、精神障碍等
  - 脑叶出血
    - 顶叶：偏身感觉障碍、轻偏瘫、对侧下象限盲、体象障碍等；颞叶：对侧中枢性面舌瘫、上肢瘫、上象限盲、感觉性失语、颞叶癫痫（幻嗅幻听）等
    - 额叶：前额痛、痫性发作、轻偏瘫、凝视患侧、精神及尿便障碍、摸索及强握反射、运动性失语等；枕叶：对侧同向性偏盲、黄斑回避、视物变形等
  - 脑干出血
    - 中脑：Weber、Benedikt综合征；脑桥：闭锁综合征、Foville、Millard-Gubler综合征；延髓：Wallenberg综合征
    - 凝视麻痹，交叉瘫，瞳孔改变，去大脑强直，严重者中枢性高热，意识障碍，呼吸、血压、心律不平稳等
  - 小脑出血
    - 眩晕、呕吐、枕部痛，眼震、吟诗样语言、患侧共济失调，肌张力降低；严重时昏迷、针尖样瞳孔、呼吸节律不规则、去大脑强直等
  - 脑室出血
    - 头痛、呕吐、脑膜刺激征；严重时昏迷，针尖样瞳孔，病理征阳性，去大脑强直，可伴丘脑下部表现：上消化道出血、中枢性高热、高血糖、尿崩症等
- **辅助检查**
  - 脑出血检查
    - 快速行CT或MRI明确诊断，根据病情变化动态复查头颅CT，评估进展及脑疝风险
  - 脑血管检查
    - 增强CT、CT血管成像（CTA）、CT静脉成像（CTV）、磁共振血管成像（MRA）、磁共振静脉成像（MRV）、数字减影血管造影（DSA）
- **疾病诊断**
  - 诊断标准：急性起病、局灶神经功能缺损表现（少数全面神经功能缺损）、头痛、呕吐、血压高、意识障碍，脑CT或MRI示出血灶，排除非血管性脑部病因
  - 评估严重程度：格拉斯哥昏迷量表（GCS）、美国国立卫生研究院卒中量表（NIHSS）等。病因分型：SMASH-U
- **鉴别诊断**
  - 脑梗死
    - 老年人多见，常见于动脉粥样硬化，常有TIA史，起病时多处静态，起病较缓，多有偏瘫，无脑膜刺激征，CT示脑内低密度灶
  - 脑栓塞
    - 青壮年多见，常见于心脏病，TIA史少，起病多由静态到动态，起病最急的脑血管病，多有偏瘫，无脑膜刺激征，CT示脑内低密度灶
  - 蛛网膜下腔出血
    - 青壮年多见，常见于动脉瘤，无TIA史，起病多在动态，起病急骤，头痛剧烈，脑膜刺激征明显，CT示蛛网膜下腔高密度影
  - 其他外伤、昏迷
    - 病史（外伤、中毒、系统性疾病史等），实验室检查，CT示急性硬膜下血肿可见脑凸面新月形颅内脑实质外高密度影
- **基层处置与转运**
  - 迅速识别、重点评估
    - 红旗征：活动中突发起病、神经功能缺损症状、头痛、呕吐、血压升高、脑膜刺激征、意识障碍
    - 生命体征评估：气道、呼吸、循环功能评估，一般体格检查及神经系统体检：如面部语言试验（FAST）等
    - 脑CT：基层医生对疑诊患者，有条件则尽快CT平扫（不延误救治流程和时间），同时联系区域性卒中医疗系统
  - 及时转运、及时处置
    - 初步稳定生命体征后，即可转运，途中，保持呼吸道通畅，必要时吸氧，监测意识，有条件则行心电监护，心电图
    - 头高30°卧位，防误吸，建静脉通道，对颅内压增高者，降低颅内压，药物用法及注意事项参见第四章
    - 监控血压、血糖：维持血压平稳、避免过度降压，血糖＜3.9mmol/L时，10%~20%葡萄糖口服或注射治疗
    - 病史采集：年龄、烟酒史，发病时间、活动情况、外伤，疾病史（高血压、糖尿病、卒中、冠心病、凝血功能障碍等）
    - 抗栓药物：即刻停用，记录该药物服用年限、剂量、规格、频次、末次服药时间等
  - 高效衔接、体系建设
    - 基层医疗卫生机构应加入区域性卒中救治体系，通过急救响应系统与上级医院建立高效转运机制
- **基础治疗**
  - 多学科团队和重症监护
    - 推荐卒中单元多学科团队治疗，中重度脑出血、脑室出血、脑积水、幕下脑出血，推荐神经重症监护病房
  - 血压管理
    - 根据血压升高原因，决定是否降压；降压期间，监测血压（频次：每次5~15分钟），平稳降压，维持收缩压在130~150mmHg
  - 血糖管理
    - 血糖＞10mmol/L：胰岛素治疗；血糖≤3.3mmol/L：10%~20%葡萄糖口服或注射治疗，目标值：7.8~10.0mmol/L
  - 止血治疗
    - 不推荐常规使用重组Ⅶa因子（recombinant factor，rFⅦa）、氨甲环酸
  - 抗栓药物管理
    - 阿司匹林使用中的自发性脑出血，拟紧急外科手术者可输注血小板，无预计紧急手术者，不建议输注血小板
    - 各类抗凝药物相关性脑出血的主要拮抗剂及用法参见第四章
- **并发症管理**
  - 卒中相关肺炎
    - 吞咽困难筛查，降低误吸风险，自发性脑出血相关性肺炎评分（ICH-APS）
  - 深静脉血栓和肺栓塞
    - 不推荐弹力袜；不能活动者，诊断后即行血栓泵治疗
    - 深静脉血栓高危，血肿稳定者，予低剂量低分子肝素或普通肝素预防治疗
    - 合并近端深静脉血栓或肺栓塞者，脑出血发病后1~2周行系统性抗凝治疗，或暂行可回收滤器，作抗凝治疗的桥接方案
  - 消化道出血
    - 监测呕吐物、大便的颜色及量，植入胃管者，监测胃内容物性状，可预防性使用质子泵抑制剂
  - 颅内压增高
    - 床头抬高卧位，监测生命体征；有意识障碍的脑积水患者行脑室引流
    - GCS评分≤8分者，监测颅内压，治疗后目标值：颅内压＜20mmHg，脑灌注压50~70mmHg
    - 药物：甘露醇、高渗盐水、利尿剂、甘油果糖、白蛋白等，用法及注意事项参见第四章
  - 痫性发作
    - 不推荐预防性应用抗癫痫药物，有临床痫性发作者行抗癫痫药物治疗
    - 疑似痫性发作、精神状态改变或与影像学表现不符的意识障碍者，行持续脑电图监测，检测到痫性放电给予抗癫痫药物
- **外科指征**
  - 幕上出血出现病情恶化、昏迷、大血肿至中线移位或颅内压增高者
  - 幕下出血出现神经功能恶化或脑干受压者；脑室出血；危及生命的继发性脑出血
  - 单纯性基底节出血（血肿量＜30ml）可行微创抽吸引流术
- **康复治疗**
  - 建议多学科综合性康复治疗，病情允许时尽早行肢体、言语、吞咽功能及心理等康复治疗
  - 实施医院、社区及家庭三级康复治疗措施，妥善衔接
- **二级预防**
  - 二级预防是基层医生参与脑出血患者管理的重要时期，需定期随访，及时调整管理策略
  - 改良生活方式：戒烟、避免过量饮酒、药物滥用等
  - 管理血压、血脂：长期血压控制目标值为＜130/80mmHg；他汀对脑出血的影响，尚无统一结论
  - 治疗阻塞性睡眠呼吸暂停综合征；管理抗栓药物：主要药物及用法参见第四章

叶明编制

脑出血临床思维导图

推荐阅读

［1］张谦，冀瑞俊，赵萌，等. 中国脑血管病临床管理指南（第2版）（节选）——第5章 脑出血临床管理. 中国卒中杂志，2023，18（9）：1014-1023.

［2］中华医学会，中华医学会杂志社，中华医学会全科医学分会，等. 缺血性卒中基层诊疗指南（2021年）. 中华全科医师杂志，2021，20（9）：927-946.

［3］中华医学会神经病学分会，中华医学会神经病学分会脑血管病学组. 中国脑出血诊治指南（2019）. 中华神经科杂志，2019，52（12）：994-1005.

［4］国家卫生健康委脑卒中防治专家委员会. 脑卒中院前急救诊疗指导规范. 中华医学杂志，2018，98（39）：3138-3147.

三、帕金森病

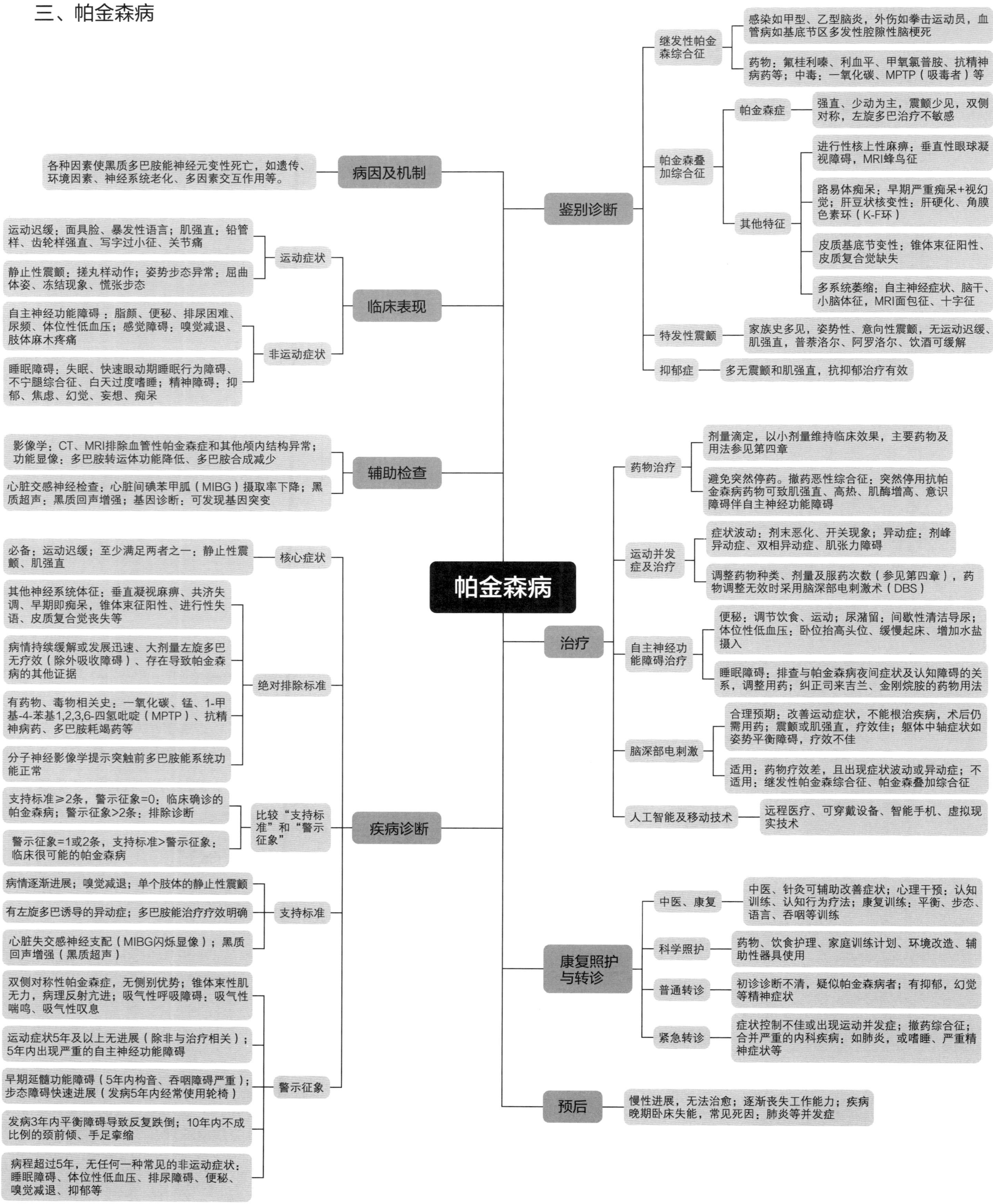

叶明编制

推荐阅读

[1] 中华医学会，中华医学会杂志社，中华医学会全科医学分会，等. 帕金森病基层诊疗指南（2019年）. 中华全科医师杂志，2020，19(1)：5-17.

[2] 中华医学会神经病学分会帕金森病及运动障碍学组，中国医师协会神经内科医师分会帕金森病及运动障碍学组. 中国帕金森病治疗指南（第四版）. 中华神经科杂志，2020，53（12）：973-986.

帕金森病临床思维导图

四、阿尔茨海默病

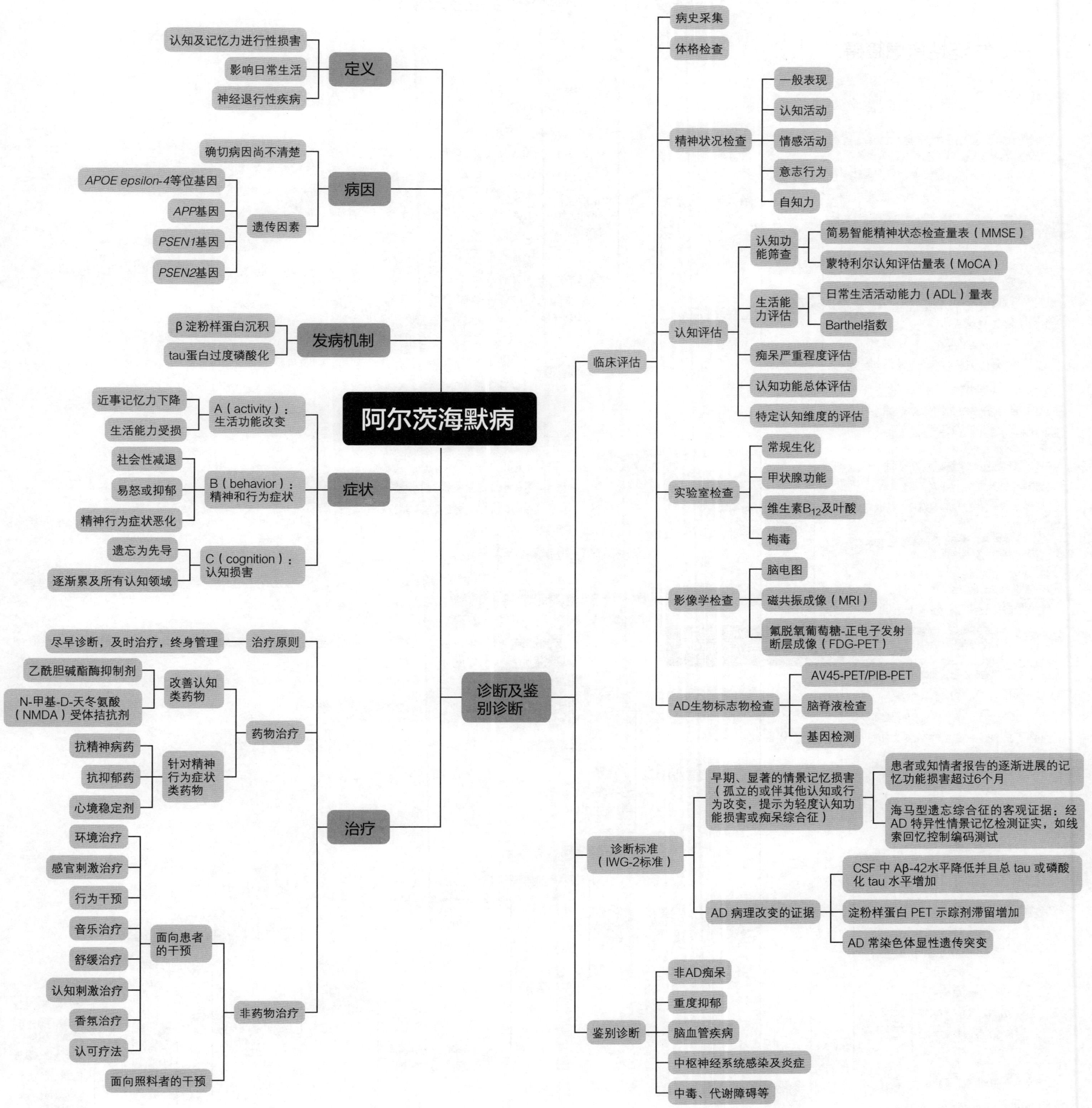

胡梦杰编制

推荐阅读

［1］国家卫生健康委办公厅. 阿尔茨海默病的诊疗规范（2020 年版）. 全科医学临床与教育，2021，19（1）：4-6.DOI：10.13558/j.cnki.issn1672-3686.2021.001.002.

［2］中国痴呆与认知障碍指南写作组，中国医师协会神经内科医师分会认知障碍疾病专业委员会.2018 中国痴呆与认知障碍诊治指南（一）：痴呆及其分类诊断标准. 中华医学杂志，2018，98（13）：6.DOI：10.3760/cma.j.issn.0376-2491.2018.13.003.

［3］中国痴呆与认知障碍写作组，中国医师协会神经内科医师分会认知障碍疾病专业委员会.2018 中国痴呆与认知障碍诊治指南（二）：阿尔茨海默病诊治指南. 中华医学杂志，2018，98（13）：7.DOI：10.3760/cma.j.issn.0376-2491.2018.13.004.

［4］DAVID A，BENNETT MD，GREGORY S. Alzheimer Dementia. DynaMed，2024.［2024-3-9］. https：//www.dynamed.com/condition/alzheimer-dementia.

阿尔茨海默病临床思维导图

第九节　精神心理疾病

一、广泛性焦虑障碍

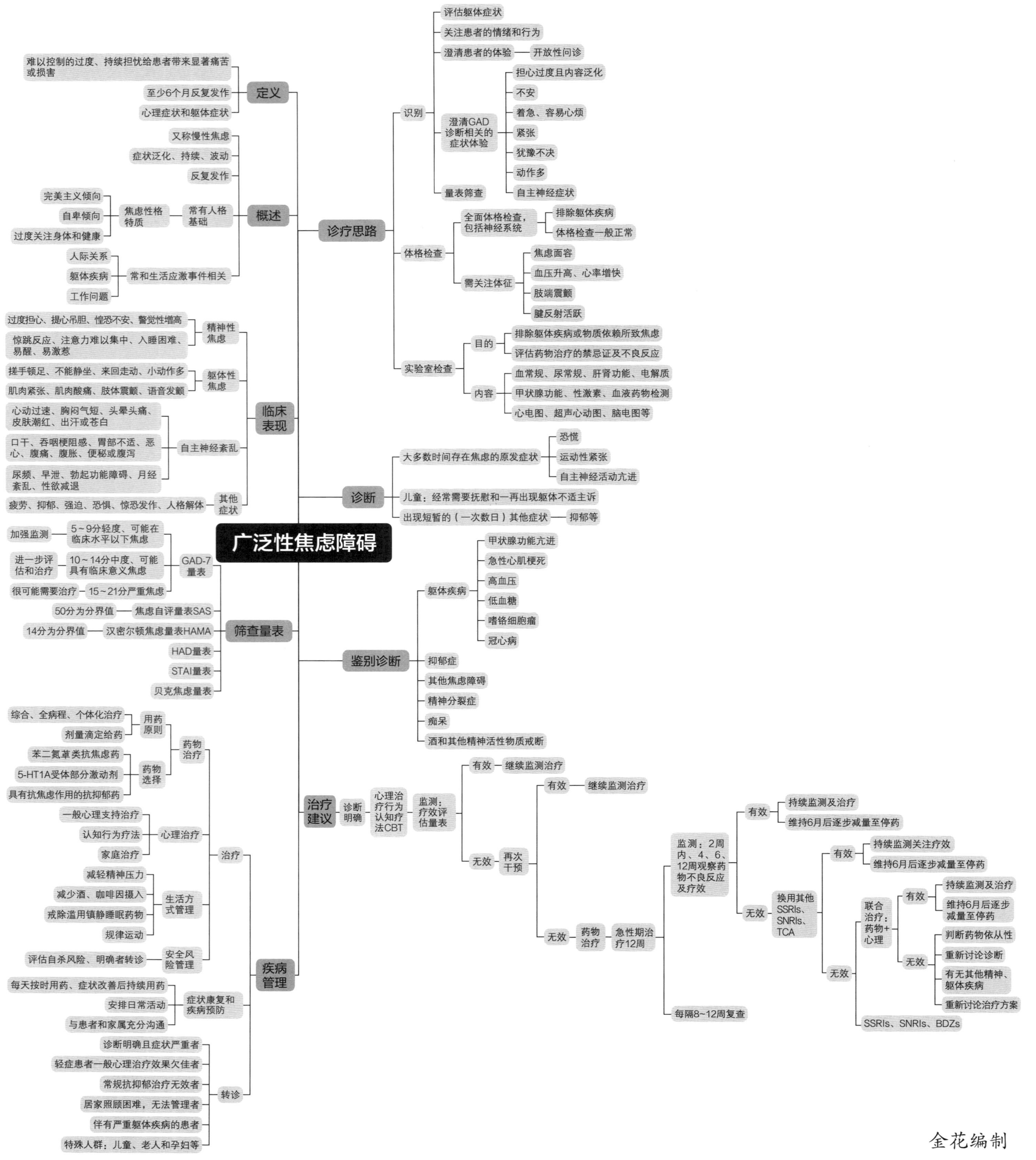

金花编制

推荐阅读

［1］姜萌，张维拓，苏璇，等. 中国版躯体化症状自评量表（SSS-CN）识别和测量躯体症状障碍严重程度的诊断研究方案. 英国医学杂志中文版，2021，24（6）：313-319. DOI：10.3760/cma.j.issn.1007-9742.2021.06.110.

［2］冯娴，姚元龙，黄文博，等. 全科医生对躯体症状障碍的识别与处理. 中华全科医学，2022，20（03）：357-359.DOI：10.16766/j.cnki.issn.1674-4152.002352.

［3］中华医学会心身医学分会躯体症状及相关障碍学组，上海市医学会心身医学专科分会. 躯体症状障碍多学科诊疗专家共识. 中华精神科杂志，2024，57（2）：65-77. DOI：10.3760/cma.j.cn113661-20230803-00020.

广泛性焦虑障碍临床思维导图

二、抑郁症

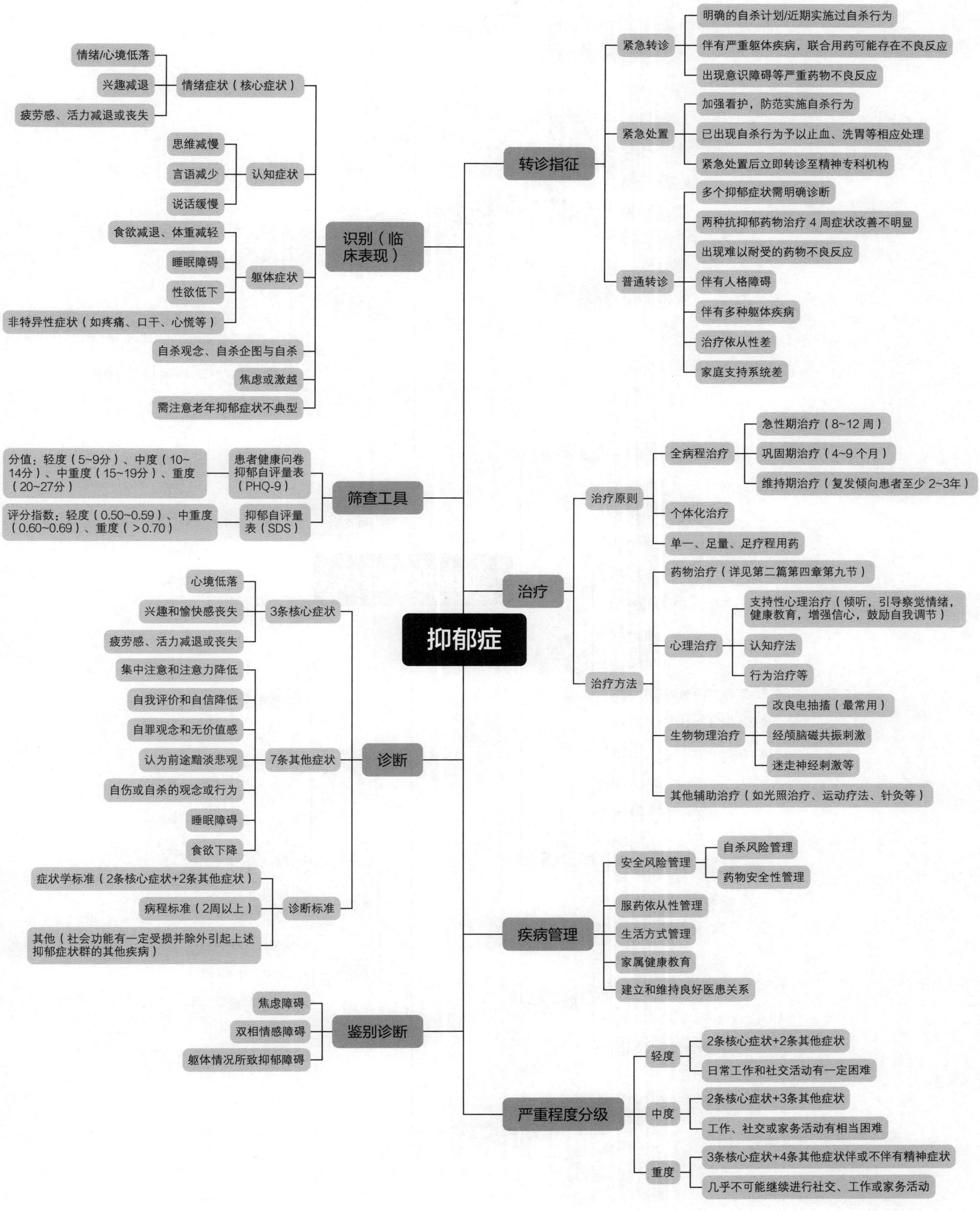

姚丁烨编制

推荐阅读

中华医学会，中华医学会杂志社，中华医学会全科医学分会等. 抑郁症基层诊疗指南（2021 年）. 中华全科医师杂志，2021，20（12）：1249-1260.

抑郁症临床思维导图

三、躯体形式障碍

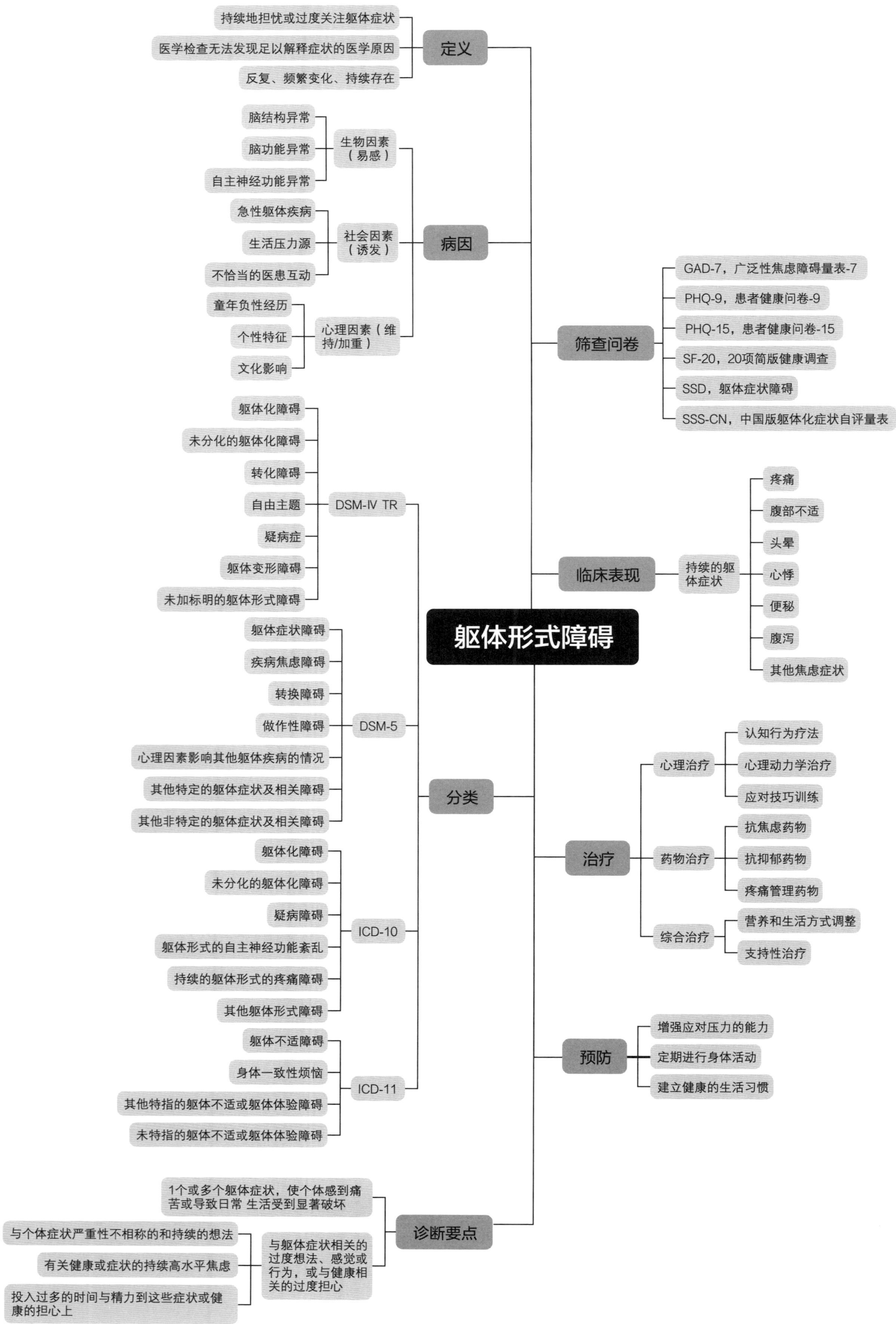

金花编制

推荐阅读

中华医学会，中华医学会杂志社，中华医学会全科医学分会，等. 广泛性焦虑障碍基层诊疗指南（实践版·2021）. 中华全科医师杂志，2021，20（12）：1242-1248. DOI：10.3760/cma. j. cn114798-20211020-00777.

躯体形式障碍临床思维导图

第十节 耳鼻咽喉科、眼科、皮肤科疾病

一、慢性鼻炎

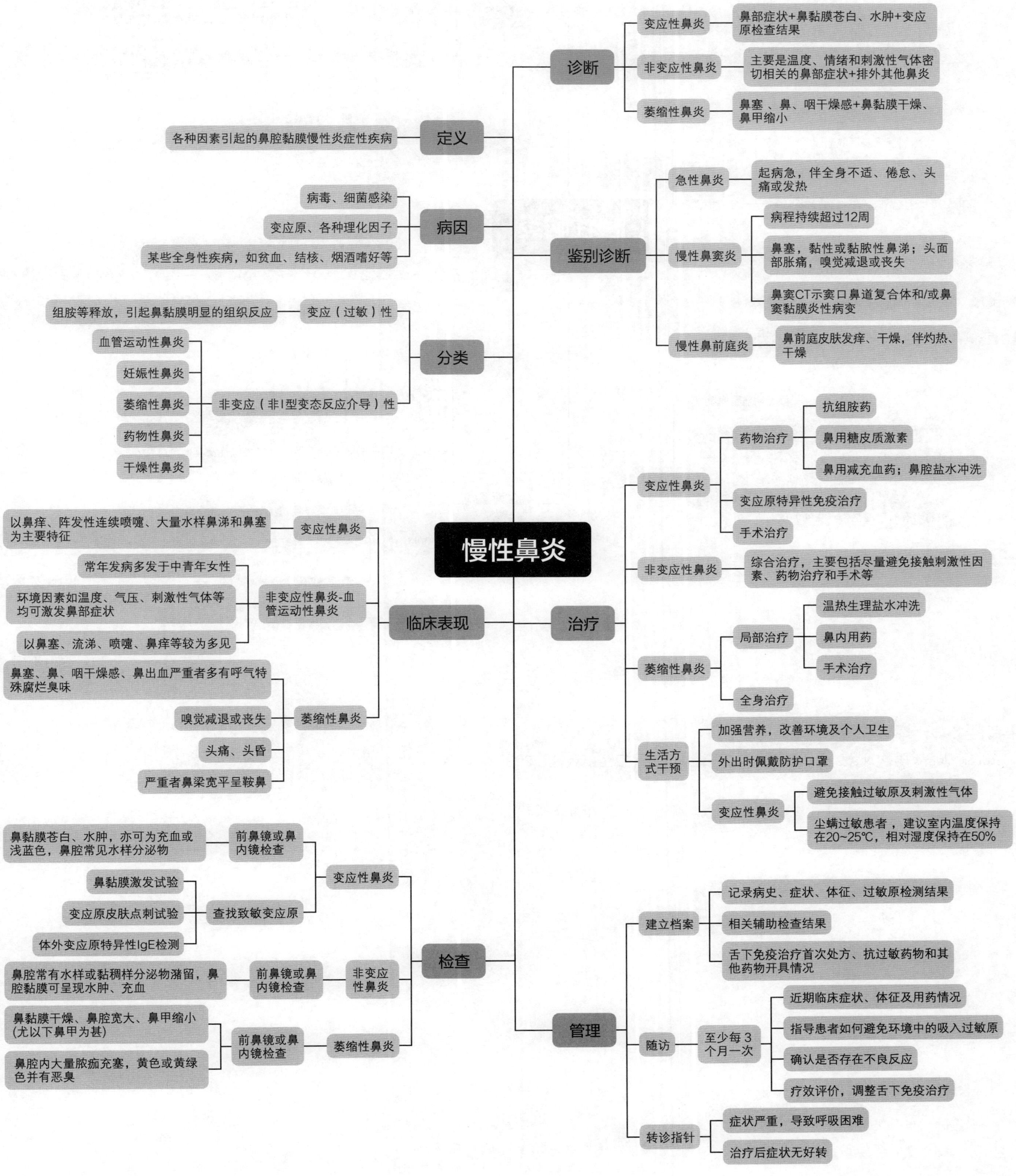

陈瑞用编制

推荐阅读

[1] 张欣，张罗. 耳鼻咽喉头颈外科学. 10 版. 北京：人民卫生出版社，2024.

[2] 中华耳鼻咽喉头颈外科杂志编辑委员会鼻科组，中华医学会耳鼻咽喉头颈外科学分会鼻科学组. 中国变应性鼻炎诊断和治疗指南（2022 年，修订版）. 中华耳鼻咽喉头颈外科杂志，2022，57（2）：106-129.

慢性鼻炎临床思维导图

二、慢性咽炎

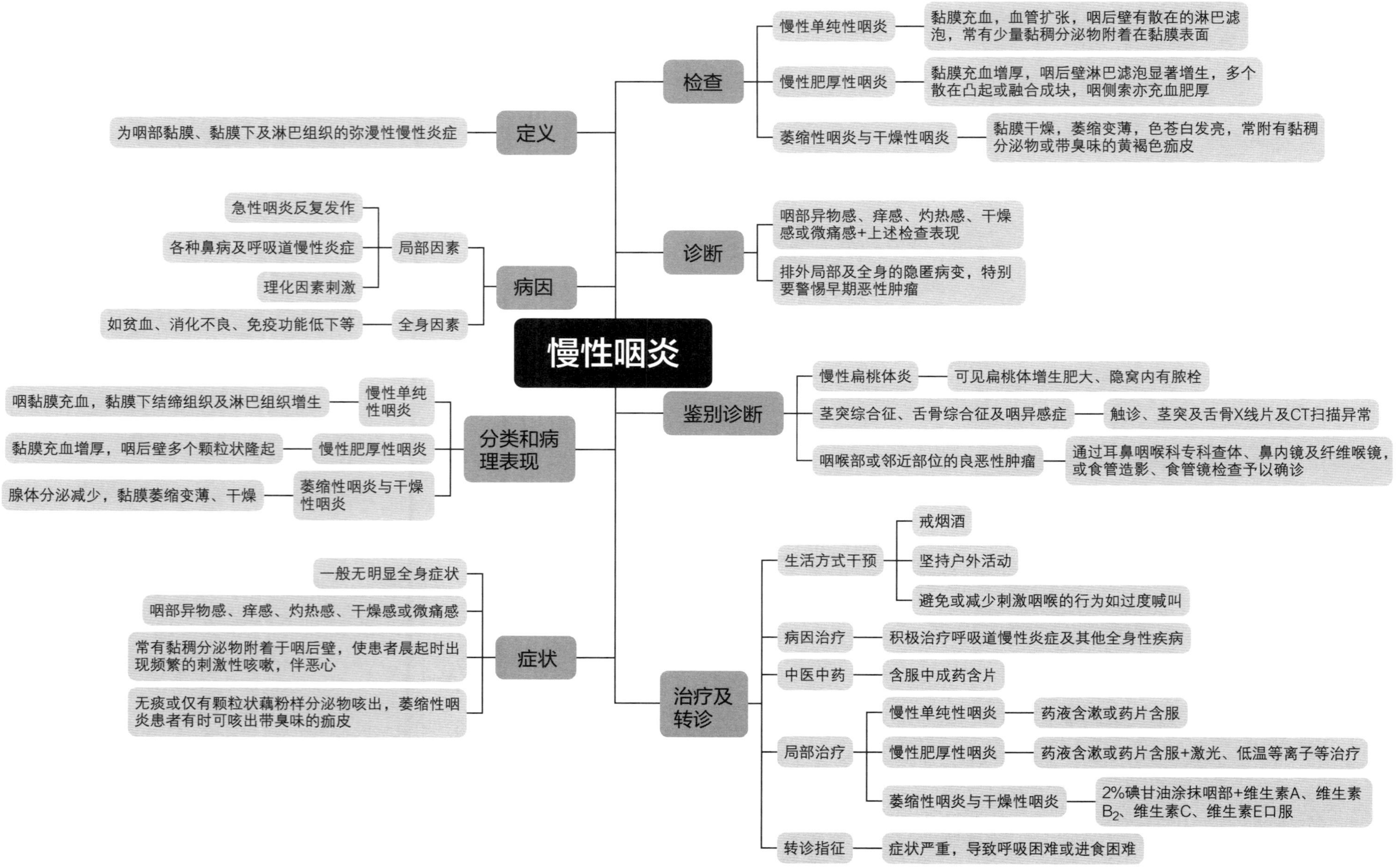

陈瑞用编制

推荐阅读

张欣，张罗. 耳鼻咽喉头颈外科学. 10 版. 北京：人民卫生出版社，2024.

慢性咽炎临床思维导图

三、青光眼

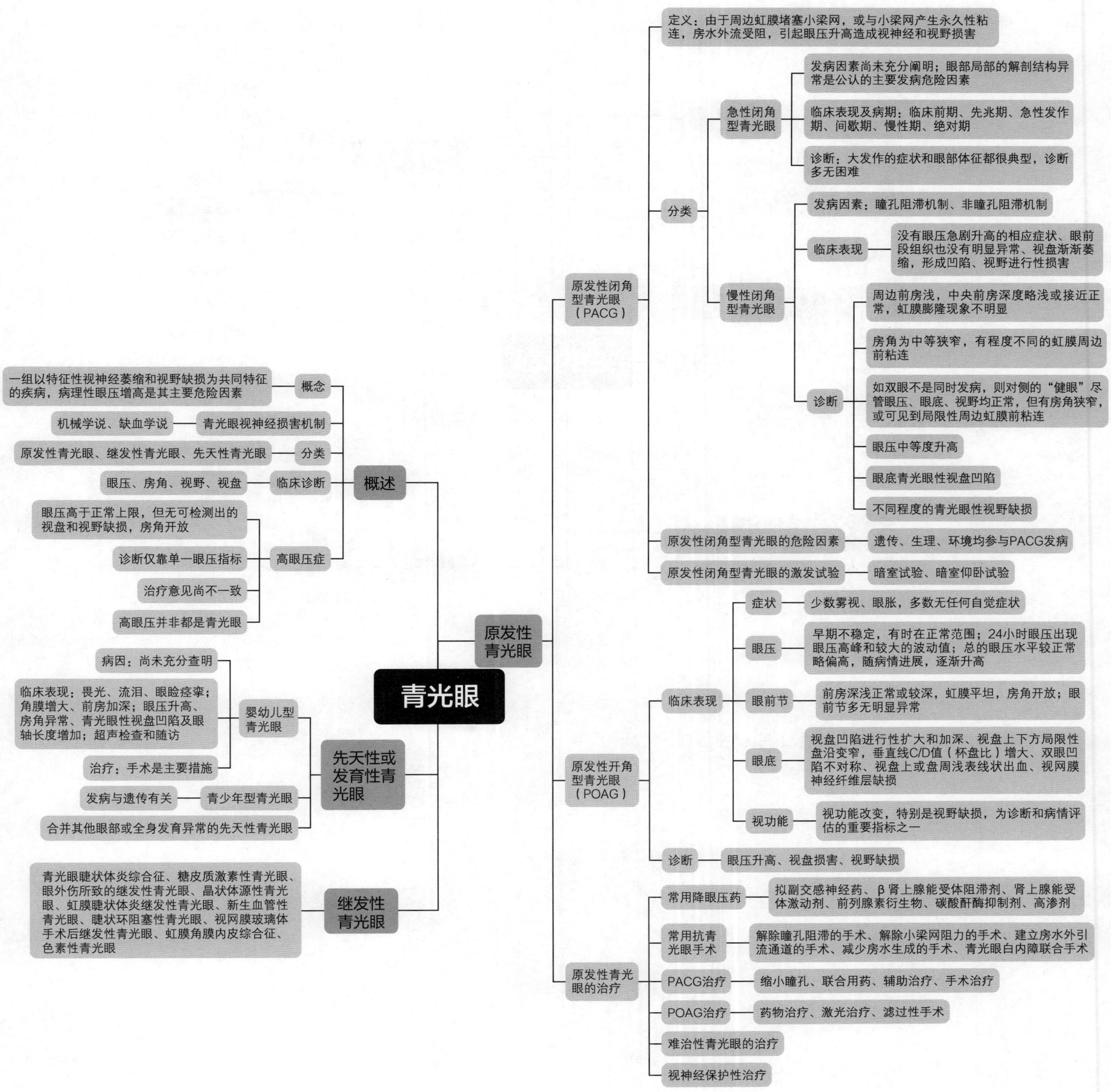

李永超编制

推荐阅读

范先群，颜华. 眼科学. 10版. 北京：人民卫生出版社，2024.

青光眼临床思维导图

四、白内障

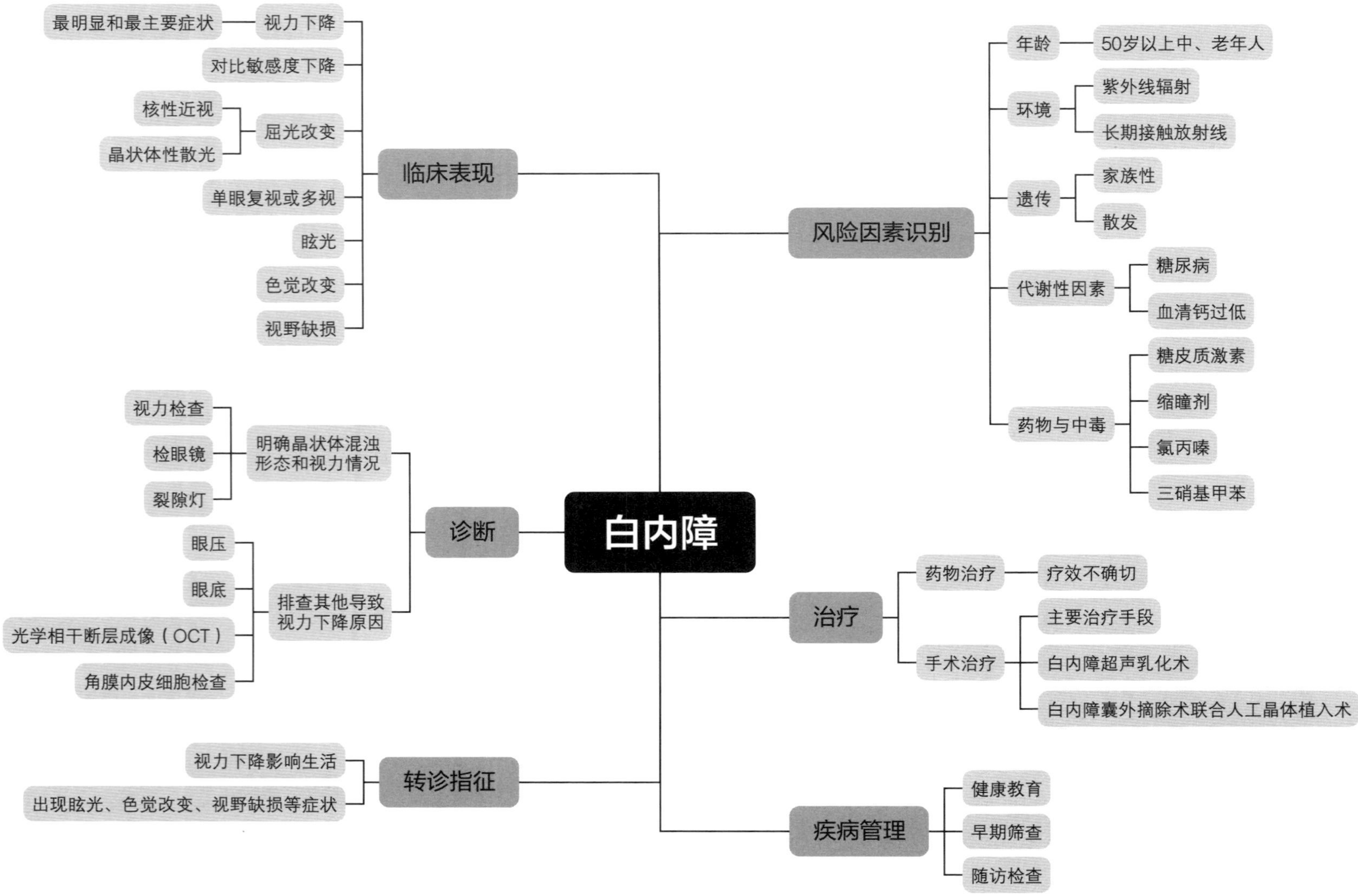

金花编制

推荐阅读

范先群，颜华. 眼科学. 10 版. 北京：人民卫生出版社，2024.

白内障临床思维导图

五、慢性荨麻疹

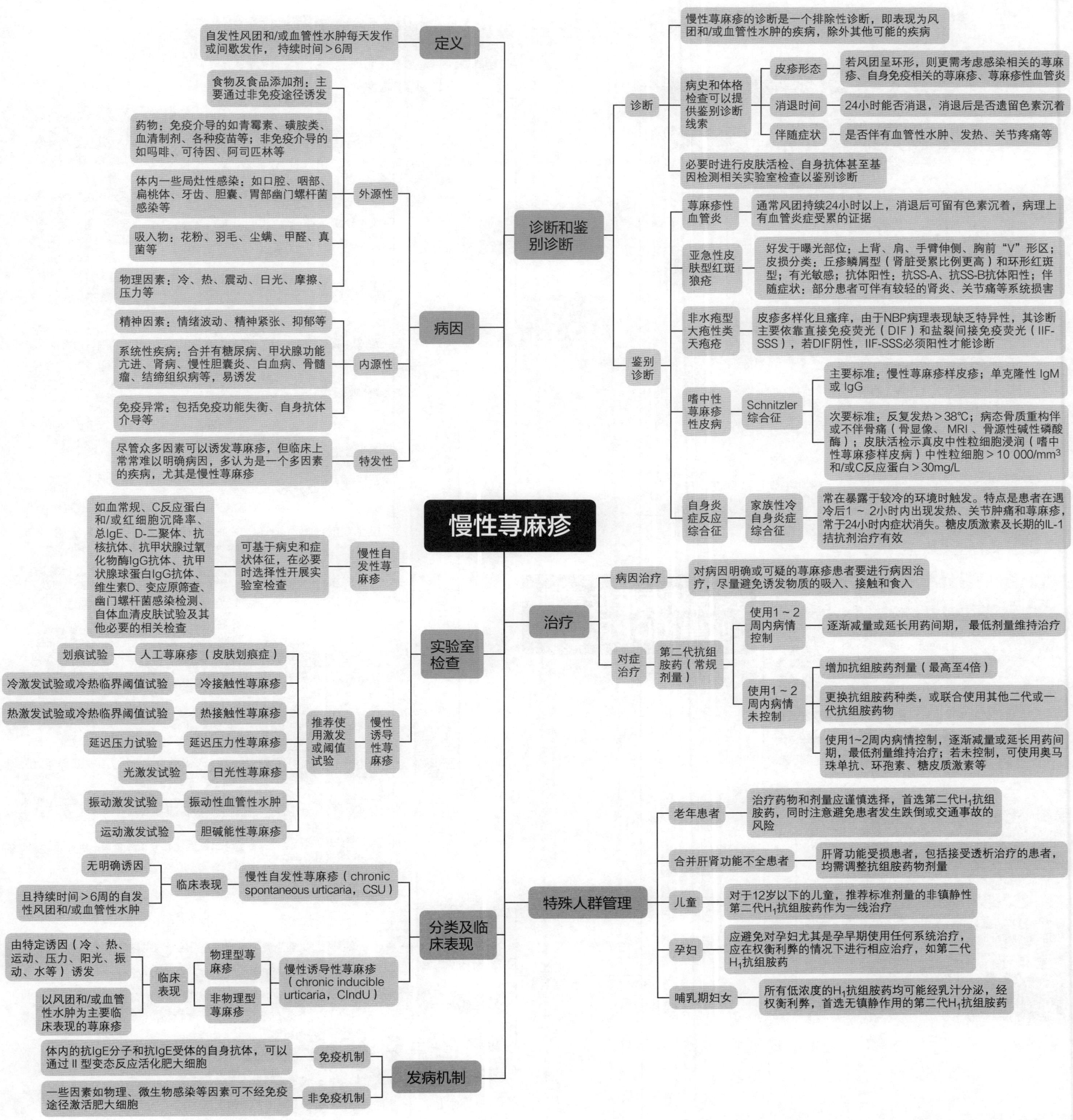

王妍编制

推荐阅读

［1］梁云生，黎展宏，伍奕蓓，等. 从发病机制认知变化看慢性自发性荨麻疹治疗进展. 中华皮肤科杂志，2023，56（06）：552-558.

［2］中华医学会皮肤性病学分会，中国医师协会皮肤科医师分会. 慢性自发性荨麻疹达标治疗专家共识（2023）. 中华皮肤科杂志，2023，56（06）：485-495.

［3］中华医学会皮肤性病学分会免疫学组. 中国慢性诱导性荨麻疹诊治专家共识（2023）. 中华皮肤科杂志，2023，56（06）：479-488.

［4］赵作涛. 慢性荨麻疹诊治：现状与展望. 中华皮肤科杂志，2021，54（12）：1105-1109.

［5］中华医学会皮肤性病学分会荨麻疹研究中心. 中国荨麻疹诊疗指南（2022版）. 中华皮肤科杂志，2022，55（12）：1041-1049.

［6］张建中，高兴华. 皮肤性病学.3版. 北京：人民卫生出版社，2015.

慢性荨麻疹临床思维导图

六、良性阵发性位置性眩晕

良性阵发性位置性眩晕（BPPV）

- 定义
  - 是头部运动到某一特定位置时诱发的短暂眩晕，是一种自限性外周前庭疾病
- 流行病学
  - 在前庭外周性疾病中列为首位
  - 在中老年中逐步上升，发病年龄与病因有一定的关系
- 病因
  - 约半数患者的病因仍不明确(特发性BPPV)
  - 半数患者的病因与下列疾病有关(继发性BPPV)
    - 头部外伤，特别是多发于轻度头颅外伤后数日及数周，或乘车时突然加速，减速运动致颈部“挥鞭伤”等
    - 病毒性神经炎
    - 椎-基底动脉短暂缺血性眩晕，内耳血液循环障碍
    - 耳部其他疾病，如中耳及乳突炎、耳部手术后、药物性耳中毒等；或其他内耳疾病，如梅尼埃病、特发性突聋等
    - 全身钙离子代谢异常可能和本病发生有关
- 发病机制
  - 嵴顶结石病学说
    - 变性的耳石从椭圆囊斑处脱落，此种碱性颗粒沉积于后半规管的嵴顶，引起内淋巴与嵴顶处密度不同
  - 半规管结石病学说
    - 由于各种原因致耳石脱落或变性的耳石聚集于后半规管近壶腹处
- 临床表现
  - 典型的BPPV发作是由患者相对于重力方向改变头位(如起床、躺下、床上翻身、低头或抬头)所诱发的、突然出现的短暂性眩晕(通常持续不超过1分钟)
  - 其他症状可包括恶心、呕吐等自主神经症状，头晕、头重脚轻、漂浮感、平衡不稳感以及振动幻视等
    - 整个发作的病程可为数小时至数日，个别可达数月或数年
  - 本病症状的出现，可呈现周期性加剧或自发缓解
  - 本病间歇期长短不一，有时可1年或数年不发病，甚至可长达10~20年不发病
- 检查
  - 基本检查
    - 位置试验
  - 可选检查
    - 前庭功能检查：包括自发性眼震、凝视眼震、视动、平稳跟踪、扫视、冷热试验、旋转试验、摇头试验、头脉冲试验、前庭自旋转试验、前庭诱发肌源性电位、主观垂直视觉/主观水平视觉等
    - 听力学检查：纯音测听、声导抗、听性脑干反应、耳声反射、耳蜗电图等
    - 影像学检查：颞骨高分辨率CT、含内听道—桥小脑角的颅脑MRI
    - 平衡功能检查：静态或动态姿势描记、平衡感觉整合能力测试以及步态评价等
    - 病因学检查：包括钙离子、血糖、血脂、尿酸、性激素等相关检查
- 诊断和鉴别诊断
  - 诊断标准
    - 相对重力方向改变头位后出现反复发作的、短暂的眩晕或头晕（通常持续不超过1分钟）
    - 位置试验中出现眩晕及特征性位置性眼震
    - 排除其他疾病
  - 鉴别诊断
    - 周围性眩晕
      - 生理性眩晕
        - 如登陆病是指个体在乘船、飞机及汽车等长时间暴露在运动刺激环境中后，发生的一种以摇摆性眩晕为特征性表现的前庭疾病，这种非旋转性眩晕、头晕和不稳感，极少数上述症状持续数月或数年，其原因不清
      - 梅尼埃病
        - 首发症状往往是突发性眩晕，“感到天旋地转，站立和行走困难，并且会伴有恶心呕吐、出冷汗、面色苍白、想上厕所等症状”，一次眩晕急性发作多持续20分钟至12小时，在发作之前，耳朵里可能会有闷胀感，低音调的响声
      - 前庭神经炎
        - 是一种临床常见的急性前庭综合征，可发生于任何年龄，起病急，表现为眩晕、恶心或呕吐持续数天，不伴听觉或其他神经症状
      - 前庭性偏头痛
        - 发作时间：一般为 5 分钟~ 72 小时；发作频率：眩晕发作频率明显高于 BPPV，前者以天标计，后者以周计，发作更频繁
      - 前庭阵发症
        - 短暂的旋转性眩晕，持续时间较短，有数分钟；可能伴随恶心、呕吐和眼球震颤
      - 创伤后眩晕和脑震荡综合征
        - 迷路震荡
          - 患者头部受创伤后，在颞骨无骨折的前提下，出现眩晕、听力下降、耳鸣等
        - 脑震荡
          - 属于轻型颅脑损伤，指头部受到轻微震荡后出现头晕，伴焦虑、注意力难以集中、头痛、畏光等症状
      - 慢性细菌性乳突炎
        - 可以产生眩晕，病理机制是细菌直接侵入内耳或胆质瘤侵蚀内耳；颞骨影像检查可诊断本病
      - 自身免疫性内耳疾病
        - 典型表现为发作性眩晕和听力波动下降，早期双耳均受累，可伴有全身其他免疫疾病，2/3患者热休克蛋白 70 抗体阳性
    - 中枢性眩晕
      - 后循环缺血
        - 后循环短暂性脑缺血发作
          - 眩晕往往突然出现，持续数分钟，通常伴有恶心、呕吐常由锁骨下动脉、椎动脉和基底动脉粥样硬化引起，病变部位通常在椎-基底动脉交界处。MR血管造影术（MRA）能够辅助诊断病变血管
        - 延髓背外侧或小脑梗死
          - 结合患者病史和症状及影像检查，诊断通常不难
      - 桥小脑角肿瘤
        - 可出现发作性眩晕或位置性眩晕，听力检查能够鉴定听力减退，增强 MRI 对本病检出率高
      - 多发性硬化
        - 首发症状可表现为急性短暂性眩晕，多伴有脑干体征(如核间性眼肌麻痹)或小脑体征
      - 肉芽肿性脑膜炎、软脑膜转移瘤、脑部血管炎
        - 可累及听神经，并发生眩晕；脑脊液检查能够辅助诊断
- 治疗
  - 耳石复位(首选)
    - 手法复位
    - 耳石复位仪辅助复位
      - 适用于手法复位操作困难的患者
  - 药物治疗(辅助)
    - 复位后有头晕、平衡障碍等症状时，可给予改善内耳微循环的药物
    - 因前庭抑制剂可抑制或减缓前庭代偿，故不推荐常规使用
  - 手术治疗
    - 对于诊断清楚、责任半规管明确，经过1年以上规范的耳石复位等综合治疗仍然无效且活动严重受限的难治性患者，可考虑行半规管阻塞等手术治疗
  - 前庭康复训练
    - 通过中枢适应和代偿机制提高患者前庭功能，减轻前庭损伤导致的后遗症
- 疗效评估
  - 评估指标
    - 主要评估指标：位置性眩晕（主观评估）
    - 次要评估指标：位置性眼震（客观评估）
    - 辅助评估指标：生活质量，最常用评估工具是头晕残障问卷
  - 评估时机
    - 即时评估：初始治疗完成后1天
      - 目的是评价耳石复位的疗效
    - 短期评估：初始治疗完成后1周
      - 目的是评价耳石复位及前庭康复训练和药物治疗的综合疗效
    - 长期评估：初始治疗完成后1个月
      - 评价综合治疗的疗效，同时验证初步诊断的正确性并进行必要的补充诊断或修订诊断
  - 疗效分级
    - 治愈：位置性眩晕消失
    - 改善：位置性眩晕和/或位置性眼震减轻，但未消失
    - 无效：位置性眩晕和/或位置性眼震未减轻，甚至加剧

推荐阅读

[1] 中华耳鼻咽喉头颈外科杂志编辑委员会，中华医学会耳鼻咽喉头颈外科学分会. 良性阵发性位置性眩晕诊断和治疗指南（2017）. 中国中西医结合学会眩晕病专业委员会第二次学术大会暨河南省中西医结合学会眩晕病专业委员会第三次学术大会暨眩晕高峰论坛论文汇编，2017：7.

[2] 姜树军，单希征. 常见引起眩晕、头晕疾病的内科治疗. 中国研究型医院，2021，08（06）：70-73.

[3] 孔维佳，周梁. 耳鼻咽喉头颈外科学.3 版. 人民卫生出版社，2015.

王妍编制

良性阵发性位置性眩晕（BPPV）临床思维导图

第十一节　外科系统常见慢性疾病

一、前列腺增生症

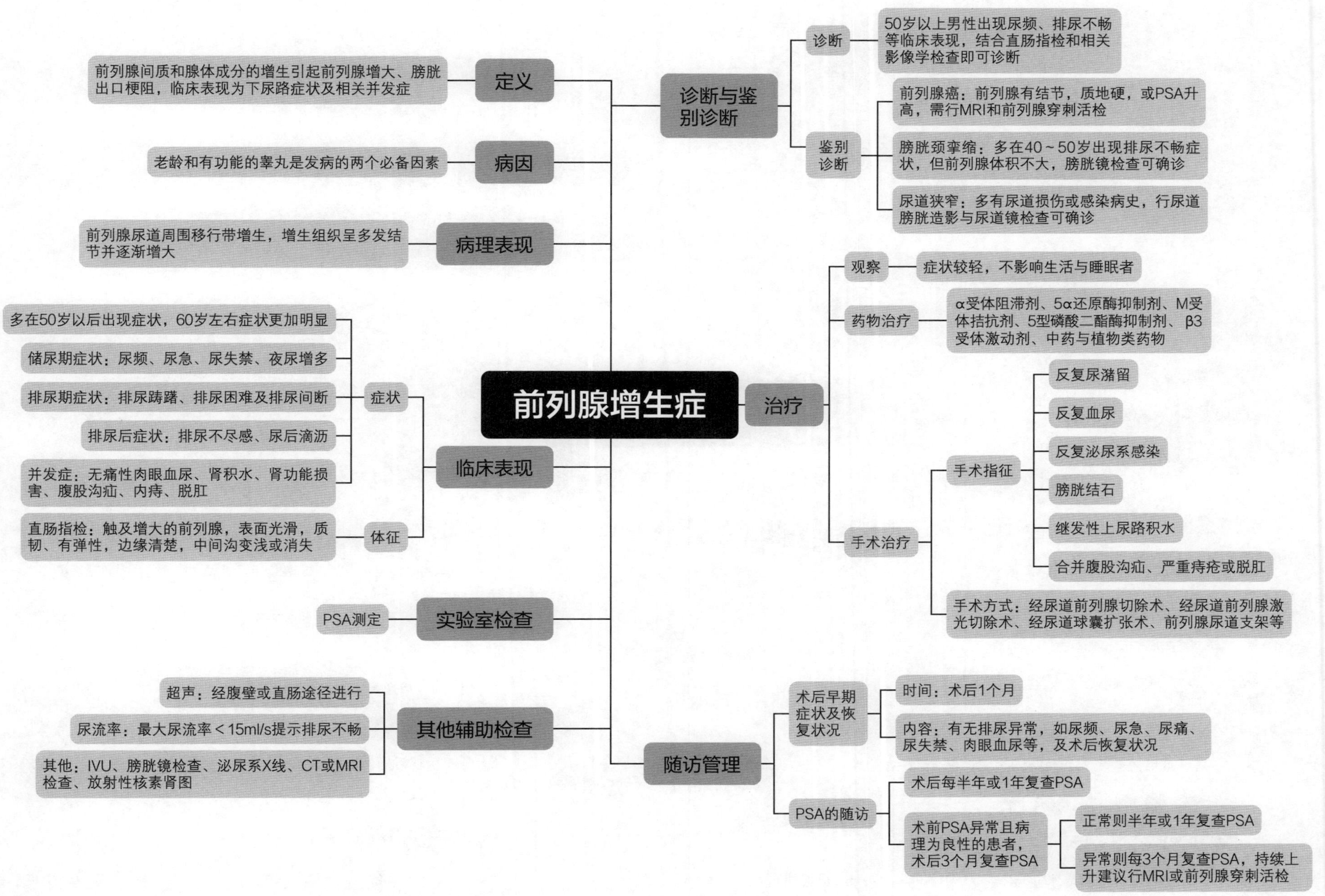

陈红编制

推荐阅读

[1] 陈孝平，张英泽，兰平. 外科学. 10版. 北京：人民卫生出版社，2024.

[2] 王忠，商学军，邓春华，等. 良性前列腺增生诊疗及健康管理指南. 中华男科学杂志，2022，28（04）：356-365.

前列腺增生症临床思维导图

二、结节性甲状腺肿

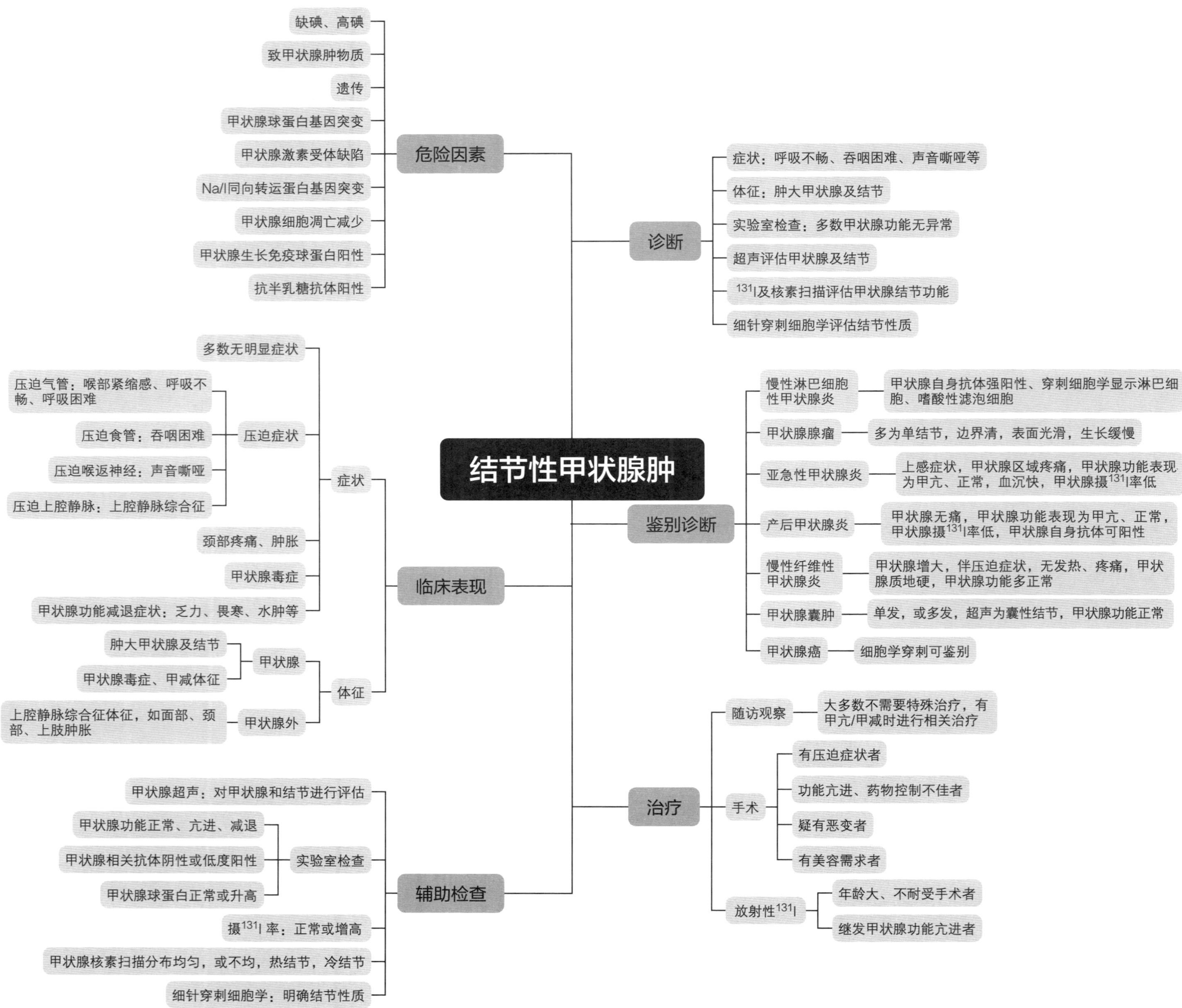

张林编制

推荐阅读

陈家伦，宁光. 临床内分泌学. 2 版. 上海：科学技术出版社，2022.

结节性甲状腺肿临床思维导图

三、肝囊肿

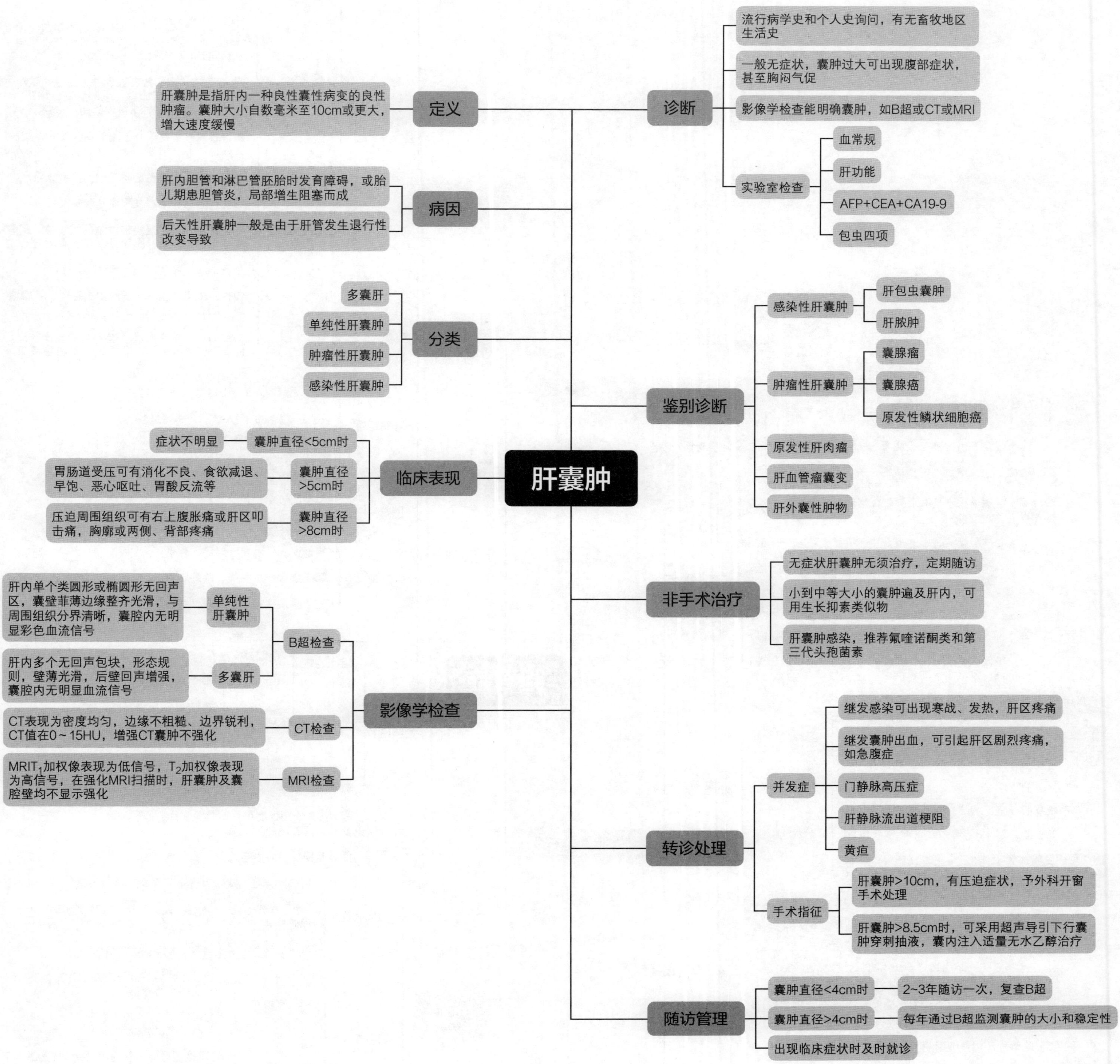

王永幸编制

肝囊肿临床思维导图

四、胆石症

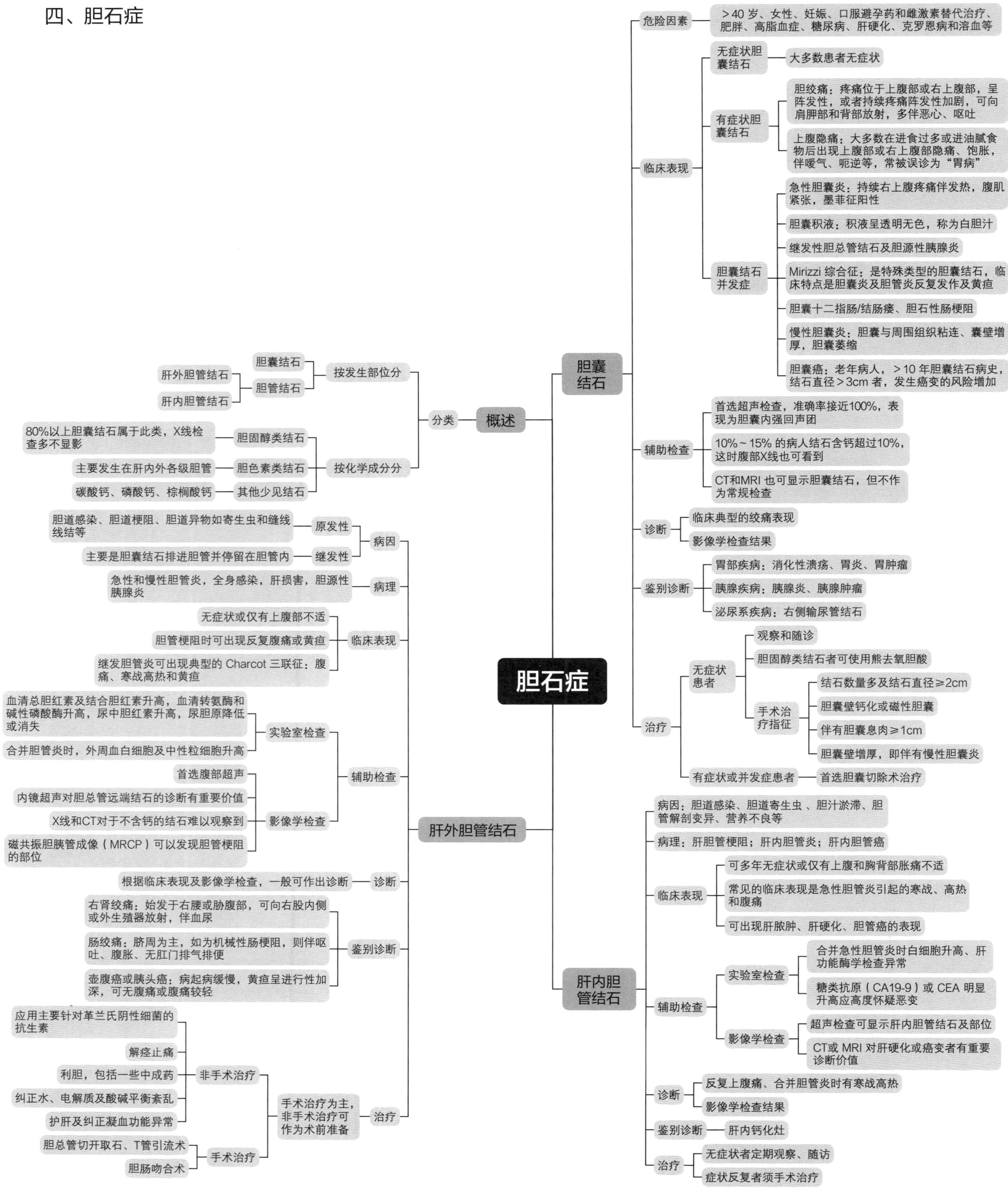

高伟良编制

推荐阅读

[1] 葛均波，王辰，王建安. 内科学. 10 版. 北京：人民卫生出版社，2024.
[2] 陈孝平，张英泽，兰平. 外科学. 10 版. 北京：人民卫生出版社，2024.
[3] 中华消化杂志编辑委员会，中华医学会消化病学分会肝胆疾病协作组. 中国慢性胆囊炎、胆囊结石内科诊疗共识意见（2018 年）. 临床肝胆病杂志，2019，35（6）：1231-1236.

胆石症临床思维导图

五、慢性胆囊炎

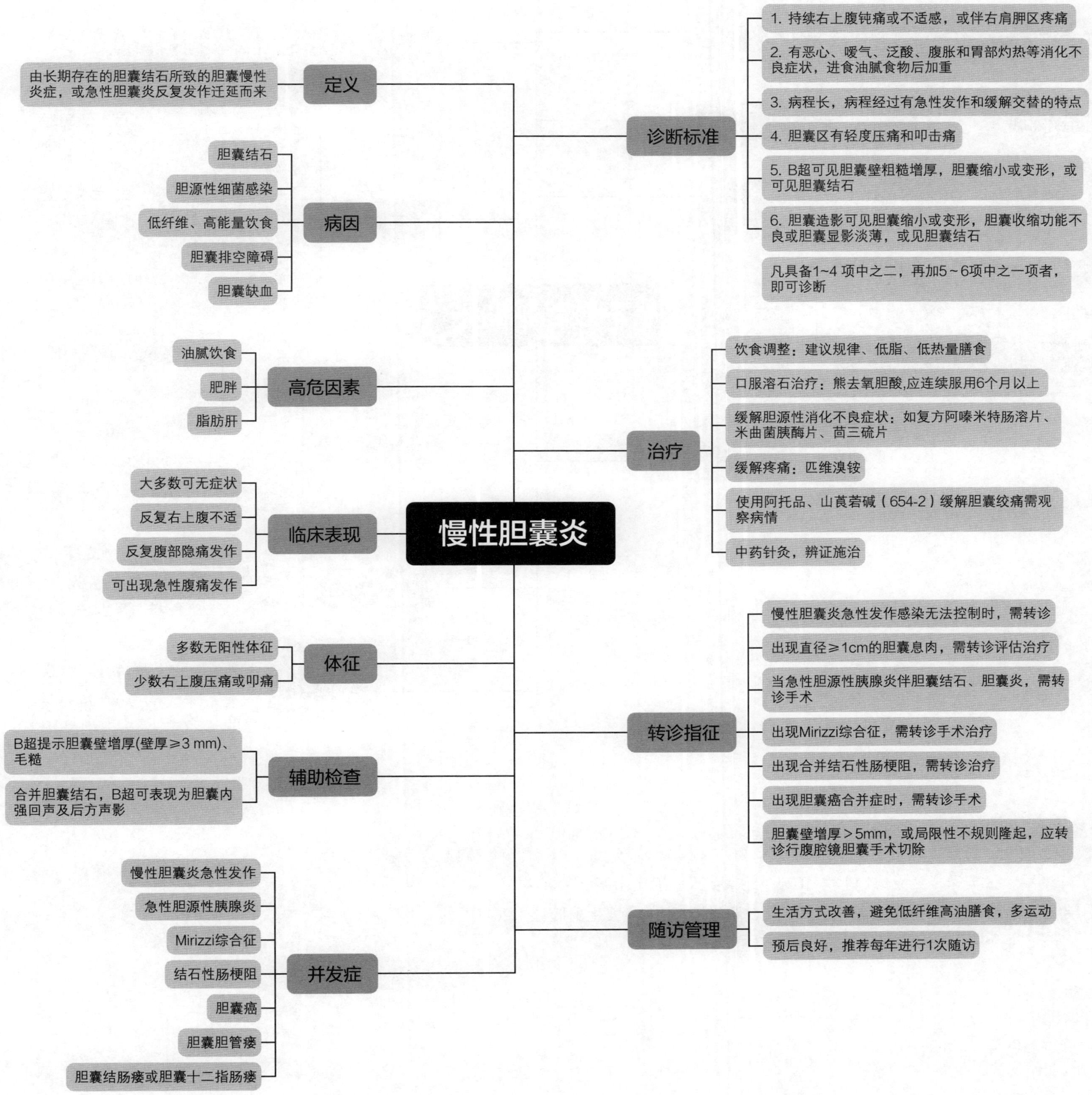

王永幸编制

慢性胆囊炎临床思维导图

六、下肢静脉曲张

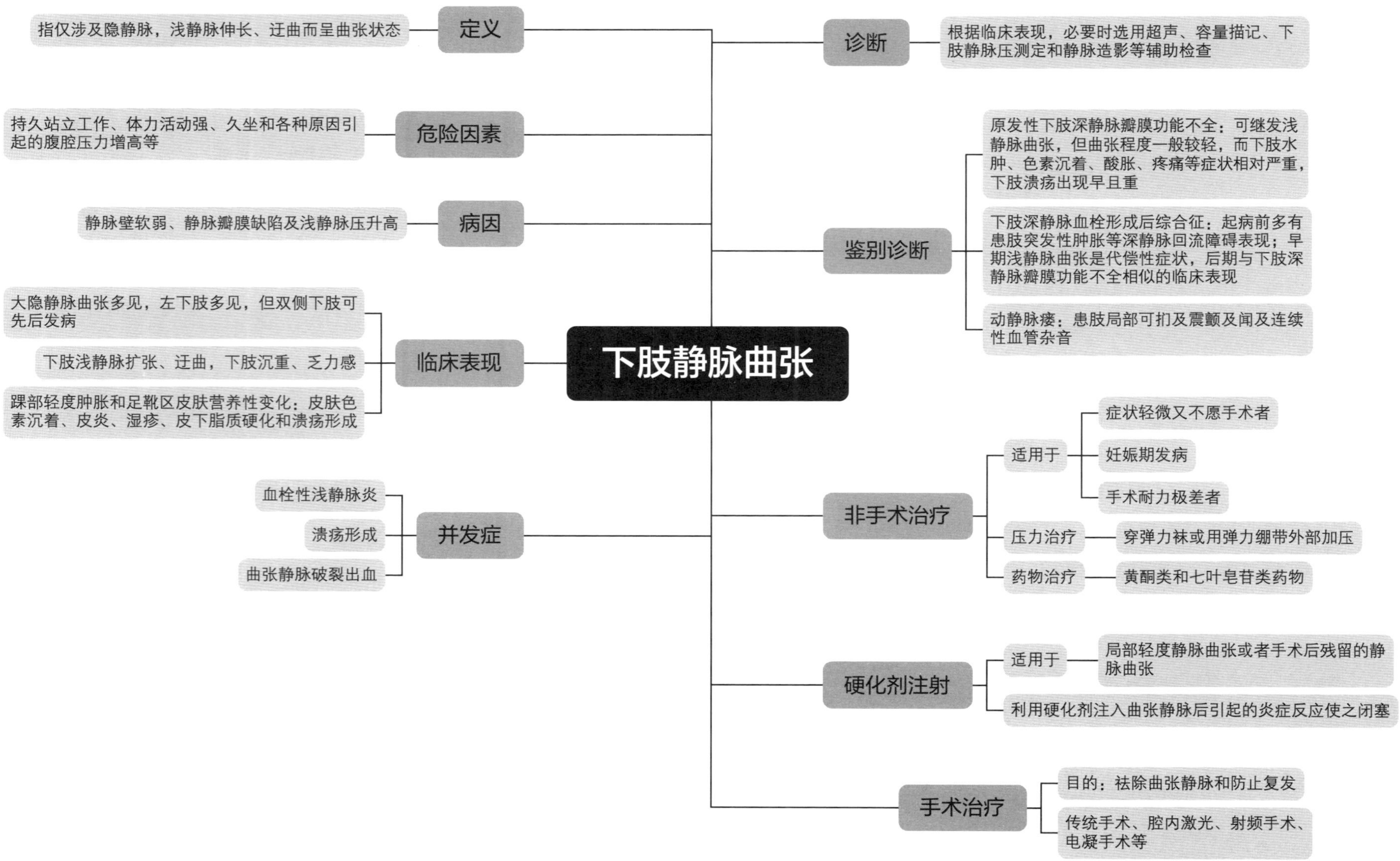

李永超编制

推荐阅读

[1] 陈孝平，张英泽，兰平. 外科学. 10 版. 北京：人民卫生出版社，2024.

[2] 赵玉沛，陈孝平，杨连粤，等. 外科学. 3 版. 北京：人民卫生出版社，2020.

下肢静脉曲张临床思维导图

第十二节　常见恶性肿瘤疾病

一、甲状腺癌

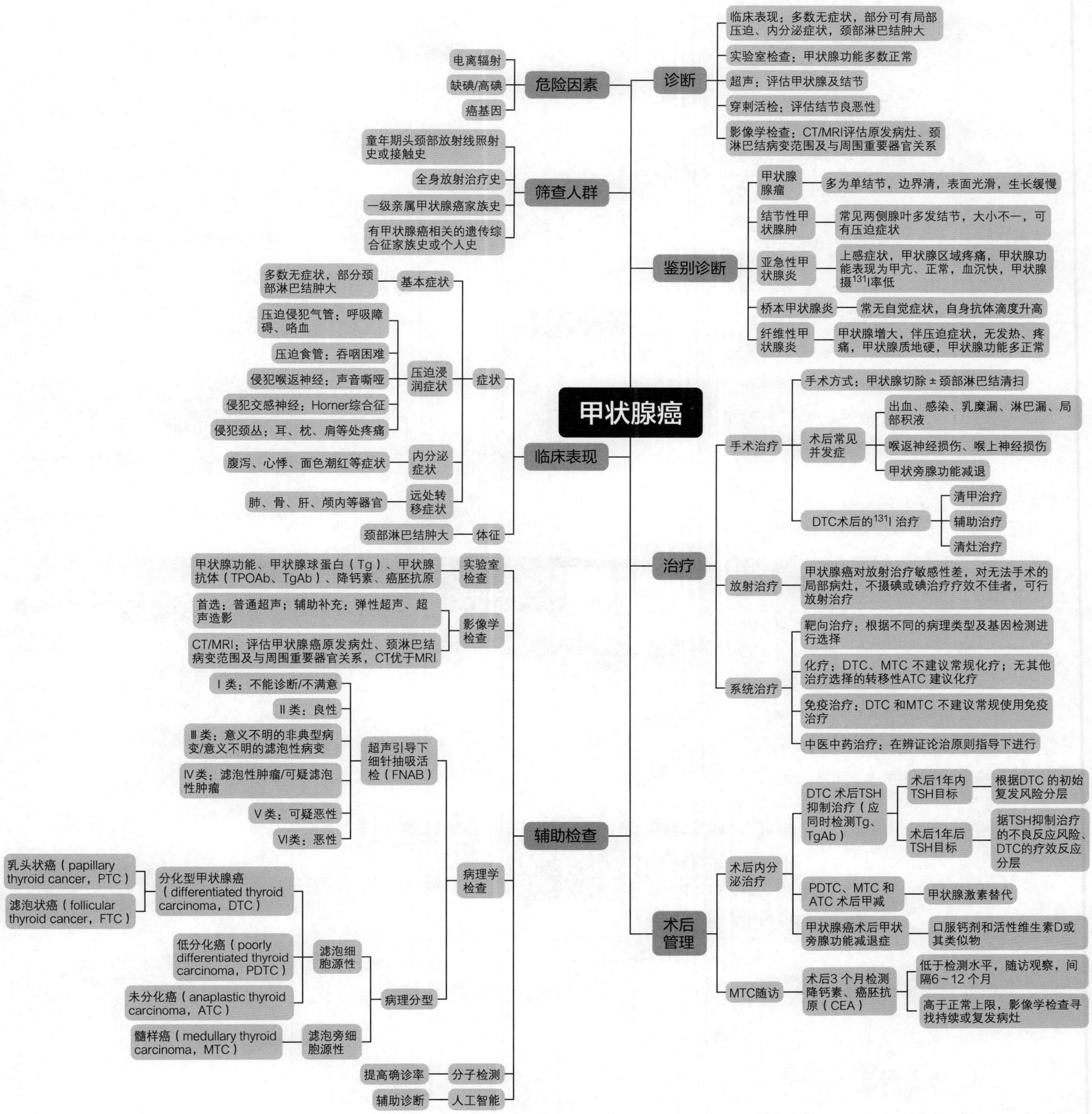

张林编制

推荐阅读

[1] 中华人民共和国国家卫生健康委员会医政医管局. 甲状腺癌诊疗指南（2022 年版）. 中国实用外科杂志，2022，42（12）：1343-1357，1363.

[2] 中国抗癌协会甲状腺癌专业委员会. 中国抗癌协会甲状腺癌整合诊治指南（2022 精简版）. 中国肿瘤临床，2023，50（7）：325-330.

[3] 中华医学会内分泌学分会，中华医学会外科学分会甲状腺及代谢外科学组，中国抗癌协会头颈肿瘤专业委员会，等. 甲状腺结节和分化型甲状腺癌诊治指南（第二版）. 中华内分泌代谢杂志，2023，39（3）：181-226.

甲状腺癌临床思维导图

二、乳腺癌

- **乳腺癌**
  - 危险因素
    - 遗传因素
      - 一级亲属中有乳腺癌或卵巢癌史
      - 二级亲属50岁前，患乳腺癌（或卵巢癌）2人及以上
      - 至少1位一级亲属携带（或自身携带）已知*BRCA1/2*致病遗传突变
    - 生活方式
      - 肥胖
      - 营养过剩、脂肪饮食的生活方式
      - 月经初潮早、绝经晚、不孕、初产的年龄晚
    - 疾病因素
      - 既往乳腺导管或小叶不典型增生或小叶原位癌
      - 30岁前接受胸部放疗
  - 筛查建议
    - 一般风险人群
      - 40～70岁，每1～2年1次乳腺X线，对致密型乳腺推荐联合B超检查
      - 70岁以上，机会性筛查；每1～2年1次乳腺X线
    - 高风险人群
      - ＜40岁开展乳腺筛查
      - 每年1次乳腺X线
      - 每6～12个月1次乳腺超声
      - 每6～12个月1次乳腺查体
      - 必要时联合乳腺增强MRI
  - 临床表现
    - 早期表现
      - 不对称、质硬、分界不清、无痛的肿块
      - 累及Cooper韧带，引起“酒窝征”
      - 累及乳管，乳头回缩、凹陷，可有分泌物
      - 侵及皮下淋巴管，皮肤“橘皮样”改变
    - 晚期表现
      - 癌侵及皮肤，彼此融合
      - 侵及胸肌筋膜、胸肌，肿瘤固定、不易推动
      - 皮肤溃疡、出血、流脓、恶臭
    - 淋巴结转移
      - 同侧腋窝质硬、无痛而大的淋巴结
    - 特殊临床表现的乳腺癌
      - 乳头湿疹样乳腺癌：瘙痒、乳晕湿疹样粗糙、糜烂改变
      - 炎性乳腺癌：皮肤可呈炎症样表现（红、肿、热、痛）
  - 红旗征及转诊指征
    - 绝经后，乳腺出现无痛硬结
    - 乳头溢液（血性、脓性）
    - 橘皮样变、酒窝征
    - 3类以上乳腺结节，需进一步明确病理
  - 检验检查
    - 影像学检查
      - 乳腺超声
        - BI-RADS分类 3类，几乎可确定良性，恶性可能0～2%：6个月随访，后12个月至2年随访。随访2～3年稳定则改为2类
        - BI-RADS分类4类，需要介入诊断，恶性可能2%～95%：4类以上建议活检
        - BI-RADS分类 5类，高度怀疑恶性，恶性可能≥95%
      - 乳腺X线
        - BI-RADS分类 3类，几乎可确定良性，恶性可能0～2%：3～6个月随访，建议结合乳腺X线或MRI
        - I-RADS分类 4类，需要介入诊断，恶性可能2%～95%：4类以上建议活检
        - BI-RADS分类 5类，高度怀疑恶性，恶性可能≥95%
      - 乳腺MRI
      - 乳腺导管内镜
    - 活组织病理检查
      - 空心针穿刺活检术
      - 真空辅助旋切活检系统
      - 钢丝定位手术活检
      - 乳头溢液涂片细胞学
  - 诊断及鉴别诊断
    - 诊断
      - 根据病史、查体、乳腺超声、钼靶、MRI等重要依据，最终需要病理明确诊断
    - 鉴别诊断
      - 纤维腺瘤
        - 青年妇女
        - 类圆形，界清，活动度大
        - 生长缓慢
      - 乳腺囊性增生病
        - 胀痛明显
        - 大小随月经周期变化
        - 边缘分界不清
      - 浆细胞性乳腺炎
        - 乳腺肿块，界不清
        - 抗生素治疗有效
        - 60%为急性，40%为慢性
        - 无菌性炎症
        - 可“橘皮样”变、乳头内陷、皮肤粘连
  - 治疗
    - 手术治疗：保留乳房的乳腺癌切除术、乳腺癌改良根治术、乳腺癌根治术、全乳房切除术、前哨淋巴结活检术及腋淋巴结清扫术。手术的方式应结合患者意愿，根据病理分型、疾病分期及辅助治疗的条件而定
    - 化学治疗：术前新辅助治疗缩小瘤体；晚期改善预后；目前常用的药物有紫杉类（紫杉醇、多西他赛）；蒽环类（表柔比星）等
    - 内分泌治疗：乳腺癌细胞中雌激素受体（ER）含量高者应采用内分泌治疗
    - 放射治疗：放射治疗是乳腺癌局部治疗手段，其是保留乳房乳腺癌治疗的重要组成部分
    - 靶向治疗：曲妥珠对HER-2过表达的乳腺癌患者有良好的效果，可以降低乳腺癌患者术后复发转移风险
  - 随访管理
    - 随访时间
      - 术后2年内，每3个月随访1次
      - 术后3至5年，每6个月随访1次
      - 术后5年以上，每年随访1次
      - 如有异常情况，及时就诊
    - 随访内容
      - 患侧肢体功能障碍
        - 淋巴水肿
        - 上肢肌群运动功能
      - 心脑血管疾病：心肌病、高血压、高脂血症、心律失常、心肌梗死、脑血管疾病的预防管理
      - 生活方式：体重、营养、运动、睡眠、不良嗜好
      - 性生活健康：夫妻关系
      - 管理方案：规律服用内分泌治疗药物、避孕、辅助生殖等
      - 心理功能康复
      - 社会功能康复

国丽茹编制

推荐阅读

［1］陈孝平，张英泽，兰平. 外科学. 10版. 北京：人民卫生出版社，2024.

［2］中国抗癌协会乳腺癌专业委员会，中华医学会肿瘤学分会乳腺肿瘤学组. 中国抗癌协会乳腺癌诊治指南与规范（2024年版）. 中国癌症杂志，2023，33（12）：1092-1187. DOI：10.19401/j.cnki.1007-3639.2023.12.004.

乳腺癌临床思维导图

三、肺癌

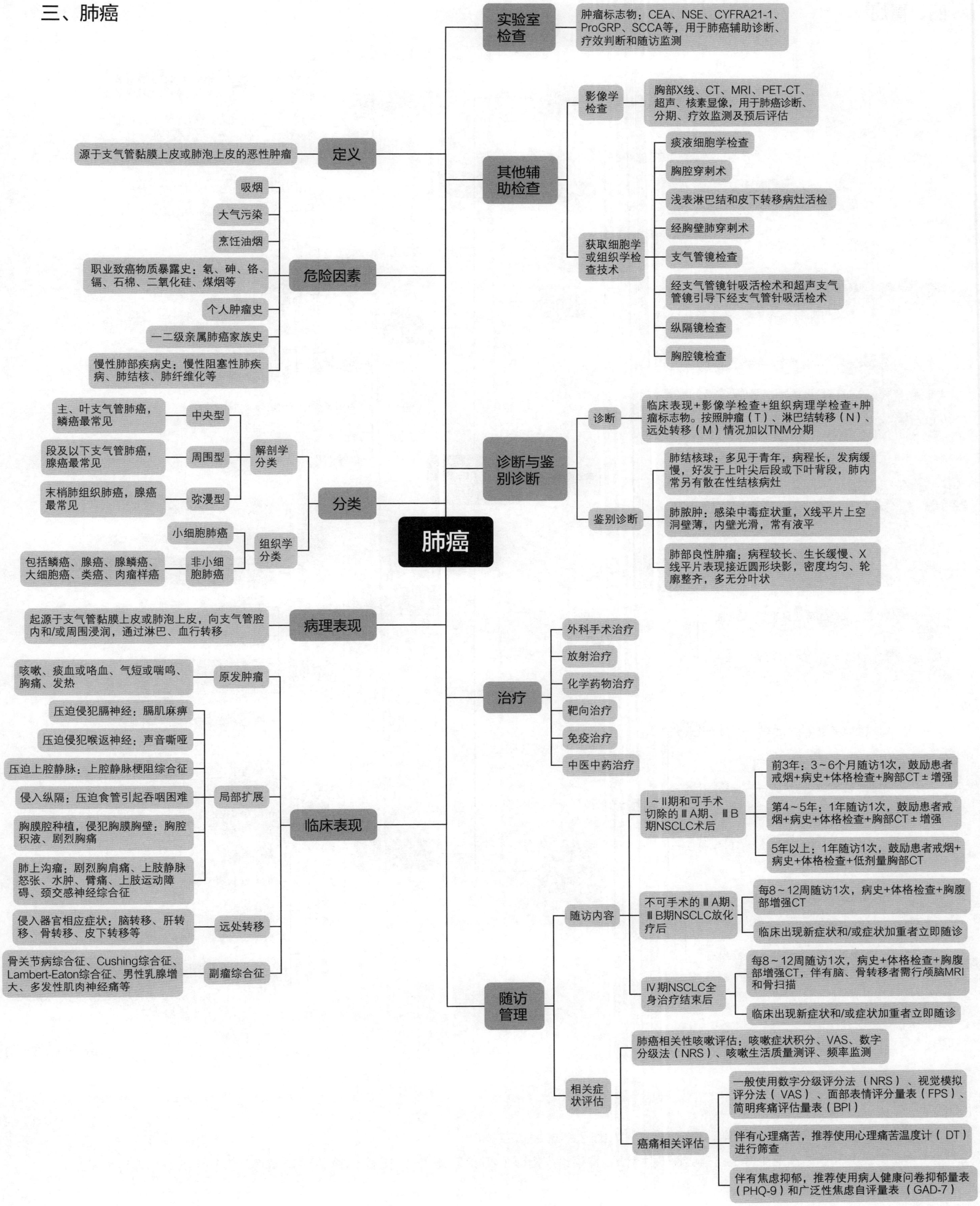

陈红编制

推荐阅读

［1］陈孝平，张英泽，兰平. 外科学.10版. 北京：人民卫生出版社，2024.

［2］中华医学会肿瘤学分会，中华医学会杂志社. 中华医学会肺癌临床诊疗指南（2023版）. 中华医学杂志，2023，103（27）：2037-2074.

［3］葛均波，王辰，王建安. 内科学.10版. 北京：人民卫生出版社，2024.

［4］中国抗癌协会，癌症康复与姑息治疗专业委员会. 肺癌相关性咳嗽诊疗中国专家共识. 中华医学杂志，2021，101（35）：2751-2759.

［5］中国医师协会，疼痛科医师分会，中华医学会疼痛学分会，等. 癌症相关性疼痛评估中国专家共识（2023版）. 中国疼痛医学杂志，2023，29（12）：881-886.

肺癌临床思维导图

四、胃癌

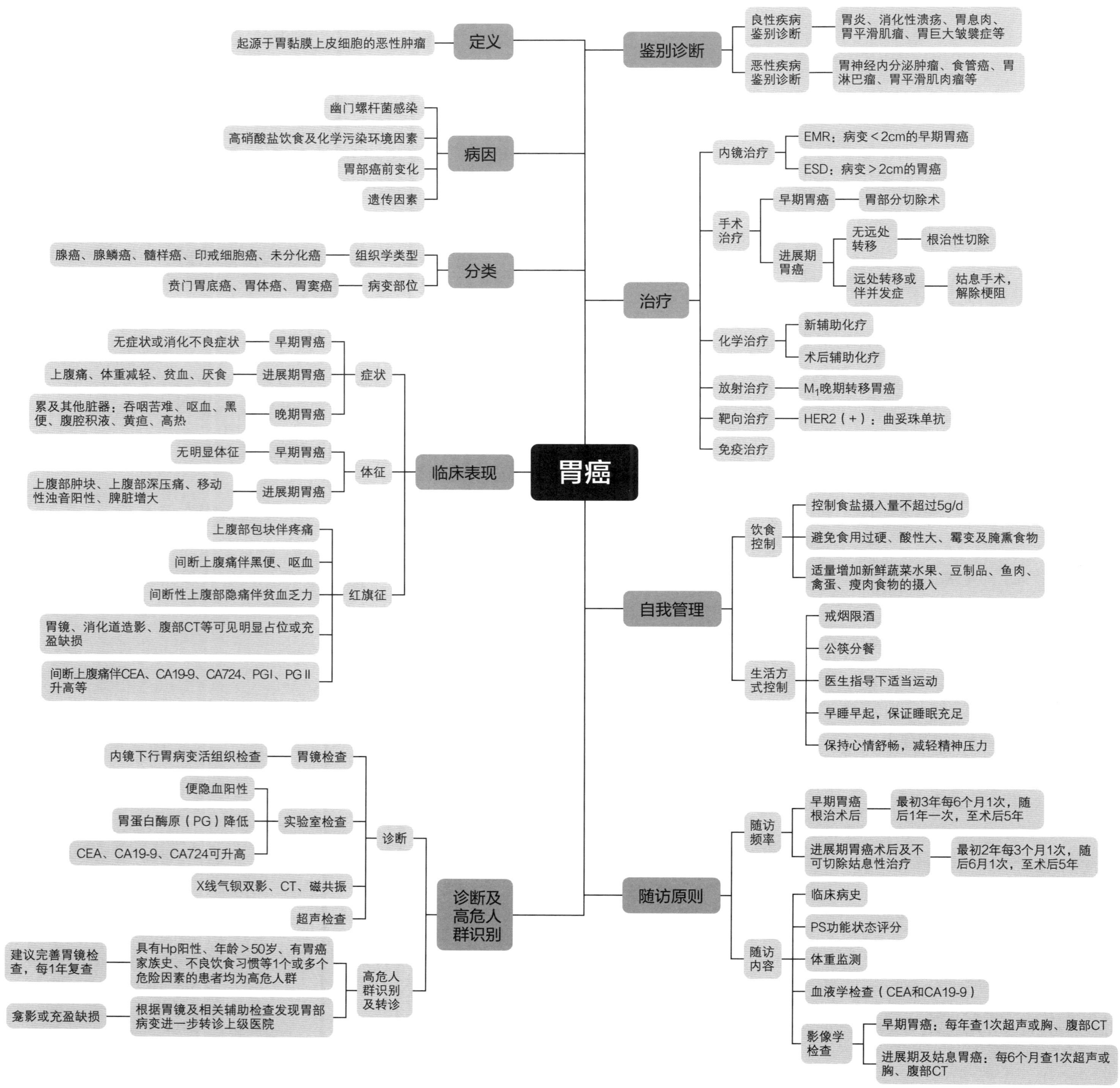

国丽茹编制

推荐阅读

[1] 葛均波，王辰，王建安. 内科学. 10 版. 北京：人民卫生出版社，2024.
[2] 中华人民共和国国家卫生健康委员会医政医管局. 胃癌诊疗指南（2022 年版）. 中华消化外科杂志，2022，21（9）：1137-1164.

胃癌临床思维导图

五、结直肠癌

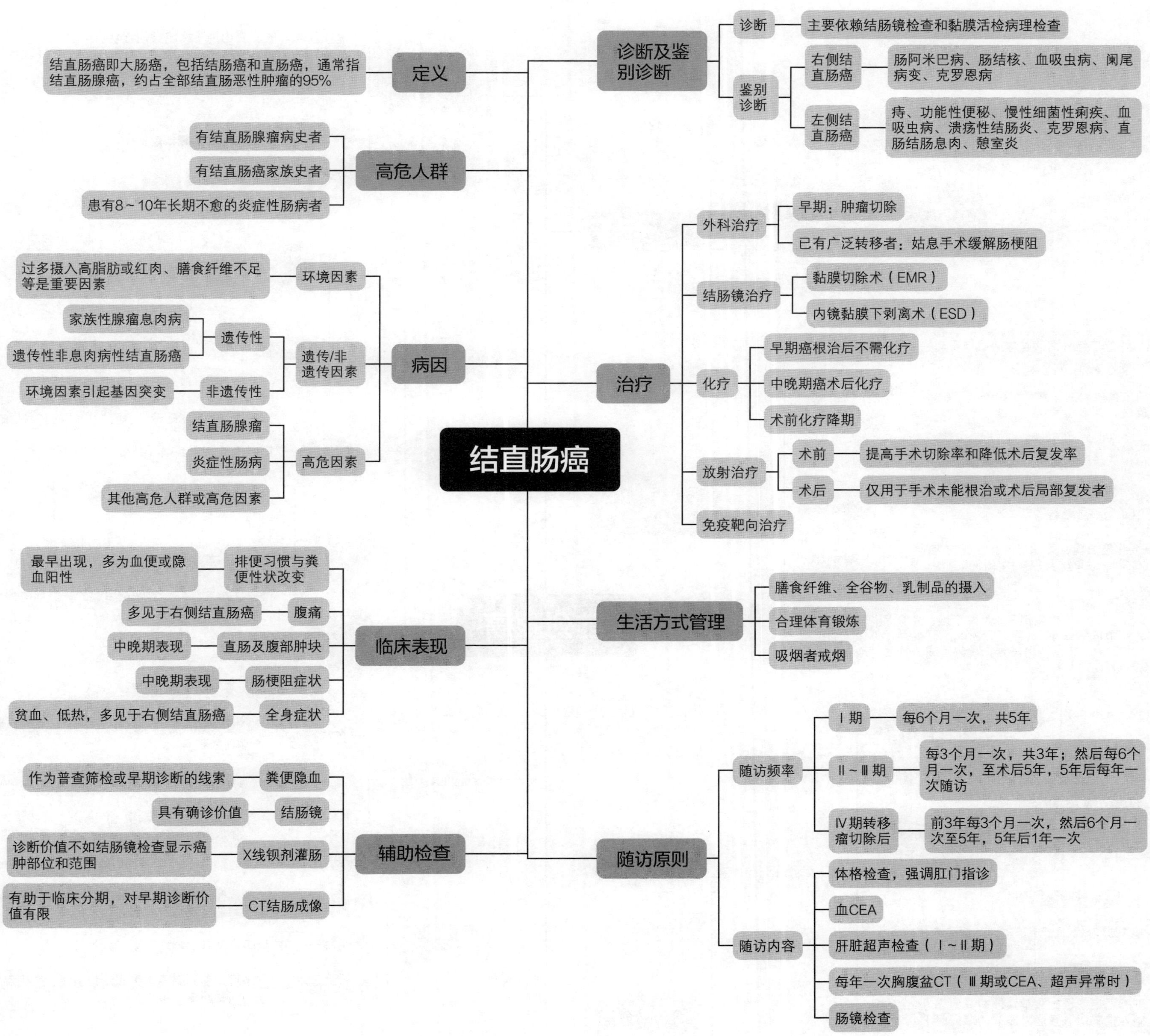

国丽茹编制

推荐阅读

葛均波，王辰，王建安. 内科学. 10版. 北京：人民卫生出版社，2024.

结直肠癌临床思维导图

六、前列腺癌

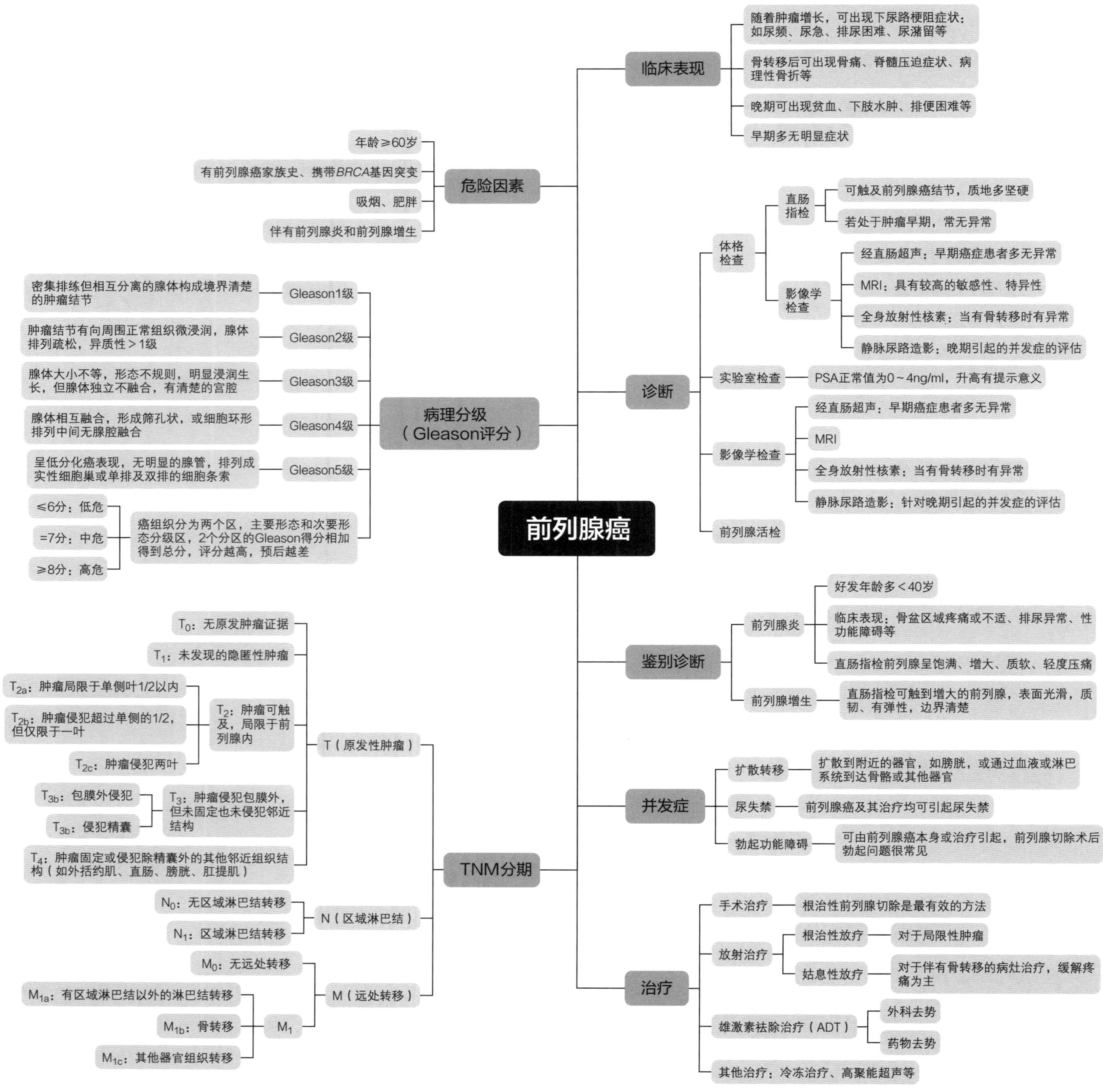

赵琦　马力编制

推荐阅读

[1] 王海燕，赵明辉．肾脏病学．4 版．北京：人民卫生出版社，2020.

[2] 陈孝平，张英泽，兰平．外科学．10 版．北京：人民卫生出版社，2024.

前列腺癌临床思维导图

第十三节　多 病 共 患

一、心脏代谢性疾病多病共患

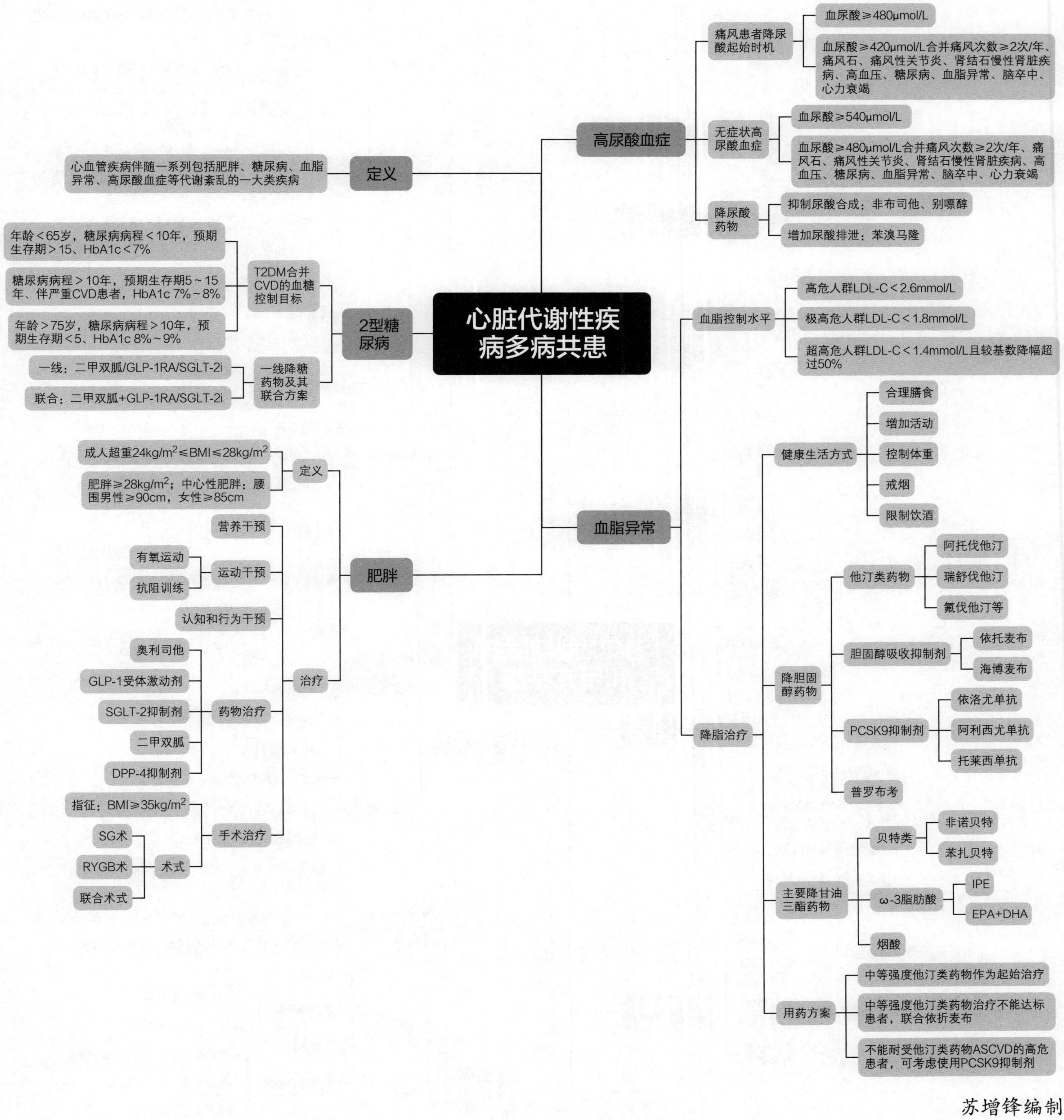

苏增锋编制

推荐阅读

[1] 袁祖贻，陈绍良. 心脏病学实践. 北京：人民卫生出版社，2021.

[2] 王增武，郭远林. 中国血脂管理指南（基层版 2024 年）. 中国循环杂志，2024，39（04）：313-321.

[3] 中国营养学会肥胖防控分会，中国居民肥胖防治专家共识. 西安交通大学学报（医学版），2022，43（04）：619-631.

二、老年 2 型糖尿病和甲亢共患

- **老年2型糖尿病和甲亢共患**
  - 共同影响因素
    - 年龄
    - 环境
    - 饮食
    - 情绪
    - 病毒感染
  - 共同发病机制
    - 遗传
      - 遗传缺陷
      - 易感性
    - 免疫学基础
  - 临床特点
    - 严重消瘦
    - 多食
    - 多饮
    - 多汗
    - 大便多
    - 震颤
    - 心动过速
  - 诊断
    - 高代谢症状和体征
    - 甲状腺肿大（有或无）
    - 血清甲状腺激素水平增高，促甲状腺素减低
    - 血糖升高
      - 随机血糖≥11.1mmol/L
      - 或空腹血糖≥7.0mmol/L
      - 或葡萄糖负荷后2小时血糖≥11.1mmol/L
      - 或糖化血红蛋白≥6.5%
      - 无典型症状者，需另一次血糖结果
  - 鉴别诊断
    - 糖尿病自主神经病变——和糖尿病合并甲亢表现出汗多、大便多、手震颤鉴别
    - 糖尿病伴发肿瘤——和糖尿病合并甲亢表现进行性消瘦鉴别
    - 严重心血管病变——和糖尿病合并甲亢表现心动过速，尤其是快速型心房颤动鉴别
  - 治疗
    - 基础治疗
      - 饮食
        - 适当放宽饮食，增加蛋白质和各种维生素摄入
        - 适当增加总热量（增加10%~20%）
        - 忌碘
        - 进食顺序：先蔬菜、再蛋白质，延后进食碳水化合物
        - 戒烟限酒
      - 运动
        - 运动前，需要进行运动风险评价和运动能力评估，个体化运动
        - 甲亢控制后，首选中等强度有氧运动：如快走、骑自行车
        - 有氧运动、抗阻运动、平衡练习合理有效结合
        - 最佳运动时段餐后1小时，持续20分钟左右，每周运动至少5天
        - 甲亢未控制，运动量较单纯糖尿病适当减少
        - 适度监测运动前、后和运动中的血糖，预防低血糖
    - 药物治疗
      - 甲巯咪唑（优选）
      - 丙硫氧嘧啶
      - 二肽基肽酶Ⅳ抑制剂（优选）
      - 二甲双胍
        - 严重消瘦不推荐
        - 严重消化道症状不推荐
      - α-葡萄糖苷酶抑制剂——严重消化道症状不推荐
      - 噻唑烷二酮类——弥漫性毒性甲状腺肿突眼和水肿不推荐
      - 钠-葡萄糖共转运蛋白2抑制剂——严重消瘦不推荐
      - 胰高糖素样肽-1受体激动剂
        - 严重消瘦不推荐
        - 严重消化道症状不推荐
      - 胰岛素促泌剂——老年患者易致低血糖，慎用
      - 胰岛素
        - 去强化，预防低血糖
        - 个体化，严重消化道症状，消化吸收功能差，用量宜减少
    - 放射碘治疗甲亢
  - 随访管理
    - 常规全身检查：每年至少1次
    - 定向检查
      - 糖化血红蛋白：每3个月1次
      - 血压：每周1次
      - 血脂：每3~6个月1次
      - 肾功能检查：每年1~2次
      - 眼底基础：每年1次
      - 甲亢治愈，停药后每3个月检查1次甲状腺功能，1年后改为每6个月1次，以后每年测1次
  - 转诊指征
    - 长期规范治疗，病情未控制
      - 血糖、糖化血红蛋白、甲状腺激素等指标持续不达标
      - 突眼和/或甲状腺肿大，治疗过程突发或进行性加重
    - 出现严重的急性并发症
      - 低血糖昏迷
      - 高血糖危象
        - 糖尿病酮症酸中毒
        - 高渗性高血糖状态
      - 甲亢危象
      - 甲亢性心脏病
        - 严重心律失常：如快速型房颤
        - 心力衰竭
        - 心绞痛或心肌梗死
    - 疑似新出现靶器官并发症，诊断不明确
      - 心
      - 脑
      - 肾
      - 眼睛
    - 疑似出现与药物相关且难以处理的不良反应
      - 粒细胞缺乏症
      - 药物性肝衰竭
      - 剥脱性皮炎
      - 抗中性粒细胞胞浆抗体阳性血管炎

推荐阅读

[1] 国家老年医学中心，中华医学会老年医学分会，中国老年保健协会糖尿病专业委员会. 中国老年糖尿病诊疗指南（2024 版）. 中华糖尿病杂志，2024，16：147-189.

[2] 葛均波，王辰，王建安. 内科学. 10 版. 北京：人民卫生出版社，2024.

鲍哲编制

老年 2 型糖尿病和甲亢共患临床思维导图

三、“三高”共管

“三高”共管

- “三高”定义
  - 高血压、2型糖尿病和血脂异常，同时存在于同一个体中，是心血管疾病发病和死亡的3项主要危险因素
- “三高”共管目标
  - 降低发生心、脑、肾及血管并发症和死亡的总风险
- 筛查
  - 血压（成人全科门诊首次就诊患者一律测量）
  - 血糖
    - 空腹血糖（FPG）
    - 口服葡萄糖耐量试验（OGTT）
    - 糖化血红蛋白（HbA1c）
  - 血脂
    - 血清总胆固醇（TC）
    - 低密度脂蛋白胆固醇（LDL-C）：首要干预靶点
    - 高密度脂蛋白胆固醇（HDL-C）
    - 甘油三酯（TG）
    - 非高密度脂蛋白胆固醇（非HDL-C）：次要干预靶点
  - 其他动脉粥样硬化性心血管疾病（ASCVD）危险因素
    - 年龄、性别、种族
    - 吸烟
    - 超重和肥胖
    - 心血管疾病家族史
    - 慢性肾脏病（CKD）及蛋白尿
- 诊断（按单病种标准）
  - 2型糖尿病（T2DM）诊断
    - 典型糖尿病“三多一少”症状，加任一项
      - 随机血糖≥11.1mmol/L
      - FPG≥7.0mmol/L
      - OGTT 2小时血糖≥≥11.1mmol/L
      - HbA1c≥6.5%
    - 无糖尿病典型症状者，需另一次结果进行确认
  - 高血压病诊断
    - 诊室血压≥140/90mmHg（非同日3次测量）
    - 家庭血压平均值≥135/85mmHg（每日早、晚测量，连续测量5~7天）
  - 血脂异常诊断（符合至少1条）
    - 总胆固醇≥5.2mmol/L
    - LDL-C≥3.4mmol/L
    - HDL-C<1.0mmol/L
    - 非HDL-C≥4.1mmol/L
    - TG≥1.7mmol/L
- 治疗
  - 生活方式干预
    - 推荐中国心脏健康饮食
    - 每日食盐不超过5g
    - 每周至少150分钟中等强度运动，减少久坐等静态生活方式
    - 控制体重（体重指数<24kg/m^2，男性腹围<90cm、女性<85cm）
    - 不吸烟、戒烟、避免被动吸烟
    - 不饮酒或限制饮酒（男性每日不超过25g，女性不超过15g）
    - 减轻精神压力，保持心理平衡
    - 健康睡眠，每天7~8小时
  - “三高”药物治疗
    - 血管紧张素转换酶抑制剂（ACEI）、血管紧张素Ⅱ受体拮抗剂（ARB）、钙通道阻滞剂、利尿剂、β受体阻滞剂、血管紧张素受体脑啡肽酶抑制剂均可作为一线降压药物，根据患者的血压水平和心血管风险水平确定初始单药或联合治疗
    - 血压≥160/100mmHg、高于目标血压20/10mmHg的高危患者，或单药治疗未达标的高血压患者，宜联合降压治疗
    - 高血压伴持续性心率增快的患者（静息心率>80次/min），首选$β_1$受体阻滞剂
    - 高血压合并T2DM，降压首选ACEI或ARB
    - 二甲双胍（MF）是多数T2DM患者一线用药和药物联合中的基本用药
    - T2DM伴超重或肥胖的患者，优先考虑胰高糖素样肽-1受体激动剂（GLP-1 RA）、钠-葡萄糖共转运蛋白2抑制剂（SGLT2i）、MF
    - T2DM伴ASCVD、心血管病高危、HF和/或CKD患者，首选GLP-1 RA和/或SGLT2i
    - T2DM合并CKD的患者，SGLT2i和/或GLP-1RA。加中等强度他汀或联合其他降脂药物治疗；合并高血压和蛋白尿的患者，使用一种ACEI或ARB，并将剂量上调至能耐受的最大剂量
    - 经足量口服降糖药物联合治疗后HbA1c不能达标的患者，口服药和注射降糖药（GLP-1RA或胰岛素）联合治疗
    - 有典型“三多一少”症状、HbA1c>10%或随机血糖>16.7mmol/L的患者，尽早启动胰岛素治疗
    - 降脂治疗根据个体的ASCVD风险分层决定LDL-C的目标值，他汀类药物是首选的降脂药物，起始应用中等强度他汀
    - 若LDL-C不能达标，建议他汀基础上联用胆固醇吸收抑制剂；如LDL-C仍不达标，应加用前蛋白转化酶枯草杆菌蛋白酶/kexin9型（PCSK9）抑制剂
    - 血清TG≥1.7mmol/L，首先应用非药物干预措施；TG≥2.3mmol/L，在他汀治疗基础上加用贝特类或高纯度omega-3脂肪酸；TG≥5.7mmol/L的严重高TG血症患者，首先考虑使用主要降低TG的药物
  - 其他综合治疗
- 心血管疾病风险评估
  - 低危[危险因素包括吸烟、低HDL-C、年龄≥45/55岁（男性/女性）]
    - 评估10年ASCVD发病风险[以血清胆固醇水平分层（mmol/L）]
      - 3.1≤TC<4.1或1.8≤LDL-C<2.6，无高血压+0~3个危险因素或高血压+0~1个危险因素
      - 4.1≤TC<5.2或2.6≤LDL-C<3.4，无高血压+0~2个危险因素或有高血压无危险因素
      - 5.2≤TC<7.2或3.4≤LDL-C<4.9，无高血压无危险因素或有高血压无危险因素
  - 中危
    - 评估10年ASCVD发病风险[以血清胆固醇水平分层（mmol/L）]
      - 3.1≤TC<4.1或1.8≤LDL-C<2.6，高血压+2个危险因素
      - 4.1≤TC<5.2或2.6≤LDL-C<3.4，无高血压+3个危险因素或高血压+1个危险因素
      - 5.2≤TC<7.2或3.4≤LDL-C<4.9，无高血压+2~3个危险因素或高血压+1个危险因素
  - 高危
    - 直接列入高危
      - 年龄≥40岁的糖尿病患者
      - LDL-C≥4.9mmol/L或TC≥7.2mmol/L
      - CKD 3/4期
    - 评估10年ASCVD发病风险[以血清胆固醇水平分层（mmol/L）]
      - 3.1≤TC<4.1或1.8≤LDL-C<2.6，高血压+3个危险因素
      - 4.1≤TC<5.2或2.6≤LDL-C<3.4，高血压+2~3个危险因素
      - 5.2≤TC<7.2或3.4≤LDL-C<4.9，高血压+2~3个危险因素
    - 评估10年心血管病发病风险
      - 正常高值血压+3个危险因素
      - 高血压1级+2个危险因素
      - 高血压2级及以上+1个危险因素
    - 10年风险为中危且年龄<55岁者评估余生风险（任意2项及以上）
      - 收缩压≥160mmHg或舒张压≥100mmHg
      - 非HDL-C≥5.2mmol/L
      - HDL-C<1.0mmol/L
      - 体重指数>28kg/m^2
      - 吸烟
  - 极高危
    - 已确诊的ASCVD，需要进行二级预防
  - 超高危
    - 发生过≥2次严重ASCVD事件
    - 发生过1次严重ASCVD事件且合并≥2个高危因素
- 控制目标（个体化）
  - 血压控制目标（mmHg）
    - 一般高血压患者：<140/90，能耐受可进一步降至<130/80
    - 合并糖尿病、心力衰竭（HF）或有蛋白尿的CKD患者：<130/80
    - 年龄≥80岁、预期寿命短：<150/90
  - 血糖控制目标（mmol/L）
    - FPG 4.4~7.0
    - 非空腹血糖<10
    - HbA1c<7.0%
  - 血脂控制目标（mmol/L，按ASCVD危险分层）
    - 低危：LDL-C<3.4、非HDL-C<4.1、TG<1.7
    - 中危/高危：LDL-C<2.6、非HDL-C<3.4、TG<1.7
    - 极高危：LDL-C<1.8，且较基线水平降低幅度>50%、非HDL-C<2.6、TG<1.7
    - 超高危：LDL-C<1.4，且较基线水平降低幅度>50%、非HDL-C<2.2、TG<1.7
- 转诊指征
  - “三高”的诊断分型有困难
  - 经长期规范治疗，“三高”指标持续不达标
  - 妊娠和哺乳期患者
  - 出现严重的急性并发症
  - 疑似新出现的心、脑、肾、眼等并发症，诊断不明确
  - 疑似出现与药物相关且难以处理的不良反应
  - 合并出现在基层医疗机构不能处理的临床情况

“三高”共管临床思维导图

鲍哲编制

推荐阅读

“三高”共管规范化诊疗中国专家共识（2023版）专家组．“三高”共管规范化诊疗中国专家共识（2023版）．中华心血管病杂志（网络版），2023，6：e1000144（2023-07-24）．

第三章 常见急危重症临床思维导图

在全科医疗中，急危重症的快速识别与处理是全科医生的核心能力。本章内容涵盖意识障碍、抽搐等常见急诊症状，急性呼吸衰竭、急性冠脉综合征等紧急疾病，以及严重过敏反应、急性中毒等急性损伤情况。掌握这些技巧，不仅能提升全科医生的应急处理能力，确保患者及时获救，还能增强患者对全科医生的信任。本章是全科医生临床实践的重要学习资料，也是继续教育和培训的重要课程。希望全科医生们认真学习，为患者的健康保驾护航。

第一节 常见急诊症状

一、意识障碍

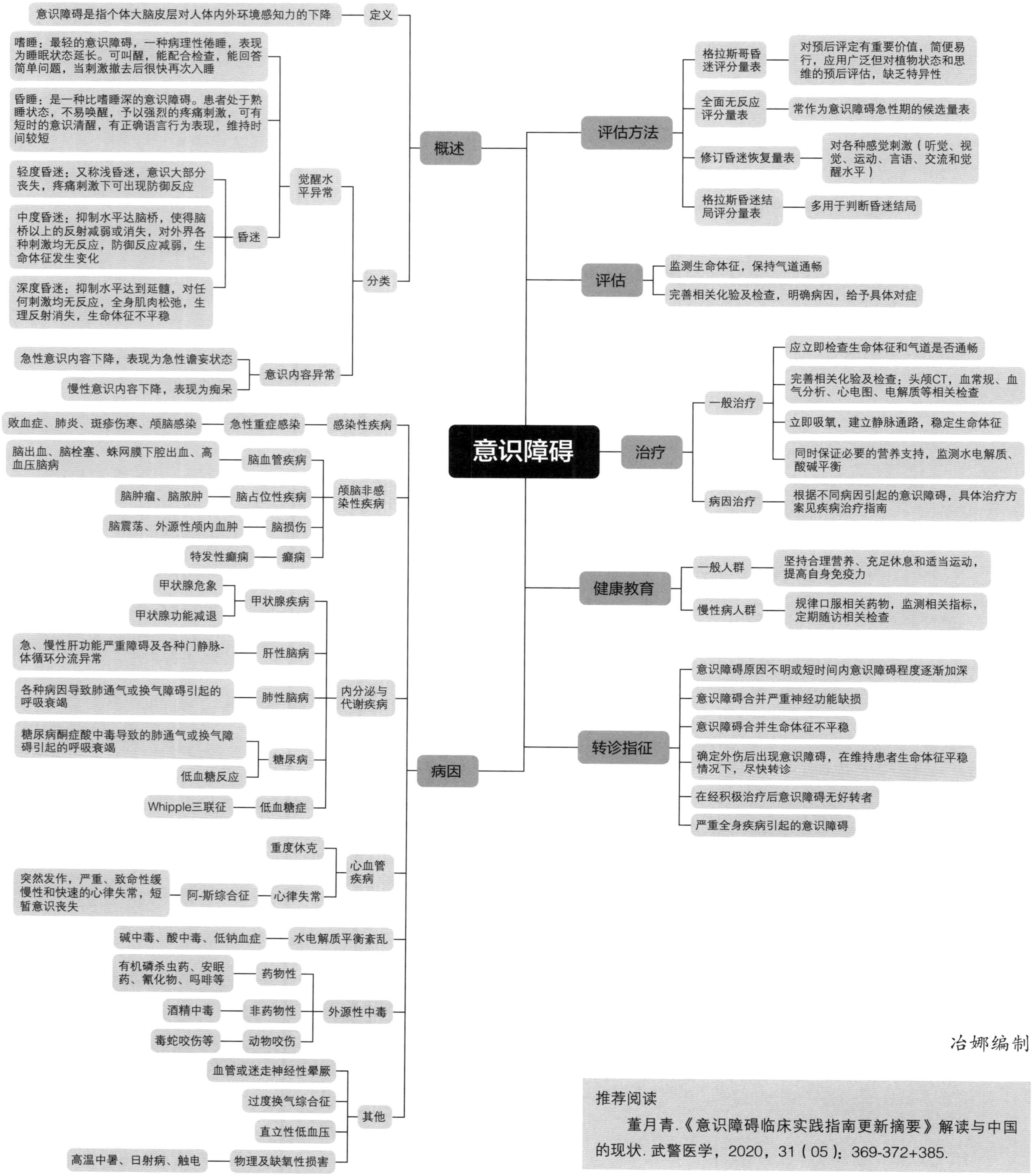

冶娜编制

推荐阅读

董月青.《意识障碍临床实践指南更新摘要》解读与中国的现状. 武警医学，2020，31（05）：369-372+385.

意识障碍临床思维导图

二、抽搐

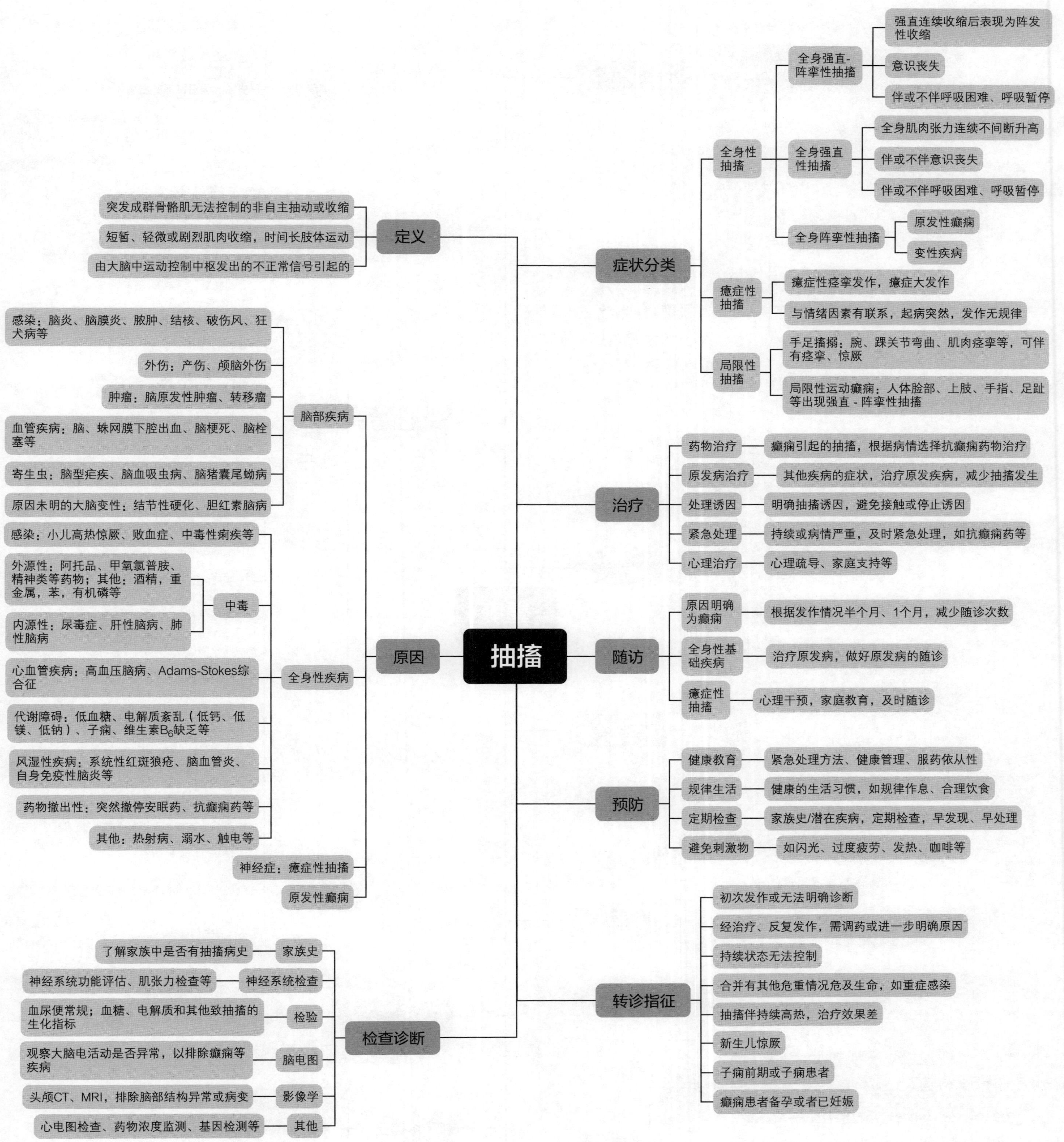

侯志岭编制

抽搐临床思维导图

推荐阅读

[1] 任菁菁，江孙芳. 全科常见未分化疾病诊疗手册. 3 版. 北京：人民卫生出版社，2023.

[2] 约翰·莫塔，吉尔·罗森布拉特，贾斯汀·科尔曼. 莫塔全科医学. 8 版. 梁万年，祝墡珠，杜雪平，译. 北京：人民卫生出版社，2023.

三、晕厥

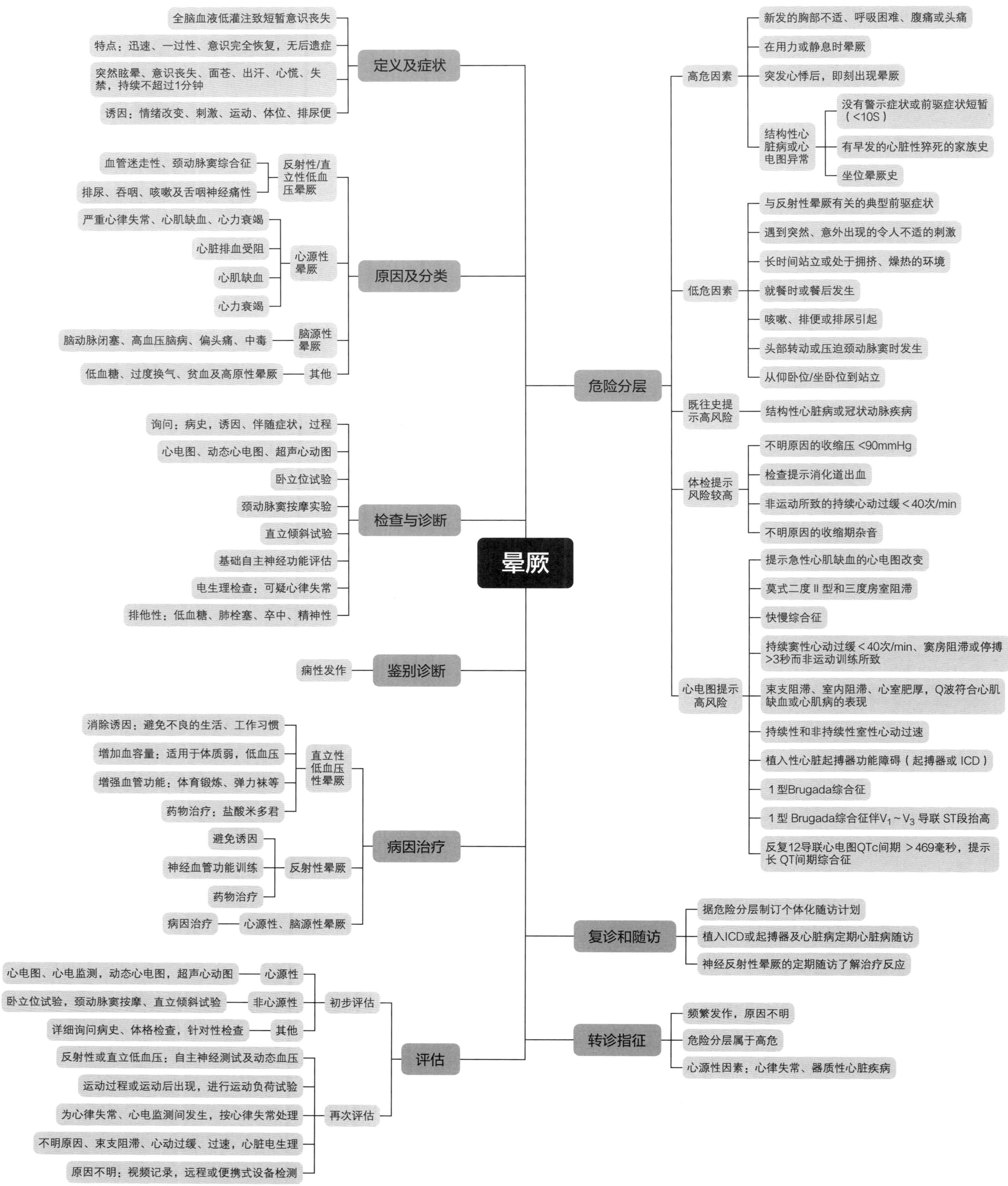

侯志岭编制

推荐阅读

[1] 任菁菁，江孙芳. 全科常见未分化疾病诊疗手册. 3 版. 北京：人民卫生出版社，2023.

[2] 中华心血管病杂志编辑委员会. 晕厥诊断与治疗中国专家共识（2018）. 中华心血管病杂志，2019.47（2）：96-107.

[3] 郝峻巍，罗本燕. 神经病学. 9 版，北京，人民卫生出版社，2024.

晕厥临床思维导图

四、心脏骤停

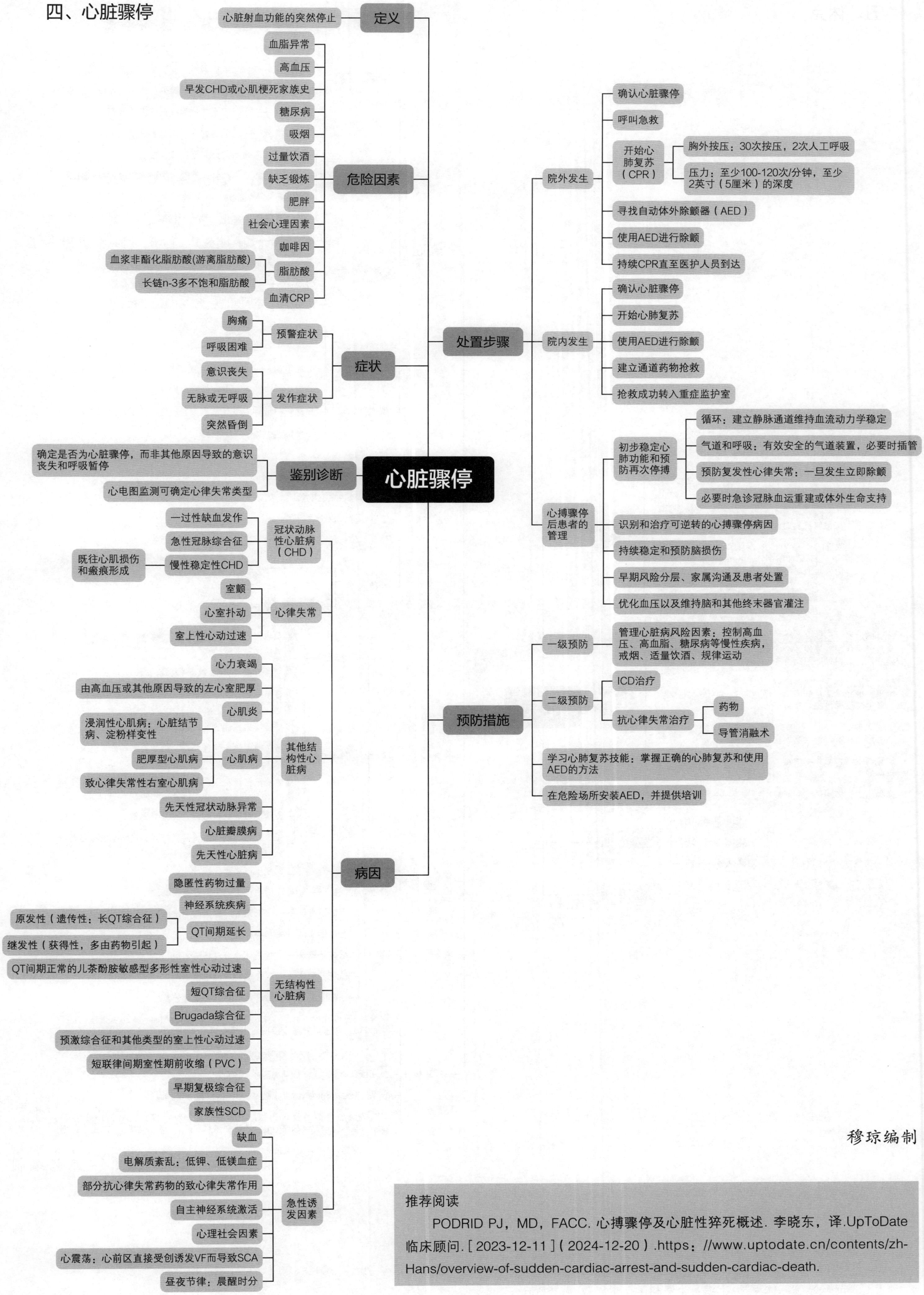

穆琼编制

推荐阅读

PODRID PJ，MD，FACC. 心搏骤停及心脏性猝死概述. 李晓东，译.UpToDate临床顾问.［2023-12-11］（2024-12-20）.https：//www.uptodate.cn/contents/zh-Hans/overview-of-sudden-cardiac-arrest-and-sudden-cardiac-death.

心脏骤停临床思维导图

五、休克

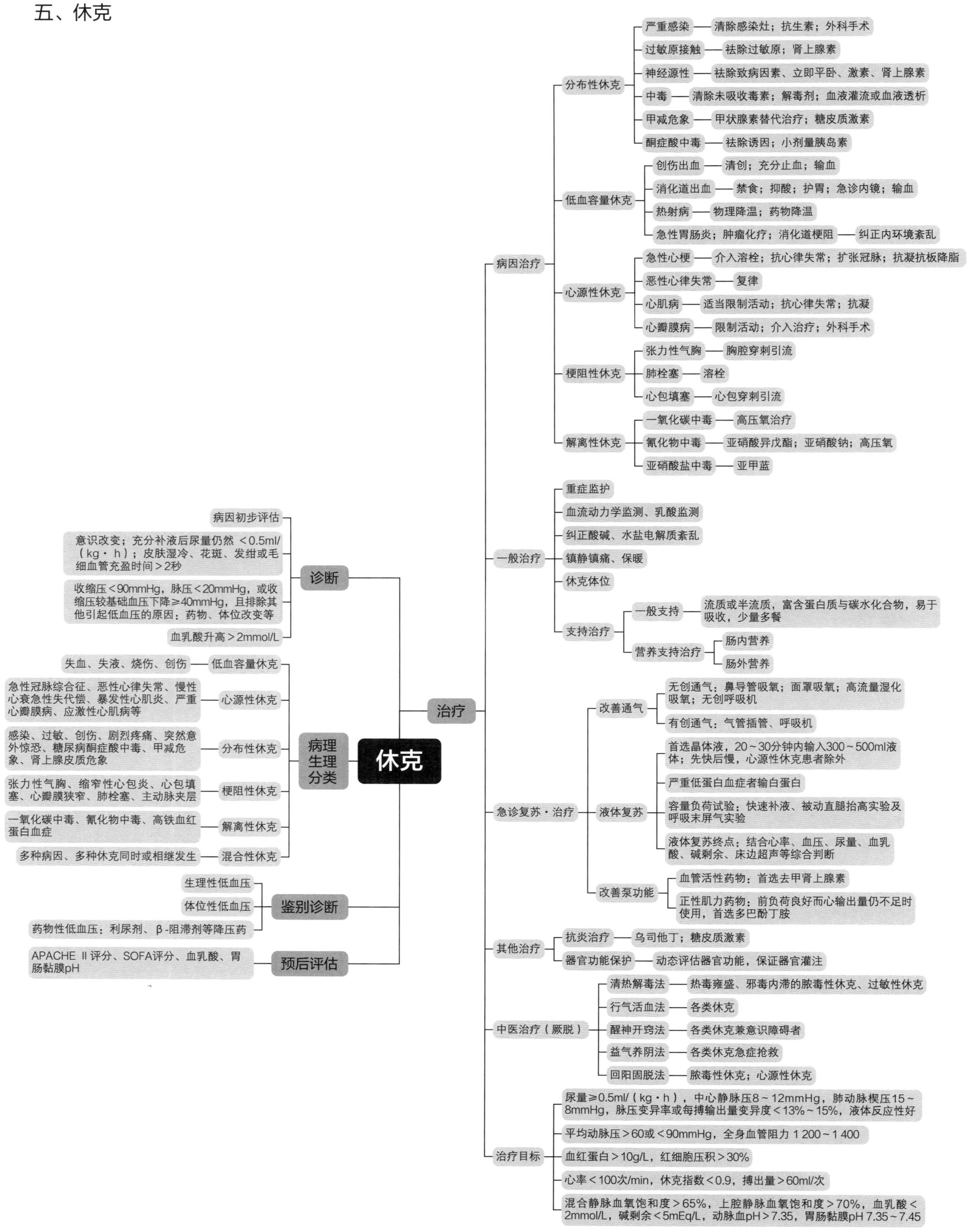

唐皓编制

推荐阅读

[1] 王吉耀，葛均波，邹和建. 实用内科学. 16版. 北京：人民卫生出版社，2022.

[2] 于学忠，陆一鸣，王仲. 急性循环衰竭中国急诊临床实践专家共识. 中华急诊医学杂志，2016，25（2）：143-149.

[3] 邓普珍. 临床休克学. 上海：上海科学技术出版社，2006.

休克临床思维导图

六、呼吸困难

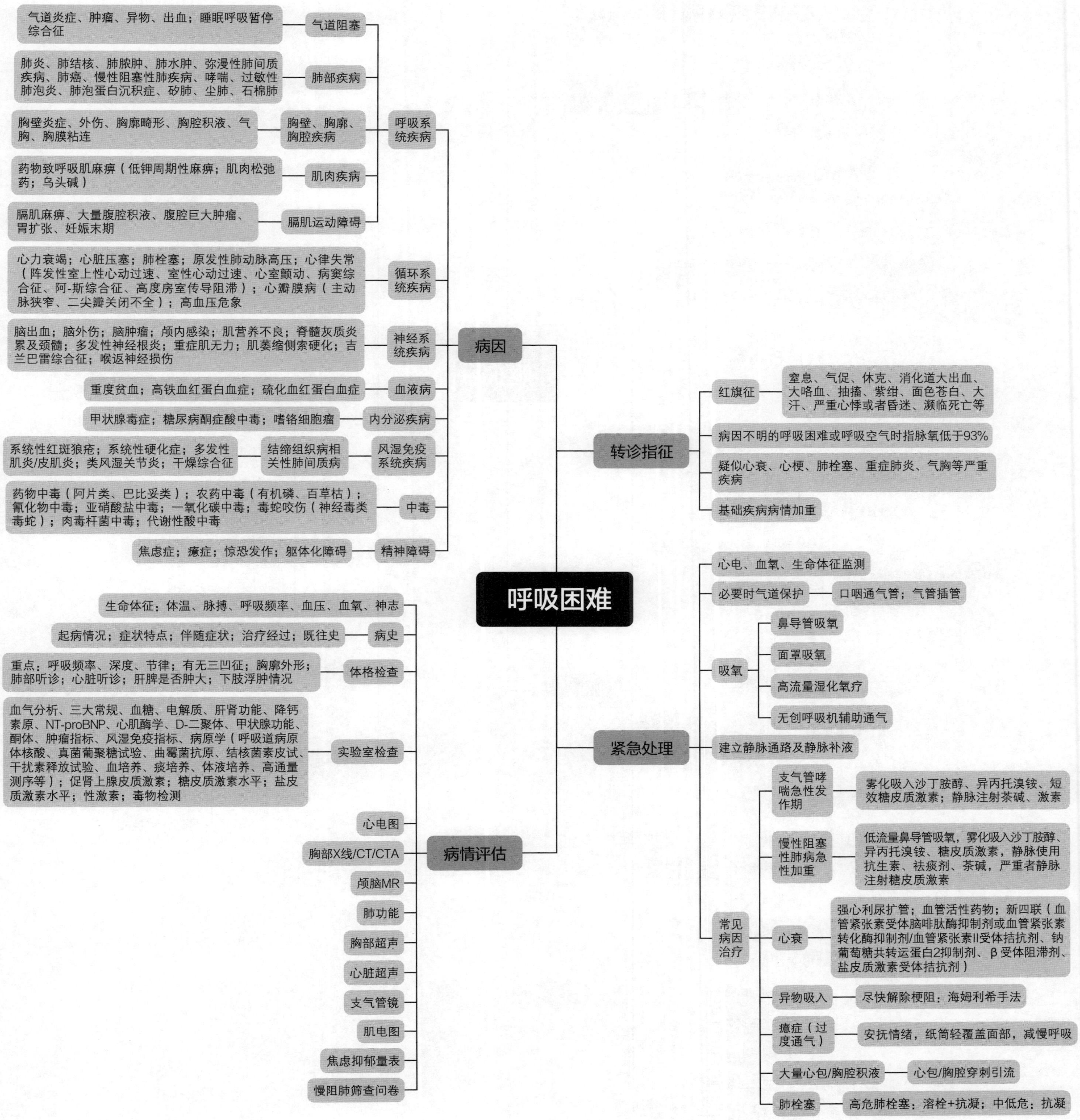

唐皓编制

推荐阅读

[1] 王吉耀，葛均波，邹和建. 实用内科学. 16 版. 北京：人民卫生出版社，2022.

[2] 万学红，卢雪峰. 诊断学. 10 版，北京：人民卫生出版社，2024.

呼吸困难临床思维导图

七、呕血

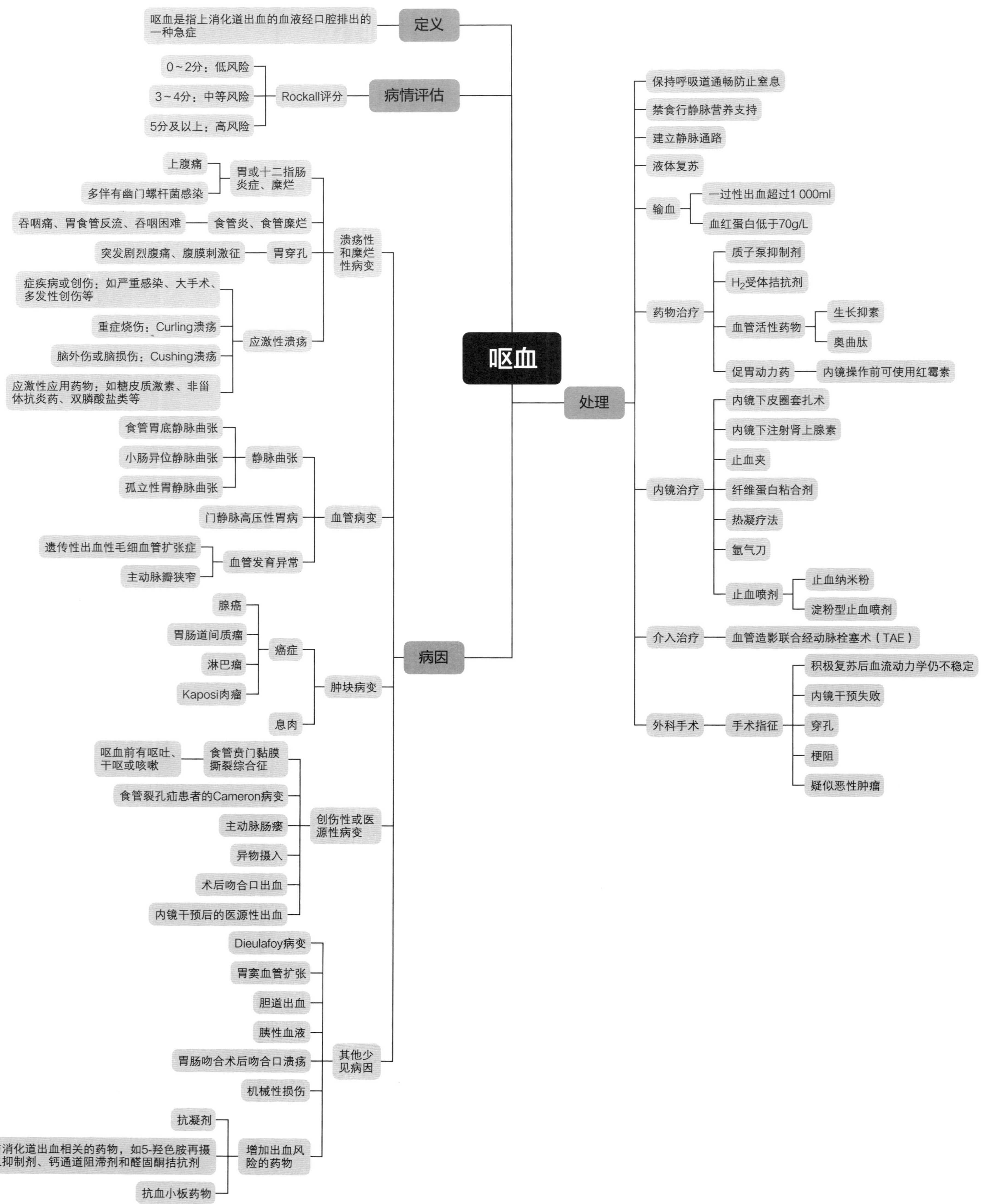

刘晗琳编制

推荐阅读

［1］JOHN R，SALTZMAN MD. 成人急性上消化道出血. UpToDate 临床顾问.［2024-5-5］（2024-12-20）.https：//www.uptodate.cn/contents/zh-Hans/approach-to-acute-upper-gastrointestinal-bleeding-in-adults?.

［2］ROCKEY DC，MD. 成人上消化道出血的病因. UpToDate 临床顾问.［2021-7-9］（2022-6-13）. https：//www.uptodate.cn/contents/zh-Hans/causes-of-upper-gastrointestinal-bleeding-in-adults.

呕血临床思维导图

八、便血

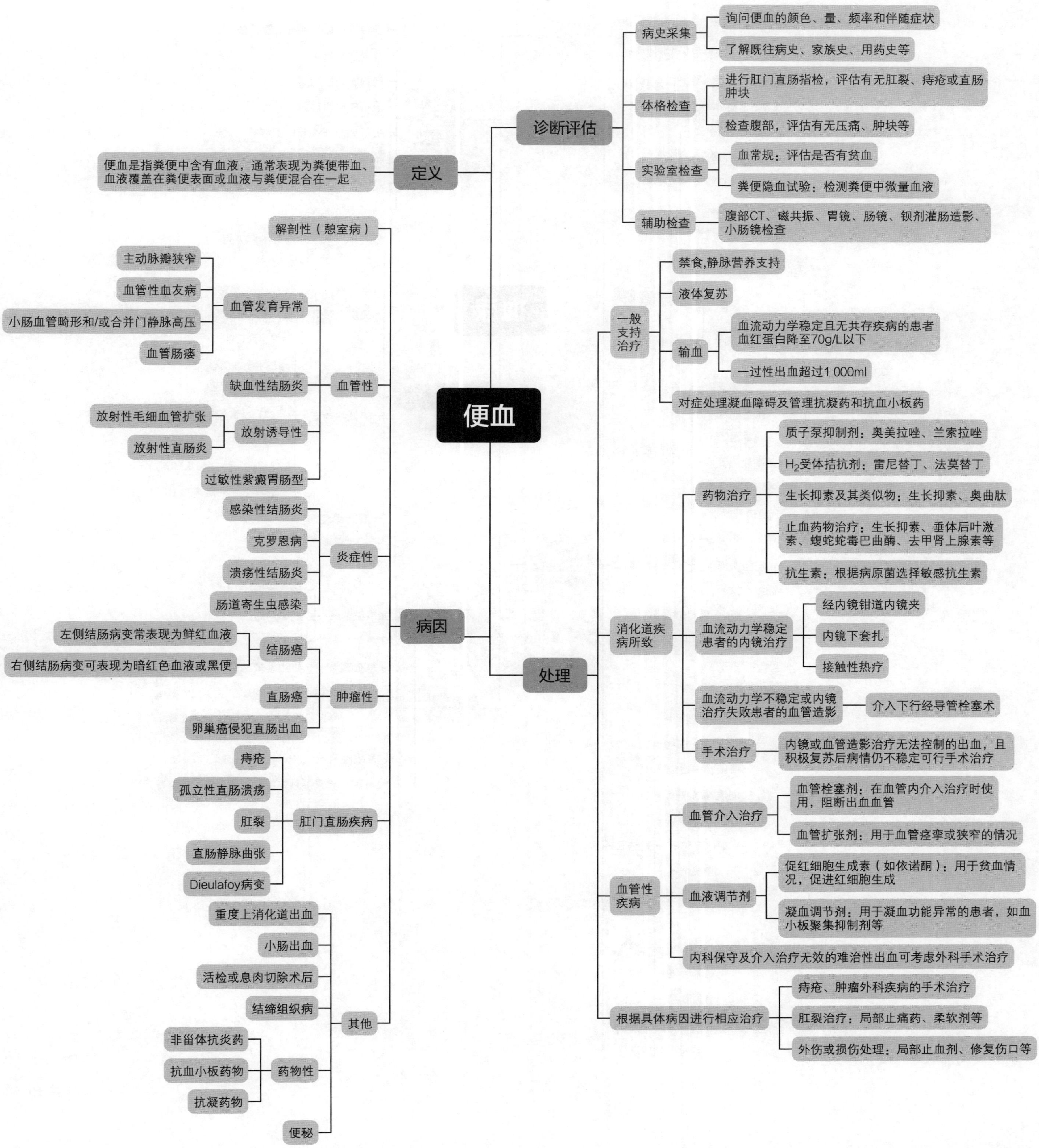

刘晗琳编制

推荐阅读

［1］中华医学会消化内镜学分会结直肠学组，中国医师协会消化医师分会结直肠学组，国家消化系统疾病临床医学研究中心．"下消化道出血诊治指南（2020）."中华消化内镜杂志，2020，37（10）：685-695.

［2］LISA S，MD，MPH. 成人下消化道出血的病因. UpToDate 临床顾问.［2023-9-30］（2024-12-20）.http：//112.2.34.14：9095/contents/zh-Hans/etiology-of-lower-gastrointestinal-bleeding-in-adults.

便血临床思维导图

九、血尿

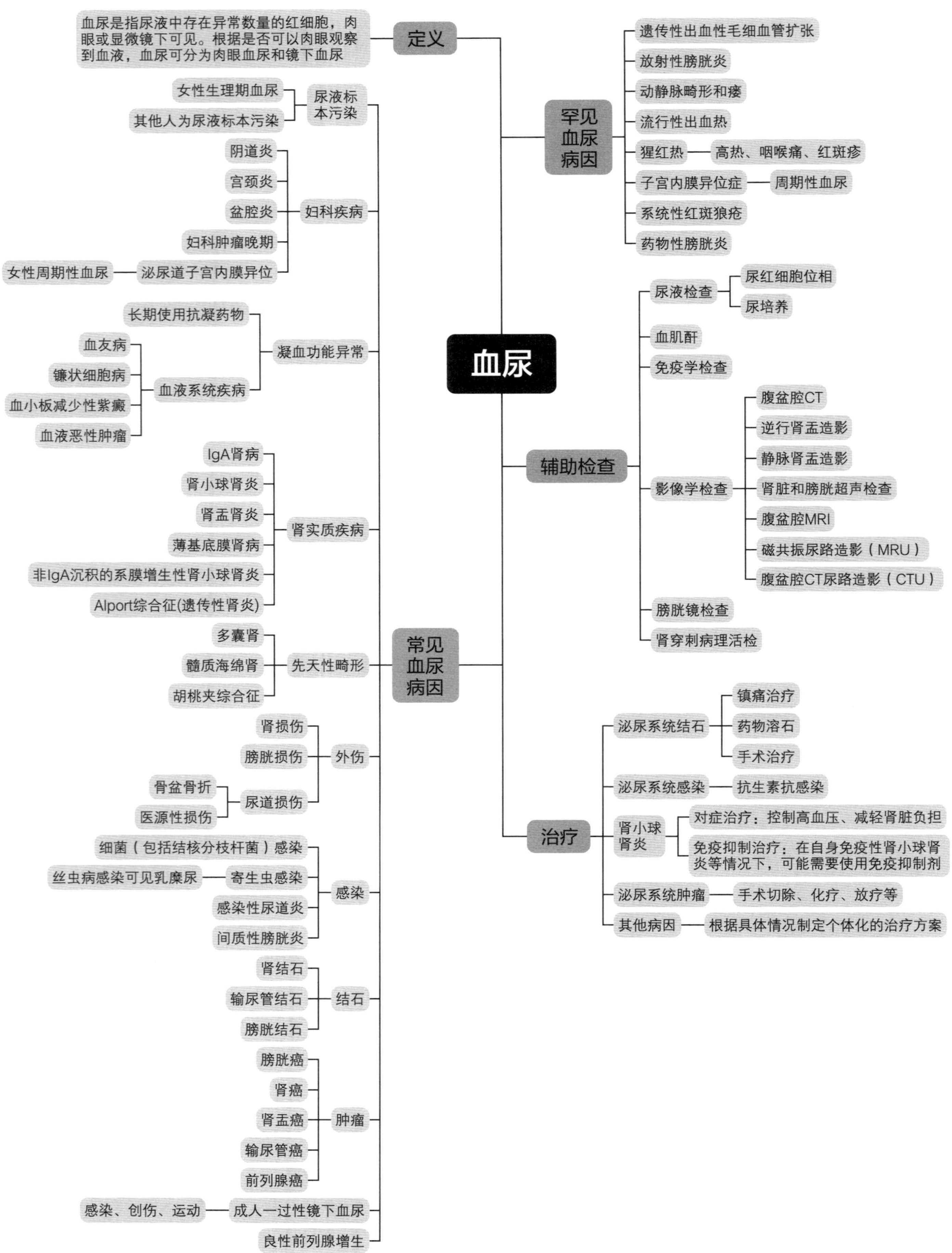

刘晗琳编制

推荐阅读

PERAZELLA MA，MD，FACP. 成人血尿的病因和评估. UpToDate 临床顾问.［2021-7-9］（2024-12-20）.https：//www.uptodate.cn/contents/zh-Hans/etiology-and-evaluation-of-hematuria-in-adults.

血尿临床思维导图

十、急性尿潴留

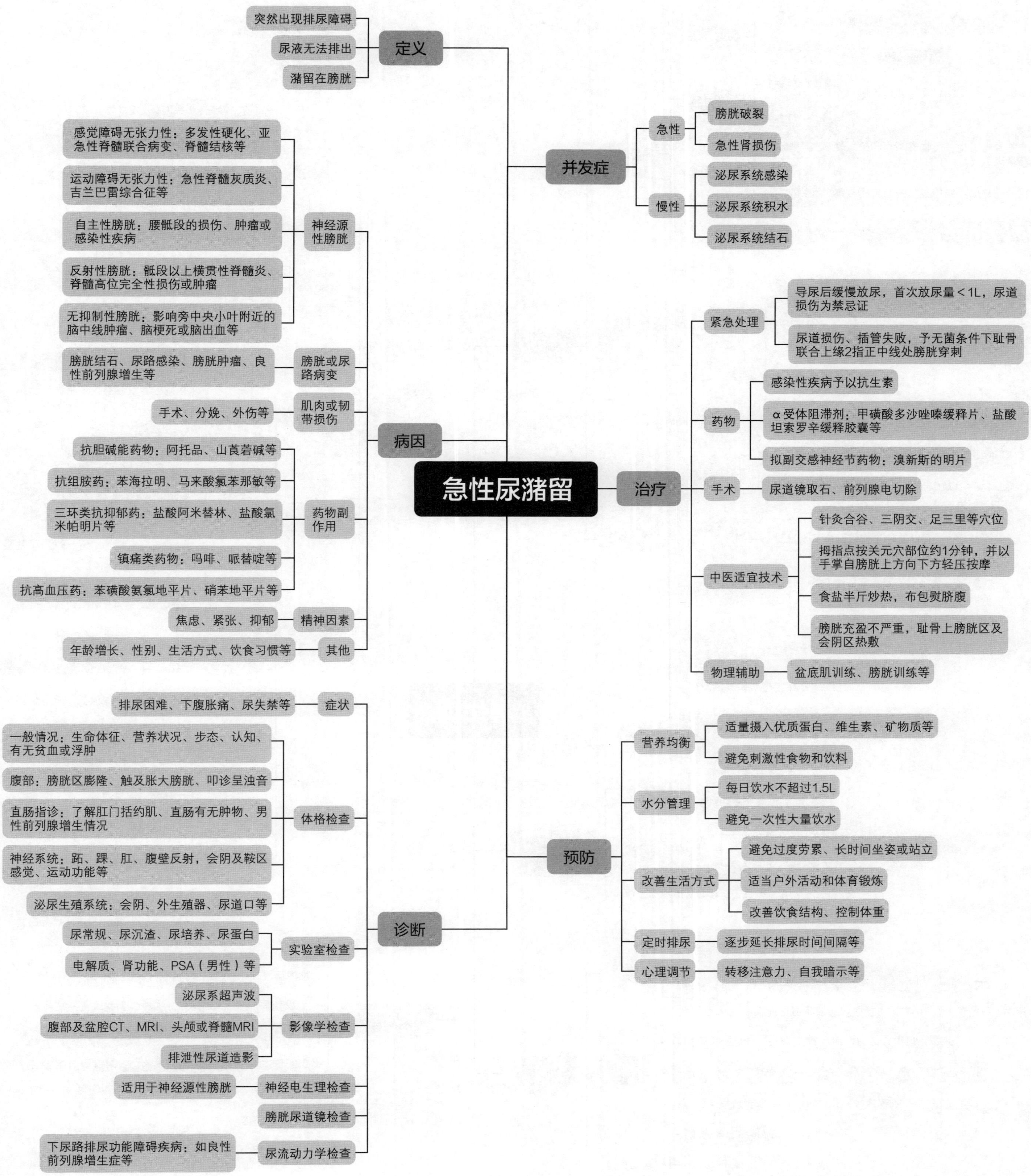

刘梅编制

推荐阅读

[1] GELBER J，SINGH A. Management of acute urinary retention in the emergency department. Emerg Med Pract，2021，23（3）：1-28.

[2] HU MY，NASSIRI N. The Management of Acute Urinary Retention. Urology，2022，164：302-303.

[3] BABOUDJIAN M，PEYRONNET B，BOISSIER R，et al. Best nonsurgical managements of acute urinary retention：what's new?. Curr Opin Urol，2022，32（2）：124-130.

[4] 朱光荟. 针药结合治疗急性尿潴留62例的临床体会. 针灸临床杂志，2005，21（2）：25.

[5] 那彦群，叶章群，孙颖浩，等.2014版中国泌尿外科疾病诊断治疗指南. 北京：人民卫生出版社，2013：245-266.

急性尿潴留临床思维导图

十一、鼻出血

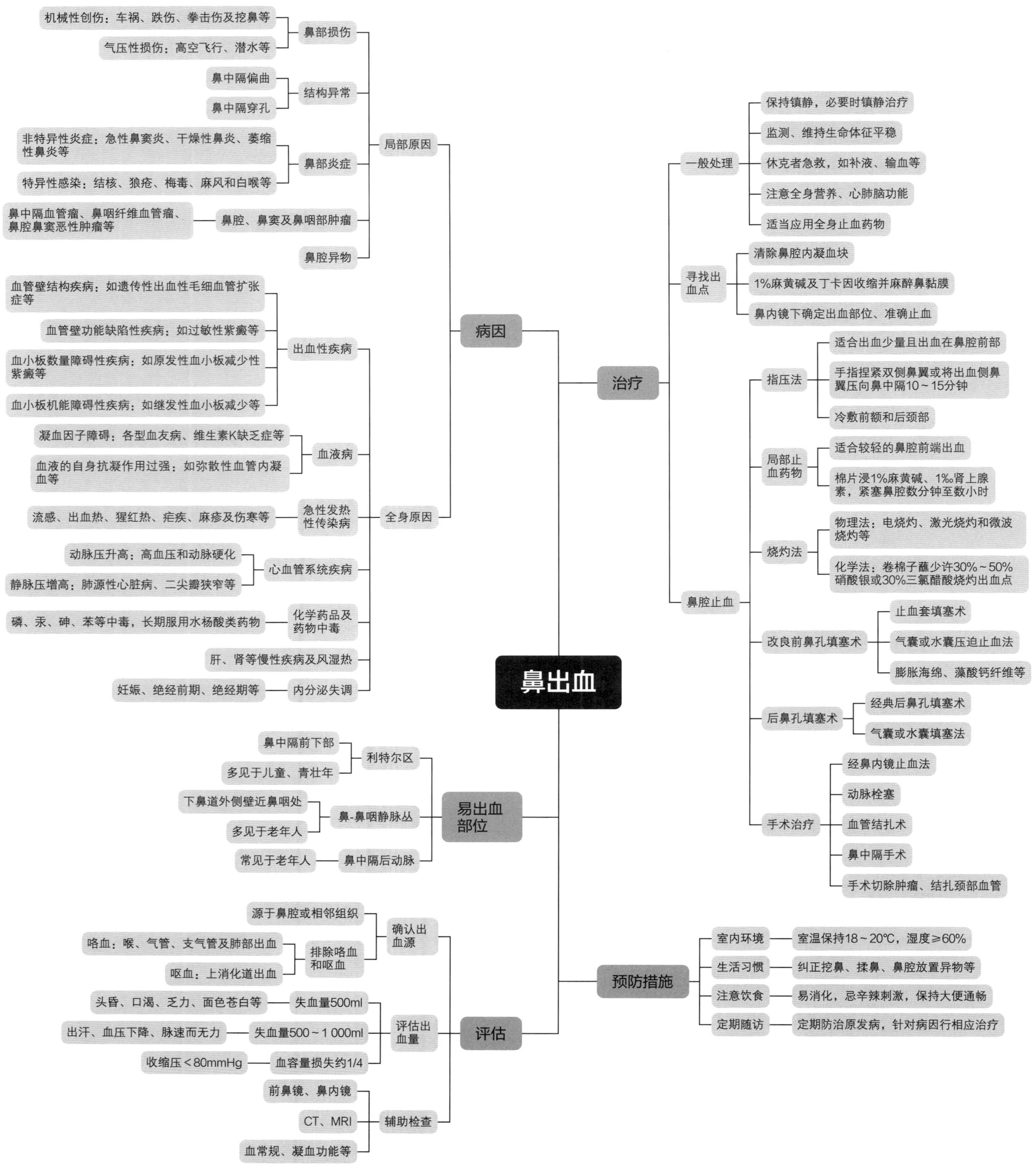

刘梅编制

推荐阅读

[1] GOTTLIEB M，LONG B. Managing Epistaxis. Ann Emerg Med，2023，81(2)：234-240.

[2] TUNKEL DE，ANNE S，PAYNE SC，et al. Clinical Practice Guideline：Nosebleed (Epistaxis). Otolaryngol Head Neck Surg，2020，162(1suppl)：S1-S38.

[3] 刘懿霆，沙骥超，朱冬冬，等. 英国鼻科学会鼻出血多学科治疗指南及共识解读. 临床耳鼻咽喉头颈外科杂志，2019，33(11)：1022-1026.

[4] 中华耳鼻咽喉头颈外科杂志编辑委员会鼻科组，中华医学会耳鼻咽喉头颈外科学分会鼻科学组. 鼻出血诊断及治疗指南（草案）. 中华耳鼻咽喉头颈外科杂志，2015，50(4)：265-267.

鼻出血临床思维导图

第二节　常见急性疾病

一、急性呼吸衰竭

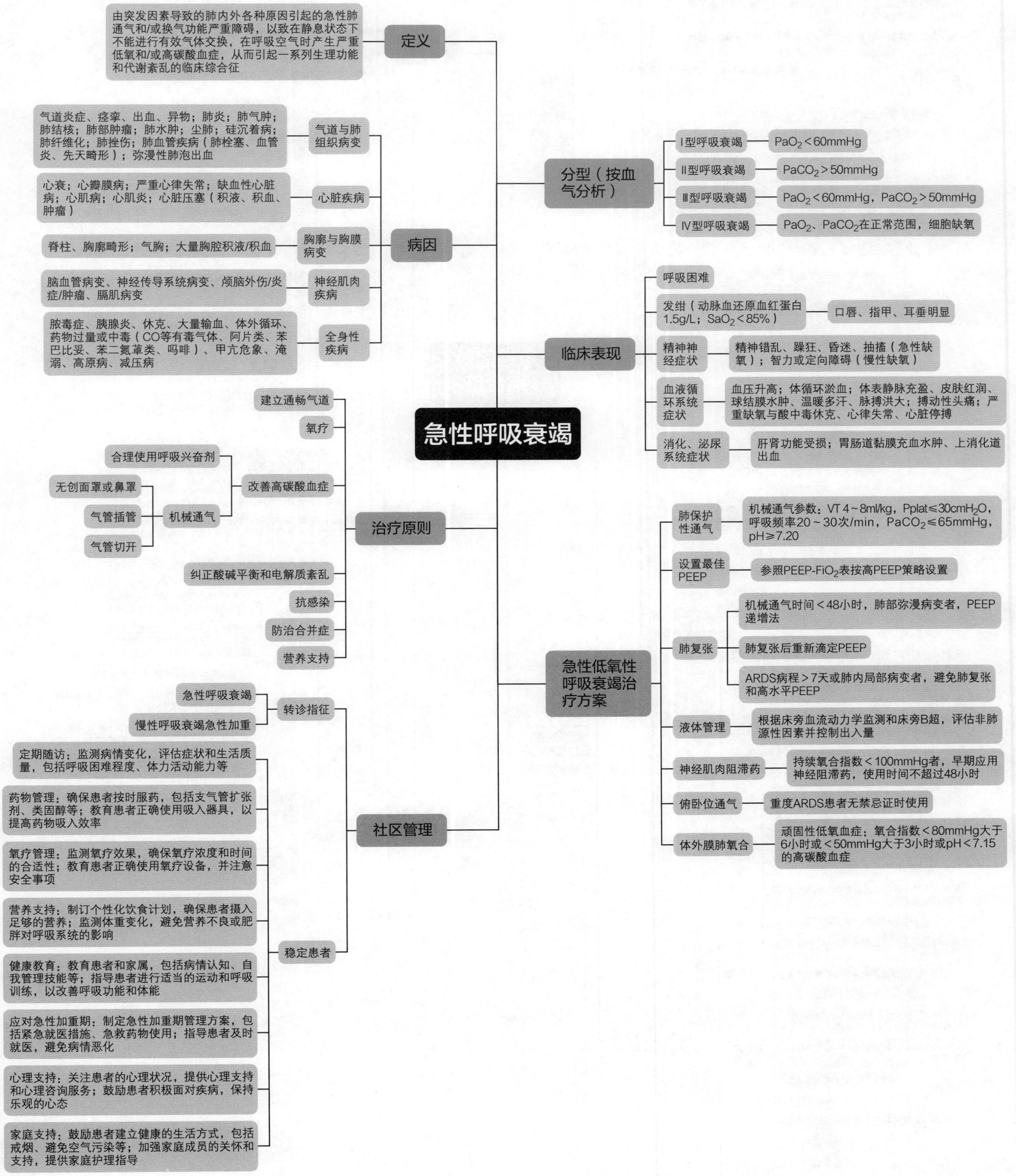

唐皓编制

推荐阅读

[1] 王吉耀，葛均波，邹和建. 实用内科学. 16版. 北京：人民卫生出版社，2022.
[2] 严重急性低氧性呼吸衰竭急诊治疗专家共识组. 严重急性低氧性呼吸衰竭急诊治疗专家共识. 中华急诊医学杂志，2018，27（8）：844-849.
[3] 葛均波，王辰，王建安. 内科学. 10版. 北京：人民卫生出版社，2024.

急性呼吸衰竭临床思维导图

二、急性冠脉综合征

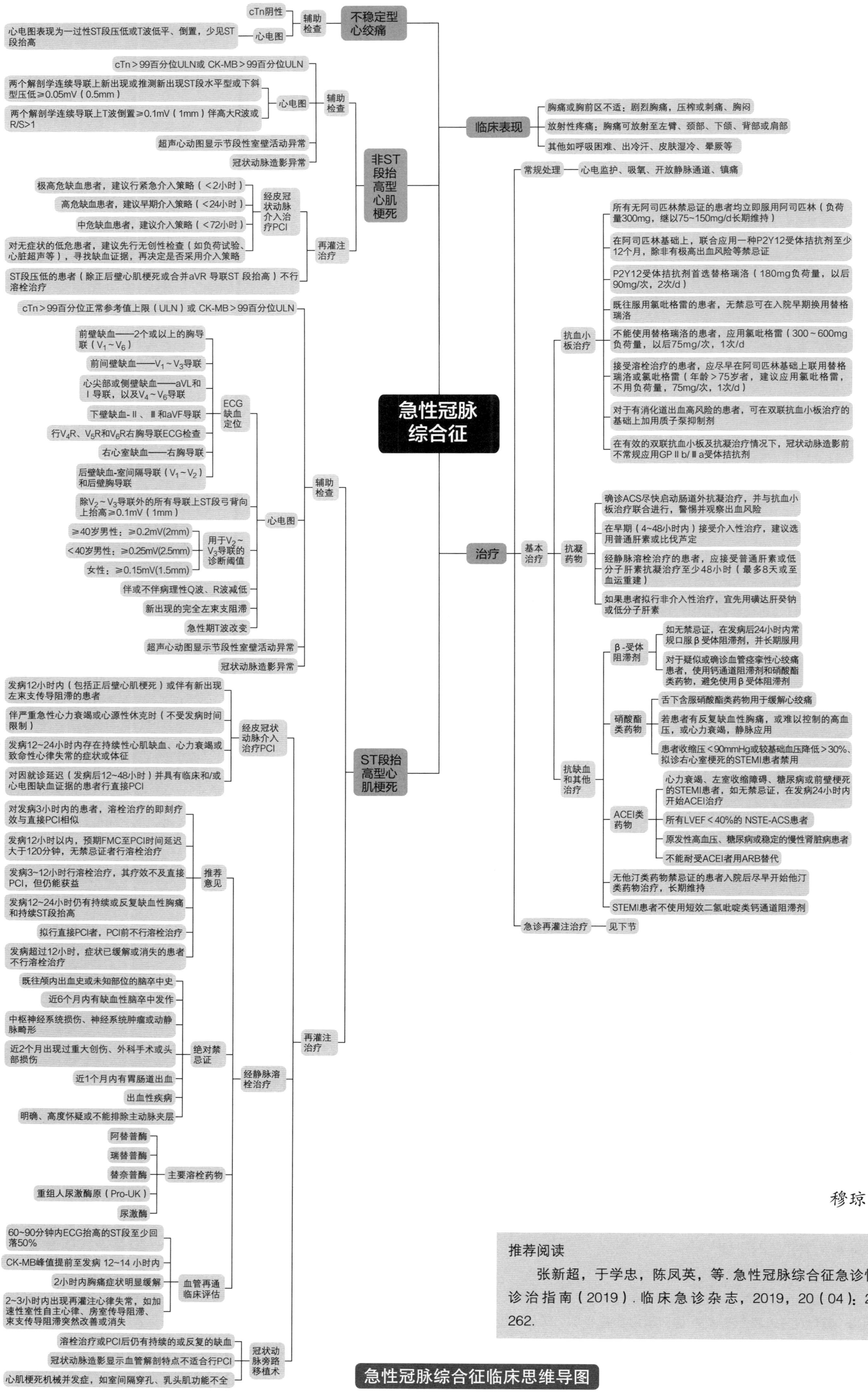

穆琼编制

推荐阅读

张新超，于学忠，陈凤英，等. 急性冠脉综合征急诊快速诊治指南（2019）. 临床急诊杂志，2019，20（04）：253-262.

急性冠脉综合征临床思维导图

三、急性左心衰竭

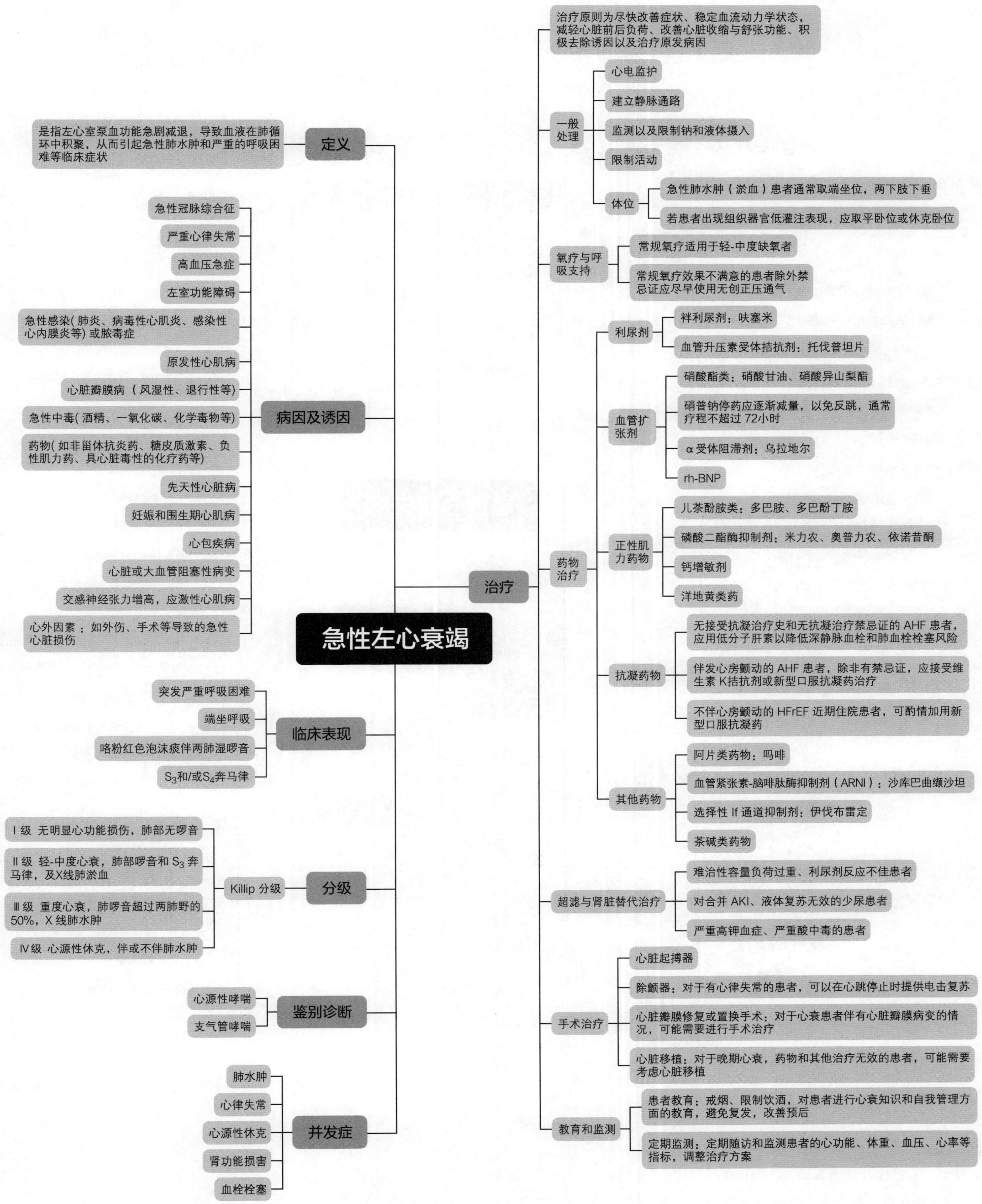

穆琼编制

推荐阅读

陈凤英，邓颖，李燕，等. 急性心力衰竭中国急诊管理指南（2022）. 临床急诊杂志，2022，23（08）：519-547.

急性左心衰竭临床思维导图

四、急性心律失常

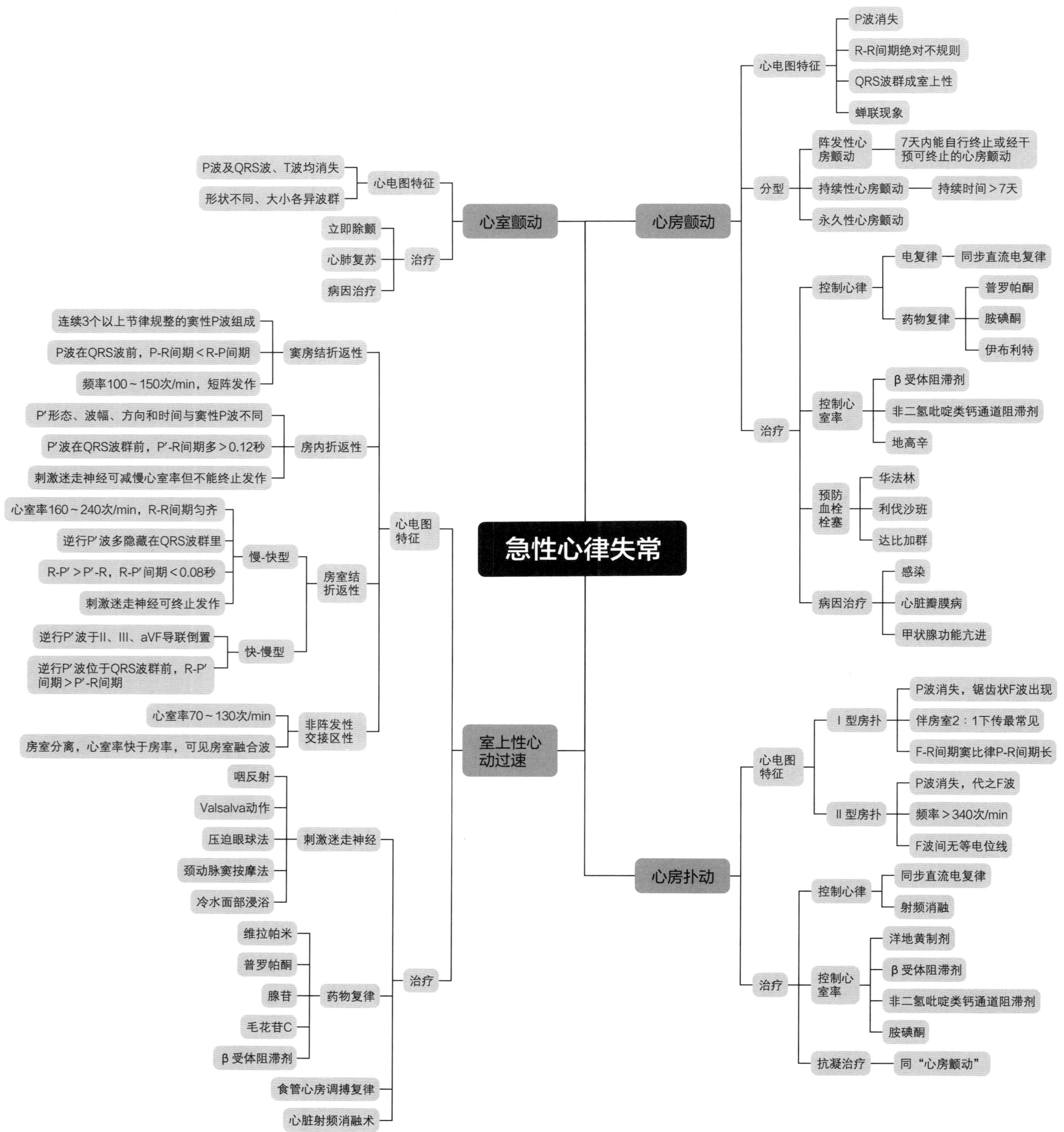

杨霞编制

推荐阅读

［1］张文武. 实用内科学. 4 版. 北京：人民卫生出版社，2017 .
［2］张在其，黄子通. 急危重病临床救治.2 版. 武汉：湖北科学技术出版社，2023.

五、高血压急症

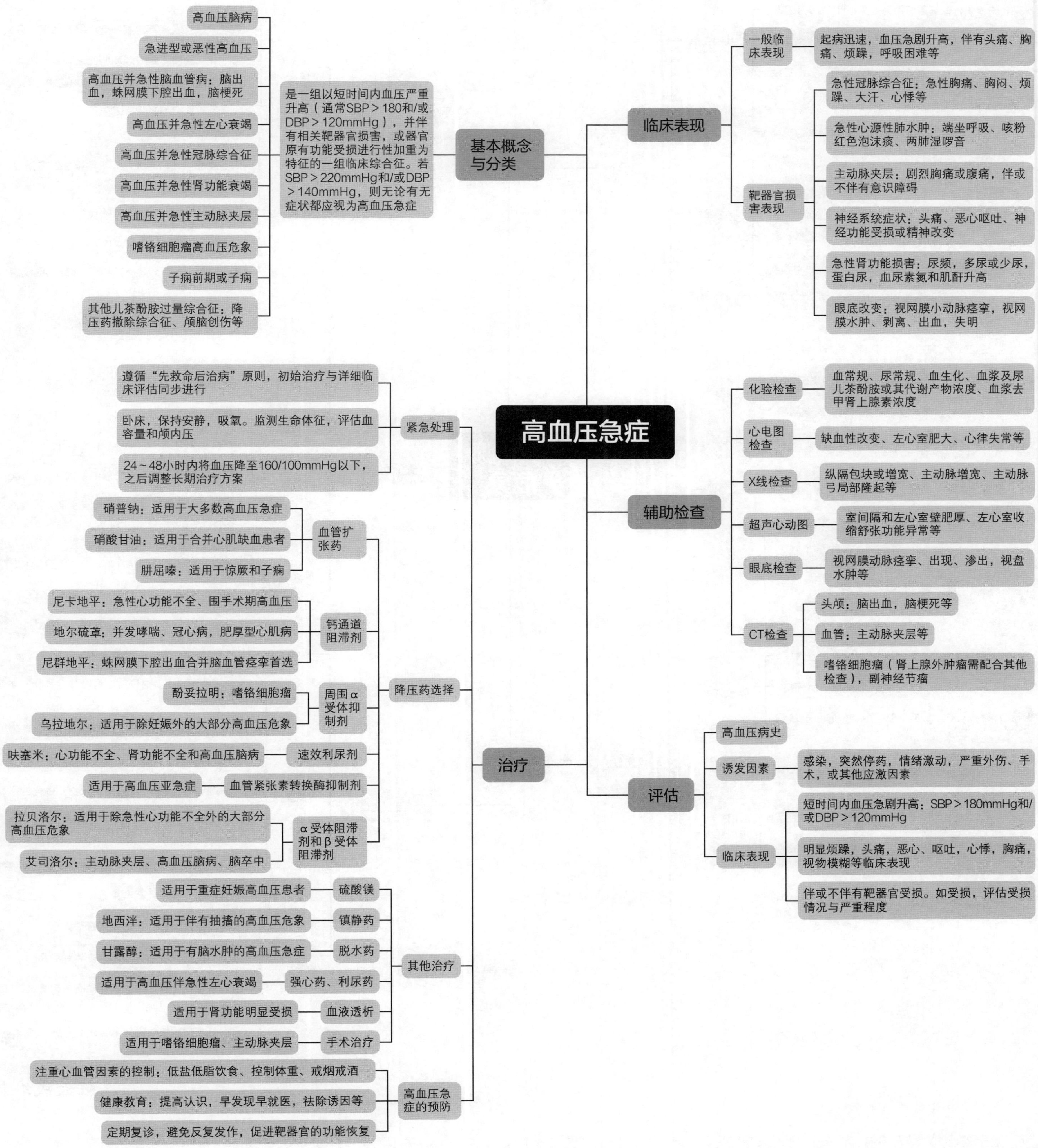

任天成编制

推荐阅读

[1] 葛均波，王辰，王建安. 内科学. 10版. 北京：人民卫生出版社，2024.

[2] 中国医师协会高血压专业委员会. 高血压急症的问题中国专家共识. 中华高血压杂志，2022，30（3）：207-218.

高血压急症临床思维导图

六、甲状腺危象

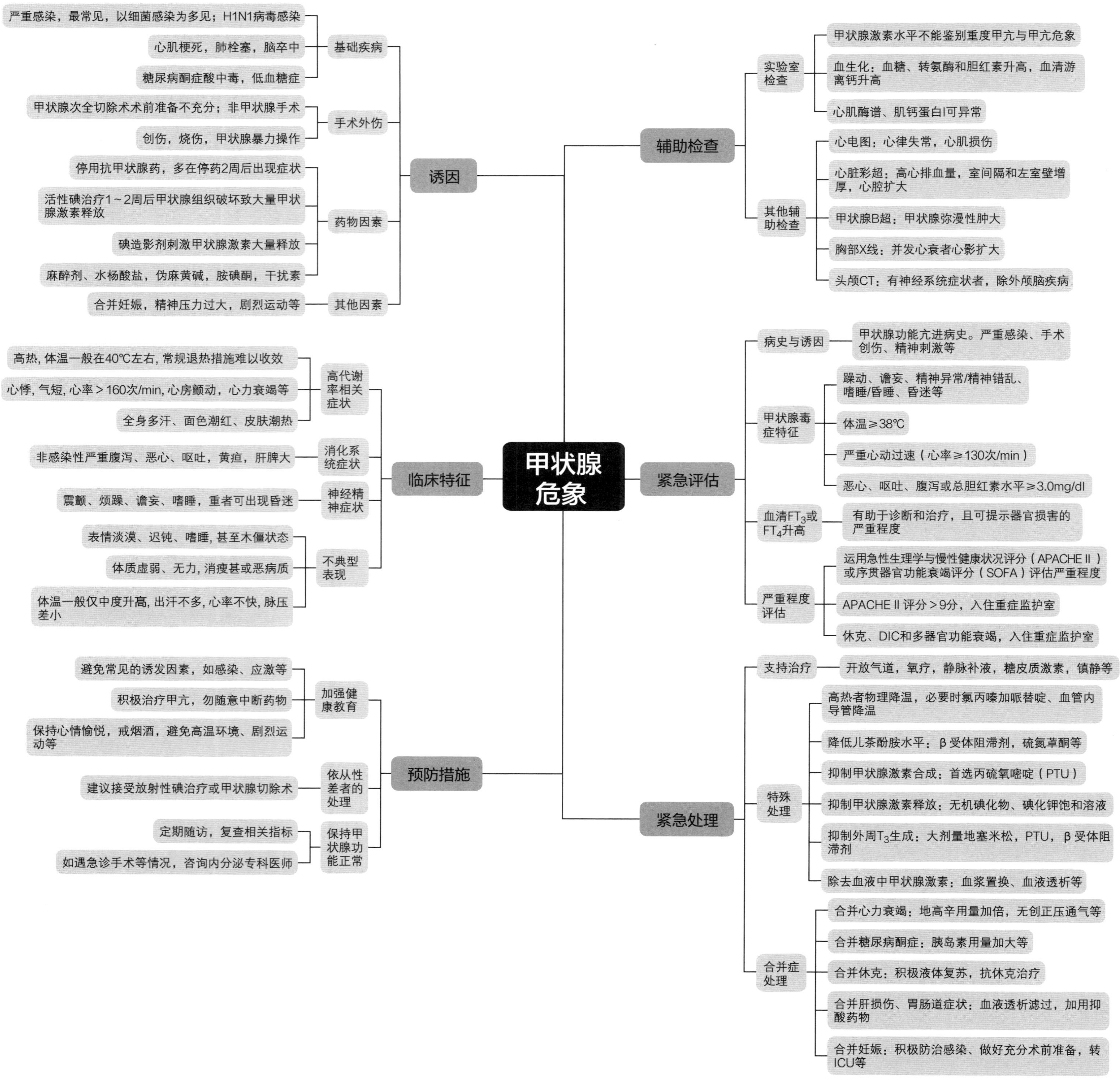

任天成编制

推荐阅读

[1] 葛均波，王辰，王建安. 内科学. 10版. 北京：人民卫生出版社，2024.

[2] 中华医学会急诊医学分会，中国医药教育协会急诊专业委员会，中国医师协会急诊医师分会，等. 甲状腺危象急诊诊治专家共识. 中华急诊医学杂志，2021，30（6）：663-670.

甲状腺危象临床思维导图

七、糖尿病急症

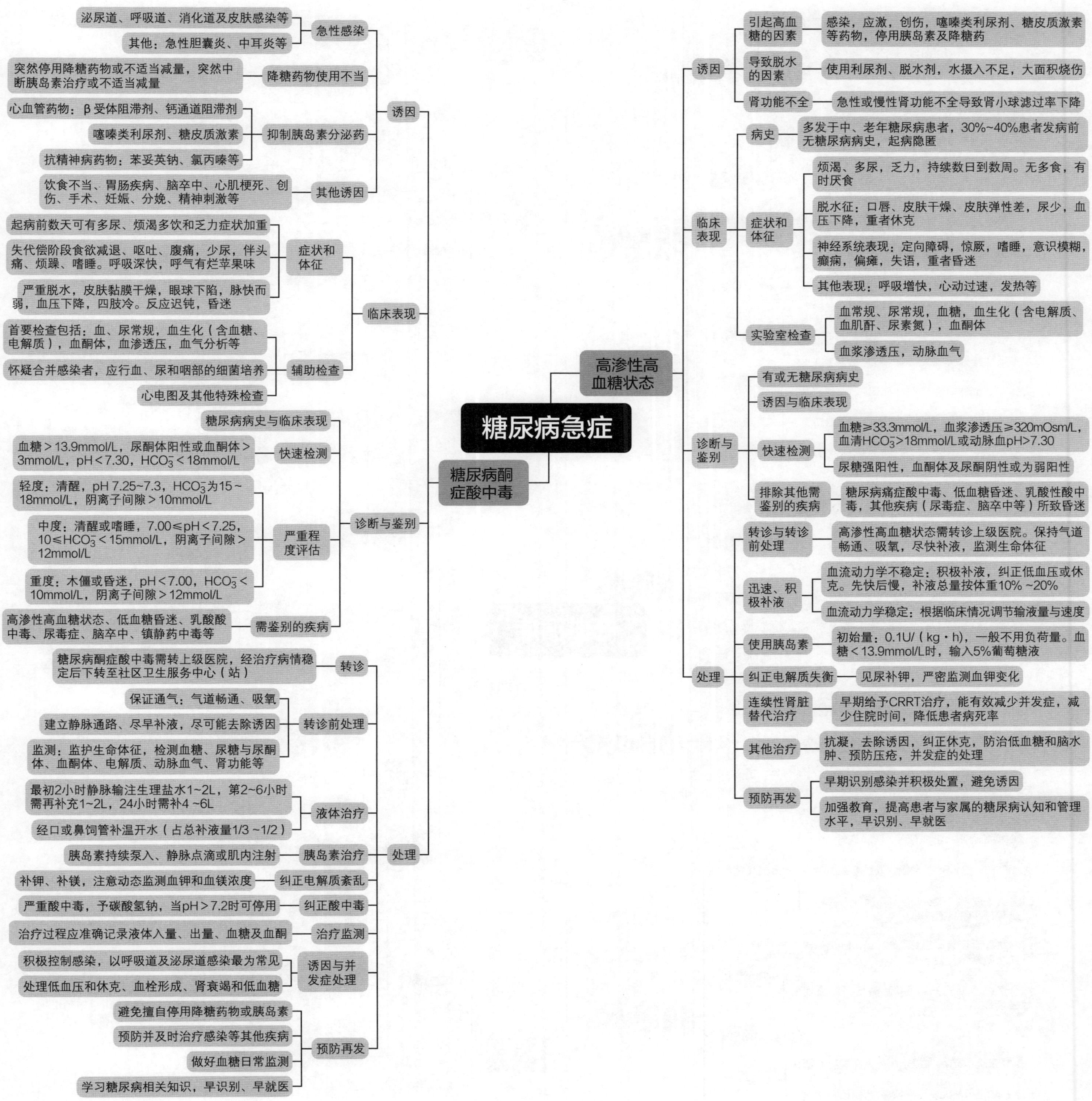

任天成编制

糖尿病急症临床思维导图

推荐阅读

[1] 葛均波，王辰，王建安. 内科学. 10版. 北京：人民卫生出版社，2024.

[2] 中华医学会糖尿病学分会. 中国2型糖尿病防治指南（2020年版）. 中国实用内科杂志，2021，41（8）：668-695.

八、低血糖症

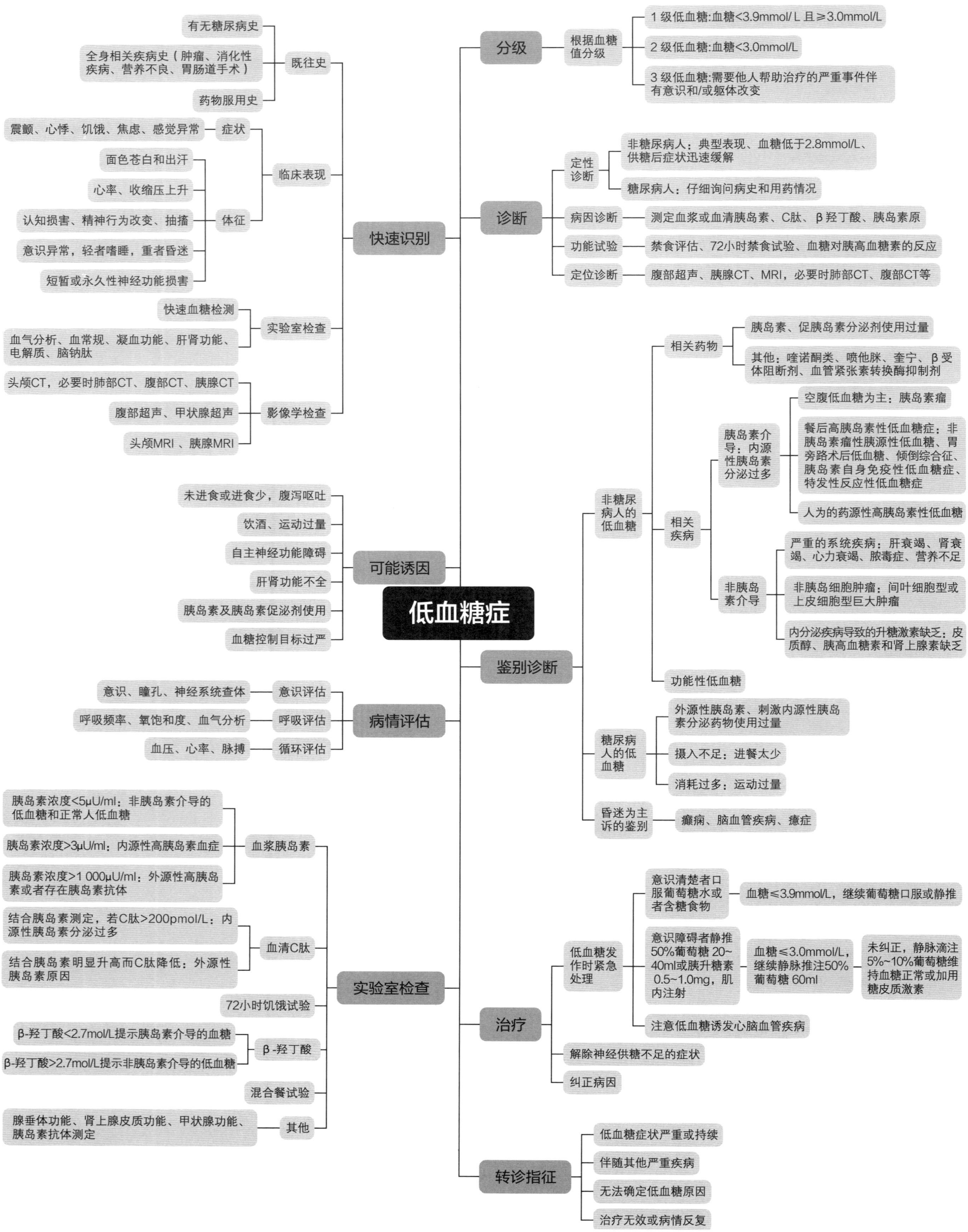

张俊锋编制

推荐阅读

［1］中华医学会糖尿病学分会. 中国 2 型糖尿病防治指南（2020 年版）. 中华糖尿病杂志，2021，13（04）：315-409.

［2］葛均波，王辰，王建安. 内科学. 10 版. 北京：人民卫生出版社，2024.

［3］王吉耀，葛均波、邹和建. 实用内科学.16 版. 北京：人民卫生出版社，2022.

低血糖症临床思维导图

九、钾代谢失调

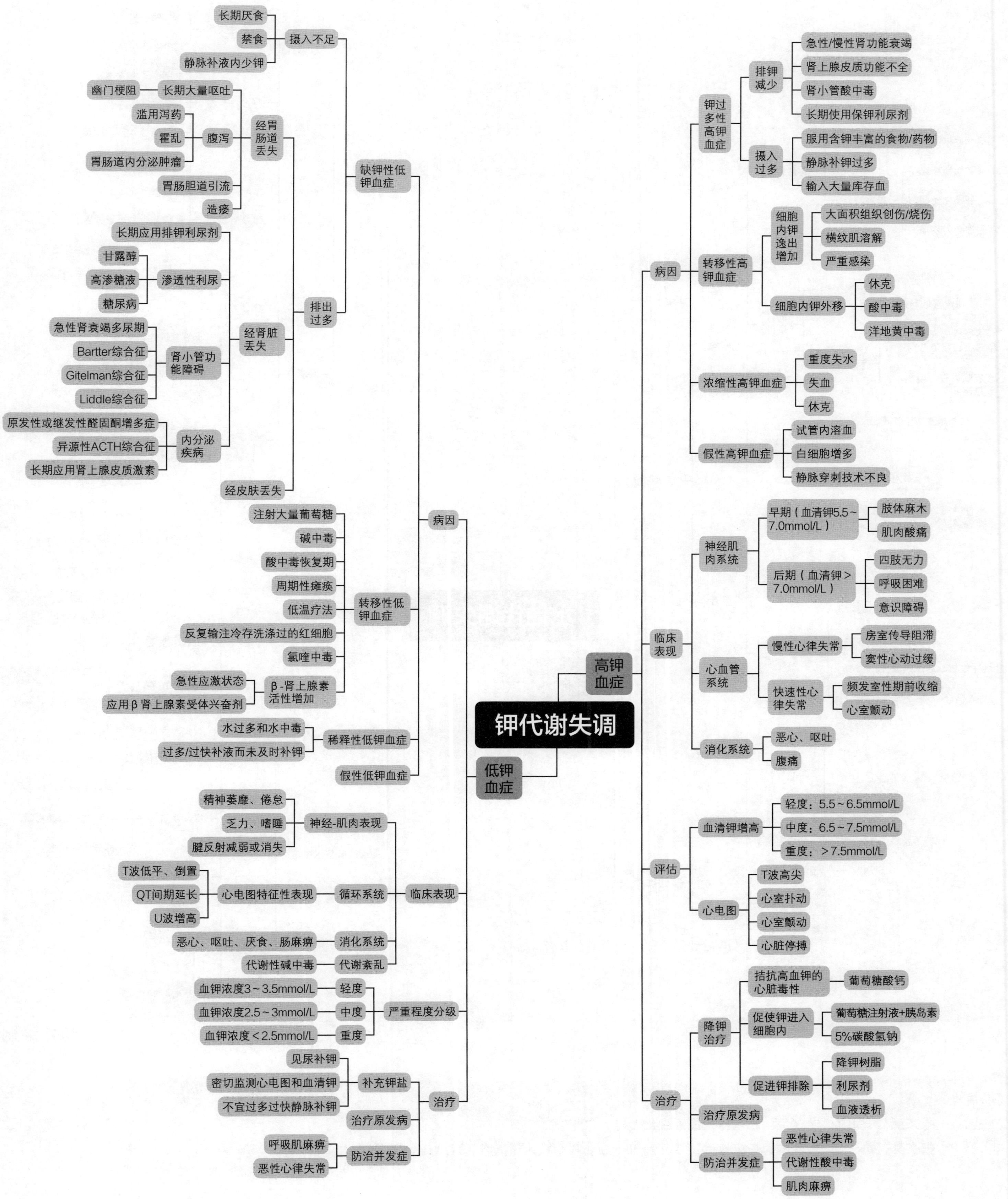

杨霞编制

推荐阅读

[1] 张文武. 实用内科学. 4 版. 北京：人民卫生出版社，2017.

[2] 张在其，黄子通. 急危重病临床救治. 2 版. 武汉：湖北科学技术出版社，2023.

钾代谢失调临床思维导图

十、水钠代谢失调

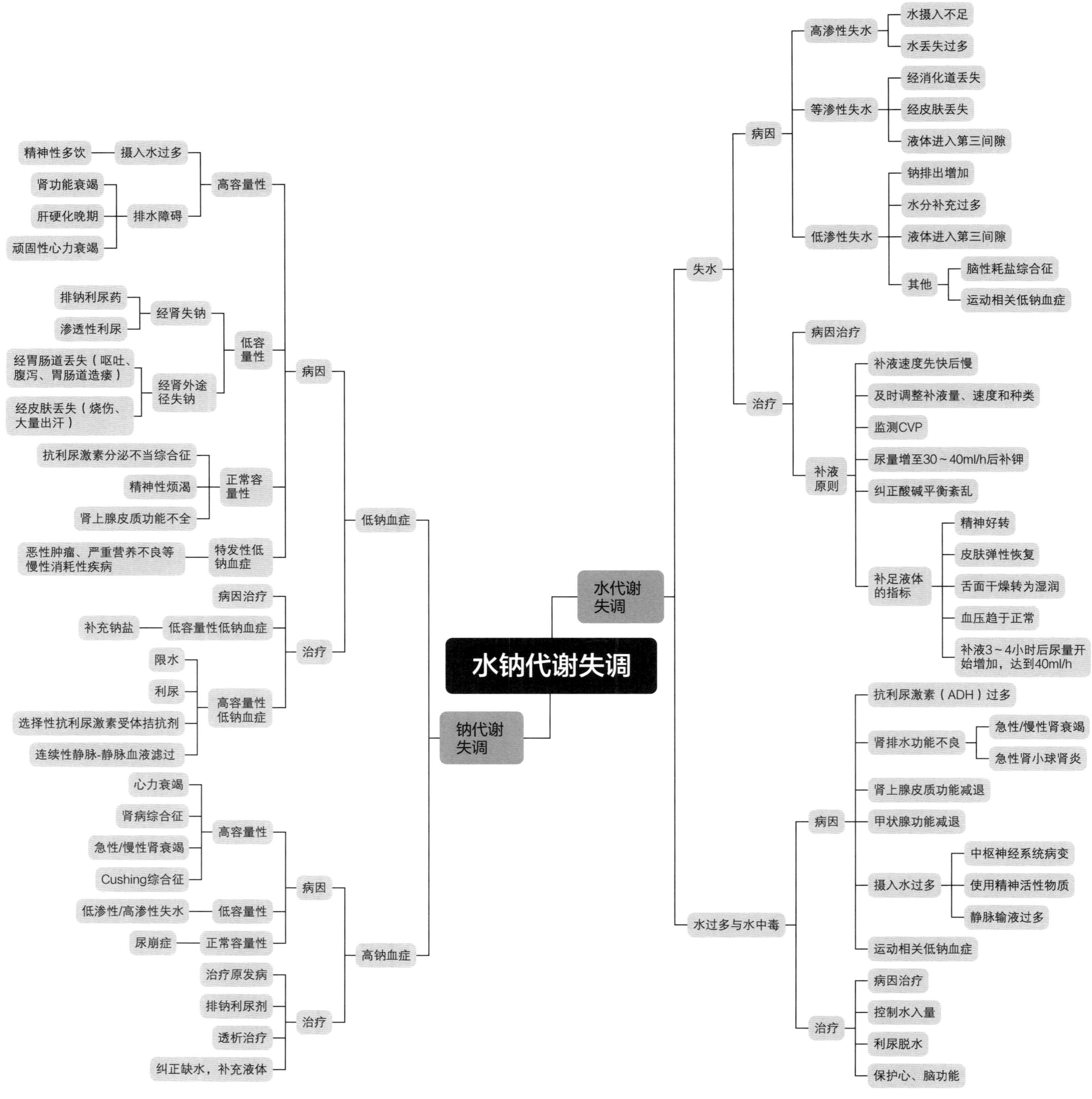

杨霞编制

推荐阅读

［1］张文武. 实用内科学. 4 版. 北京：人民卫生出版社，2017.

［2］张在其，黄子通. 急危重病临床救治. 2 版. 武汉：湖北科学技术出版社，2023.

水钠代谢失调临床思维导图

十一、痛风发作

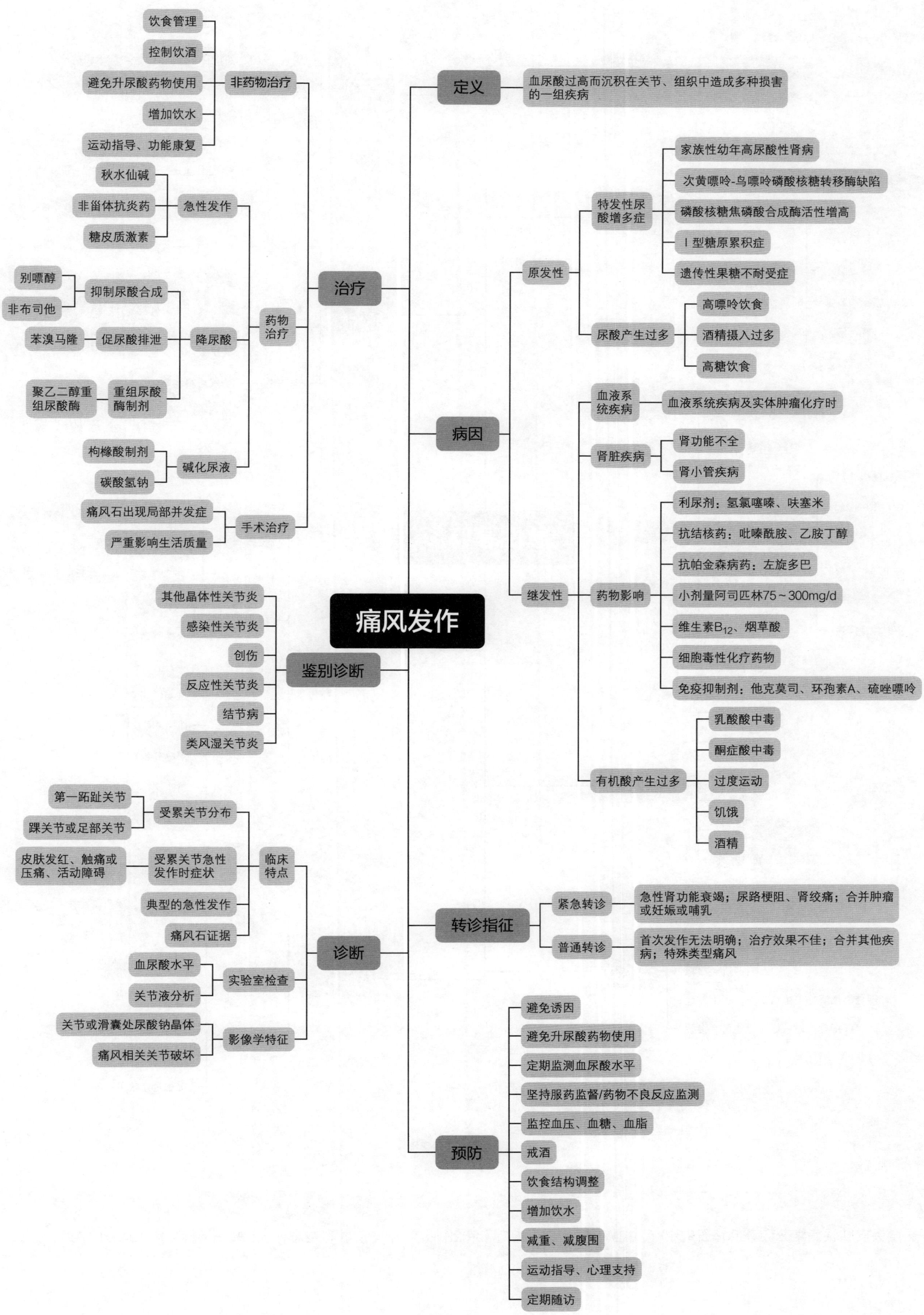

徐仲卿编制

推荐阅读

中华医学会，中华医学会杂志社，中华医学会全科医学分会，等. 痛风及高尿酸血症基层诊疗指南（2019年）. 中华全科医师杂志，2020，19（4）：293-303.

痛风发作临床思维导图

十二、急性荨麻疹

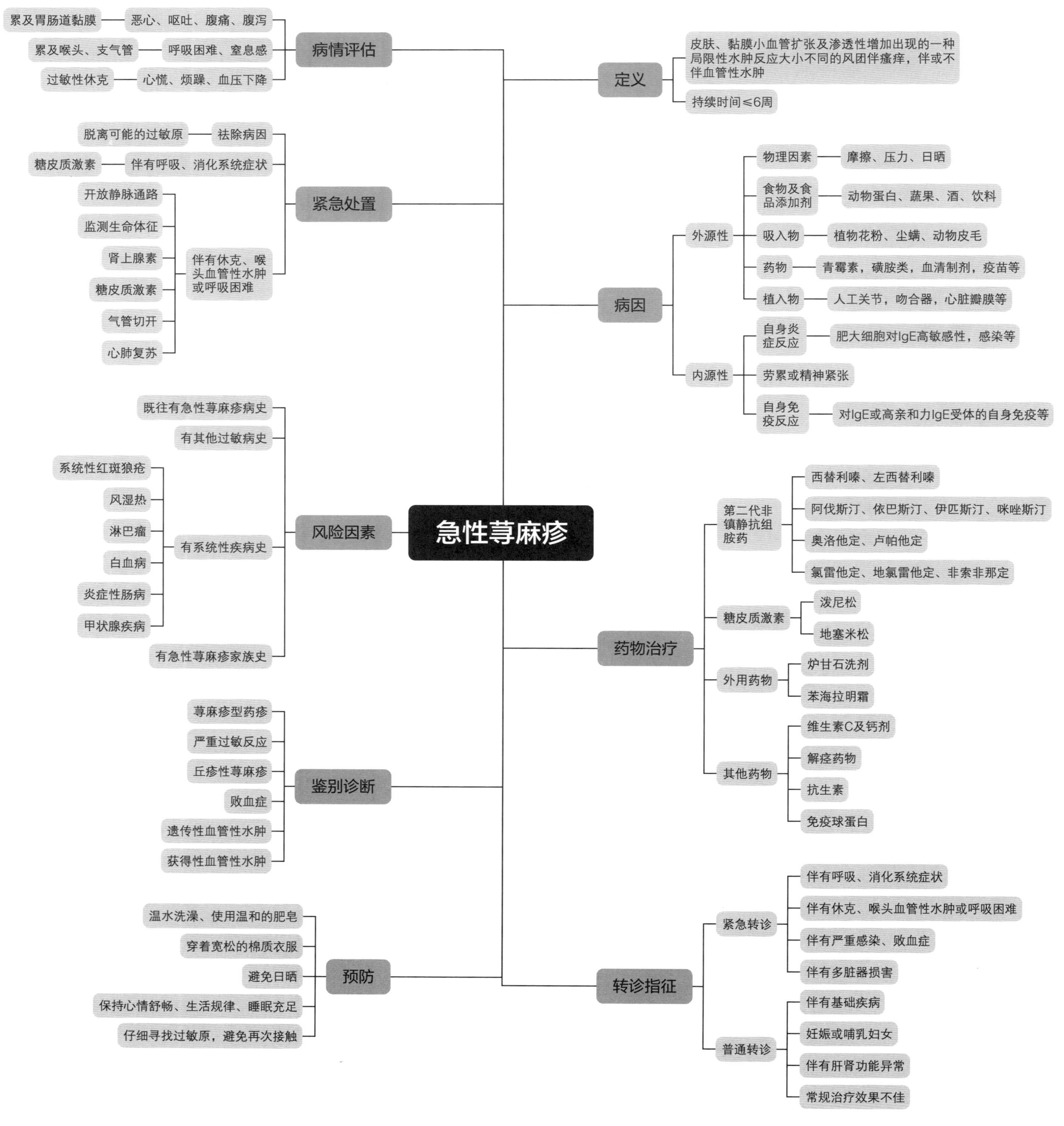

徐仲卿编制

推荐阅读

中华医学会皮肤性病学分会荨麻疹研究中心. 中国荨麻疹诊疗指南（2022 版）. 中华皮肤科杂志，2022，55（12）：1041-1049.

急性荨麻疹临床思维导图

十三、小儿惊厥

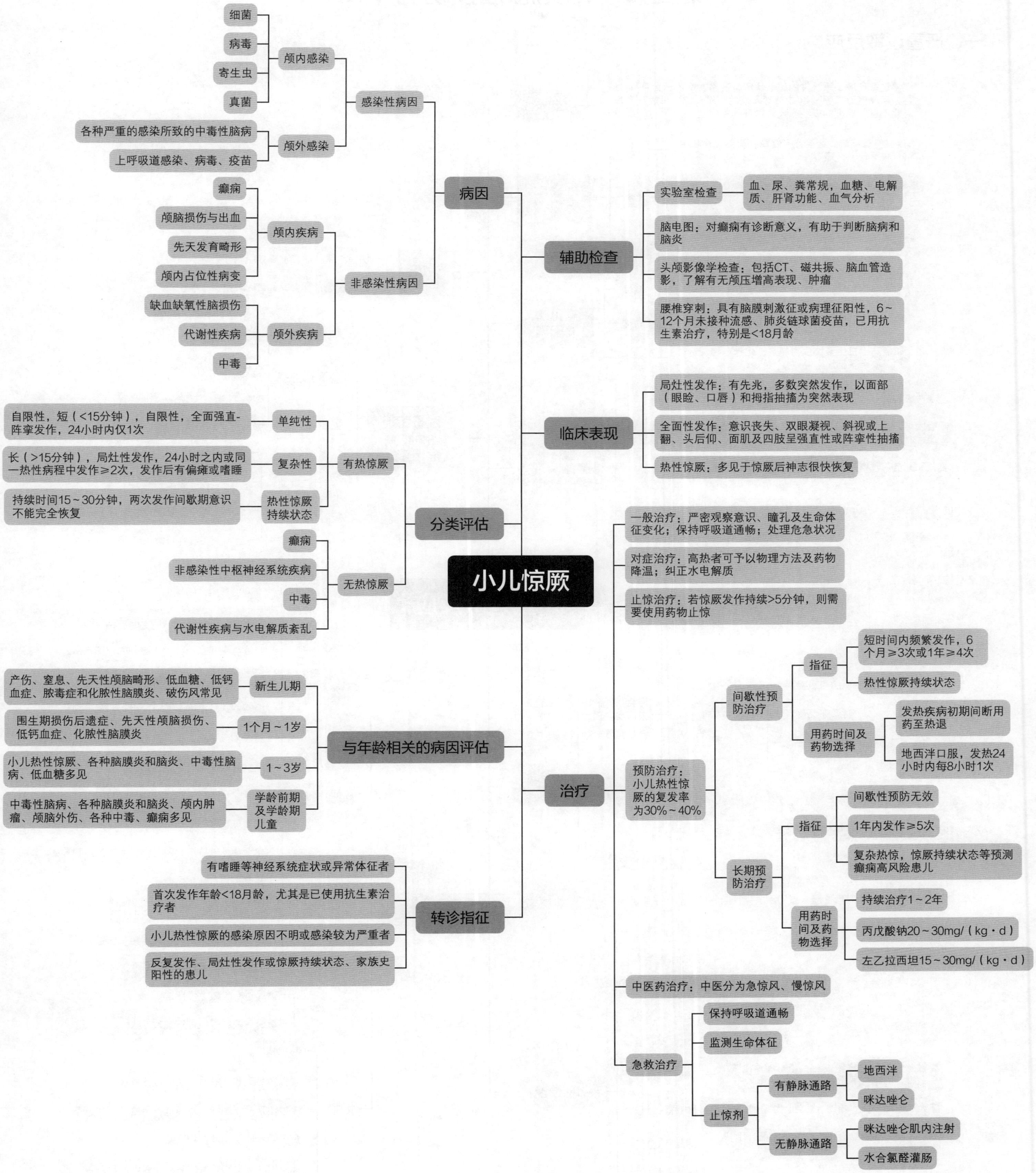

冶娜编制

推荐阅读

金剑. 小儿高热惊厥的急救与预防. 江苏卫生保健，2020（07）：24.

小儿惊厥临床思维导图

第三节　常见急性损伤与中毒

一、严重过敏反应

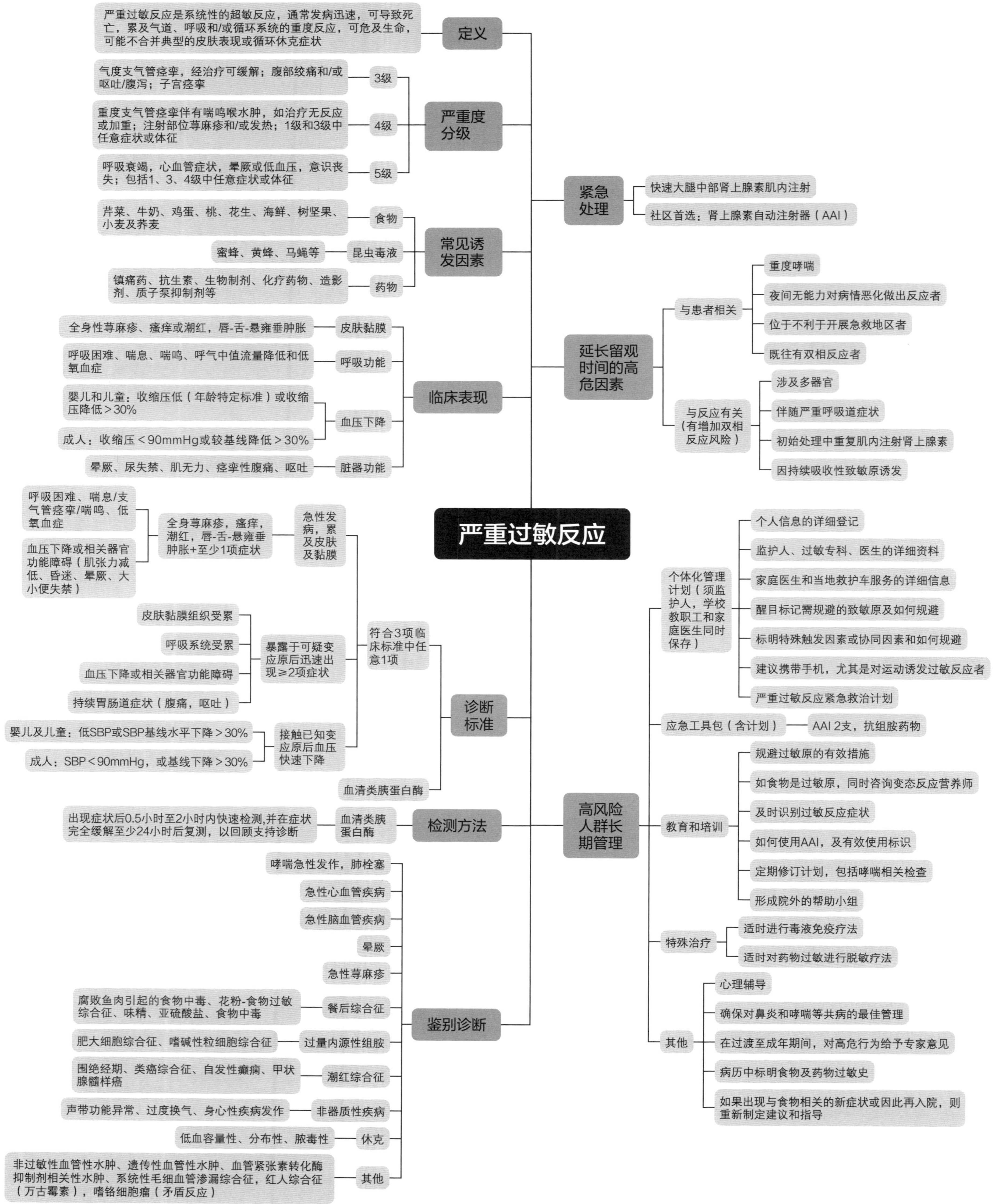

尹向辉编制

推荐阅读

高琦，殷菊，徐宝平，等. 世界过敏组织严重过敏反应指导意见 2020 解读. 中华实用儿科临床杂志，2021，36（6）：431~473

严重过敏反应临床思维导图

二、输血、输液反应

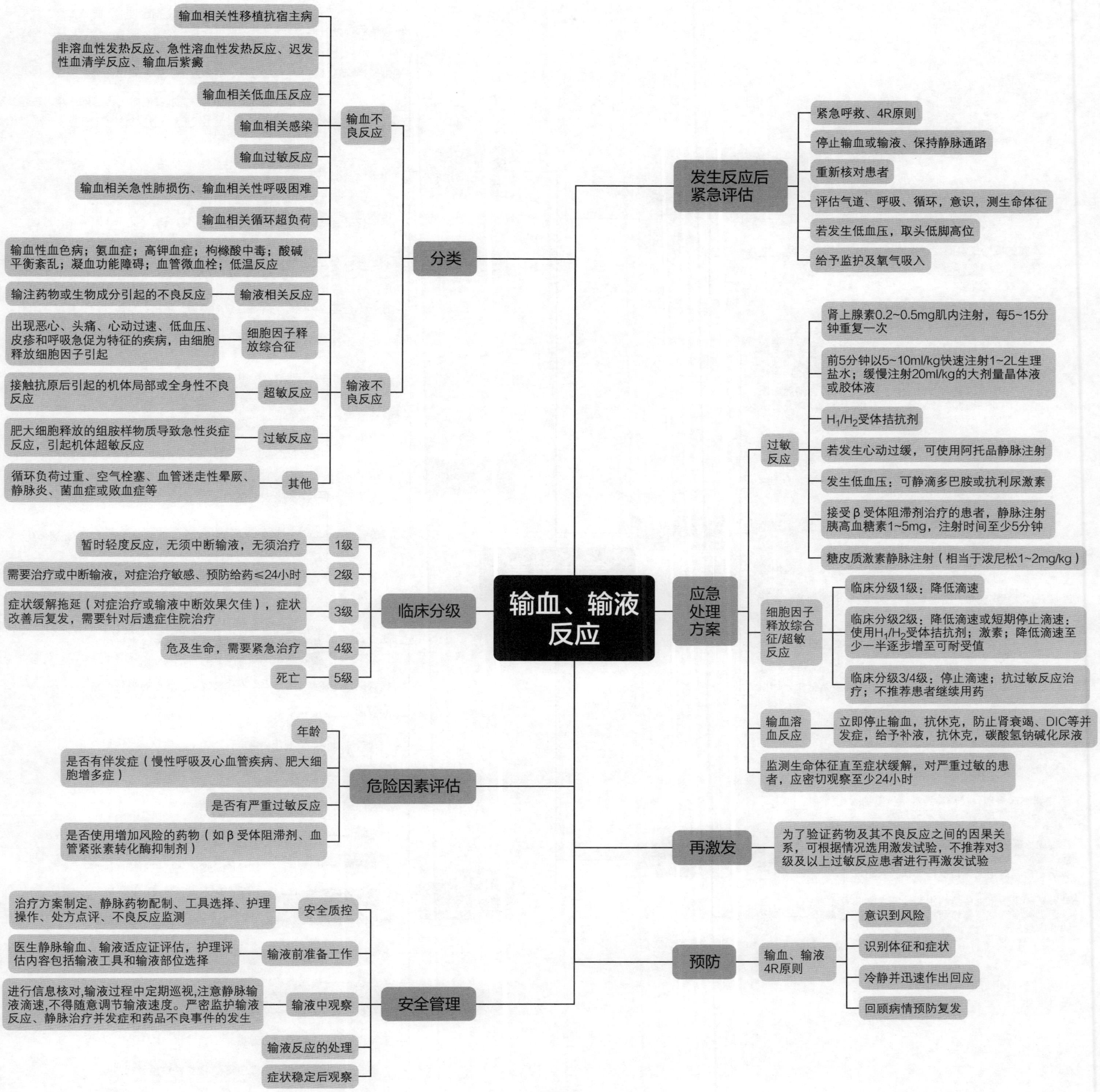

输血、输液反应临床思维导图

推荐阅读

张帆，周伟琳.《ESMO 临床实践指南：系统性抗癌治疗输液反应的管理（2017 版）》解读. 护理学杂志，2018，33（17）：15-19.

三、急性中毒

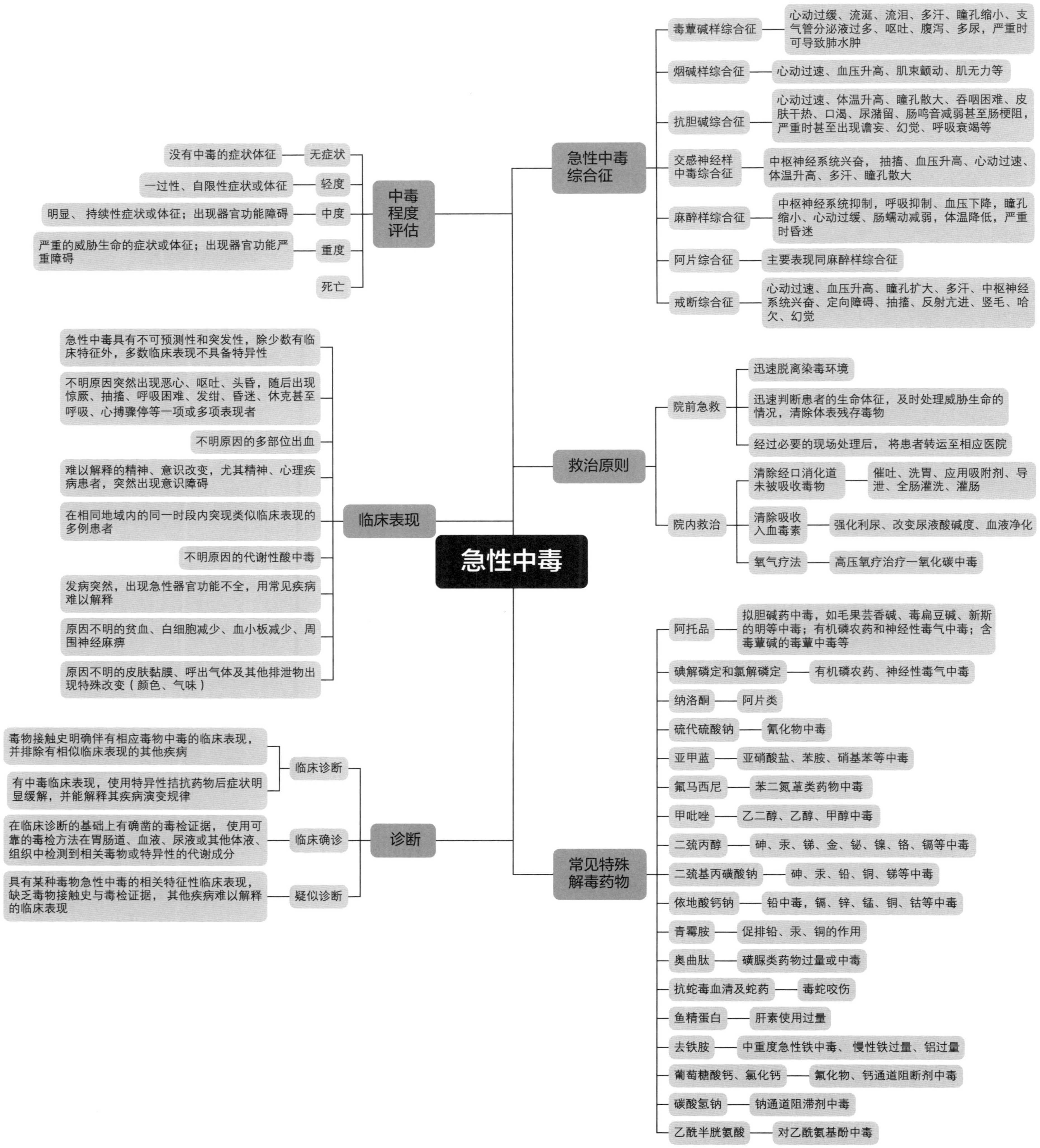

朱海涛编制

推荐阅读

［1］中国医师协会急诊医师分会，中国毒理学会与救治专业委员会. 急性中毒诊断与治疗中国专家共识. 中华急诊医学杂志，2016，25（11）：1361-1375.

［2］薛祥，孙兆瑞，聂时南. 急性中毒诊治进展和面临的挑战. 中华急诊医学杂志，2024，33（3）：276-280.

急性中毒临床思维导图

四、镇静催眠药中毒

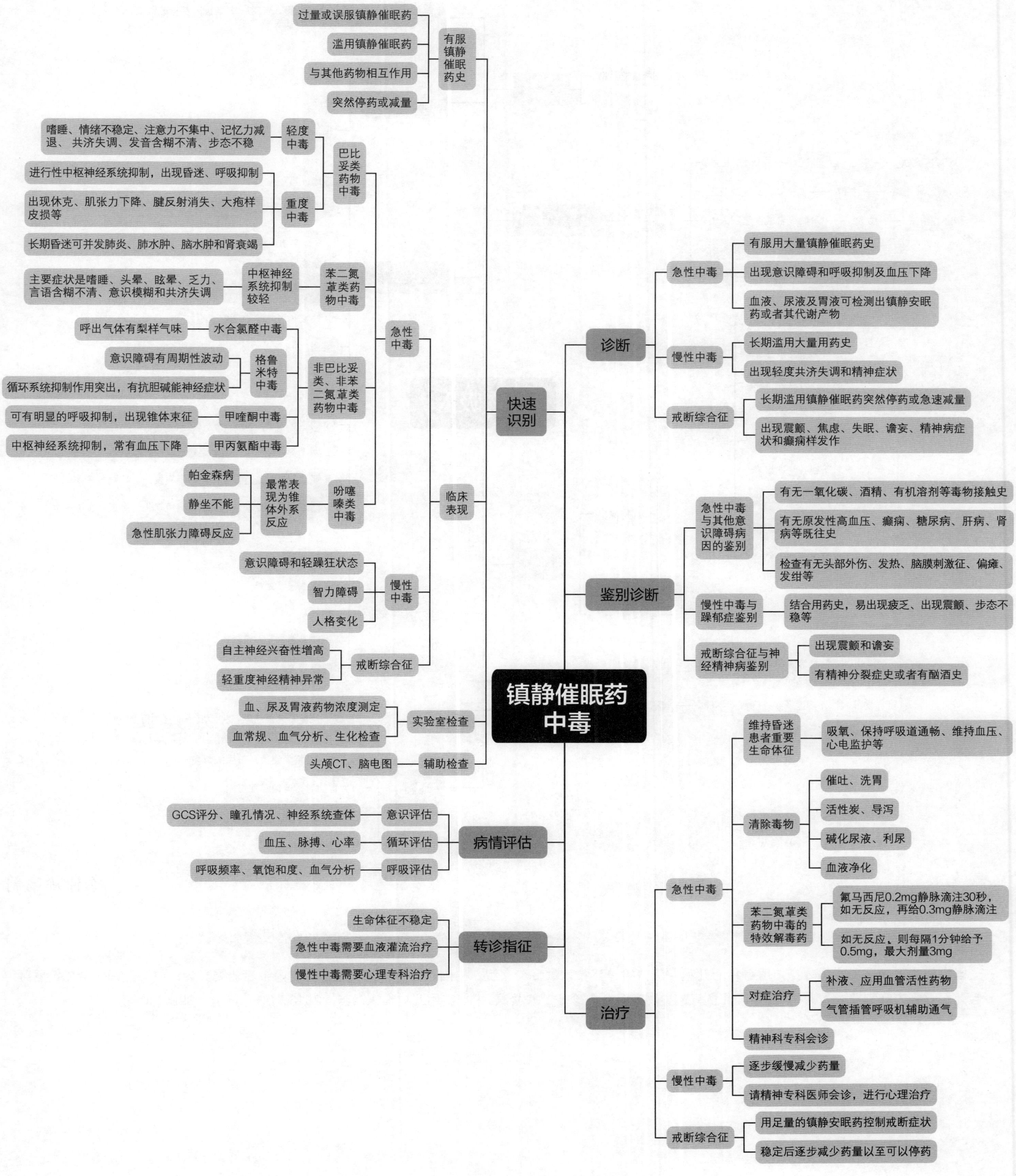

张俊锋编制

推荐阅读

葛均波，王辰，王建安. 内科学. 10 版. 北京：人民卫生出版社，2024.

镇静催眠药中毒临床思维导图

五、异物吸入

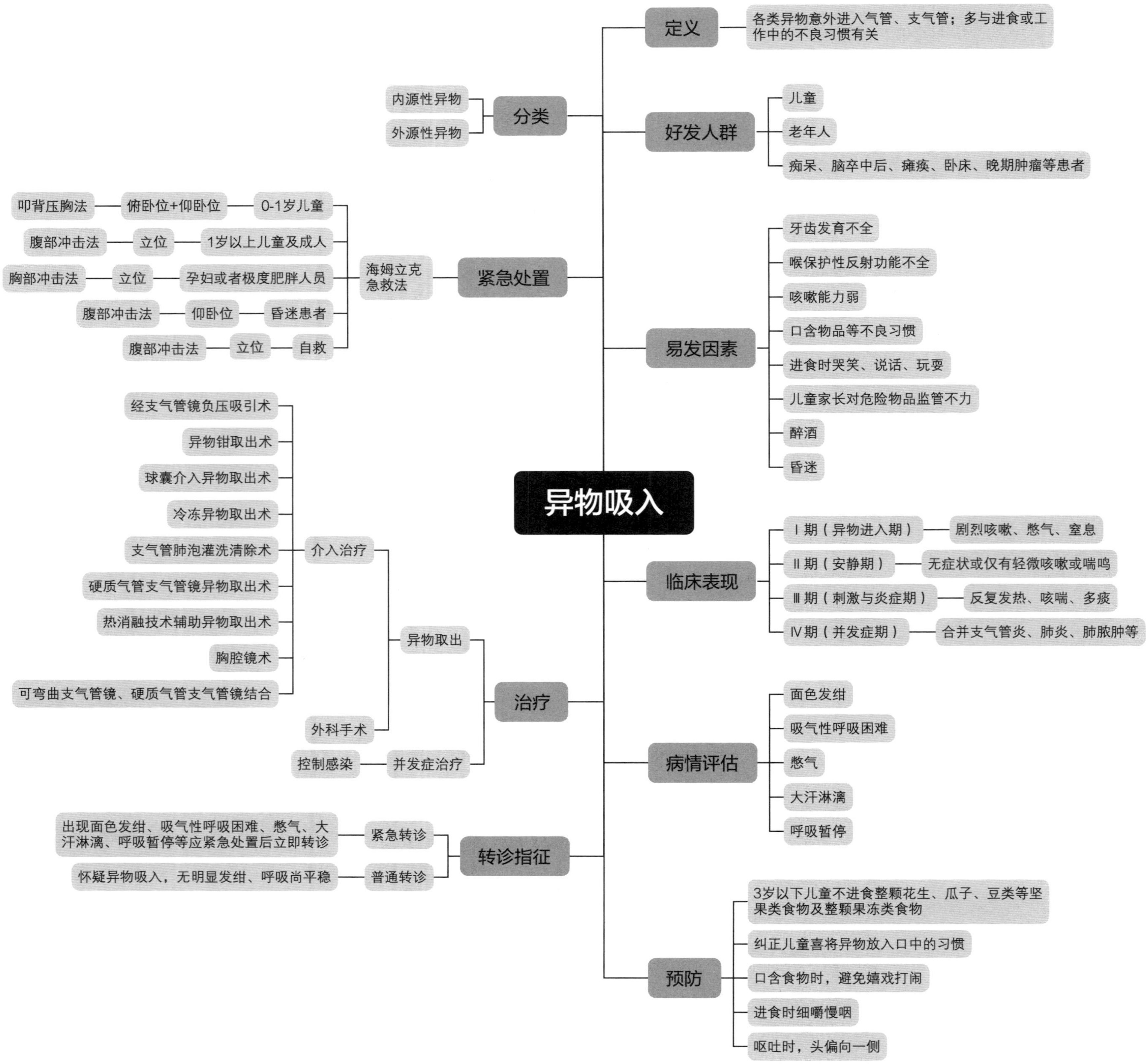

徐仲卿编制

推荐阅读

国家卫生健康委员会人才交流服务中心儿科呼吸内镜诊疗技术项目专家组，中国医师协会儿科医师分会内镜专业委员会，中国医师协会内镜医师分会儿科呼吸内镜专业委员会，等. 中国儿童气道异物呼吸介入诊疗专家共识. 中华实用儿科临床杂志，2018，33（18）：1392-1402.

异物吸入临床思维导图

六、叮咬伤

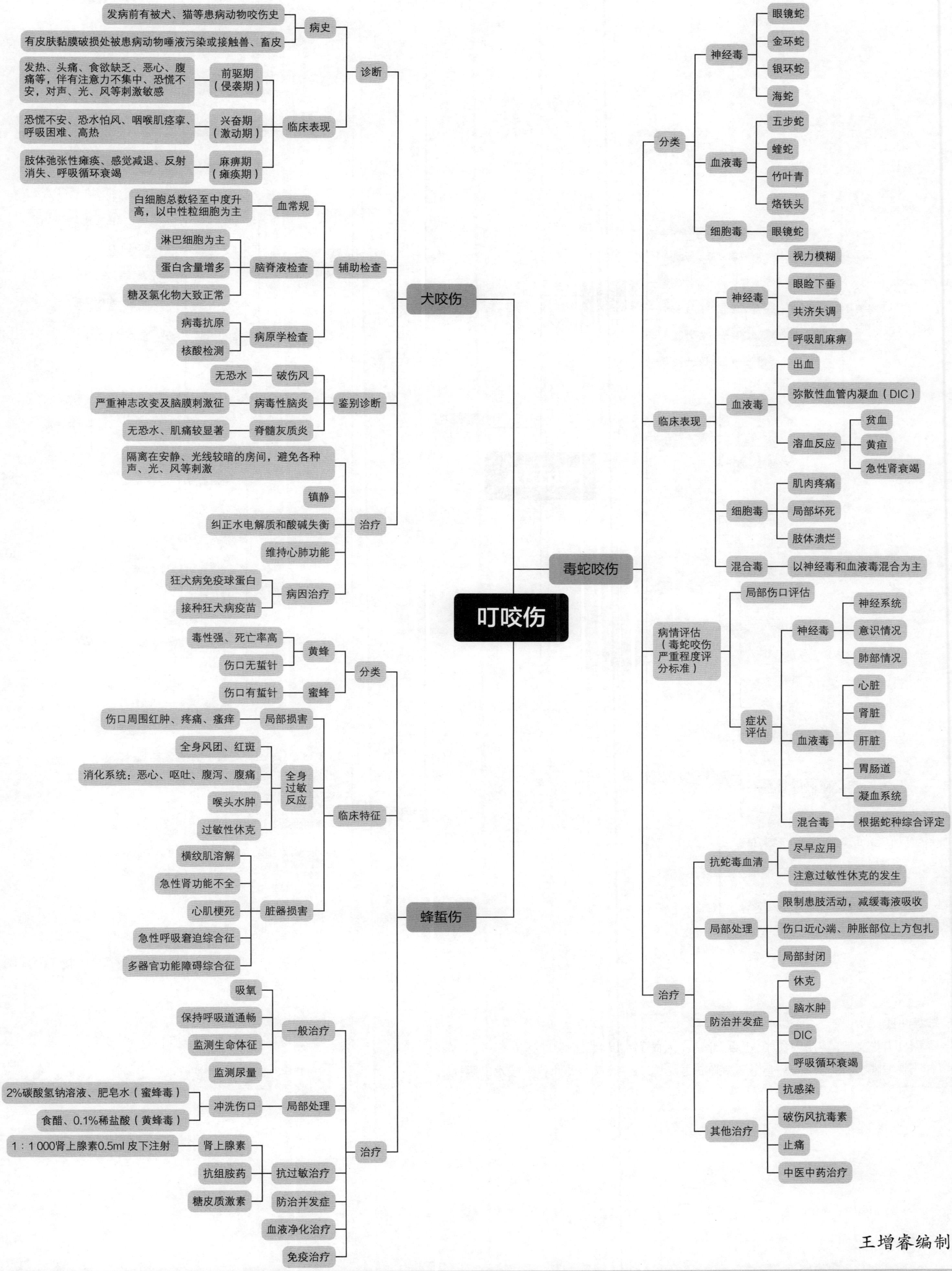

王增睿编制

推荐阅读

［1］张文武. 实用内科学. 4 版. 北京：人民卫生出版社，2017.

［2］张在其，黄子通. 急危重病临床救治. 2 版. 武汉：湖北科学技术出版社，2023.

叮咬伤临床思维导图

七、电击伤

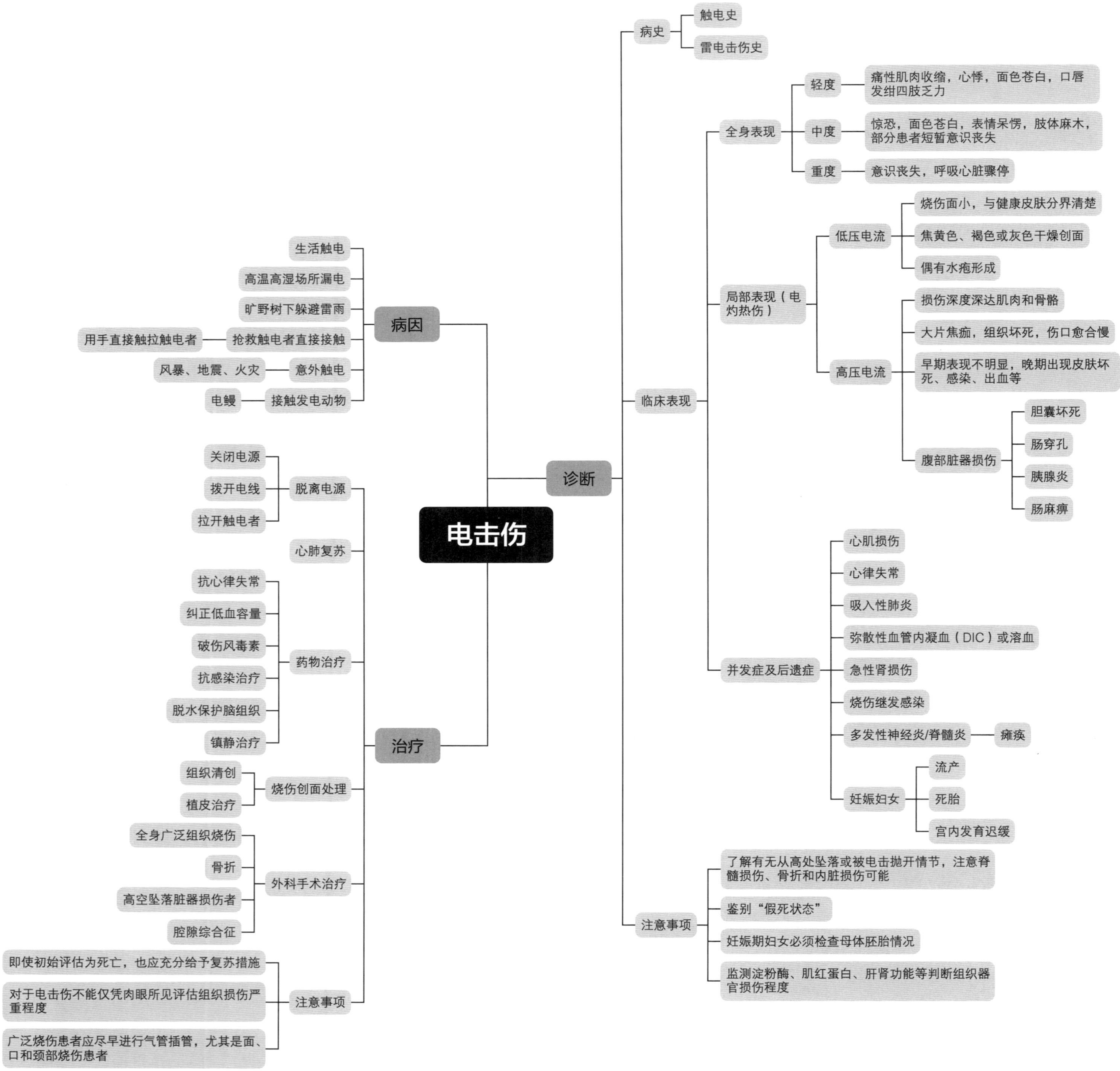

杨霞编制

推荐阅读

［1］张文武. 实用内科学. 4 版. 北京：人民卫生出版社，2017.
［2］张在其，黄子通. 急危重病临床救治. 2 版. 武汉：湖北科学技术出版社，2023.

电击伤临床思维导图

八、中暑

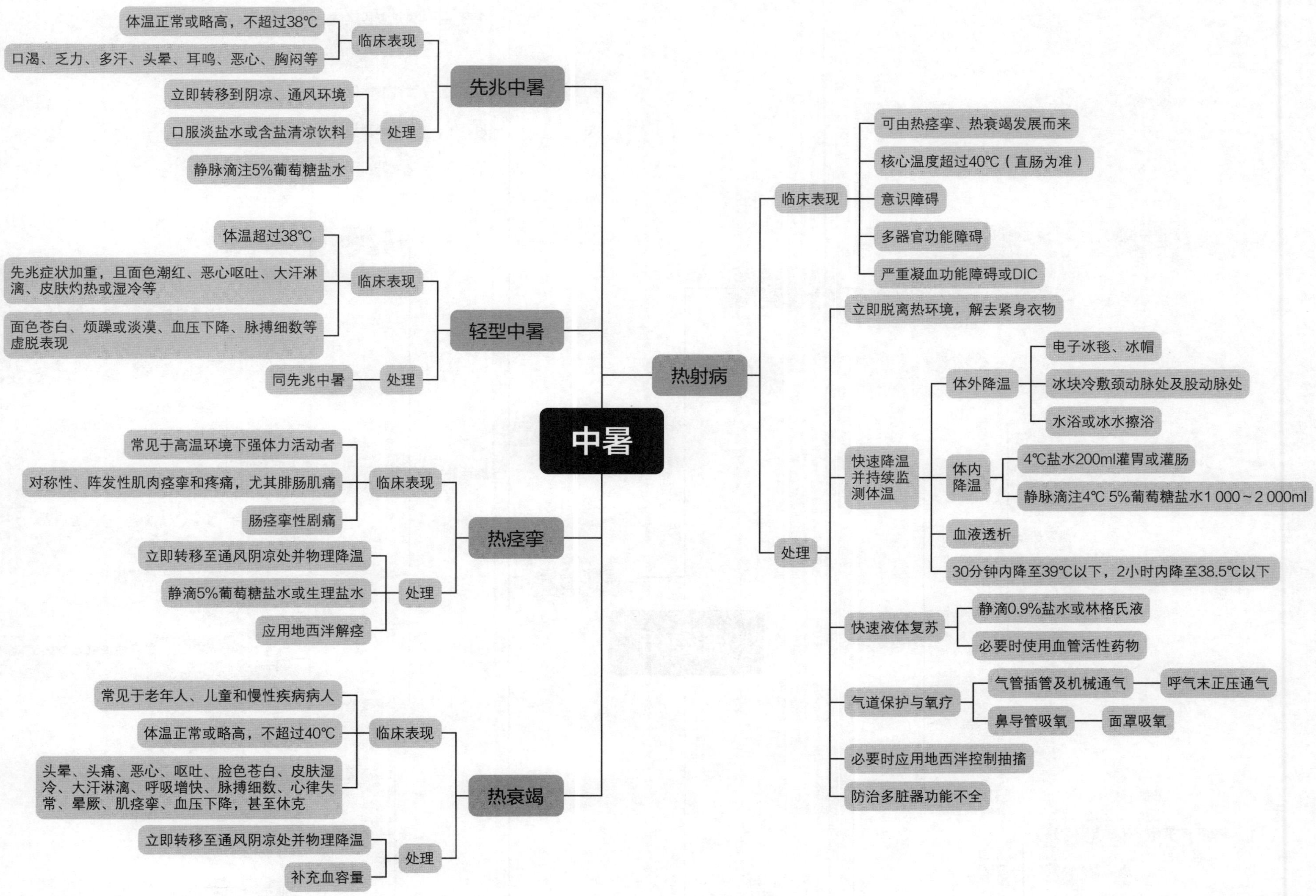

王淑一编制

推荐阅读

[1] 全军热射病防治专家组，热射病急诊诊断与治疗专家共识组. 热射病急诊诊断与治疗专家共识（2021 版）. 中华急诊医学杂志，2021，30（11）：1290-1299.

[2] 沈洪，刘中民. 急诊与灾难医学. 3 版. 北京：人民卫生出版社，2018.

中暑临床思维导图

九、烧烫伤

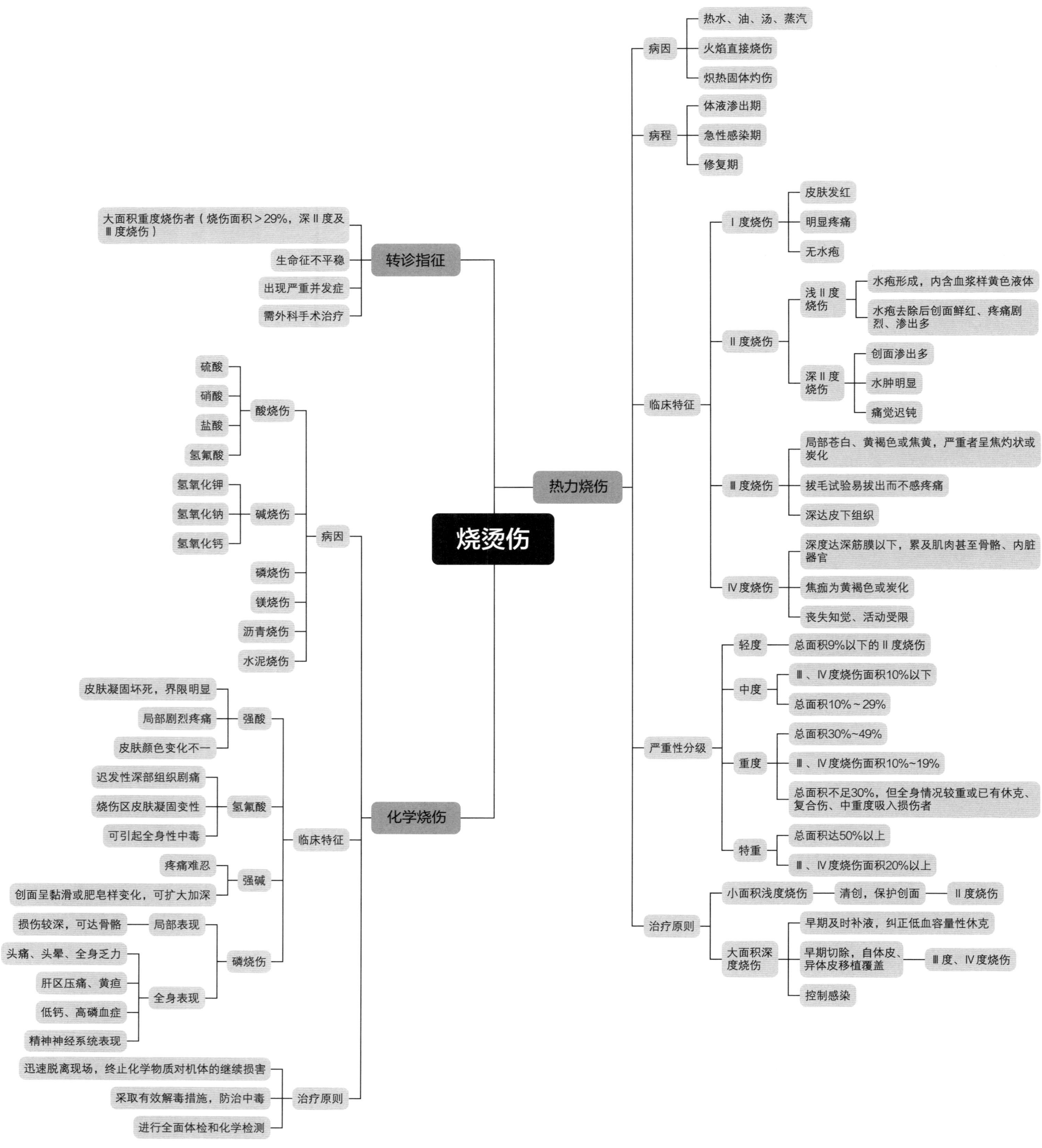

王增睿编制

推荐阅读

[1] 张文武. 实用内科学. 4 版. 北京：人民卫生出版社，2017.

[2] 张在其，黄子通. 急危重病临床救治. 2 版. 武汉：湖北科学技术出版社，2023.

烧烫伤临床思维导图

十、冻伤

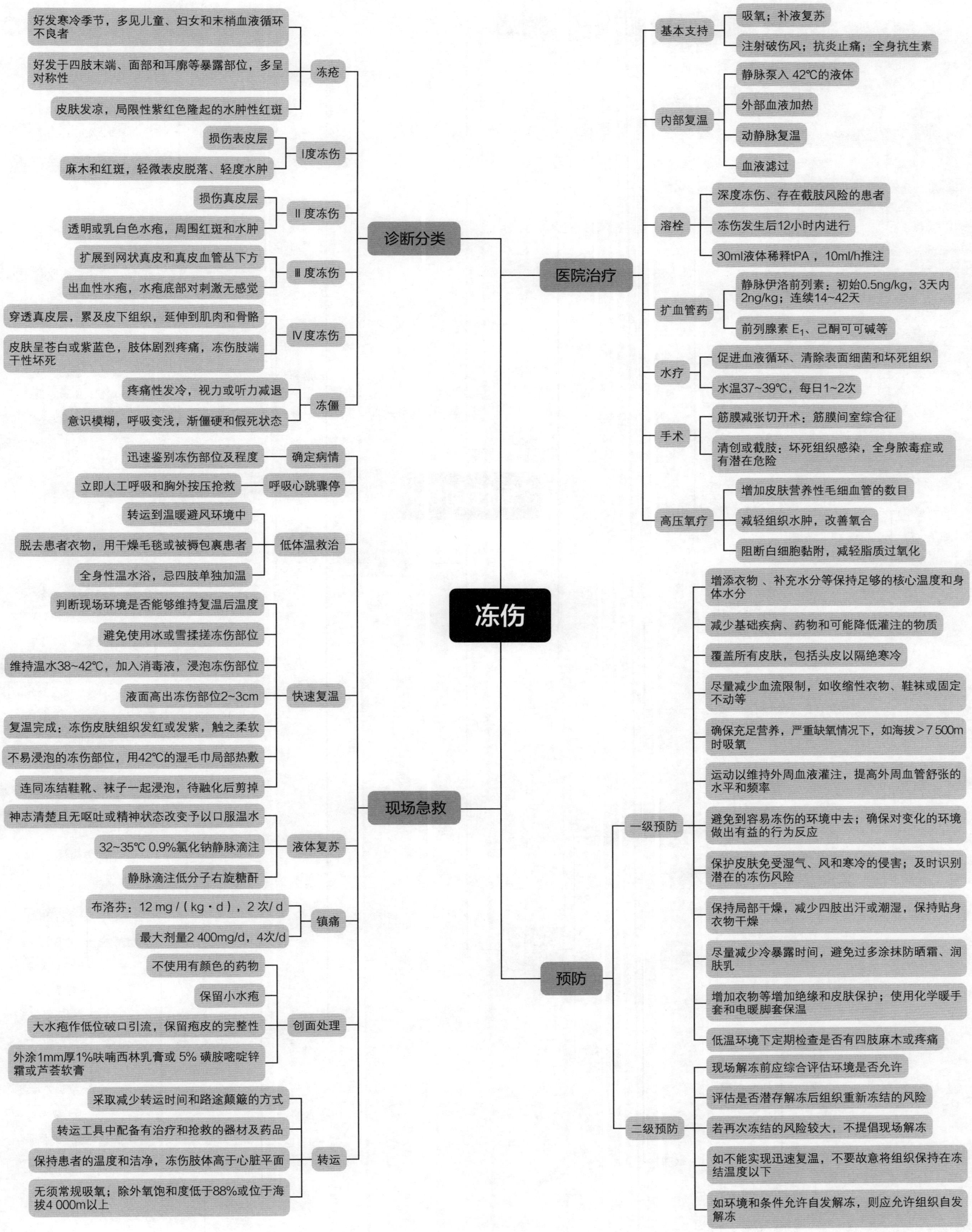

刘梅编制

推荐阅读

[1] MCINTOSH SE，FREER L，GRISSOM CK，et al. Wilderness Medical Society Clinical Practice Guidelines for the Prevention and Treatment of Frostbite：2024 Update. Wilderness Environ Med，2024. doi：10.1177/10806032231222359.

[2] 张莉，蔺兴遥，尚芸，等. 冻伤的病理机制及治疗研究进展. 中国临床药理学与治疗学，2023，28(3)：347-354.

[3] 中华中医药学会外科分会. 冻伤中医诊疗指南(2022年版). 中医药通报，2022，21(2)：1-5.

[4] 孙林利，刘文军，桂婧娥，等. 2019版《荒野医学协会冻伤预防和治疗实践指南》解读. 中华烧伤杂志，2020，36(7)：631-635.

冻伤临床思维导图

十一、急性创伤

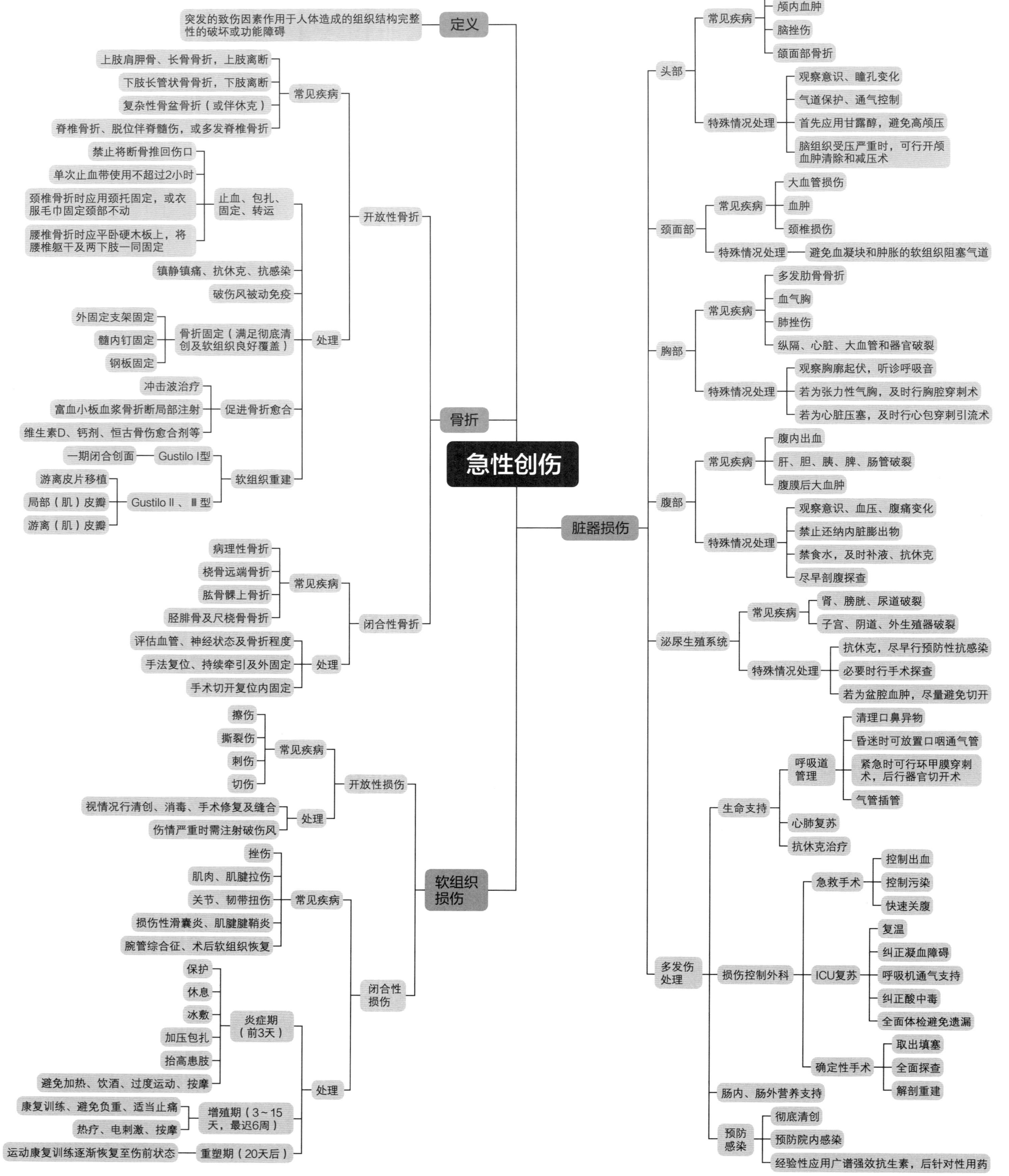

刘晓宇编制

推荐阅读

［1］国家创伤医学中心，中华医学会疼痛学分会，中国医师协会创伤外科医师分会，等. 急性闭合性软组织损伤诊疗与疼痛管理专家共识. 中华医学杂志，2021，101（21）：1553-1559.

［2］中华医学会烧伤外科学分会，海峡两岸医药卫生交流协会暨烧创伤组织修复专委会. Ⅱ度烧伤创面治疗专家共识（2024 版）Ⅰ：院前急救和非手术治疗. 中华烧伤与创面修复杂志，2024，40（01）：1-18.

［3］沈洪，刘中民. 急诊与灾难医学. 3 版. 北京：人民卫生出版社，2018.

急性创伤临床思维导图

第四章 合理用药临床思维导图

在临床实践中，合理用药是确保患者安全与治疗效果的关键。全科医生作为居民健康守门人，常常需要处理各种常见病、多发病以及突发急症，因此，掌握合理用药的临床思维至关重要。本章节涵盖了呼吸、循环、消化、神经等各大系统以及特殊人群等复杂情境的用药原则，旨在通过临床思维导图的方式，为全科医生提供系统的决策框架，帮助其在繁忙的临床工作中做出科学、精准的用药决策。

第一节 呼吸系统

一、慢性阻塞性肺疾病

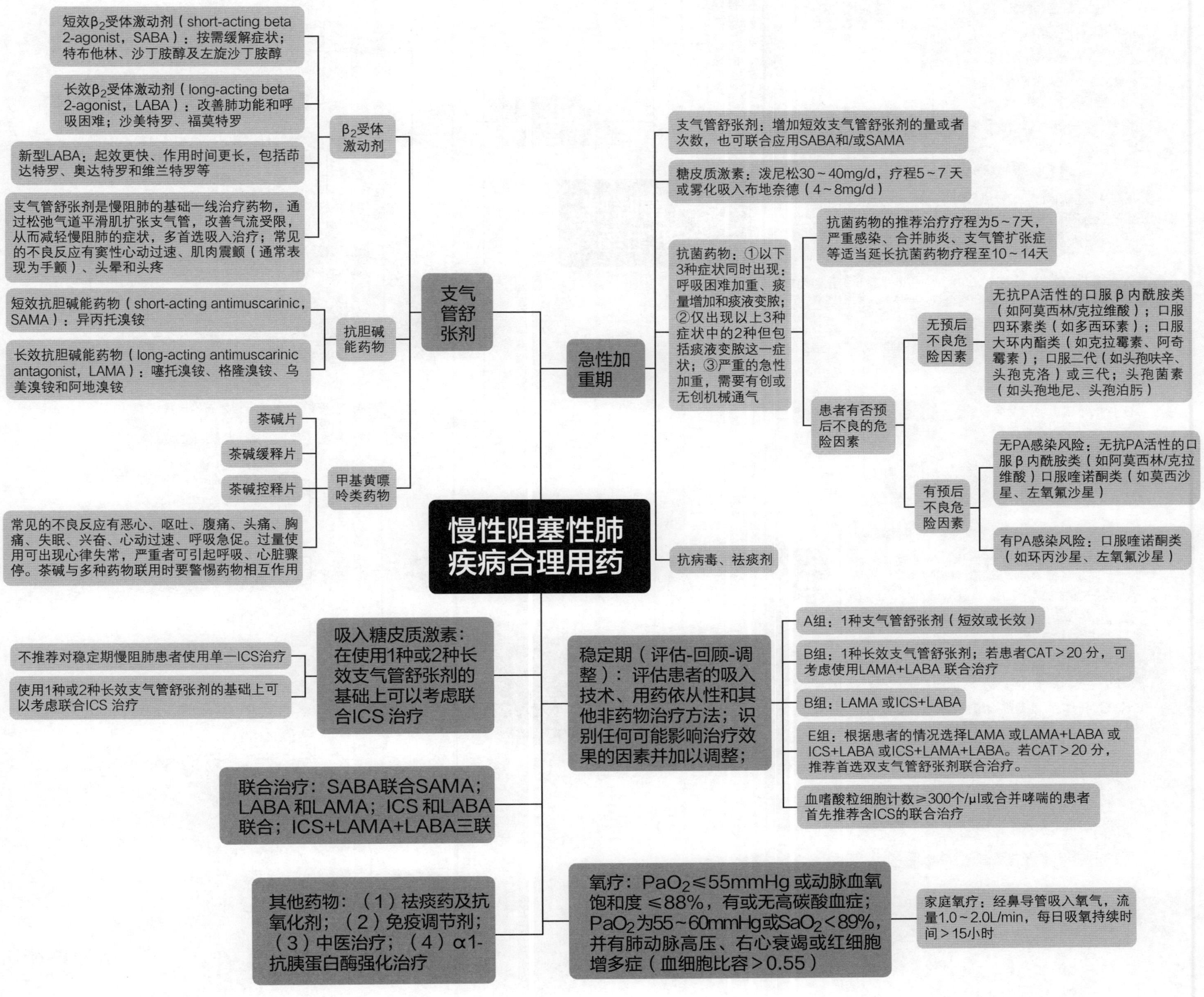

赵付英编制

推荐阅读

［1］中华医学会，中华医学会杂志社，中华医学会全科医学分会，等. 中国慢性阻塞性肺疾病基层诊疗与管理指南（2024年）. 中华全科医师杂志，2024，23（00）：600-624.

［2］慢性阻塞性肺疾病糖皮质激素规范管理撰写组. 慢性阻塞性肺疾病糖皮质激素规范管理专家共识（2021版）. 中华结核和呼吸杂志，2021，44（12）：1054-1063.

慢性阻塞性肺疾病合理用药临床思维导图

二、支气管哮喘

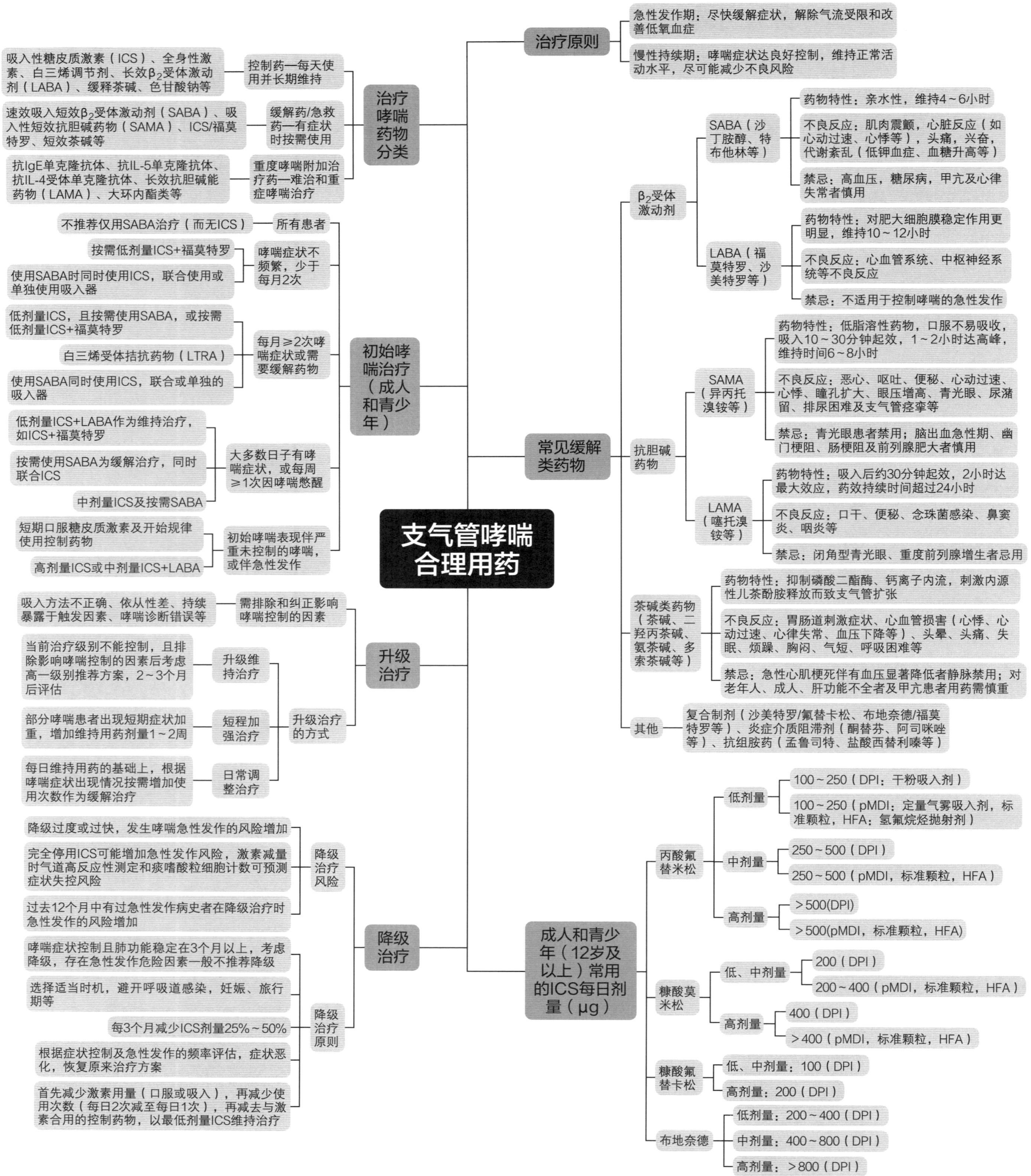

张峥璐编制

推荐阅读

[1] 中华医学会，中华医学会临床药学分会，中华医学会杂志社，等. 支气管哮喘基层合理用药指南. 中华全科医师杂志，2020，19（7）：572-581.

[2] 中华医学会呼吸病学分会哮喘学组. 支气管哮喘防治指南（2020 年版）. 中华结核和呼吸杂志，2020，43（12）：1023-1048.

[3] 葛均波，王辰，王建安. 内科学.10 版. 北京：人民卫生出版社，2024.

支气管哮喘合理用药临床思维导图

三、肺结核

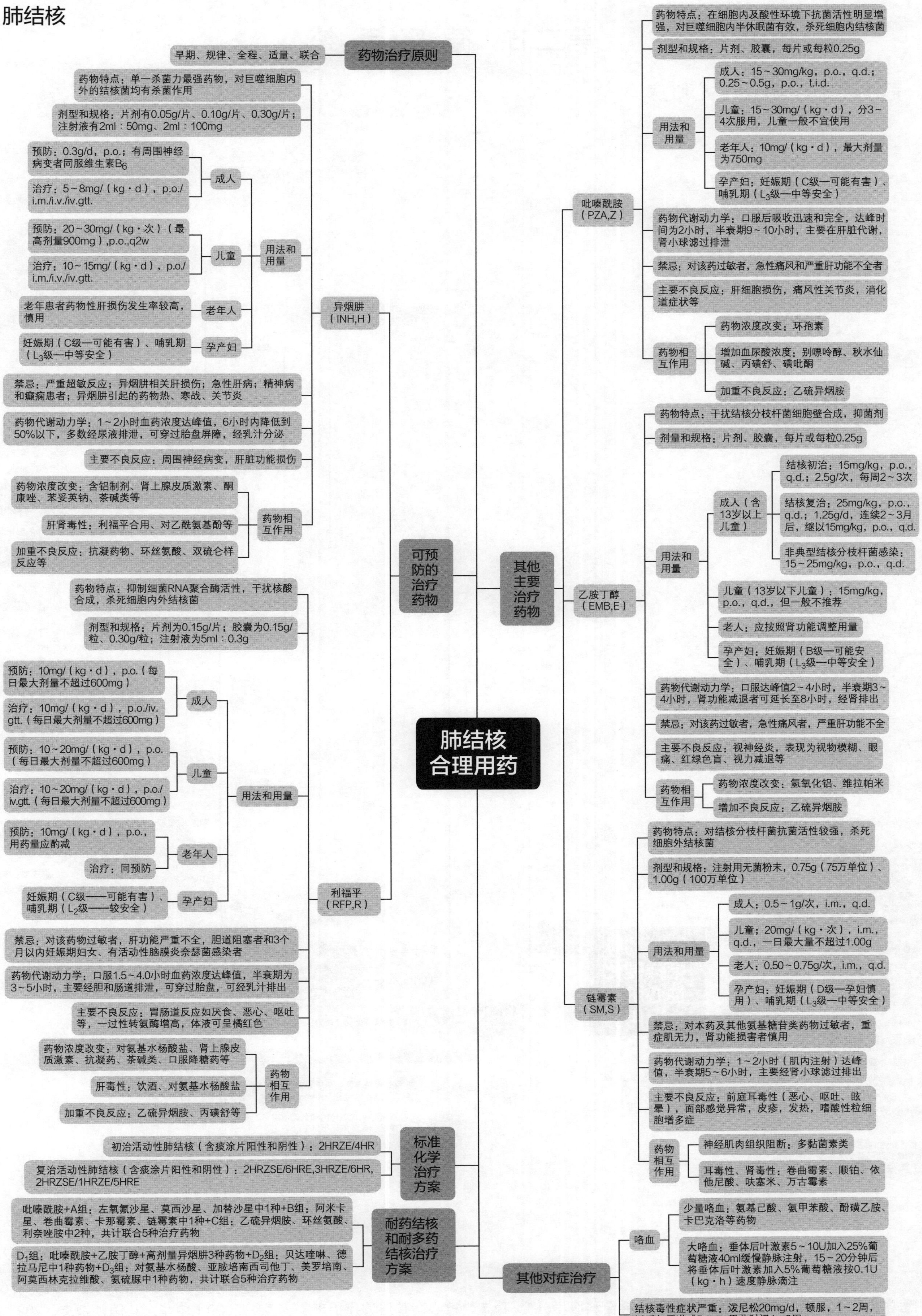

张峥璐编制

推荐阅读

［1］中华医学会，中华医学会杂志社，中华医学会全科医学分会，等. 肺结核基层诊疗指南（2018年）. 中华全科医师杂志，2019，18（8）：709-717.

［2］中华医学会，中华医学会临床药学分会，中华医学会杂志社，等. 肺结核基层合理用药指南. 中华全科医师杂志，2020，19（10）：891-899.

［3］STERLING TR，NJIE G，ZENNER D，et al. Guidelines for the treatment of latent tuberculosis infection：recommendations from the national tuberculosis controllers association and CDC，2020. MMWR Recomm Rep. 2020，69（1）：1-11.

［4］World Health Organization. Global tuberculosis report 2023：report of WHO Scientific Group.Geneva：WHO，2023.

肺结核合理用药临床思维导图

第二节　循 环 系 统

一、冠状动脉粥样硬化性心脏病

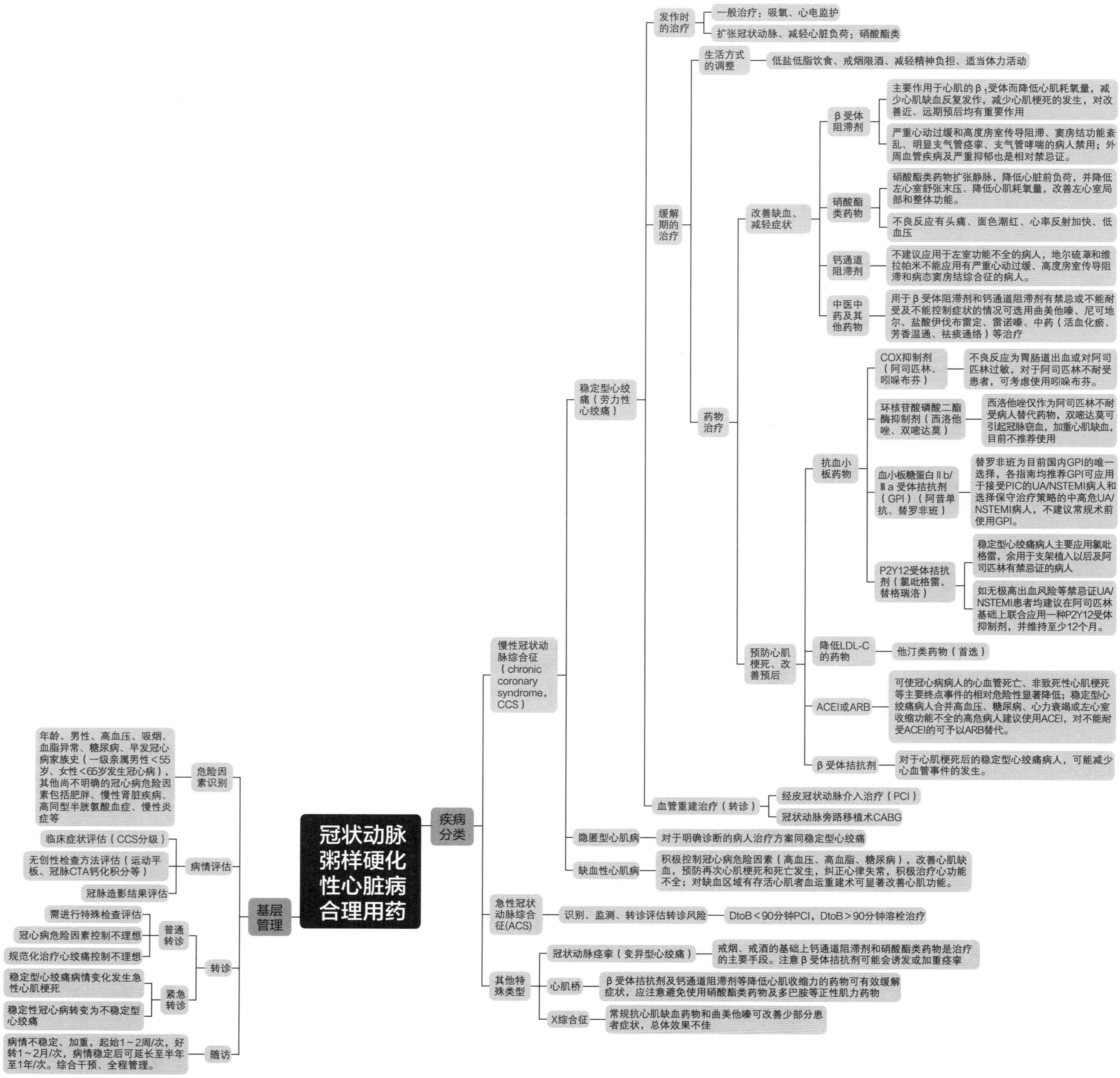

李宁编制

推荐阅读

中华医学会，中华医学会杂志社，中华医学会全科医学分会. 稳定性冠心病基层诊疗指南（实践版 2020）中华全科医师杂志，2021，20（3）：274-280.

冠状动脉粥样硬化性心脏病合理用药临床思维导图

二、原发性高血压

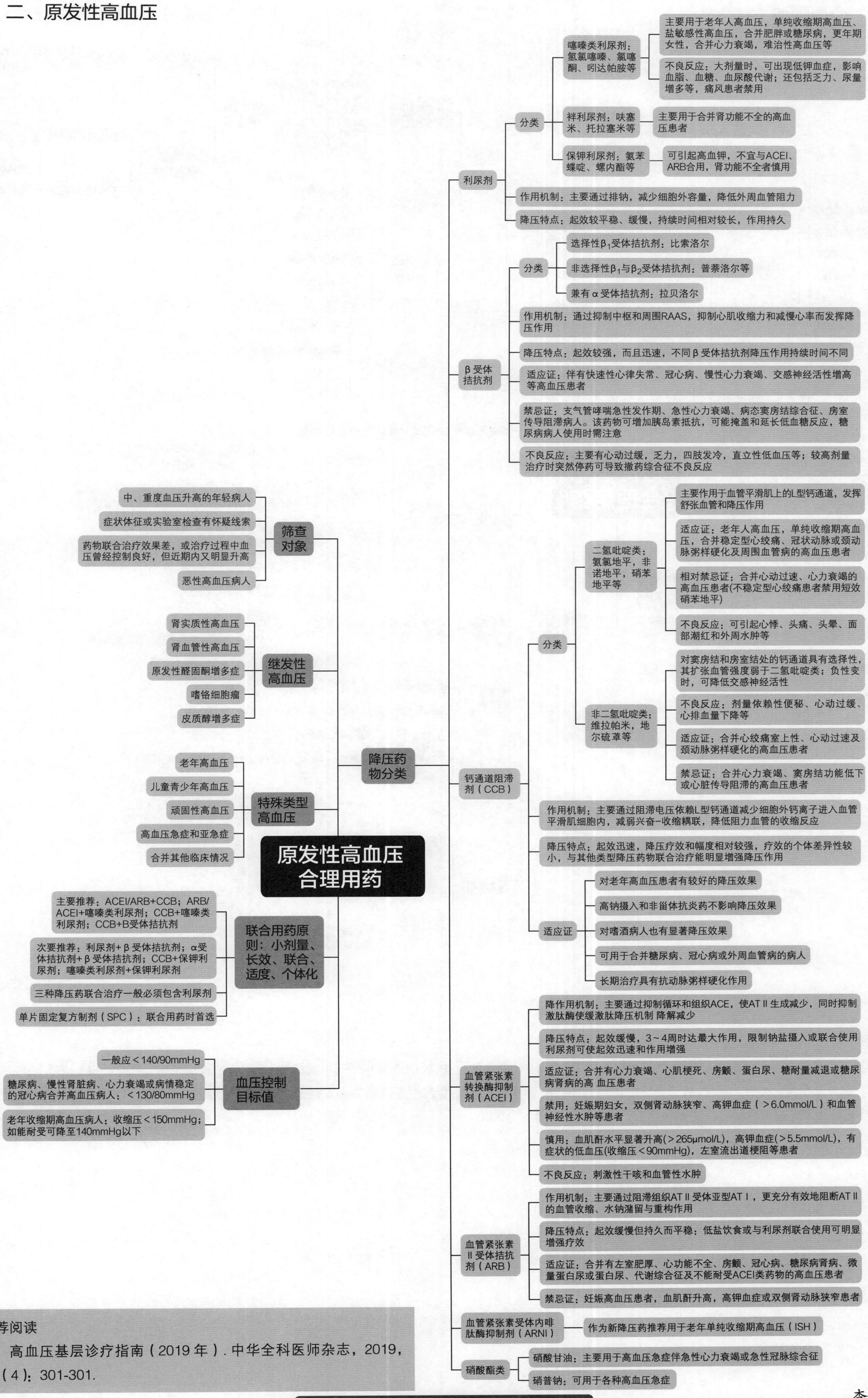

推荐阅读

高血压基层诊疗指南（2019年）. 中华全科医师杂志，2019，18（4）：301-301.

原发性高血压合理用药临床思维导图

李宁编制

三、心房颤动

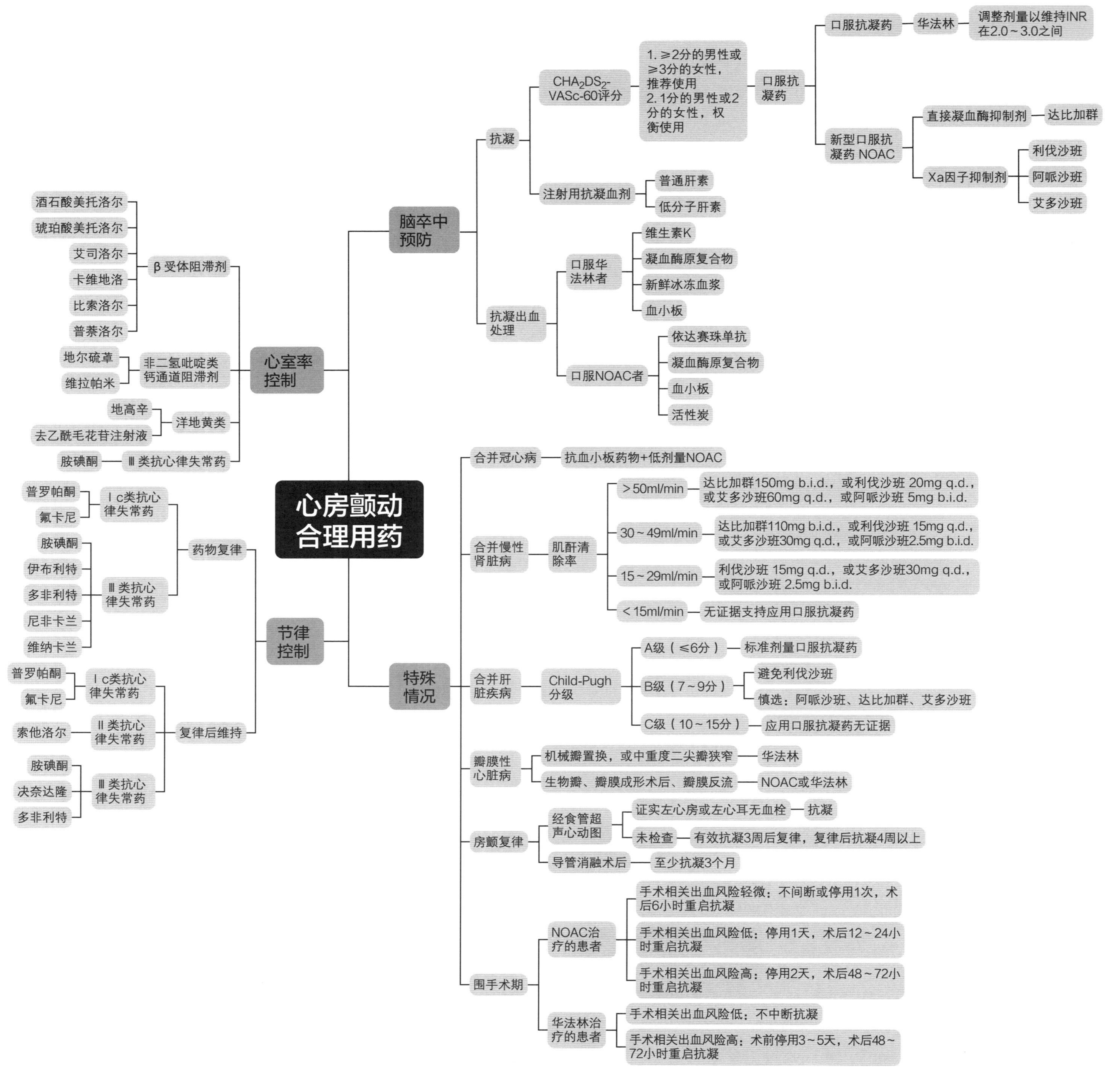

蔡东平编制

推荐阅读

[1] 中华医学会心血管病学分会，中国生物医学工程学会心律分会. 心房颤动诊断和治疗中国指南. 中华心血管病杂志，2023，51（6）：572-618.

[2] 中华医学会心电生理和起搏分会，中国医师协会心律学专业委员会，中国房颤中心联盟心房颤动防治专家工作委员会. 心房颤动：目前的认识和治疗建议（2021）. 中华心律失常学杂志，2022，26（1）：15-88.

四、慢性心力衰竭

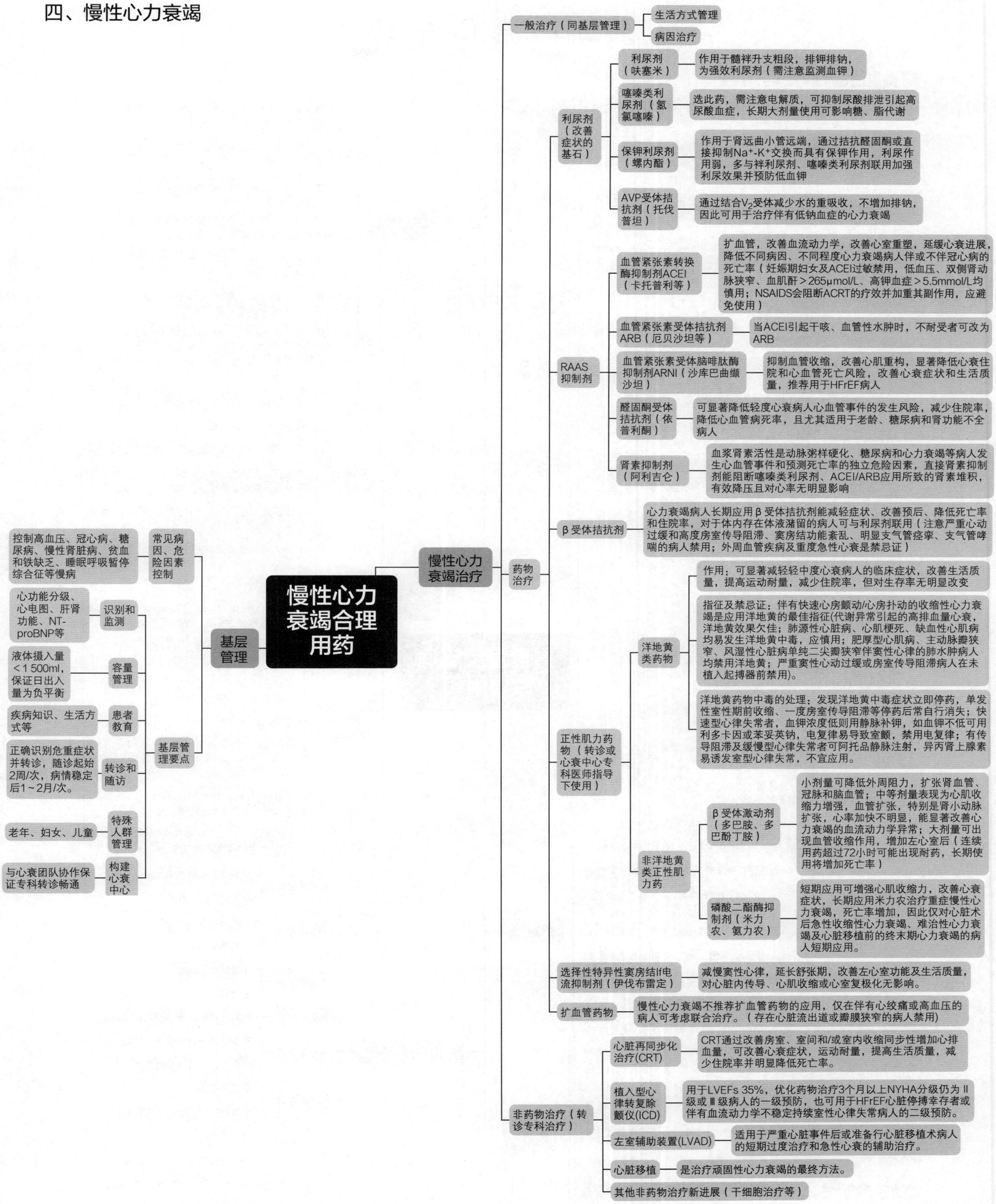

李宁编制

推荐阅读

中华医学会，中华医学会杂志社，中华医学会全科医学分会. 中国心力衰竭基层诊疗与管理指南（2024 年）. 中华全科医师杂志，2024，23：476.

慢性心力衰竭合理用药临床思维导图

第三节　消 化 系 统

一、胃食管反流病合理用药

胃食管反流病合理用药

- 治疗原则
  - 减少胃食管反流，减低反流液中的酸度和胆汁成分，增强食管清除能力，保护食管黏膜
- 抑酸剂
  - 组胺H_2受体阻断剂
    - 作用机制：组胺H_2受体阻断剂通过竞争性可逆结合H_2受体，抑制胃酸分泌
    - 适应证：胃食管反流病、溃疡病等
    - 用法用量：口服，成人0.2g，b.i.d.，肾功能不全者减半；小儿5～10mg/kg，2～4次/d
    - 禁忌证：孕妇及哺乳期妇女、过敏者禁用
    - 不良反应：男子女性型乳房、腹泻、眩晕、肌痛、皮疹、横纹肌溶解等
    - 注意事项：排除癌性溃疡，注意检查肾功能及血常规
    - 配伍禁忌：不宜与西咪替丁、苯二氮䓬类药物、地高辛和奎尼丁、氨基糖苷类合用
  - 质子泵抑制剂
    - 作用机制：结合壁细胞活化态的质子泵，抑制质子泵的活性，抑制胃酸分泌
    - 适应证：胃食管反流病、溃疡病、胃幽门螺杆菌感染等
    - 用法用量：口服，成人20～60mg，1～2次/d，空腹服或早晚各一次，疗程＜8周
    - 禁忌证：过敏者、严重肾功能不全者及婴幼儿者
    - 不良反应：头痛、腹泻、恶心、呕吐、机会性感染、骨质疏松、慢性肾病等
    - 注意事项：不宜咀嚼，在餐前1小时前服，有骨折、胃底腺息肉的风险
    - 配伍禁忌：艾司奥美拉唑禁与氯吡格雷、华法林、甲氨蝶呤合用；泮托拉唑禁与阿扎那韦、吗替麦考酚酯合用
  - P-CAB
    - 作用机制：阻断H^+-K^+-ATP酶的钾离子通道，阻滞钾离子与酶结合，抑制胃酸分泌
    - 适应证：反流性食管炎
    - 用法用量：瑞伐拉赞，口服，成人200mg，q.d.；伏诺拉生，口服，成人20mg，q.d.
    - 禁忌证：过敏者，正在接受阿扎那韦或利匹韦林治疗者禁用
    - 不良反应：休克、过敏反应、血细胞减少、肝功能损害等
    - 注意事项：有肝功能异常证据，应采取适当措施，不建议与依赖于胃内pH的药物同服
    - 配伍禁忌：无
- 抗酸剂
  - 作用机制：抗酸剂可直接快速中和胃酸，升高胃内pH
  - 适应证：胃食管反流病、溃疡病、胃炎等
  - 用法用量：口服。成人0.5～1.0g，t.i.d.。餐后1～2小时、睡前或胃部不适时服
  - 禁忌证：过敏、严重肾功能不全、低磷血症者
  - 不良反应：便秘、稀便、皮疹、口干、食欲减退等
  - 注意事项：高镁血症、高钙血症、心功能不全慎用，连续使用不超过7天
  - 配伍禁忌：服药后1～2小时禁服用其他药物
- 黏膜保护剂
  - 作用机制：在受损黏膜表面形成保护膜隔绝有害物质的侵蚀，有利于黏膜愈合
  - 用法用量：口服，成人110mg，q.i.d.，餐前半小时及睡前服用；或早晚各220mg，28日为一疗程
  - 适应证：各种溃疡病、胃炎、反流性食管炎及胃痛、胃灼热感和反酸等
  - 禁忌证：过敏、妊娠期或哺乳期妇女、严重肾功能不全
  - 不良反应：舌苔及大便呈灰黑色；便秘、皮疹、消化不良、肾脏毒性等
  - 注意事项：肝功能不全、儿童、急性胃黏膜病变者慎用，不食用高蛋白饮食
  - 配伍禁忌：与其他铋制剂同服
- 胃肠促动药
  - 作用机制：拮抗多巴胺D_2受体、激动5-羟色胺4受体，对胃平滑肌促动作用，提高LES的张力
  - 适应证：消化不良、腹胀腹痛、胃食管反流病、嗳气、恶心、呕吐等
  - 用法用量：口服，成人5～20mg，t.i.d.，饭前15～30分钟服用
  - 禁忌证：消化道梗阻、出血、穿孔，催乳素瘤、嗜铬细胞瘤、乳腺癌患者，过敏者
  - 不良反应：腹痛、腹泻、口干、恶心、呕吐、心悸、泌乳等
  - 注意事项：连续使用＜7天，＜12岁、体重小于35kg者不用；使用后不从事驾驶
  - 配伍禁忌：不与甲胺痉平、溴丙胺太林、颠茄片、山莨菪碱、阿托品、西咪替丁、雷尼替丁、普鲁卡因、链霉素联用
- 抗抑郁或焦虑
  - 三环类抗抑郁药
    - 作用机制：通过阻止5-羟色胺和去甲肾上腺素的神经递质的再吸收发挥作用
    - 适应证：抑郁症、强迫症
    - 用法用量：治疗不同适应证时，用法用量有所不同
    - 禁忌证：三环类过敏者，循环障碍、急性心肌梗死、传导阻滞、低血压、青光眼、排尿困难者
    - 不良反应：多汗、口干、视物模糊、排尿困难、便秘、嗜睡，震颤、眩晕、直立性低血压等
    - 注意事项：使用期间定期监测心电图、血常规、肝肾功能
    - 配伍禁忌：无
  - 选择性5-羟色胺再摄取抑制剂
    - 作用机制：抑制突触前膜5-HT的再摄取，提高5-HT能神经的传导，发挥抑郁作用
    - 适应证：抑郁症、强迫性神经症、惊恐障碍、社交恐怖症
    - 用法用量：治疗不同适应证、不同人群时，用法用量有所不同
    - 禁忌证：过敏者
    - 不良反应：腹泻/稀便、口干、消化不良、厌食、眩晕、嗜睡、失眠、中性粒细胞缺乏及血小板缺乏症等
    - 注意事项：症状恶化和自杀风险，新患糖尿病、青光眼、异常出血的可能
    - 配伍禁忌：禁止与司来吉兰、吗氯贝胺、匹莫齐特、甲硫哒嗪合用
- 中医中药、其他
  - 肝胃郁热证
    - 柴胡疏肝散合左金丸加减
    - 达立通颗粒、快胃片
  - 胆火上逆证
    - 小柴胡汤合温胆汤加减
    - 胆胃康胶囊
  - 气郁痰阻证
    - 半夏厚朴汤加减
    - 越鞠丸
  - 胸阳不振证
    - 枳实薤白桂枝汤合小陷胸汤加减
  - 中虚气逆证
    - 旋覆代赭汤合六君子汤加减
    - 六君子丸、甘海胃康胶囊
  - 脾虚湿热证
    - 黄连温胆汤
    - 养胃舒胶囊、香砂平胃颗粒
  - 胃阴不足证
    - 益胃汤加减
    - 阴虚胃痛胶囊、养胃舒胶囊
  - 针刺
    - 穴位选用任脉、胃经、督脉、膀胱经
  - 灸法
    - 麦粒灸法、隔药灸脐法穴位贴敷
  - 拔罐
    - 穴位选用大肠俞、胃俞、肺俞、大椎、定喘

殷小芬编制

推荐阅读

［1］中华医学会消化病学分会胃肠动力学组，胃肠功能性疾病协作组，食管疾病协作组. 中国胃食管反流病诊疗规范. 中华消化杂志，2023，43（9）：588-598. DOI：10.3760/cma.j.cn311367-20230626-00289.

［2］中华中医药学会脾胃病分会，李军祥，谢胜，等. 消化系统常见病胃食管反流病中医诊疗指南（基层医生版）. 中华中医药杂志，2020，35（6）：2995-2998.

［3］刘方旭，许乐，郑松柏，等. 老年人胃食管反流病中国专家共识（2023）. 中华老年医学杂志，2023，42（8）：883-896. DOI：10.3760/cma.j.issn.0254-9026.2023.08.001.

胃食管反流病合理用药临床思维导图

二、慢性胃炎

慢性胃炎合理用药

- 治疗原则
  - 根据病因、类型及临床表现行个体化治疗
- 对症
  - 腹部灼热感/上腹痛
    - 质子泵抑制剂
      - 作用机制：结合壁细胞活化态的质子泵，抑制质子泵的活性，抑制胃酸分泌
      - 适应证：胃食管反流病、溃疡病、胃幽门螺杆菌感染等
      - 用法用量：口服，成人一次20～60mg，q.d.或b.i.d.，空腹或早晚各一次，疗程＜8周
      - 禁忌证：过敏者、严重肾功能不全者及婴幼儿者
      - 不良反应：头痛、腹泻、恶心、呕吐、机会性感染、骨质疏松、慢性肾病等
      - 注意事项：不宜咀嚼，在餐前1小时前服，有骨折、胃底腺息肉的风险，避免长期服
      - 配伍禁忌：艾司奥美拉唑禁与氯吡格雷、华法林、甲氨蝶呤合用；泮托拉唑禁与阿扎那韦、吗替麦考酚酯合用
    - 组胺H_2受体阻断剂
      - 作用机制：组胺H_2受体阻断剂通过竞争性可逆结合H_2受体，抑制胃酸分泌
      - 适应证：胃食管反流病、溃疡病等
      - 用法用量：口服，成人0.2g，b.i.d.，肾功能不全者减半；小儿5～10mg/kg，2～4次/d
      - 禁忌证：孕妇、哺乳期妇女、过敏者禁用
      - 不良反应：男子女性型乳房、腹泻、眩晕、肌痛、皮疹、横纹肌溶解等
      - 注意事项：排除癌性溃疡，注意检查肾功能及血常规
      - 配伍禁忌：不宜与西咪替丁、苯二氮䓬类药物、地高辛和奎尼丁、氨基糖苷类合用
    - 抗酸剂
      - 作用机制：抗酸剂可直接快速中和胃酸，升高胃内pH
      - 适应证：胃食管反流病、溃疡病、胃炎等
      - 用法用量：口服，成人0.5～1.0g，t.i.d.，餐后1～2小时、睡前或胃部不适时服
      - 禁忌证：过敏、严重肾功能不全、低磷血症者
      - 不良反应：便秘、稀便、皮疹、口干、食欲减退等
      - 注意事项：高镁血症、高钙血症、心功能不全慎用，连续使用不超过7天
      - 配伍禁忌：服药后1～2小时禁服用其他药物
    - 胃黏膜保护剂
      - 作用机制：在受损黏膜表面形成保护膜隔绝有害物质的侵蚀，有利于黏膜愈合
      - 用法用量：口服，110mg，q.i.d.，餐前半小时及睡前服用，或早晚各220mg，28日为一疗程
      - 适应证：各种溃疡病、胃炎、反流性食管炎及胃痛、胃灼热感和反酸等
      - 禁忌证：过敏、妊娠期或哺乳期妇女、严重肾功能不全
      - 不良反应：舌苔及大便呈灰黑色，便秘、皮疹、消化不良、肾脏毒性等
      - 注意事项：肝功能不全、儿童、急性胃黏膜病变者慎用，不食用高蛋白饮食
      - 配伍禁忌：与其他铋制剂同服
  - 腹胀、嗳气、早饱、恶心
    - 促动力药
      - 作用机制：拮抗多巴胺D_2受体、激动5-羟色胺4受体，对胃平滑肌促动作用，提高LES的张力
      - 适应证：消化不良、腹胀腹痛、胃食管反流病、嗳气、恶心、呕吐等
      - 用法用量：口服，成人5～20mg，t.i.d.，饭前15～30分钟服用
      - 禁忌证：消化道梗阻、出血、穿孔，催乳素瘤、嗜铬细胞瘤、乳腺癌患者，过敏者
      - 不良反应：腹痛、腹泻、口干、恶心、呕吐、心悸、泌乳等
      - 注意事项：连续使用＜7天，＜12岁、体重小于35kg者不用，使用后不驾驶
      - 配伍禁忌：不宜与甲胺痉平、溴丙胺太林、山莨菪碱、阿托品、西咪替丁、雷尼替丁、法莫替丁、普鲁卡因、链霉素联用
    - 消化酶
      - 作用机制：将大营养素分解成较小营养素，促进食物消化吸收
      - 适应证：食欲缺乏、消化不良，胆汁分泌不足或消化酶缺乏症状
      - 用法用量：口服，1～2片，t.i.d.
      - 禁忌证：过敏者、急性肝炎患者及胆道完全闭锁患者
      - 不良反应：腹泻、便秘、胃部不适、恶心
      - 注意事项：饭后30分钟服用
      - 配伍禁忌：无
  - 焦虑、抑郁
    - 三环类抗抑郁药
      - 作用机制：通过阻止5-羟色胺和去甲肾上腺素的神经递质的再吸收发挥作用
      - 适应证：抑郁症、强迫症
      - 用法用量：治疗不同适应证时，用法用量有所不同
      - 禁忌证：三环类过敏者，循环障碍、急性心肌梗死、传导阻滞、低血压、青光眼、排尿困难者
      - 不良反应：多汗、口干、视物模糊、排尿困难、便秘、嗜睡，震颤、眩晕、直立性低血压等
      - 注意事项：使用期间定期监测心电图、血常规、肝肾功能
      - 配伍禁忌：无
    - 选择性5-羟色胺再摄取抑制剂
      - 作用机制：抑制突触前膜5-HT的再摄取，提高5-HT能神经的传导，发挥抑郁作用
      - 适应证：抑郁症、强迫性神经症、惊恐障碍、社交恐怖症
      - 用法用量：治疗不同适应证、不同人群时，用法用量有所不同
      - 禁忌证：过敏者
      - 不良反应：腹泻/稀便、口干、消化不良、厌食、眩晕、嗜睡、失眠、中性粒细胞缺乏及血小板缺乏症等
      - 注意事项：症状恶化和自杀风险，新患糖尿病、青光眼、异常出血的可能
      - 配伍禁忌：禁止与司来吉兰、吗氯贝胺、匹莫齐特、甲硫哒嗪合用
- 对因
  - 幽门螺杆菌阳性
    - 质子泵抑制剂
      - 作用机制：结合壁细胞活化态的质子泵，抑制质子泵的活性，抑制胃酸分泌
      - 适应证：胃食管反流病、溃疡病、胃幽门螺杆菌感染等
      - 用法用量：口服，成人40mg，1～2次/d，空腹服或早晚各一次，疗程7～14日
      - 禁忌证：过敏者、严重肾功能不全者及婴幼儿者
      - 不良反应：头痛、腹泻、恶心、呕吐、机会性感染、骨质疏松、慢性肾病等
      - 注意事项：不宜咀嚼，在用餐前1小时前服，有骨折、胃底腺息肉的风险，避免长期服用
      - 配伍禁忌：艾司奥美拉唑禁与氯吡格雷、华法林、甲氨蝶呤合用；泮托拉唑禁与阿扎那韦、吗替麦考酚酯合用
    - 胃黏膜保护剂
      - 作用机制：在受损黏膜表面形成保护膜隔绝有害物质的侵蚀，有利于黏膜愈合
      - 适应证：各种溃疡病、胃炎、反流性食管炎及胃痛、胃灼热感和反酸等
      - 用法用量：口服，一次110mg，q.i.d.，餐前半小时及睡前服用；或早晚各220mg，疗程7～14日
      - 禁忌证：过敏、妊娠期、哺乳期妇女、严重肾功能不全
      - 不良反应：舌苔及大便呈灰黑色，便秘、皮疹、消化不良、肾脏毒性等
      - 注意事项：肝功能不全、儿童、急性胃黏膜病变者慎用，不食用高蛋白饮食
      - 配伍禁忌：与其他铋制剂同服
    - 抗生素
      - 阿莫西林
        - 作用机制：抑制细菌细胞壁合成而发挥杀菌作用，可使细菌迅速成为球状体而溶解、破裂
        - 适应证：上下呼吸道感染、泌尿生殖道感染、皮肤软组织感染、淋病、幽门螺杆菌感染等
        - 用法用量：口服，1.0g,b.i.d.，疗程7～14日
        - 禁忌证：青霉素过敏者
        - 不良反应：恶心、呕吐、腹泻、假膜性肠炎、皮疹、药物热和哮喘、贫血、血小板减少、二重感染、兴奋等
        - 注意事项：过敏性休克、尿糖假阳性、疗程较长患者检查肝、肾功能和血常规等
        - 配伍禁忌：与重金属，如铜、锌和汞禁忌配伍
      - 克拉霉素
        - 作用机制：抑制细菌蛋白质的合成起到抗菌作用
        - 适应证：上下呼吸道感染、皮肤软组织感染、鸟分枝杆菌感染、牙源性感染等
        - 用法用量：口服，成人500mg，b.i.d.，疗程10～14日
        - 禁忌证：过敏者、Q-T间期延长或室性心律失常史低钾血症、严重肝肾功能不全
        - 不良反应：心悸、低血糖、呼吸困难、嗅觉异常、肌痛、肾炎、失眠、头晕、焦虑、皮疹、肝功能异常等
        - 注意事项：出现肝炎症状和体征，立即停药；用药期间出现腹泻，考虑艰难梭菌相关性腹泻可能
        - 配伍禁忌：禁止合用西沙必利、匹莫齐特或阿司咪唑
  - 胆汁反流
    - 促动力药
      - 作用机制：拮抗多巴胺D_2受体、激动5-羟色胺4受体，对胃平滑肌促动作用，提高LES的张力
      - 适应证：消化不良、腹胀腹痛、胃食管反流病、嗳气、恶心、呕吐等
      - 用法用量：口服，成人5～20mg，t.i.d.，饭前15～30分钟服
      - 禁忌证：消化道梗阻、出血、穿孔，催乳素瘤、嗜铬细胞瘤、乳腺癌患者，过敏者
      - 不良反应：腹痛、腹泻、口干、恶心、呕吐、心悸、泌乳等
      - 注意事项：连续使用＜7天，＜12岁、体重小于35kg者不用，使用后不从事驾驶
      - 配伍禁忌：不宜与甲胺痉平、溴丙胺太林、山莨菪碱、阿托品、西咪替丁、雷尼替丁、法莫替丁、普鲁卡因、链霉素联用
    - 胃黏膜保护剂
      - 作用机制：在受损黏膜表面形成保护膜隔绝有害物质的侵蚀，有利于黏膜愈合
      - 适应证：各种溃疡病、胃炎、反流性食管炎及胃痛、胃灼热感和反酸等
      - 用法用量：口服，110mg，q.i.d.，餐前半小时及睡前服用；或早晚各220mg，28日为一疗程
      - 禁忌证：过敏、妊娠期或哺乳期妇女、严重肾功能不全
      - 不良反应：舌苔及大便呈灰黑色；便秘、皮疹、消化不良、肾脏毒性等
      - 注意事项：肝功能不全、儿童、急性胃黏膜病变者慎用，不食用高蛋白饮食
      - 配伍禁忌：与其他铋制剂同服
  - 药物相关性
    - 质子泵抑制剂
      - 作用机制：结合壁细胞活化态的质子泵，抑制质子泵的活性，抑制胃酸分泌
      - 适应证：胃食管反流病、溃疡病、胃幽门螺杆菌感染等
      - 用法用量：口服，成人20～60mg，1～2次/d，空腹服或早晚各一次，疗程＜8周
      - 禁忌证：过敏者、严重肾功能不全者及婴幼儿者
      - 不良反应：头痛、腹泻、恶心、呕吐、机会性感染、骨质疏松、慢性肾病等
      - 注意事项：不宜咀嚼，在用餐前1小时前服，有骨折、胃底腺息肉的风险，避免长期服用
      - 配伍禁忌：艾司奥美拉唑禁与氯吡格雷、华法林、甲氨蝶呤合用；泮托拉唑禁与阿扎那韦、吗替麦考酚酯合用
    - 胃黏膜保护剂
      - 作用机制：在受损黏膜表面形成保护膜隔绝有害物质的侵蚀，有利于黏膜愈合
      - 适应证：各种溃疡病、胃炎、反流性食管炎、胃痛、胃灼热感和反酸等
      - 用法用量：口服，一次110mg，q.i.d.，餐前半小时及睡前服用；或早晚各220mg，28日为一疗程
      - 禁忌证：过敏、妊娠期或哺乳期妇女、严重肾功能不全
      - 不良反应：舌苔及大便呈灰黑色；便秘、皮疹、消化不良、肾脏毒性等
      - 注意事项：肝功能不全、儿童、急性胃黏膜病变者慎用，不食用高蛋白饮食
      - 配伍禁忌：与其他铋制剂同服
- 中医中药
  - 肝胃不和证 — 柴胡疏肝散加减
  - 脾胃湿热证 — 三仁汤合连朴饮加减
  - 脾胃虚弱证 — 香砂六君子汤合补中益气汤加减

慢性胃炎合理用药临床思维导图

殷小芬编制

推荐阅读

［1］卞立群，李振华，李保双，等.《慢性胃炎中医临床实践指南》的特色和临床解读. 世界中医药，2017，12（10）：2492-2495. DOI：10.3969/j.issn.1673-7202.2017.10.054.

［2］吴昊天，范玉雯，张晓岚.《中国慢性胃炎诊治指南（2022年，上海）》解读. 临床荟萃，2023，38（10）：926-930. DOI：10.3969/j.issn.1004-583X.2023.10.012.

［3］中华医学会消化病学分会，中华医学会消化病学分会消化系统肿瘤协作组. 中国慢性胃炎诊治指南（2022年，上海）. 中华消化杂志，2023，43（3）：145-175. DOI：10.3760/cma.j.cn311367-20230117-00023.

三、功能性消化不良

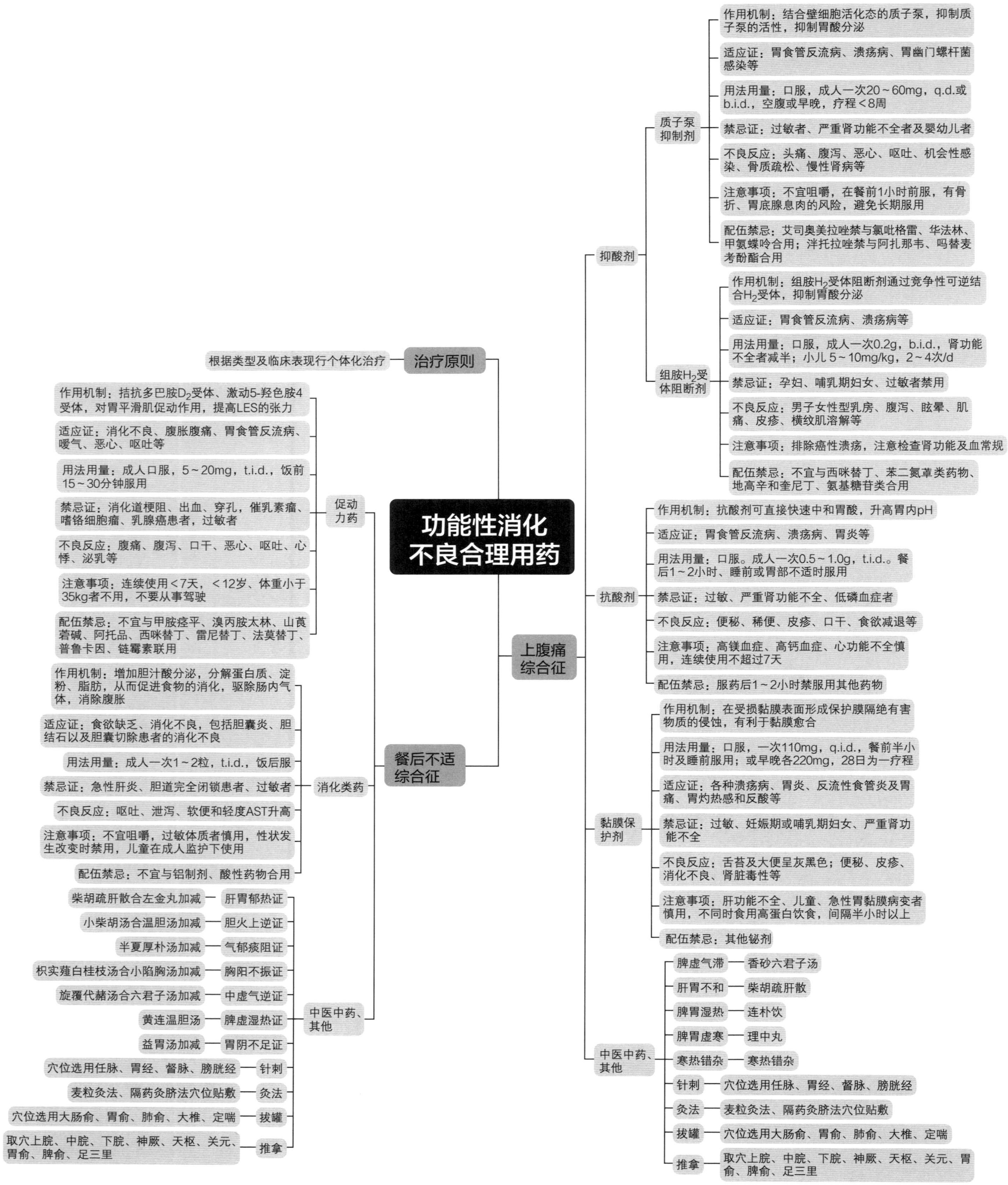

殷小芬编制

推荐阅读

[1] 中华医学会消化病学分会胃肠动力学组，中华医学会消化病学分会胃肠功能性疾病协作组. 2022 中国功能性消化不良诊治专家共识. 中华消化杂志，2023，43（7）：433-446. DOI：10.3760/cma.j.cn311367-20230206-00048.

[2] 中华医学会消化病学分会胃肠动力学组，中华医学会消化病学分会胃肠功能性疾病协作组. 中国功能性消化不良专家共识意见（2015 年，上海）. 中华消化杂志，2016，36（4）：217-229. DOI：10.3760/cma.j.issn.0254-1432.2016.04.001.

功能性消化不良合理用药临床思维导图

四、代谢相关脂肪性肝病

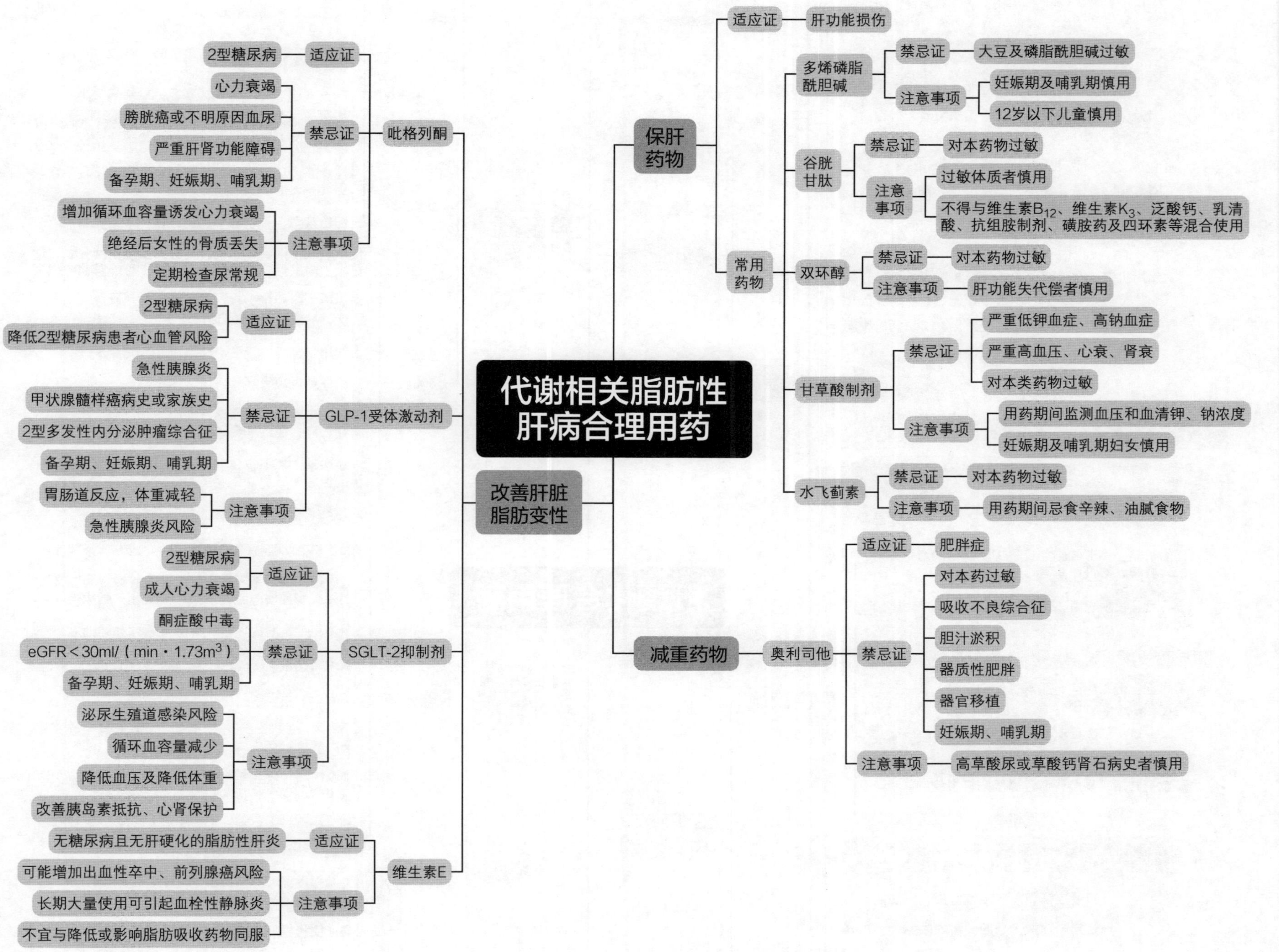

GLP-1. 胰高糖素样肽 -1 类似物；SGLT-2. 钠 - 葡萄糖协同转运蛋白 2；ACEI. 血管紧张素转换酶抑制剂；ARB. 血管紧张素受体拮抗剂；PCSK-9. 前蛋白转化酶枯草杆菌蛋白酶；eGFR. 肾小球滤过率。

曹若瑾编制

推荐阅读

RINELLA ME，NEUSCHWANDER-TETRI BA，SIDDIQUI MS，et al. AASLD Practice Guidance on the clinical assessment and management of nonalcoholic fatty liver disease. Hepatology，2023，77(5):1797-1835.

五、肝硬化

肝硬化合理用药

- **治疗原则**：改善肝功能，积极防治并发症，合理饮食与营养，积极抗病毒，抗肝纤维化
- **病因治疗**
  - 恩替卡韦
    - 作用机制：干扰病毒的RNA聚合酶活性，阻止病毒的复制和传播，促进机体对病毒的清除和修复
    - 适应证：乙型肝炎、乙型肝炎肝硬化
    - 用法用量：空腹口服，成人0.5mg q.d.
    - 禁忌证：乙型肝炎合并艾滋病感染者、过敏者、16岁以下儿童
    - 不良反应：头痛、疲劳、眩晕、恶心
    - 注意事项：肾功能不全的患者，需调整剂量；肝移植者的安全性和有效性尚不清楚
    - 配伍禁忌：无
  - 替诺福韦
    - 作用机制：通过HBV逆转录酶嵌入病毒DNA，导致DNA链合成终止，从而抑制病毒复制
    - 适应证：乙型肝炎、艾滋病感染者
    - 用法用量：与食物同服，成人300mg，q.d.
    - 禁忌证：过敏者
    - 不良反应：全身无力、呕吐、腹痛、腹泻、食欲减退、头晕、头痛、低磷酸盐血症、乳房增大、乳酸中毒、药疹
    - 注意事项：肾功能不全的患者，需调整剂量；长期使用可产生耐药
    - 配伍禁忌：无
- **保护肝细胞功能**
  - 复方甘草酸苷
    - 作用机制：调节细胞免疫，抑制病毒的增殖，降低转氨酶，对肝组织有修复功效
    - 适应证：慢性肝病、改善肝功能、湿疹、皮肤炎、斑秃
    - 用法用量：饭后服，成人2～3片，小儿1片，t.i.d.
    - 禁忌证：醛固酮症、肌病、低钾血症、有血铵升高倾向的末期肝硬化者
    - 不良反应：假性醛固酮增多症、横纹肌溶解症
    - 注意事项：高龄患者易发生低钾血症，与其他甘草制剂并用，易出现假性醛固酮增多症
    - 配伍禁忌：盐酸莫西沙星
  - 水飞蓟宾
    - 作用机制：稳定肝细胞膜，保护肝细胞的酶系统，清除肝细胞内活性氧自由基，提高肝脏解毒能力
    - 适应证：急、慢性肝炎，肝功能异常
    - 用法用量：成人口服，每次2～4粒，t.i.d.
    - 禁忌证：过敏者
    - 不良反应：恶心、呃逆和胸闷等
    - 注意事项：妊娠、哺乳期妇女用药的安全性尚未确定
    - 配伍禁忌：无
- **腹水治疗**
  - 螺内酯
    - 作用机制：抑制醛固酮受体，减少钠离子的重吸收和钾离子的排泄。促进尿液中的水分排出，减轻水肿
    - 适应证：水肿性疾病、高血压、原发性醛固酮增多症、低钾血症的预防
    - 用法用量：成人口服，40～120mg，分2～4次服用，至少连服5日。以后酌情调整剂量
    - 禁忌证：高钾血症
    - 不良反应：高钾血症、低钠血症、恶心、呕吐、胃痉挛、抗雄激素样作用、头痛等
    - 注意事项：无尿、肝肾功能不全、低血钠症、酸中毒者慎用，餐时或餐后服药，给药个体化，从小有效剂量开始，了解血钾浓度
    - 配伍禁忌：无
  - 呋塞米
    - 作用机制：作用于肾单位髓袢升支粗段，特异性阻断 Na^+-K^+-$2Cl^-$ 转运通道，抑制 Na^+ 和水的重吸收，促进尿液排出，减轻水肿
    - 适应证：水肿性疾病、高血压、预防急性肾衰竭、高钾高钙血症、稀释性低钠血症、抗利尿激素分泌过多症、急性药物毒物中毒等
    - 用法用量：成人口服。起始剂量40mg，q.d.。6～8小时后追加20～40mg，直至满意利尿效果。最大剂量100mg
    - 禁忌证：过敏者、3个月以内的孕妇
    - 不良反应：水、电解质紊乱、口渴、乏力、肌肉酸痛、心律失常、过敏反应、视物模糊、黄视症、头晕、头痛、食欲缺乏、腹痛、腹泻等
    - 注意事项：无尿、妊娠期、哺乳期妇女慎用，新生儿用药间隔时间应延长，个体化用药，肝昏迷患者不推荐使用
    - 配伍禁忌：与锂盐禁忌
- **上消化道出血治疗**
  - 生长抑素
    - 作用机制：抑制胃泌素、胃酸和胃蛋白酶分泌，明显减少内脏器官的血流量，治疗食管静脉曲张出血
    - 适应证：食道静脉曲张出血、胃或十二指肠溃疡出血，急性糜烂性胃炎或出血性胃炎等
    - 用法用量：静脉给药，每小时0.25mg速度滴注
    - 禁忌证：孕妇、哺乳期妇女、过敏者禁用
    - 不良反应：剥脱性皮炎、皮肤发红、恶心、呕吐、腹泻、腹痛、低血糖、水潴留伴低钠血症等
    - 注意事项：急性消化道出血时，出血止住后继续用48～72小时逐渐停药
    - 配伍禁忌：不宜与环己巴比妥、戊四氮合用
  - 奥曲肽
    - 作用机制：抑制胃泌素、胃酸和胃蛋白酶分泌，明显减少内脏器官的血流量，治疗食管静脉曲张出血
    - 适应证：肢端肥大症、类癌瘤、预防胰腺术后并发症、肝硬化患者胃-食管静脉曲张所致出血
    - 用法用量：静脉滴注 0.025mg/h，治疗3～5天
    - 禁忌证：过敏者
    - 不良反应：腹泻、腹痛、恶心、胀气、头痛、胆石症、高血糖症和便秘等
    - 注意事项：监测垂体瘤可能，育龄期妇女应避孕，监测甲状腺功能、肝功能等
    - 配伍禁忌：伐地那非
- **自发性腹膜炎治疗**
  - 头孢哌酮
    - 作用机制：抑制细菌细胞壁的合成发挥杀菌作用
    - 适应证：上、下呼吸道感染；腹膜炎、胆囊炎、胆管炎和其他腹腔内感染；败血症；脑膜炎等
    - 用法用量：肌内注射、静脉注射或静脉滴注。成人1～2g，b.i.d.。严重感染时可2～3g，t.i.d.。最大日剂量为9g
    - 禁忌证：过敏者
    - 不良反应：血肌酐、尿素氮、肝转氨酶一过性升高，稀便、腹泻，中性粒细胞减少等
    - 注意事项：不用于病毒感染，会产生耐药菌，结肠炎者，慎重使用头孢哌酮
    - 配伍禁忌：含乙醇的食物或药物，不宜与低凝血酶原血症、血小板减少或胃肠道出血的药物合用
- **肝性脑病防治**
  - 乳果糖
    - 作用机制：促进肠道嗜酸菌的生长，抑制蛋白分解菌，改善肠道细菌氨代谢
    - 适应证：便秘、肝性脑病
    - 用法用量：起始剂量30～50ml，t.i.d.。维持剂量调至每日2～3次软便，大便pH5.0～5.5
    - 禁忌证：半乳糖血症、低半乳糖饮食者、过敏者、阑尾炎，肠梗阻、尿毒症、糖尿病酸中毒
    - 不良反应：胃肠胀气、腹痛、恶心、呕吐、电解质紊乱
    - 注意事项：糖尿病患者慎用，根据患者排出软便情况酌减剂量，治疗2～3天无效，及时就医
    - 配伍禁忌：无
  - 利福昔明
    - 作用机制：减少肠道产氨来降低血氨浓度
    - 适应证：肠道感染、肝性脑病
    - 用法用量：成人口服，一次550mg，b.i.d.
    - 禁忌证：过敏者、肠梗阻者及严重肠道溃疡性病变者
    - 不良反应：体重下降、血清钾和钠升高、鼻刺激感、鼻咽炎、呼吸困难、肌痉挛、关节痛、头痛等
    - 注意事项：儿童用药不超过7日，6岁以下儿童使用干混悬剂，发热或血便的腹泻禁用
    - 配伍禁忌：无
  - 拉克替醇
    - 作用机制：减少肠道产氨，降低血氨浓度
    - 适应证：肝性脑病
    - 用法用量：就餐时服用，初始剂量每千克体重0.2g，t.i.d.，以每日排软便两次为宜
    - 禁忌证：半乳糖血症、肠梗阻、人造肛门
    - 不良反应：腹胀痛和痉挛，呕心、腹泻、肠鸣、瘙痒
    - 注意事项：腹痛、便血、水和电解质紊乱者及腹泻患者不用
    - 配伍禁忌：促钾排泄药物、胃酸中和剂和新霉素

殷小芬编制

推荐阅读

[1] 林勇，谢渭芬.《中国肝硬化临床诊治共识意见》要点及肝硬化研究展望. 中华消化杂志，2023，43（4）：224-226. DOI：10.3760/cma.j.cn311367-20230317-00127.

[2] 刘建军，牛蓓. 对2017年《肝硬化腹水及相关并发症的诊疗指南》的解读与商榷. 新医学，2018，49（1）：1-5. DOI：10.3969/j.issn.0253-9802.2018.01.001.

[3] 中华中医药学会肝胆病分会，王宪波，高方媛，等. 肝硬化中医诊疗指南. 临床肝胆病杂志，2024，40（3）：461-472. DOI：10.12449/JCH240305.

肝硬化合理用药临床思维导图

第四节 泌尿系统

一、慢性肾脏病

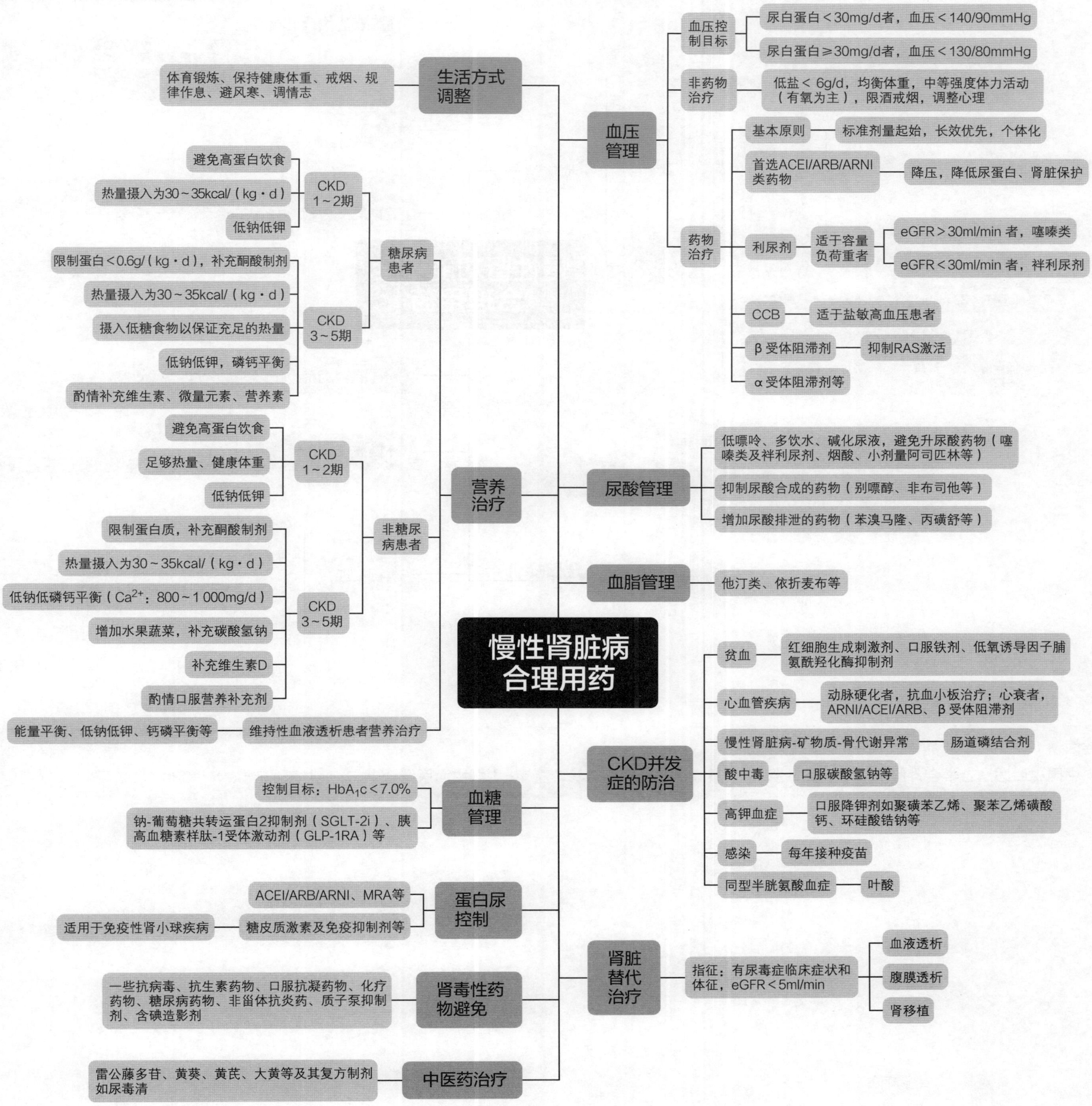

邓玮编制

推荐阅读

[1] 上海市肾内科临床质量控制中心专家组. 慢性肾脏病早期筛查、诊断及防治指南（2022年版）. 中华肾脏病杂志，2022，38（5）：453-464.

[2] 中国医师协会肾脏内科医师分会，中国中西医结合学会肾脏疾病专业委员会营养治疗指南专家协作组. 中国慢性肾脏病营养治疗临床实践指南（2021版）. 中华医学杂志，2021，101（8）：539-559.

[3] 中华医学会肾脏病学分会专家组. 中国慢性肾脏病患者高血压管理指南（2023年版）. 中华肾脏病杂志，2023，39（1）：48-80.

[4] 高血压肾病诊治中国专家共识组成员. 高血压肾病诊断和治疗中国专家共识（2022）. 中华高血压杂志，2022，30（4）：307-317.

慢性肾脏病合理用药临床思维导图

二、慢性肾功能不全

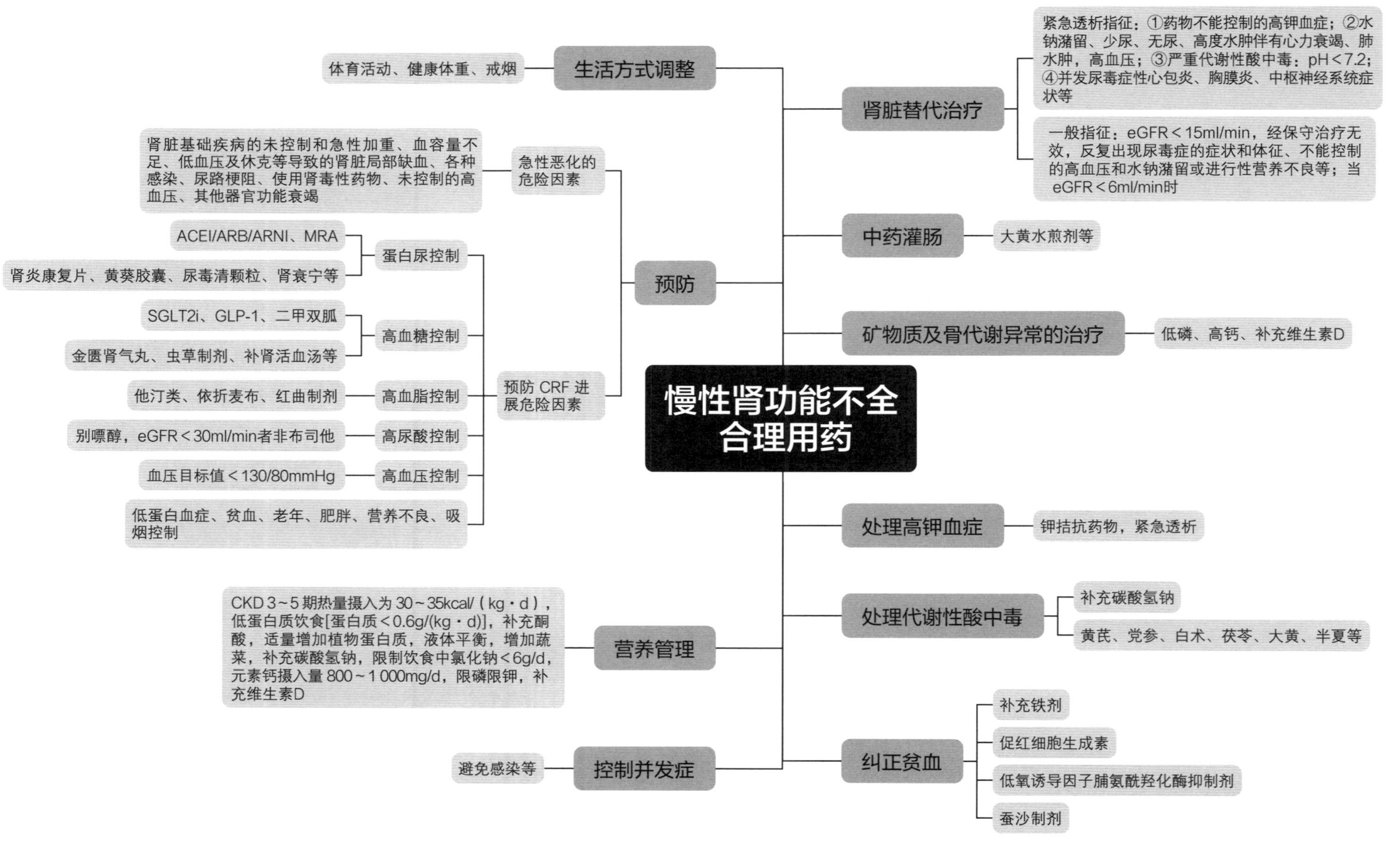

邓玮编制

推荐阅读

中国中西医结合学会肾脏疾病专业委员会. 慢性肾衰竭中西医结合诊疗指南. 中国中西医结合杂志，2015，35（9）：1029-1033.

慢性肾功能不全合理用药临床思维导图

三、慢性肾盂肾炎

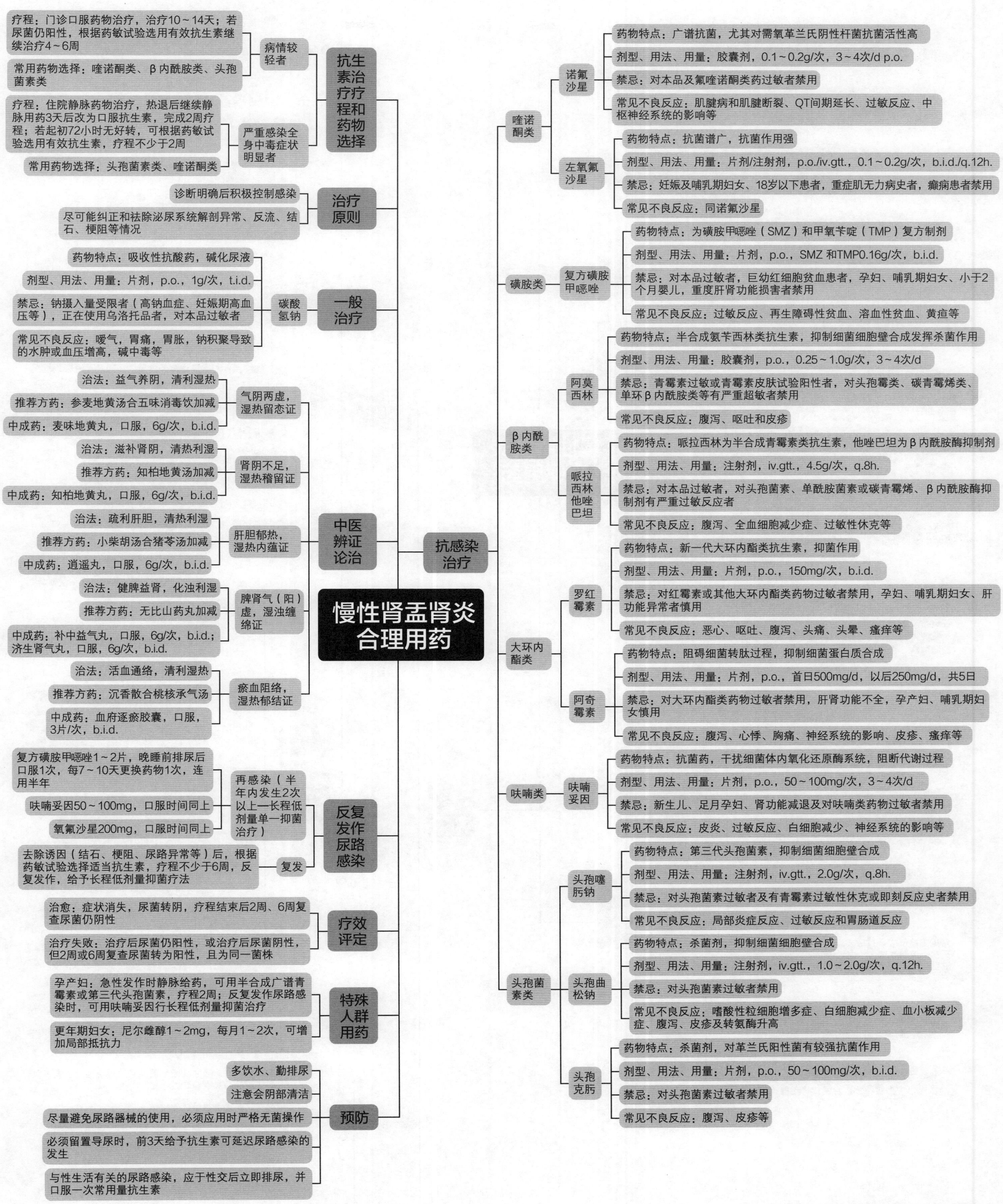

张峥璐编制

推荐阅读

[1] 葛均波，王辰，王建安. 内科学.10 版. 北京：人民卫生出版社，2024.

[2] 王吉耀，葛均波，邹和建. 实用内科学. 16 版. 北京：人民卫生出版社，2022.

[3] 中华中医药学会. 慢性肾盂肾炎中医临床指南（公开征求意见稿）. 中医药临床杂志，2019，31（4）：796-797.

慢性肾盂肾炎合理用药临床思维导图

四、慢性膀胱炎

慢性膀胱炎合理用药

- 疗效评定
  - 治愈：症状消失，尿菌阴性，疗程结束后2周、6周复查尿菌仍阴性
  - 治疗失败：治疗后尿菌仍阳性，或治疗后尿菌阴性，但2周或6周复查尿菌转为阳性，且为同一菌株
- 用药原则
  - 根据尿路感染位置，是否存在复杂尿路感染因素选择抗生素种类、剂量、疗程
  - 待药敏结果回报前用对革兰阴性杆菌有效抗生素
  - 选择在尿和肾内浓度高的抗生素
  - 选择肾毒性小，副作用少的抗生素
  - 单一药物治疗失败、严重感染、混合感染、耐药菌株出现时联合用药
- 治疗原则
  - 慢性膀胱炎急性发作应经验性抗菌用药；若无效，在完成尿液培养及药敏试验后调整方案；日常鼓励患者增加液体收入量
- 预防治疗
  - 药物：乌洛托品（1 000mg/次，p.o.，b.i.d.）联合维生素C（500～1 000mg/次，p.o.，b.i.d.）或D甘露糖（1g/次，p.o.，b.i.d.）
  - 生活方式：多饮水排尿，改善个人卫生
- 中医辨证分型与治则治法
  - 气滞血瘀证
    - 证候：耻骨上膀胱区、会阴部疼痛不适，以膀胱充盈时明显，多伴有心烦易怒，小便频涩，胁肋胀痛，舌淡黯，苔白或腻，脉弦、紧或涩，舌下络脉曲张
    - 治则：理气活血，化瘀通淋
    - 方药：轻者用桃核承气汤（或少腹逐瘀汤），重者用抵当汤
    - 证据等级高，推荐强度强
  - 下焦湿热证
    - 证候：尿频、尿急，尿痛，尿道灼热，耻骨上膀胱区，会阴部等部位疼痛或不适，口渴不欲饮，舌红，苔黄腻，脉滑数或濡数
    - 治则：清热利湿，利尿通淋
    - 方药：八正散
    - 证据等级高，推荐强度强
  - 肾气亏虚证
    - 证候：小便频急，耻骨上膀胱区、会阴部等部位疼痛或不适，小腹坠胀，面色㿠白，神疲乏力，腰膝酸软，舌淡红，苔薄白，脉细无力或细数
    - 治则：温肾化气，通利小便
    - 方药：济生肾气丸
    - 证据等级高，推荐强度强
- 一线抗菌方案
  - 呋喃妥因（治疗单纯性膀胱炎首选抗生素）
    - 治疗方案：100mg/次，p.o.，b.i.d.，疗程5～7天
    - 药物特点：抑菌药物，对变形杆菌属抗菌活性弱，对尿液pH≥8尿路感染疗效差
    - 禁忌：新生儿、足月孕妇、肾功能减退及对呋喃类药物过敏患者禁用；葡萄糖-6-磷酸脱氢酶缺乏症、周围神经病变、肺部疾病患者慎用
    - 常见不良反应：恶心、呕吐、食欲缺乏、腹泻等胃肠道反应
  - 复方磺胺甲噁唑（SMZ-TMP）
    - 治疗方案：2片/次，p.o.，b.i.d.，疗程3天
    - 药物特点：有组织渗透性，可进入前列腺
    - 禁忌：孕妇、严重肝肾疾病患者禁用
    - 常见不良反应：过敏反应、中性粒细胞减少或缺乏症、溶血性贫血、血红蛋白尿、高胆红素血症，肝脏/肾脏损害，恶心、呕吐等
  - 磷霉素
    - 治疗方案：3g/次，p.o.，q.d.，疗程3～5天
    - 药物特点：杀菌药物，干扰细菌细胞壁合成，可用于革兰氏阳性和阴性菌感染，对多种耐药菌，包括大肠埃希菌和肠球菌都有抗菌活性
    - 禁忌：孕妇慎用
    - 常见不良反应：轻度胃肠道反应，如恶心、胃纳减退、中上腹不适、稀便或轻度腹泻等
- 二线抗菌方案
  - 口服药物（β内酰胺类药物）
    - 阿莫西林/克拉维酸
      - 治疗方案：500mg/次，b.i.d.，疗程5～7天
      - 药物特点：阿莫西林与克拉维酸钾（4∶1）混合，克拉维酸钾由棒状链霉素所产生的具有酶抑制作用的化学物
      - 禁忌：对头孢菌素类药物过敏者，有哮喘、变应性鼻炎、荨麻疹等过敏性疾病史，估算肾小球滤过率小于30ml/min及肝功能不全者慎用
      - 常见不良反应：腹泻、恶心、呕吐、皮肤与黏膜的念珠菌病、血液及淋巴系统紊乱
    - 头孢泊肟
      - 治疗方案：100mg/次，b.i.d.，疗程5～7天
      - 药物特点：对革兰氏阳性菌和阴性菌均有效
      - 禁忌：伪膜结肠炎腹泻患者及过敏体质者，应用利尿剂者慎用
      - 常见不良反应：恶心、呕吐、腹泻、皮疹、荨麻疹、红斑、嗜酸性粒细胞增多、血小板减少
    - 头孢地尼
      - 治疗方案：300mg/次，b.i.d.，疗程5～7天
      - 药物特点：对革兰氏阳性菌、阴性菌有广泛抗菌谱，特别是葡萄球菌属、链球菌属
      - 禁忌：有过敏体质者慎用
      - 常见不良反应：皮疹、腹泻，胃部不适、嗜酸性粒细胞增多等
    - 头孢羟氨苄
      - 治疗方案：500mg/次，b.i.d.，疗程5～7天
      - 药物特点：对除肠球菌外的革兰氏阳性菌有较好抗菌作用
      - 禁忌：胃肠道疾病史，肾功不全，孕妇及哺乳期妇女慎用
      - 常见不良反应：胃肠道反应为主
    - 头孢氨苄
      - 治疗方案：500mg/次，b.i.d.，疗程5～7天
      - 药物特点：抑制细菌细胞壁合成而起到杀菌作用
      - 禁忌：哺乳期妇女及肾功能受损者慎用
      - 常见不良反应：腹泻、恶心、呕吐、消化不良、胃炎和腹痛等
  - 多西环素或氟喹诺酮类药物（单纯性尿路感染疗程3天，复杂性尿路感染疗程7～14天）
    - 多西环素
      - 治疗方案：100mg/次，b.i.d.
      - 药物特点：广谱抑菌剂，高浓度时具有杀菌作用
      - 禁忌：8岁以下儿童禁用
      - 常见不良反应：胃肠道反应和过敏反应
    - 环丙沙星
      - 治疗方案：250mg/次，b.i.d.
      - 药物特点：有广谱抗菌作用，对需氧革兰氏阴性杆菌抗菌活性高
      - 禁忌：禁用于儿童、青少年、孕妇及哺乳期妇女，禁止与替扎尼定同时使用
      - 常见不良反应：恶心、腹泻、肝功检验查异常、呕吐及皮疹
    - 诺氟沙星
      - 治疗方案：400mg/次，b.i.d.
      - 药物特点：第三代喹诺酮类药物
      - 禁忌：孕妇禁用；胃溃疡及肝肾功能不全者慎用
      - 常见不良反应：转氨酶升高和周围神经刺激症状
    - 左氧氟沙星
      - 治疗方案：根据肾功能调整，250～750mg/次，q.d.
      - 药物特点：抗菌谱广，抗菌作用强
      - 禁忌：妊娠及哺乳期妇女、18岁以下及癫痫患者禁用；严重肾功能不全、神经系统疾病患者慎用
      - 常见不良反应：恶心、头痛、腹泻、失眠、便秘、头晕
  - 静脉用药
    - 头孢曲松
      - 用药方案：1g/次，q.d.
      - 药物特点：对革兰氏阳性菌及革兰氏阴性菌的大多数β内酰胺酶具有稳定性
      - 禁忌：对青霉素过敏者慎用
      - 常见不良反应：局部疼痛、静脉炎、皮疹、药热、贫血、白细胞减少、凝血时间延长、恶心、腹泻等
    - 厄他培南
      - 用药方案：1g/次，q.d.
      - 药物特点：青霉素类抗生素
      - 禁忌：对青霉素、头孢菌素类药物有过敏反应者慎用，哺乳期妇女使用应停止哺乳
      - 常见不良反应：注射部位疼痛、血栓静脉炎、过敏反应等
  - 膀胱灌注
    - 庆大霉素
      - 用药方案：50～60ml生理盐水中加入80mg庆大霉素
      - 药物特点：对各种革兰氏阴性细菌及阳性细菌都有良好抗菌效果
      - 禁忌：失水、第Ⅷ对脑神经损害、重症肌无力或帕金森病及肾功能损害患者慎用
      - 常见不良反应：听力减退、耳鸣、耳部饱满感等耳毒性反应，也有血尿、排尿减少等肾毒性反应

慢性膀胱炎合理用药临床思维导图

张峥璐编制

推荐阅读

［1］中国中西医结合学会泌尿外科专业委员会，湖北省中西医结合泌尿外科专业委员会. 中西医结合诊疗间质性膀胱炎专家共识. 中国中西医结合外科杂志，2022，28（6）：757-762.

［2］葛均波，王辰，王建安. 内科学.10版. 北京：人民卫生出版社，2024.

［3］王吉耀，葛均波，邹和建. 实用内科学. 16版. 北京：人民卫生出版社，2022.

第五节 血 液 系 统

一、缺铁性贫血

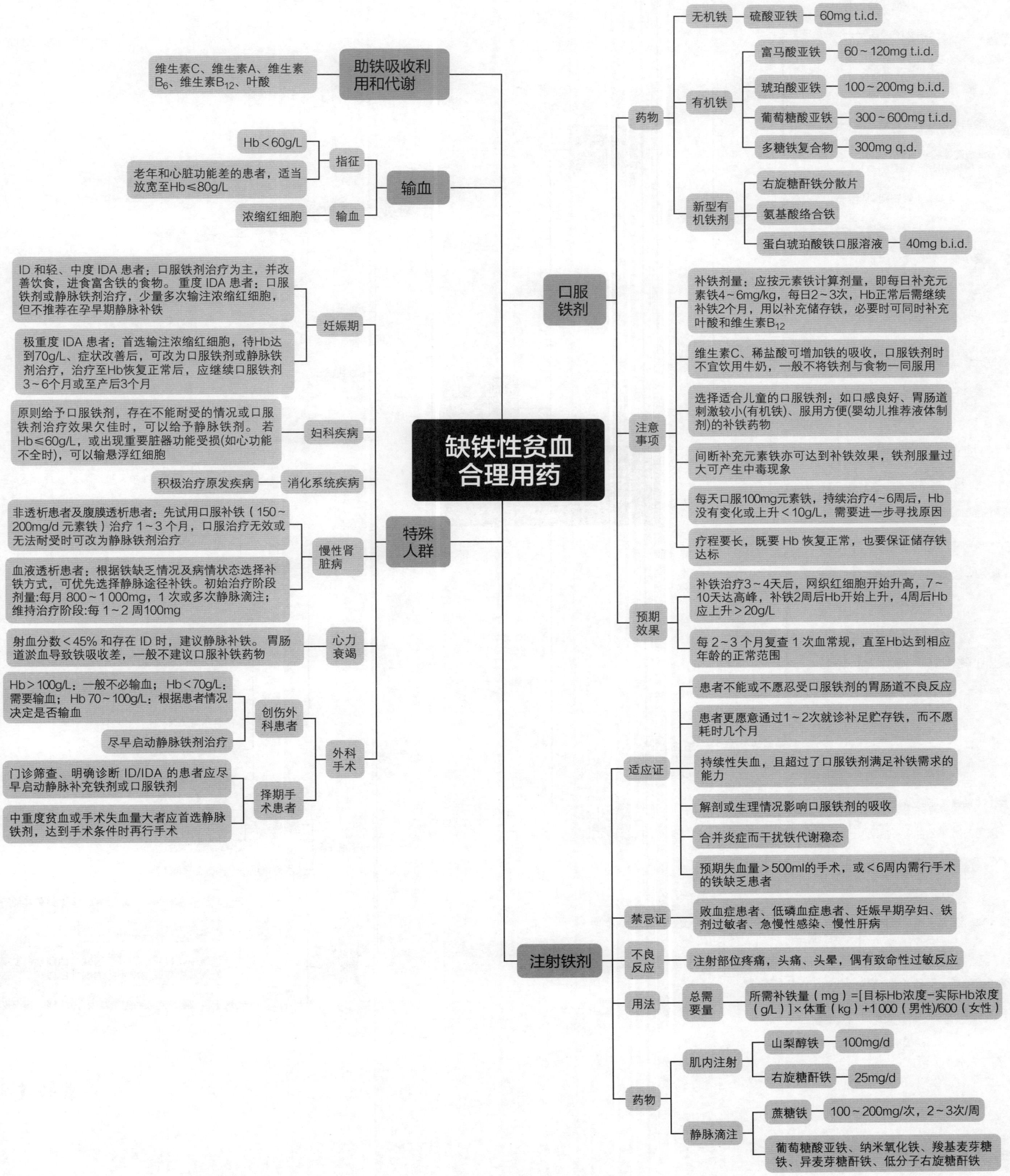

蔡东平编制

推荐阅读

［1］中华医学会血液学分会红细胞疾病（贫血）学组. 铁缺乏症和缺铁性贫血诊治和预防的多学科专家共识（2022年版）. 中华医学杂志，2022，102（41）：3246-3256.

［2］中华医学会围产医学分会. 妊娠期铁缺乏和缺铁性贫血诊治指南. 中华围产医学杂志，2014（7）：451-454.

缺铁性贫血合理用药临床思维导图

二、白细胞减少症

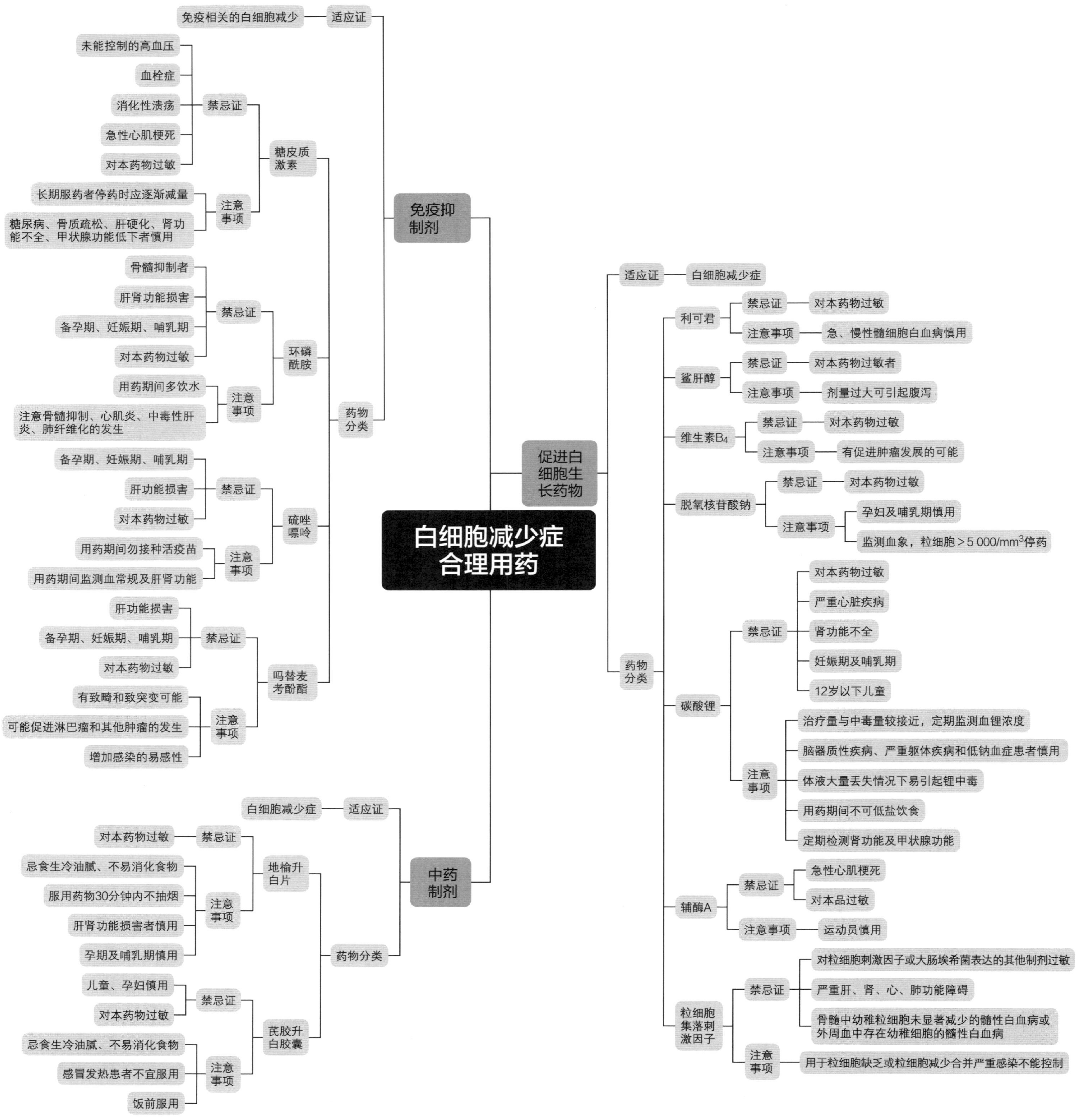

曹若瑾编制

> **推荐阅读**
> 中华医学会血液学分会红细胞疾病（贫血）学组. 中性粒细胞减少症诊治中国专家共识. 中华医学杂志，2022，102（40）：3167-3173.

白细胞减少症合理用药临床思维导图

三、过敏性紫癜

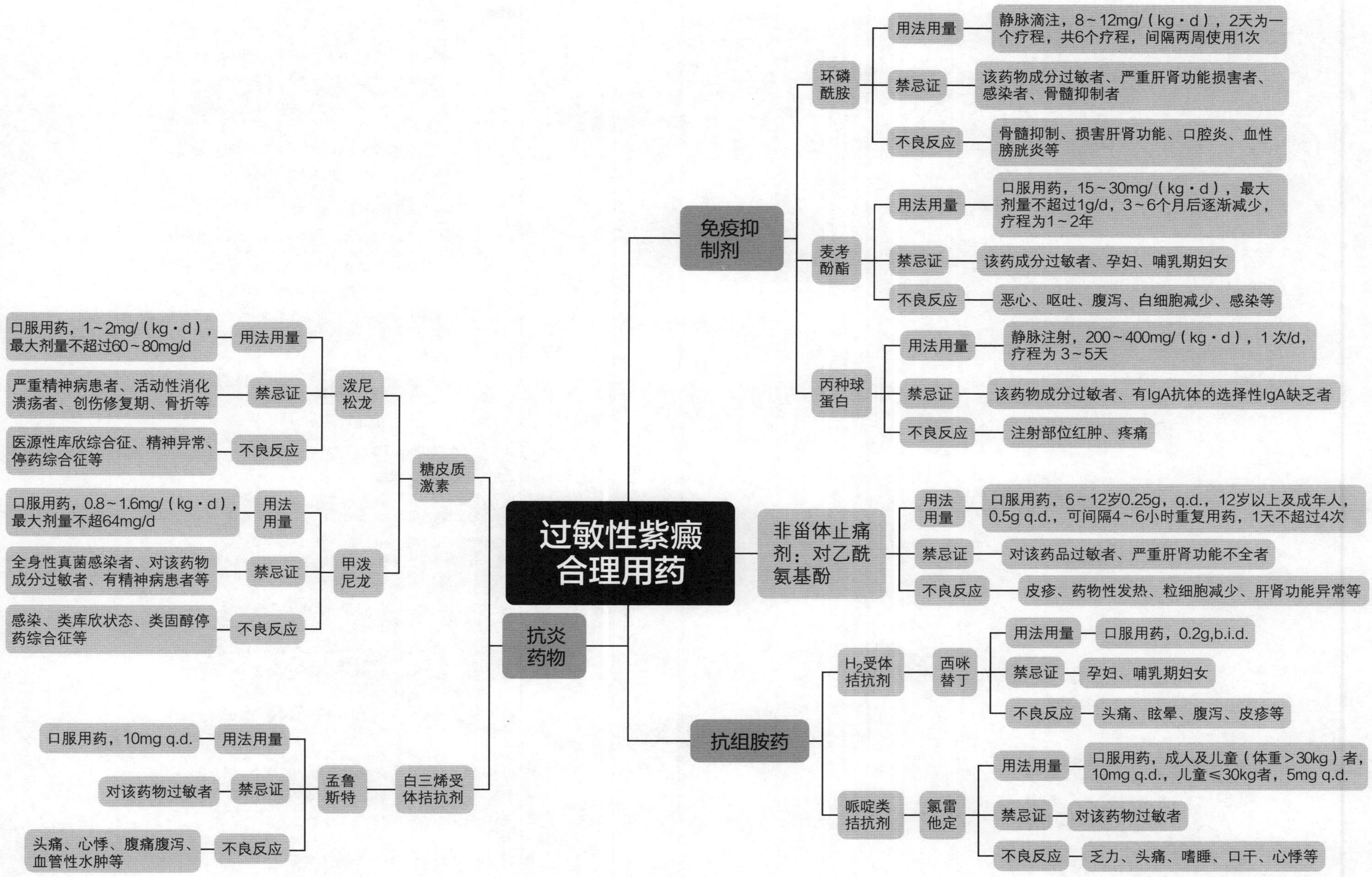

唐乙月编制

推荐阅读

［1］中华医学会儿科学分会免疫学组，中华儿科杂志编辑委员会，中国儿童风湿免疫病联盟. 中国儿童 IgA 血管炎诊断与治疗指南（2023）. 中华儿科杂志，2023，61（12）：1067-1076.

［2］HACKL A，BECKER J U，KÖRNER L M，et al. Mycophenolate mofetil following glucocorticoid treatment in Henoch-Schönlein purpura nephritis：the role of early initiation and therapeutic drug monitoring. Pediatric Nephrology，2018，33：619-629.

［3］黄松明. 紫癜性肾炎诊治循证指南（2016）. 中华儿科杂志，2017，5（9）：647-651.

过敏性紫癜合理用药临床思维导图

第六节　内分泌系统

一、糖尿病

糖尿病合理用药

- 血糖控制目标
  - 非妊娠成年糖尿病患者：空腹血糖4.4～7.0mmol/L，餐后血糖≤10.0mmol/L
  - 妊娠糖尿病：空腹血糖＜5.3mmol/L，餐后1小时血糖＜7.8mmol/L，餐后2小时血糖＜6.7mmol/L
  - 儿童、青少年糖尿病患者：空腹血糖＜7.0mmo/L，糖化血红蛋白≤6.5%
  - 糖尿病老年患者
    - 新诊断、病程短（≤5年）、不用降糖药物等，预防并发症：空腹血糖4.4～7.0mmol，糖化血红蛋白≤7.0%，餐后2小时血糖＜10.0mmol/L
    - 预期寿命＞5年、伴有不严重的并发症或伴发疾病：空腹血糖4.4～7.0mmol/L，糖化血红蛋白7.0%～8.0%，餐后2小时血糖＜11.1mmol/L
    - 预期寿命≤5年、伴有危重疾病或并发症等，避免糖尿病急性并发症和难治性感染等发生：空腹血糖5.0～8.5mmo/L，糖化血红蛋白8.0%～8.5%，餐后2小时血糖＜13.9mmol/L
- 高危人群
  - 有糖调节受损史
  - 年龄≥45岁
  - 超重或肥胖
  - T2DM患者的一级亲属
  - 有妊娠糖尿病病史
  - 多囊卵巢综合征
  - 长期接受抗抑郁药物治疗者
  - 高血压或血脂异常
  - 有一过性类固醇糖尿病病史
  - 动脉粥样硬化性心脑血管疾病患者
- 非药物治疗
  - 糖尿病健康教育
  - 医学营养治疗
  - 运动治疗
  - 血糖监测
- 药物治疗
  - 口服类药物
    - 促胰岛素分泌剂
      - 磺脲类（Sus）
        - 作用机制：刺激β细胞分泌胰岛素，使血糖下降
        - 代表药物：格列本脲，格列齐特，格列美脲等
        - 适应证：新诊断的T2DM非肥胖病人、用饮食和运动治疗血糖控制不理想时
        - 禁忌证：禁用于已明确诊断的T1DM、T2DM伴酮症酸中毒、感染、外伤、重大手术等应激情况、严重肝肾功能不全、对该类药物过敏或有严重不良反应者
        - 不良反应：低血糖和体重增加，皮肤过敏反应，消化系统(上腹不适、食欲减退等，偶见肝功能损害、胆汁淤滞性黄疸)，心血管系统(可能减弱心肌缺血的预处理能力)
      - 格列奈类
        - 作用机制：刺激胰岛素的早时相分泌而降低餐后血糖
        - 代表药物：瑞格列奈、那格列奈、米格列奈等
        - 适应证：适合于T2DM早期餐后高血糖阶段或以餐后高血糖为主的老年糖尿病病人
        - 禁忌证：T1DM，有严重并发症或细胞功能很差的T2DM，儿童糖尿病，孕妇、哺乳禁忌证期妇女，大手术围术期，胰腺切除术后，过敏或有严重不良反应者等
        - 不良反应：低血糖（风险和程度较SUs轻）、体重增加
    - 双胍类
      - 作用机制：通过抑制肝葡萄糖输出，改善外周组织对胰岛素的敏感性、增加对葡萄糖的摄取和利用而降低血糖
      - 代表药物：二甲双胍
      - 适应证：T2DM治疗一线用药，可单用或联合其他药物；T1DM治疗，与胰岛素联合应用可减少胰岛素用量和血糖波动
      - 禁忌证：肾功能不全(肾小球滤过率＜45ml/min)，肝功能不全，缺氧及高热病人禁忌；慢性胃肠病，慢性营养不良不宜使用；T1DM不宜单独使用；T2DM合并急性严重代谢紊乱、严重感染、缺氧、外伤、大手术、孕妇和哺乳期妇女等；过敏或有严重不良反应者；酗酒者
      - 不良反应：消化道反应、皮肤过敏反应、乳酸性酸中毒、低血糖，长期使用可导致维生素B_{12}缺乏
    - 噻唑烷二酮类（TZDs）
      - 作用机制：主要通过激活过氧化物酶体增殖物激活受体起作用，增加靶组织对胰岛素作用的敏感性而降低血糖
      - 代表药物：罗格列酮、吡格列酮等
      - 适应证：可单独或与其他降糖药物合用治疗T2DM，尤其肥胖、胰岛素抵抗明显者
      - 禁忌证：T1DM，孕妇，哺乳期妇女，儿童；伴有心力衰竭、活动性肝病或转氨酶升高超过正常上限2.5倍以及严重骨质疏松和骨折病史的糖尿病病人；现有或既往有膀胱癌病史或存在不明原因肉眼血尿的病人禁用吡格列酮
      - 不良反应：体重增加、水肿，与胰岛素或促胰岛素分泌剂联合使用时可增加低血糖风险
    - a-葡萄糖苷酶抑制剂AGI
      - 作用机制：抑制a-葡萄糖苷酶，从而延迟碳水化合物吸收，降低餐后高血糖
      - 代表药物：阿卡波糖、伏格列波糖、米格列醇等
      - 适应证：单药使用，或与其他口服降糖药或胰岛素联合应用治疗T2DM
      - 禁忌证：肝肾功能不全者慎用；胃肠功能紊乱者、孕妇、哺乳期妇女、儿童不宜使用；T1DM病人不宜单独使用
    - DPP-Ⅳ抑制剂
      - 作用机制：抑制DPP-Ⅳ活性而减少GLP-1的失活，提高内源性GLP-1水平
      - 代表药物：沙格列汀、维格列汀、利格列汀、阿格列汀等
      - 适应证：单药使用，或与其他口服降糖药或胰岛素联合应用治疗T2DM
      - 禁忌证：孕妇，儿童，对该药有超敏反应的病人，T1DM或DKA病人
      - 不良反应：头痛、超敏反应、转氨酶升高、上呼吸道感染、胰腺炎、关节痛等
    - 钠-葡萄糖共转运蛋白2（SGLT-2）抑制剂
      - 作用机制：抑制近段肾小管管腔侧细胞膜上的钠-葡萄糖共转运蛋白2的作用而抑制葡萄糖重吸收，降低肾糖阈、促进尿葡萄糖排泄
      - 代表药物：达格列净、恩格列净、坎格列净等
      - 适应证：单药使用，或与其他口服降糖药或胰岛素联合应用治疗T2DM
      - 禁忌证：T1DM，T2DM GFR＜45ml/min者
      - 不良反应：可能出现生殖泌尿道感染，部分可能增加截肢风险和骨折风险，可能引起酮症酸中毒
  - 注射类药物
    - 胰岛素
      - 分类
        - 短效胰岛素（控制餐饭后高血糖）：赖脯胰岛素、门冬胰岛素、谷赖胰岛素
        - 中效胰岛素（用于提供基础胰岛素，可控制两餐饭后高血糖）：低精蛋白胰岛素
        - 长效胰岛素（无明显作用高峰，主要提供基础胰岛素水平较稳定，血糖控制较好，低血糖发生减少）：精蛋白锌胰岛素长效胰岛素类似物，如甘精胰岛素、地特胰岛素、德谷胰岛素
        - 预混胰岛素：门冬胰岛素30，门冬胰岛素50，赖脯胰岛素25，赖脯胰岛素50
      - 使用原则：应在综合治疗基础上进行；治疗方案应力求模拟生理性胰岛素分泌模式；小剂量开始，根据血糖水平逐渐调整至合适剂量，可单独使用，与口服降糖药物或不用机制胰岛素联合使用，强化胰岛素治疗
      - 适应证
        - T1DM：一经诊断就应开始胰岛素治疗并需终身替代治疗
        - T2DM
          - 经生活方式干预和较大剂量多种口服降糖药联合治疗＞3个月，血糖仍未达控制目标的患者
          - 糖尿病病程中，出现无明显诱因的体重显著下降
          - 症状显著、血糖明显升高的新诊断T2DM，诊断时即可考虑强化胰岛素治疗
        - 各种严重的糖尿病急性或慢性并发症；手术，妊娠和分娩；某些特殊类型糖尿病
      - 不良反应：低血糖、轻度水肿、视物模糊、过敏反应、脂肪营养不良等
    - GLP-1受体激动剂
      - 分类
        - 短效制剂：艾塞那肽、利司那肽、利西拉来
        - 长效制剂：利拉鲁肽、阿必鲁肽、度拉鲁肽等
      - 作用机制：减少胰高血糖素释放；作用于中枢神经系统GLP-1受体，进而减少食物摄入；通过促进棕色脂肪组织的生热作用和白色脂肪组织分解增加能量消耗；延迟胃排空
      - 适应证：单药使用，或与其他降糖药联合应用治疗T2DM，尤其是肥胖、胰岛素抵抗明显者
      - 禁忌证：有胰腺炎病史者；不用于T1DM或DKA的治疗等
      - 不良反应：恶心，呕吐，腹泻，消化不良，上呼吸道感染和注射部位结节；低血糖发生率很低；胰腺炎、皮炎等罕见

推荐阅读

2型糖尿病基层诊疗指南（实践版·2019）. 中华全科医师杂志，2019，18（9）：810-810. DOI：10.3760/cma.j.issn.1671-7368.2019.09.003.

糖尿病合理用药临床思维导图

李宁编制

二、甲状腺功能减退症

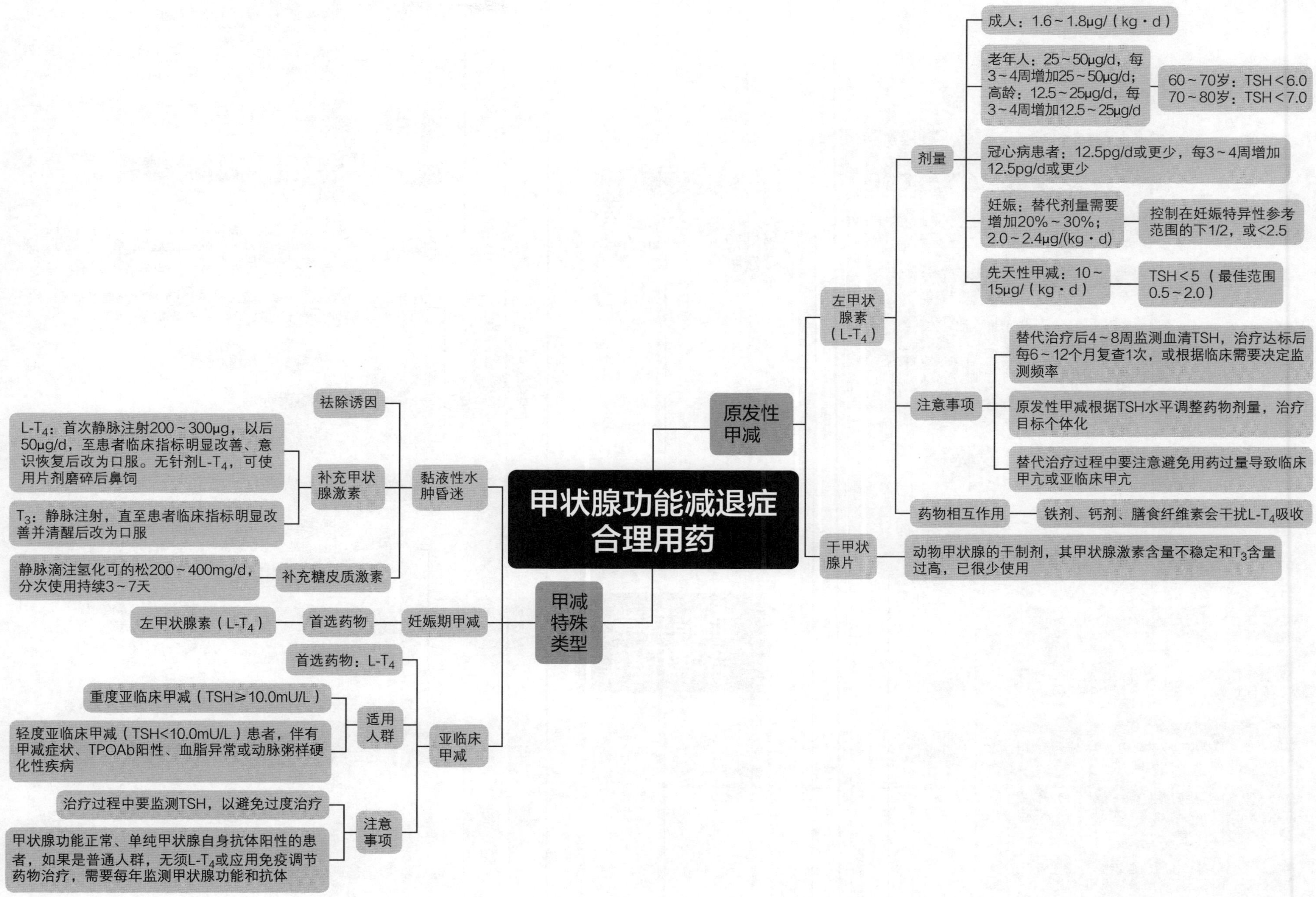

叶憬兴编制

甲状腺功能减退症合理用药临床思维导图

三、血脂异常

血脂异常合理用药

- 非他汀类
  - 贝特类
    - 作用机制：通过激活过氧化物酶体增殖物激活受体α和脂蛋白脂酶降低TG、升高HDL-C，降低TG 20%~50%
    - 常见药物：非诺贝特胶囊0.1g t.i.d.，维持量0.1g/次、1~3次/d，用餐时服
    - 用药目的：用于高脂血症，尤其是高TG血症、混合型高脂血症的治疗
    - 禁忌证：肝肾功能不全者、胆囊疾病史、胆石症、原发性胆汁性肝硬化、不明原因的肝功能持续异常、哺乳期妇女及儿童
    - 不良反应：常见腹部不适、腹泻、便秘、乏力、头痛、性欲丧失、阳痿、眩晕、失眠、肌炎、肌痛、肌无力、肌病，偶见横纹肌溶解
  - 胆固醇吸收抑制剂
    - 作用机制：抑制胆固醇转运蛋白NPC1L1抑制肠道对胆固醇的吸收，降低LDL-C15%~22%
    - 常见药物
      - 依折麦布：10mg/d
      - 海博麦布
    - 不良反应：头痛、腹痛、腹泻、腹胀、乏力及转氨酶异常等
    - 禁忌证：活动性肝病、不明原因的血清转氨酶持续升高的患者及妊娠期妇女禁用
  - 前蛋白转化酶枯草溶菌素9抑制剂（PCSK9）
    - 作用机制：抑制循环中PCSK9与低密度脂蛋白受体的结合，阻止PCSK9介导的LDLR降解，促进LDL-C清除，平均降低LDL-C 60%，减少心血管事件
    - 常见药物
      - 依洛尤单抗：140mg/2周或420mg/4周
      - 阿利西尤单抗：75~150mg/2周
    - 不良反应：注射部位不适、过敏反应和流感样症状
  - 烟酸类
    - 作用机制：抑制二酰甘油酰基转移酶-2减少极低密度脂蛋白分泌，降低TG 15%~25%，临床研究未显示烟酸的心血管获益
    - 不良反应：颜面潮红、胃肠道症状、肝损害、尿酸及血糖升高等
      - 禁用于严重或原因未明的肝功能损害、酗酒、活动性消化道溃疡及痛风患者
      - 烟酸与他汀类药物联用时不良反应增加
  - 鱼油制剂（n-3 PUFA）
    - 3~6g/d
    - 不良反应：嗳气、恶心、鱼腥味等，大剂量鱼油可能增加发生心房颤动的风险
- 药物相互作用
  - 老年人常联用多种药物，需关注药物相互作用及不良反应
  - 他汀类药物与烟酸或贝特类药物合用增加肌病风险
  - 依折麦布与贝特类药物或环孢素合用时生物利用度增加
  - 贝特类与华法林合用增加抗凝疗效和出血风险，与免疫抑制剂合用可导致肾功能恶化
  - 推荐老年人使用低、中剂量的他汀类药物，当使用可耐受剂量的他汀类药物LDL-C不达标时，加用依折麦布和/或PCSK9抑制剂，当ASCVD或极高危老年患者LDL-C达标而TG升高时，可加用贝特类药物和/或鱼油制剂
- 他汀类
  - 常见他汀类药物
    - 亲脂性他汀类药物：洛伐他汀、辛伐他汀、氟伐他汀、阿托伐他汀、匹伐他汀
    - 亲水性他汀类药物：普伐他汀、瑞舒伐他汀
  - 辛伐他汀
    - 用药目的：用于高胆固醇血症和混合型高脂血症的治疗；冠心病和缺血性脑卒中的防治
    - 用法和用量
      - 高胆固醇血症患者：初始剂量10~20mg/次，晚间顿服
      - 心血管事件高危人群：推荐初始剂量20~40mg/次，晚间顿服。调整剂量应间隔4周以上
      - 纯合子家族性高胆固醇血症患者：推荐40mg/次，晚间顿服；或80mg/d（20mg-20mg-40mg）分餐服用
      - 杂合子家族性高胆固醇血症的儿童（10~17岁）：推荐初始剂量10mg/d，晚间顿服。最大剂量为40mg，个体化调整
      - 肾功能不全患者：慢性肾脏病1~3期患者无须调整剂量，CKD4期者减量，慎用
    - 禁忌证：对辛伐他汀或所含辅料过敏者；活动性肝脏疾病或转氨酶持续升高；妊娠期及哺乳期妇女
    - 不良反应：常见恶心、腹泻、皮疹、消化不良、瘙痒、脱发、关节痛、眩晕等，罕见胰腺炎、感觉异常、外周神经病变、血管神经性水肿、脉管炎、血小板减少症、呼吸困难等
  - 阿托伐他汀
    - 用药目的：用于高胆固醇血症、冠心病和脑卒中的防治
    - 用法和用量
      - 原发性高胆固醇血症和混合型高脂血症：初始剂量10mg q.d.
      - 杂合子型家族性高胆固醇血症：初始剂量10mg q.d.。逐步加量（间隔4周）至40mg，如仍不满意，可将剂量增加至80mg q.d.或加用胆酸螯合剂
      - 纯合子型家族性高胆固醇血症：10~80mg q.d.
      - 预防性用于存在冠心病危险因素的患者：10mg q.d.
      - 在儿童（4~17岁）的经验治疗仅限于少数患有严重脂质紊乱如纯合子家族性高胆固醇血症的患者，起始剂量推荐10mg/d
      - 老年人、肾功能不全患者无须调整剂量
    - 禁忌证、不良反应参考辛伐他汀
  - 瑞舒伐他汀
    - 用药目的：用于混合型血脂异常症、原发性高胆固醇血症、纯合子家族性高胆固醇血症的治疗
    - 用法和用量
      - 对需要更强效地降低LDL-C的患者初始剂量可考虑10mg q.d.，一日最大剂量为20mg
      - 年龄≥65岁的老年人、甲状腺功能减退患者应注意肌酶的升高，降低起始剂量
      - 肾功能不全患者：CKD1~3期患者无须调整剂量，CKD4期者禁用
    - 禁忌证、不良反应参考辛伐他汀

叶憬兴编制

血脂异常合理用药临床思维导图

四、高尿酸血症与痛风

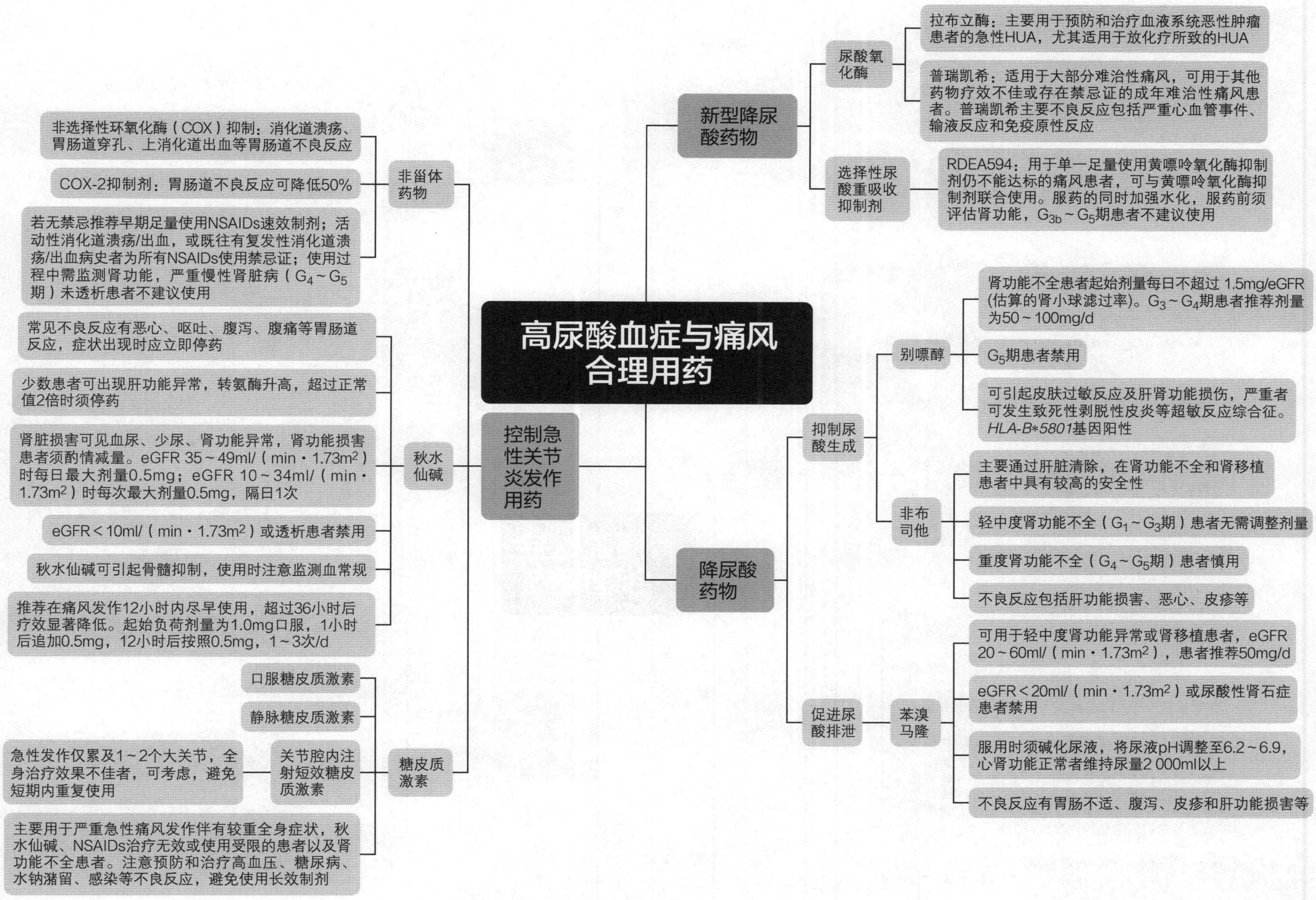

赵付英编制

推荐阅读

[1] 张昀，曾学军. 痛风及高尿酸血症的基层规范诊疗与管理. 中华全科医师杂志，2021，20（07）：816-818.

[2] 中华医学会，中华医学会杂志社，中华医学会全科医学分会，等. 痛风及高尿酸血症基层诊疗指南（实践版·2019）. 中华全科医师杂志，2020，19（06）：486-494.

高尿酸血症与痛风合理用药临床思维导图

五、骨质疏松症

骨质疏松症合理用药

- 骨健康基本补充剂
  - 钙剂
    - 摄入剂量：中青年0.8g/d，50 岁以上中老年、妊娠中晚期及哺乳期人群1～1.2g，最高摄入量2g
    - 注意事项：在骨质疏松症防治中，钙剂应与其他药物联合使用
  - 维生素 D
    - 剂量：维生素D_3 1 000～2 000U/d
    - 血清 25 OHD 水平保持在50nmol/L以上
- 其他机制类
  - 活性维生素D及其类似物
    - 阿法骨化醇：0.25～1.0μg q.d. 骨化三醇：0.25μg，每日1次或2次艾地骨化醇：1粒 q.d.
    - 禁忌证 — 高钙血症；艾地骨化醇禁用于孕妇及哺乳期患者
  - 维生素K_2 — 四烯甲萘醌
    - 剂量：15mg/次，每日3次
    - 禁忌证：服用华法林
- 中成药
  - 骨碎补总黄酮制剂、淫羊藿总黄酮制剂、人工虎骨粉制剂
    - 功效 — 滋补肝肾、活血通络、强筋壮骨
    - 不良反应 — 偶见口干，便秘
  - 中药复方制剂 — 仙灵骨葆胶囊、芪骨胶囊、骨疏康胶囊、左归丸等
    - 功效 — 滋补肝肾、接骨续筋、强身健骨、补肾益气、活血壮骨、滋肾补阴
    - 不良反应 — 皮疹、瘙痒等；少见腹痛、腹泻、便秘等胃肠道反应；肝功能异常；乏力、外周水肿等
- 骨形成促进剂 — 甲状旁腺激素类似物
  - 适应证 — 骨折高风险绝经后骨质疏松症；男性骨质疏松症以及糖皮质激素性骨质疏松症
  - 代表药物 — 特立帕肽注射制剂 — 20μg q.d.,i.h.
  - 注意事项 — 应监测血钙水平，防止高钙血症的发生；疗程不超过24个月
  - 禁忌证 — 畸形性骨炎、骨骼疾病放射治疗史、肿瘤骨转移及合并高钙血症；肌酐清除率<35ml/min；18岁以下的青少年和骨骺未闭合的青少年；对本品过敏者
- 双重作用药物 — 硬骨抑素单克隆抗体 — 罗莫左单抗
  - 适应证：存在骨折高风险的绝经后女性
  - 禁忌证：对药物活性成分过敏；低钙血症；有心肌梗死或卒中史
  - 剂量：罗莫佐单抗注射剂，210mg/月，皮下注射，总疗程为12个月
- 骨吸收抑制剂
  - 双膦酸盐类
    - 适应证 — 绝经后骨质疏松症和男性骨质疏松症；糖皮质激素诱发的骨质疏松
    - 代表药物
      - 阿仑膦酸钠 — 70mg q.w.；10mg,q.d.；阿仑膦酸钠D_3片（阿仑膦酸钠 70mg+维生素 D_3）：1片 q.w.
      - 利塞膦酸钠、唑来膦酸、伊班膦酸钠、米诺膦酸
    - 禁忌证 — 导致排空延迟的食管疾病；食管狭窄或迟缓；不能站立或端坐 30分钟者；对本品任何成分过敏者；肌酐清除率<35ml/min者；孕妇及哺乳期妇女
    - 注意事项 — 胃肠道不良反应；急性期反应（一过性性“类流感样”症状）；肾功能损伤；颌骨坏死（罕见）；非典型性股骨骨折
    - 药物假期
      - 在药物治疗5年后，若骨折风险不高（T值>-2.5且治疗期间未再发生骨折），可考虑进入药物假期
      - 骨折风险仍高，则治疗可适当延长至10年
      - 对于极高骨折风险患者，可以酌情延长治疗时间
      - 唑来膦酸：高骨折风险患者治疗3年，若骨折转为低风险（T值>-2.5且治疗期间未再发生骨折），可考虑进入药物假期极高骨折风险患者，可持续治疗 6 年，再酌情考虑进入药物假期双膦酸盐类药物治疗已达到最大疗程，但骨折风险仍很高，可给予其他机制类药物序贯治疗
  - 核因子-KB活化体受体配体
    - 适应证 — 高骨折风险的绝经后骨质疏松症；男性骨质疏松症和糖皮质激素诱发的骨质疏松
    - 代表药物 — 地舒单抗：60mg每半年；治疗5～10年后重新评估骨折风险
    - 禁忌证 — 低钙血症
    - 注意事项 — 治疗前、后需补充充足的钙剂和维生素D
    - 不良反应 — 低钙血症、齿龈肿痛、牙周感染、深部感染（肺炎、蜂窝组织炎等）、皮疹、皮肤瘙痒、肌肉或骨痛等
  - 降钙素
    - 适应证 — 预防因制动引起的急性骨丢失及创伤后痛性骨质疏松症
    - 代表药物 — 鲑降钙素降：10U b.i.w. 依降钙素：20U q.w.
    - 禁忌证 — 对本品过敏
    - 注意事项 — 少数患者使用药物后出现面部潮红、恶心等不良反应，偶有过敏现象
  - 雌激素
    - 适应证 — 有效减少绝经后妇女骨量丢失，降低椎体、非椎体及髋部骨折的风险
    - 需关注的安全性问题 — 子宫内膜癌、乳腺癌、心血管疾病、血栓、体质量增加
  - 选择性雌激素受体调节剂
    - 适应证 — 围绝经期和绝经后女性，特别是有绝经相关症状（如潮热、出汗等）、泌尿生殖道萎缩症状，预防绝经后骨质疏松的妇女
    - 代表药物 — 雷诺昔芬片剂：60mg q.d.
    - 禁忌证 — 雌激素依赖性肿瘤（乳腺癌、子宫内膜癌）、血栓性疾病、不明原因阴道出血及活动性肝病和结缔组织病
    - 注意事项 — 少数患者使用药物后出现面部潮红、恶心等不良反应，偶有过敏现象

叶憬兴编制

骨质疏松症合理用药临床思维导图

六、肥胖症

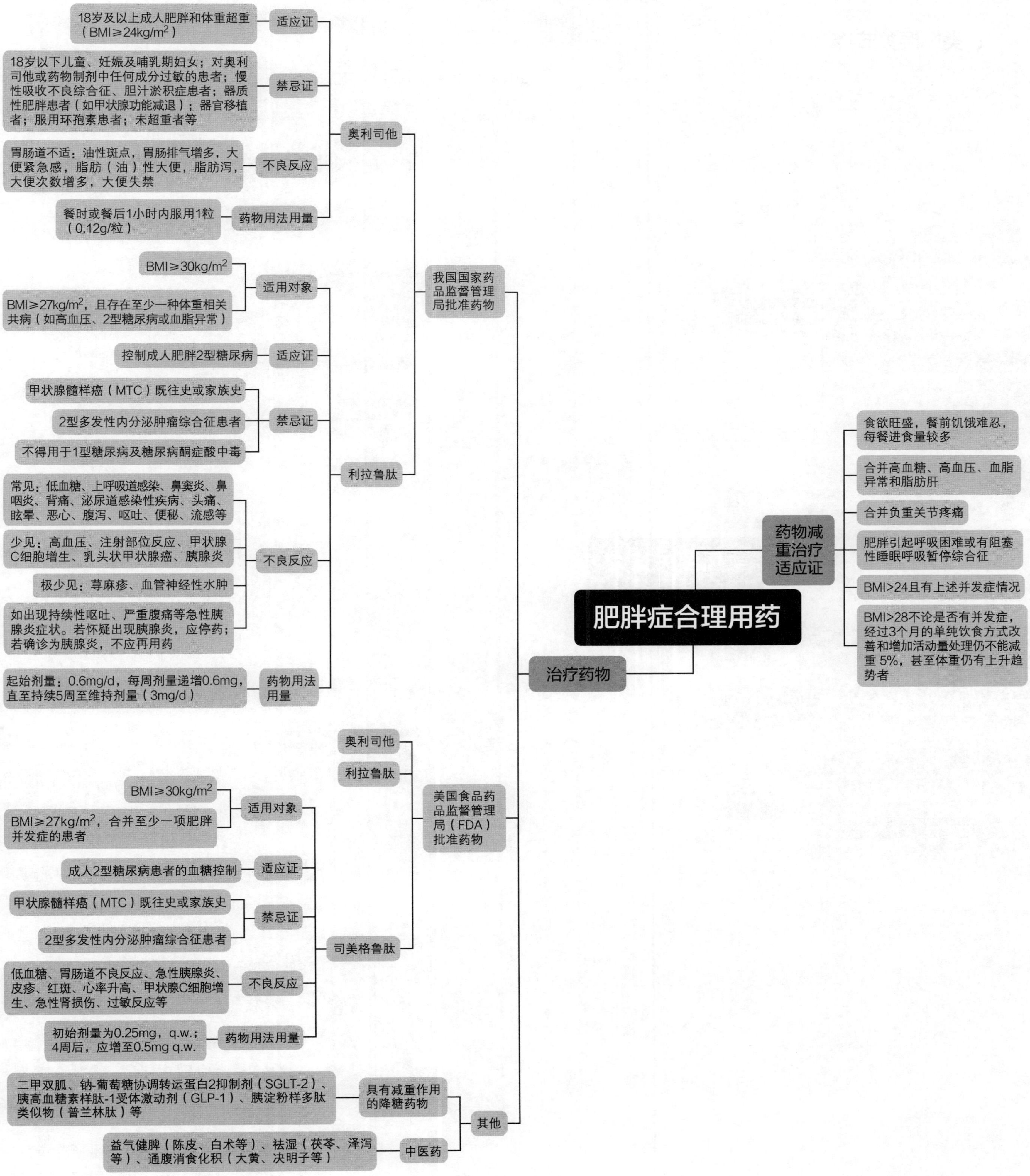

叶憬兴编制

肥胖症合理用药临床思维导图

第七节　风湿免疫系统

一、类风湿关节炎

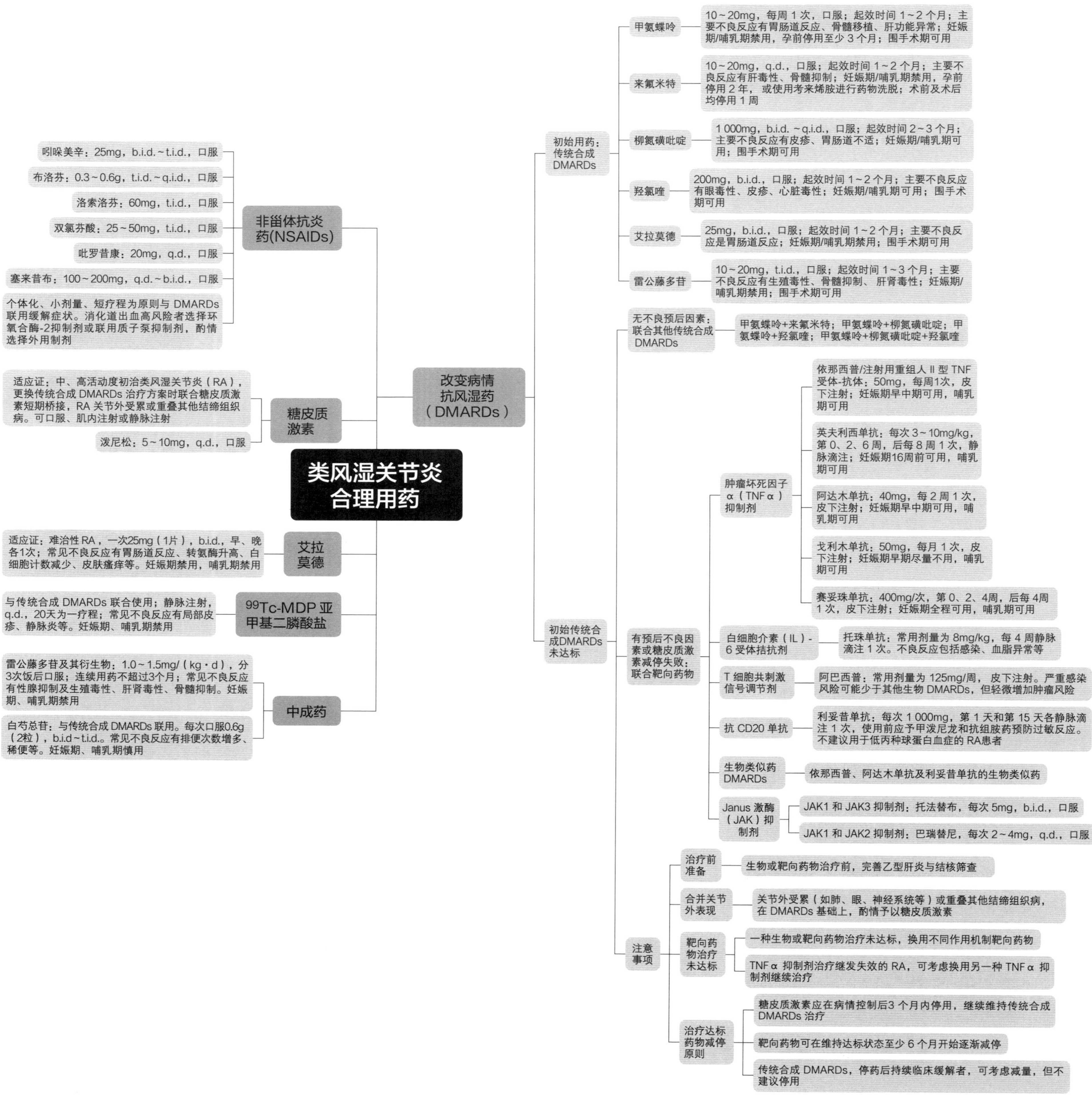

胡显锋编制

类风湿关节炎合理用药临床思维导图

推荐阅读

［1］耿研，谢希，王昱，等．类风湿关节炎诊疗规范．中华内科杂志，2022，61（1）：51-59.

［2］王吉耀，葛均波，邹和建．实用内科学．16 版．北京：人民卫生出版社，2022.

二、骨关节炎

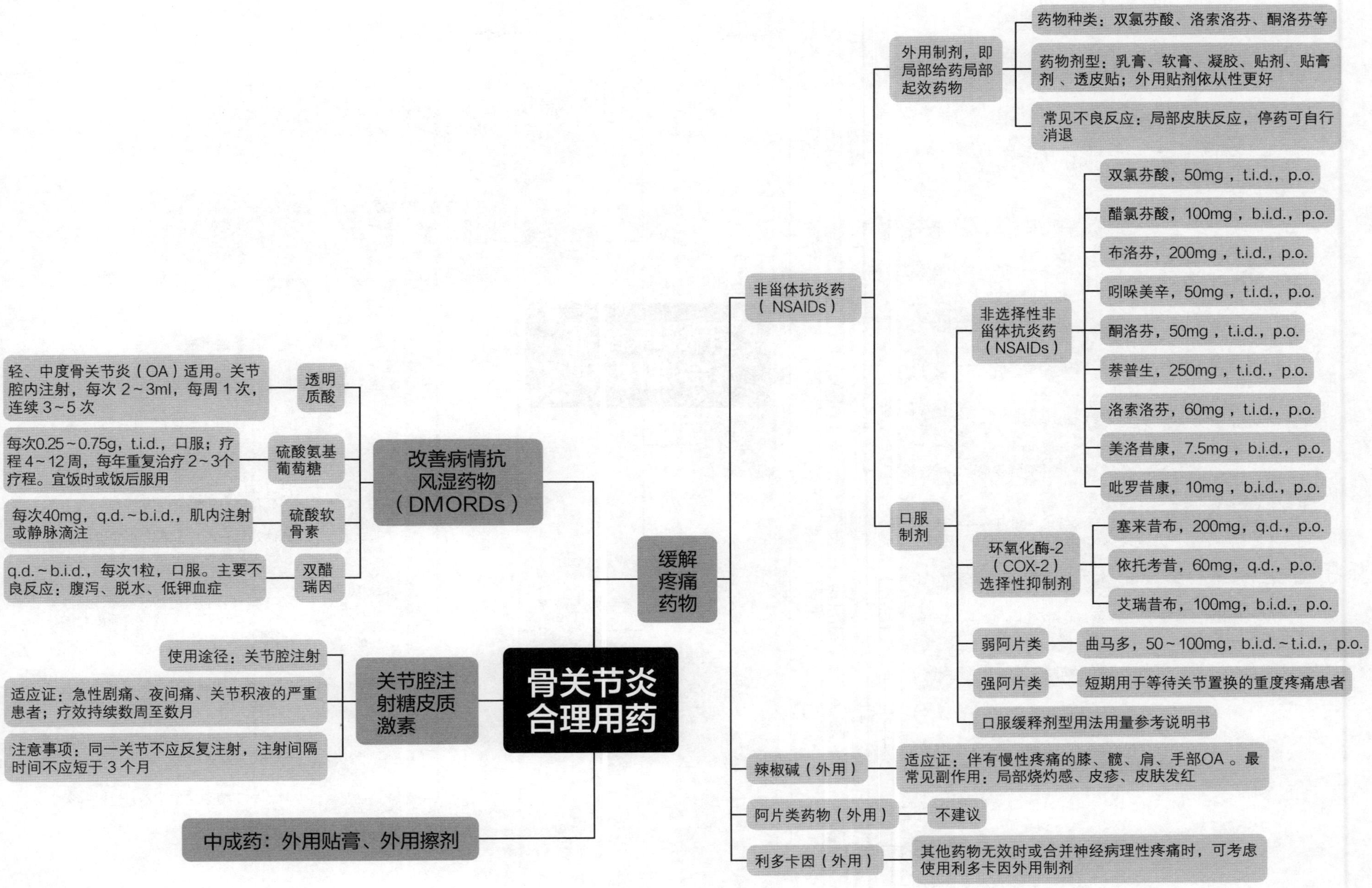

胡显锋编制

推荐阅读

[1] 赵彦萍，林志国，林书典，等. 骨关节炎诊疗规范. 中华内科杂志，2022，61（10）：1136-1143.

[2] 中华医学会骨科学分会关节外科学组，解放军联勤保障部队第九二〇医院. 中国骨关节炎外用药物临床实践指南（2022年版）. 中华关节外科杂志（电子版）.2023，17（3）：301-307.

骨关节炎合理用药临床思维导图

三、干燥综合征

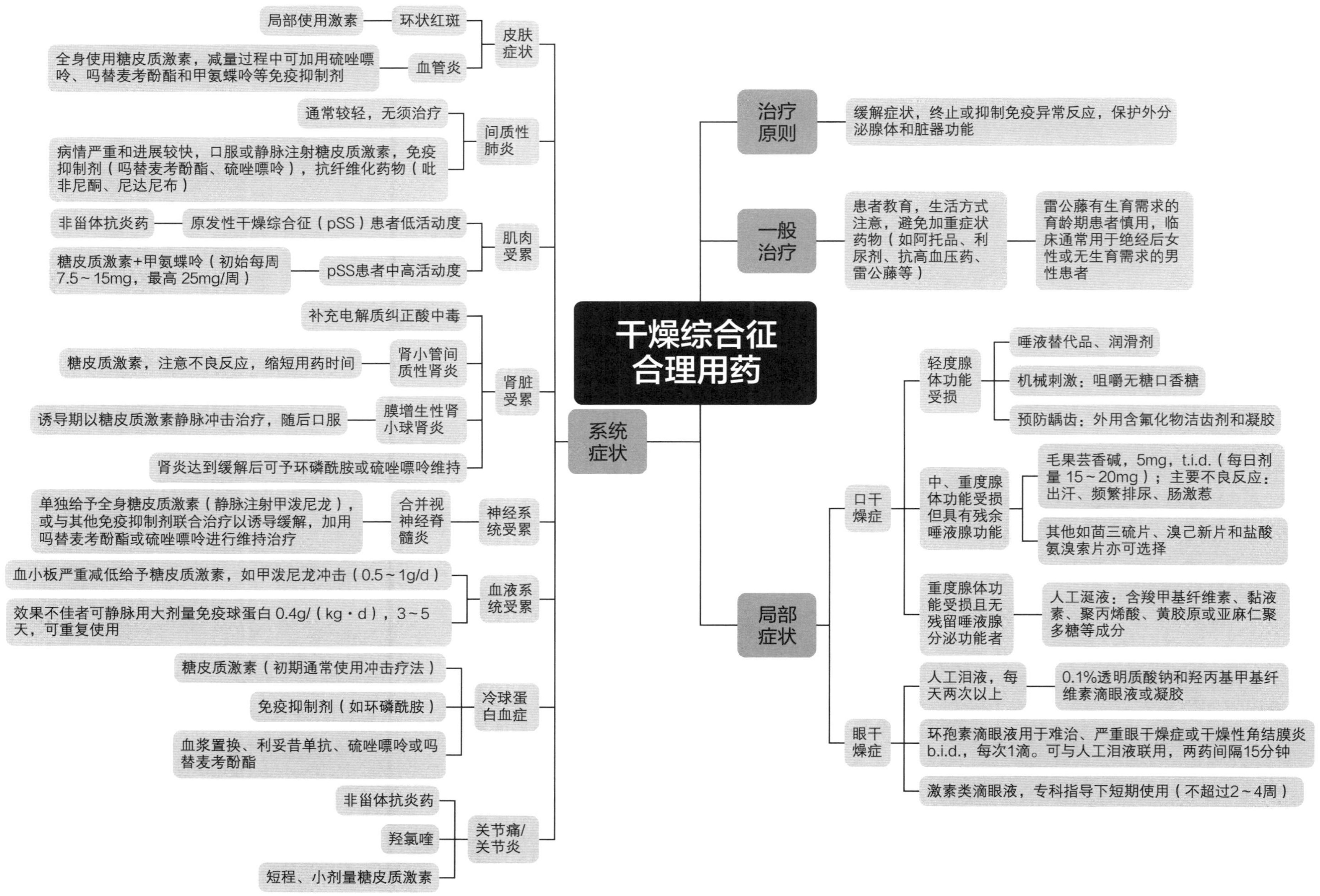

胡显锋编制

推荐阅读

张文，陈竹，厉小梅，等. 原发性干燥综合征诊疗规范. 中华内科杂志，2023，62（9）：1059-1067.

干燥综合征合理用药临床思维导图

第八节 神 经 系 统

一、缺血性脑血管病

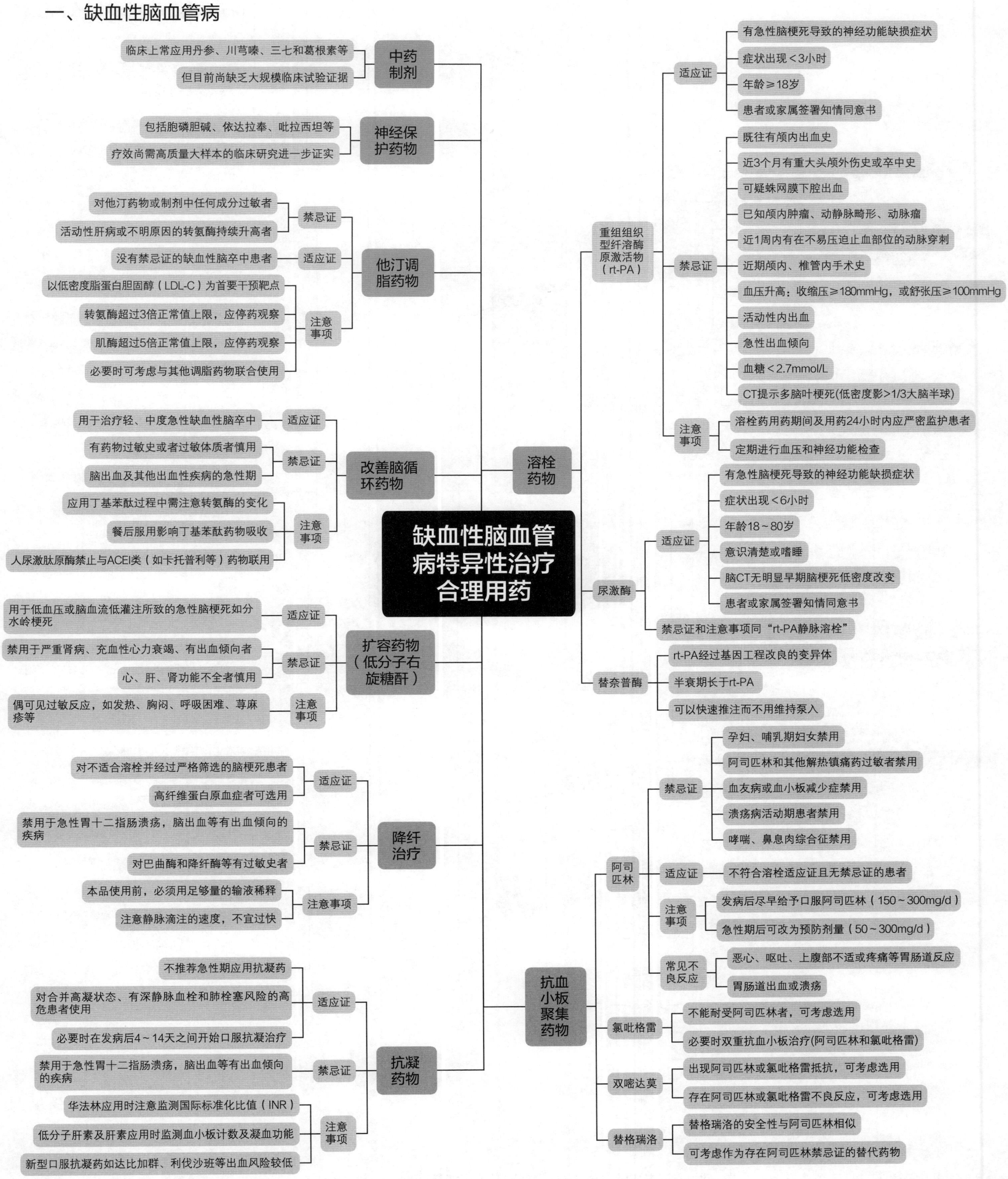

王为强编制

推荐阅读

［1］刘丽萍，陈玮琪，段婉莹，等. 中国脑血管病临床管理指南（节选版）：缺血性脑血管病临床管理. 中国卒中杂志，2019，(7)：709-726.

［2］李雄. 临床药物治疗学. 北京：中国医药科技出版社，2020.

［3］彭斌，吴波. 中国急性缺血性脑卒中诊治指南 2018. 中华神经科杂志，2018，(9)：666-682.

缺血性脑血管病特异性治疗合理用药临床思维导图

二、出血性脑血管病

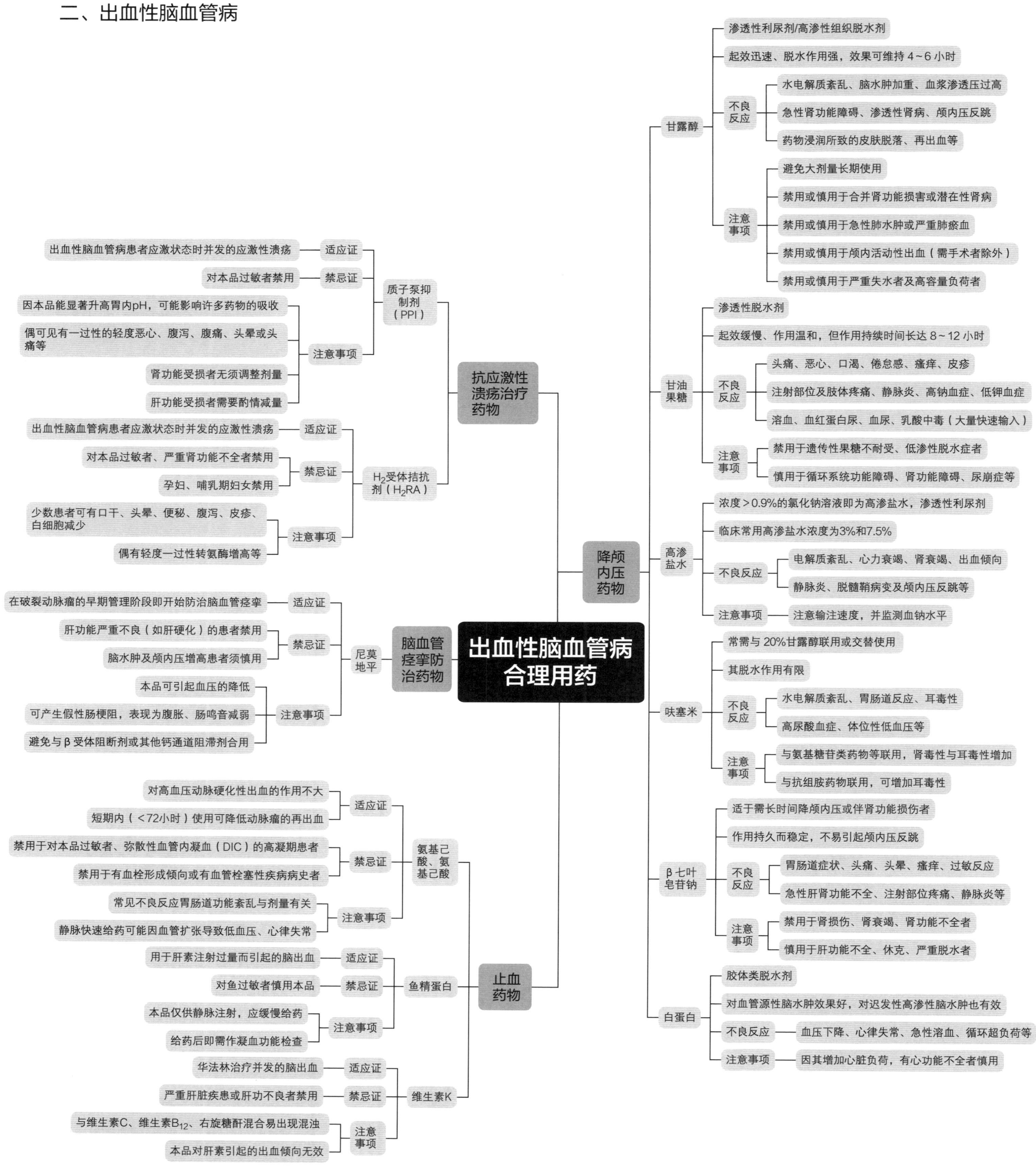

王为强编制

推荐阅读

[1] 中华医学会神经病学分会，中华医学会神经病学分会脑血管病学组. 中国脑出血诊治指南（2019）. 中华神经科杂志，2019，(12)：994-1005.

[2] 李雄. 临床药物治疗学. 北京：中国医药科技出版社，2020.

[3] 中华医学会神经病学分会，中华医学会神经病学分会脑血管病学组，中华医学会神经病学分会神经血管介入协作组. 中国蛛网膜下腔出血诊治指南2019. 中华神经科杂志，2019，(12)：1006-1021.

出血性脑血管病合理用药临床思维导图

三、帕金森病

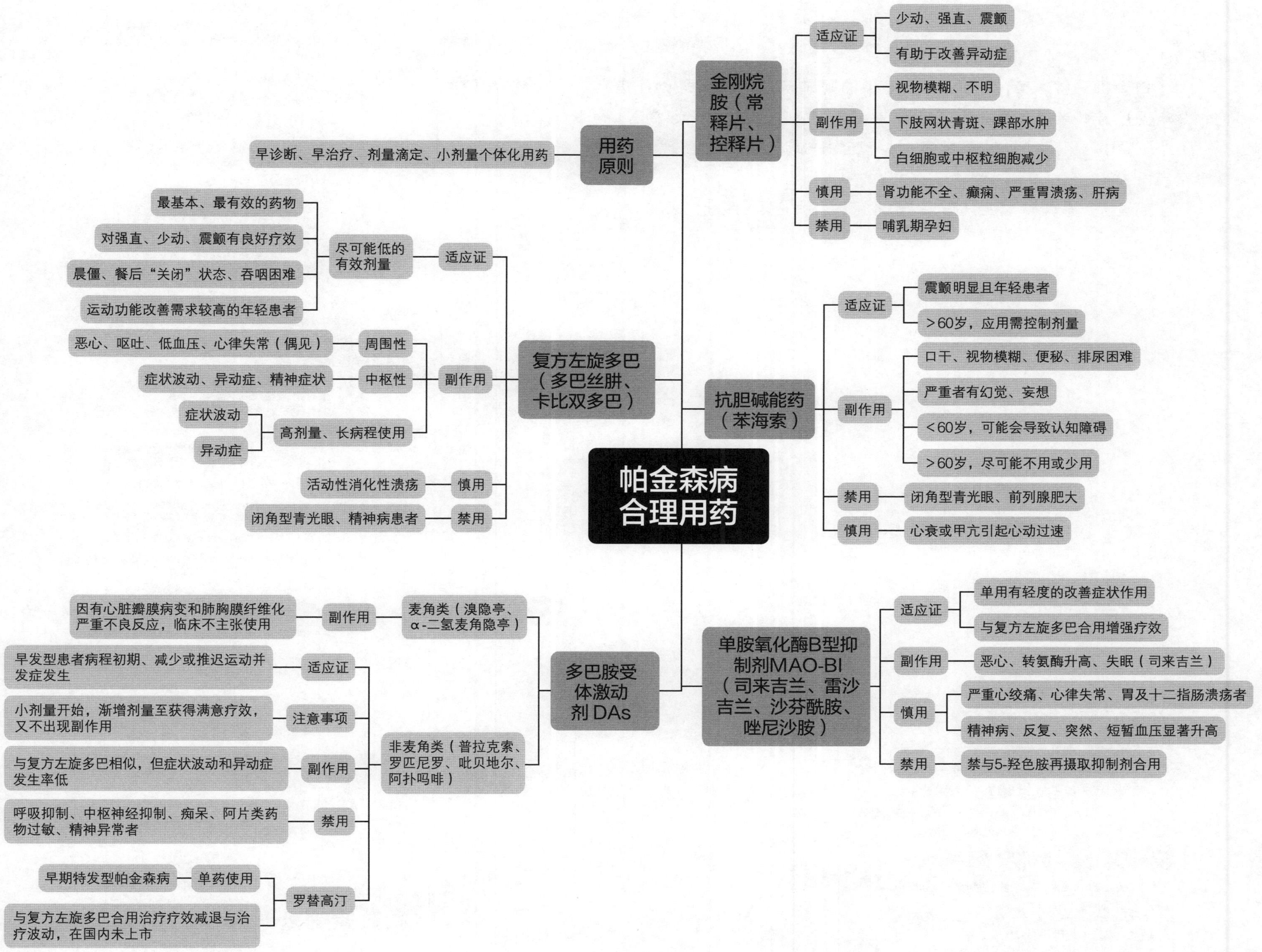

刘海军编制

推荐阅读

[1] 王伟，罗本燕. 神经病学. 4版. 北京：人民卫生出版社，2023.

[2] 郝峻巍，罗本燕. 神经病学. 9版. 北京：人民卫生出版社，2024.

[3] 中华医学会神经病学分会帕金森病及运动障碍学组，中国医师协会神经内科医师分会帕金森病及运动障碍学组. 中国帕金森病治疗指南（第四版）. 中华神经科杂志，2020，53（12）：973-986.

四、阿尔茨海默病

推荐阅读

[1] 田金洲，解恒革，王鲁宁，等. 中国阿尔茨海默病痴呆诊疗指南(2020年版). 中华老年医学杂志，2021，40(3)：269-283.

[2] 王党珍，王涛. 阿尔茨海默病的治疗药物进展. 中国神经免疫学和神经病学杂志，2023，30(6)：439-445.

[3] 郝峻巍，罗本燕. 神经病学. 9版. 北京：人民卫生出版社，2024.

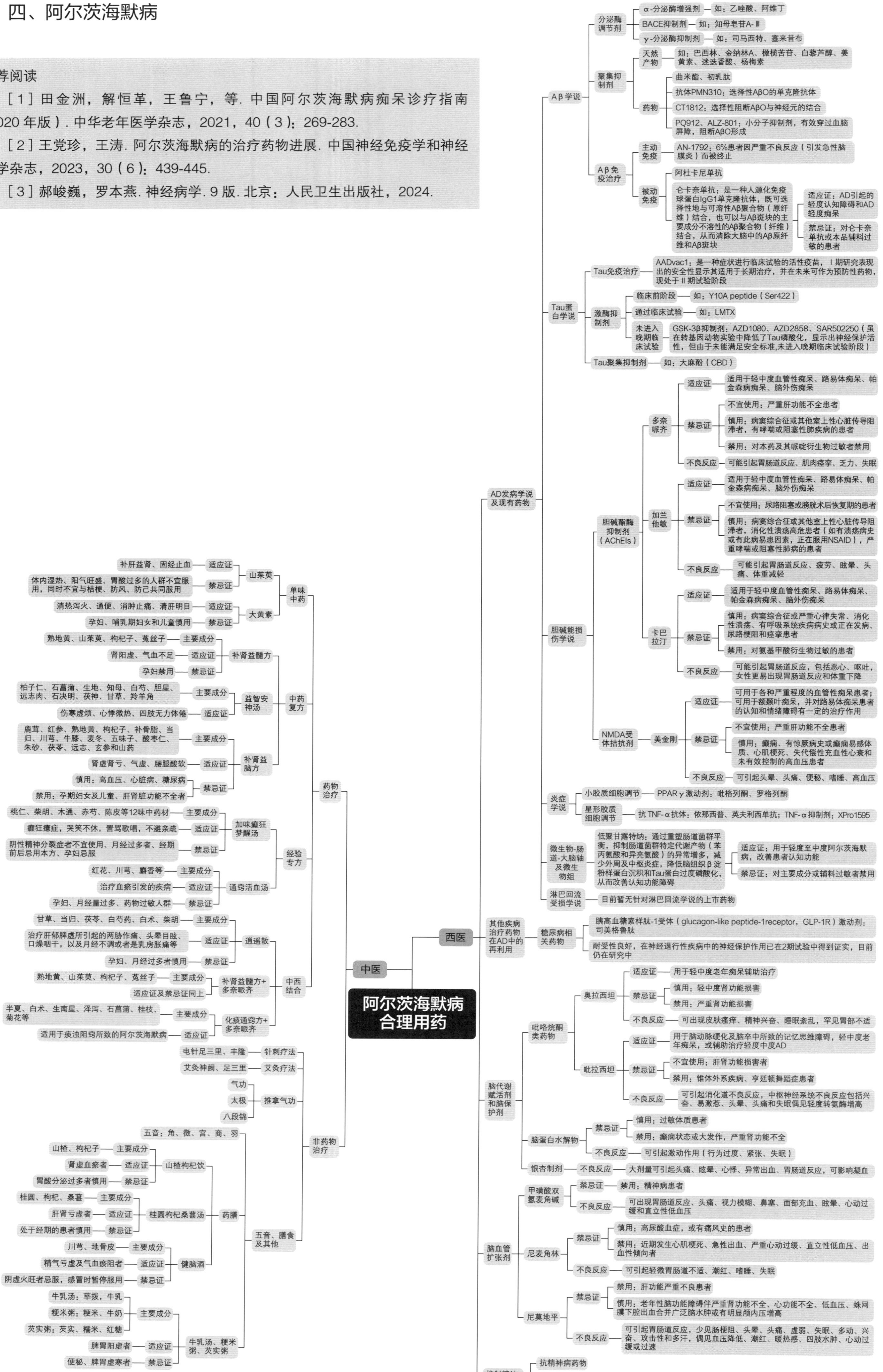

阿尔茨海默病合理用药临床思维导图

刘海军编制

第九节　精神心理疾病

一、睡眠障碍

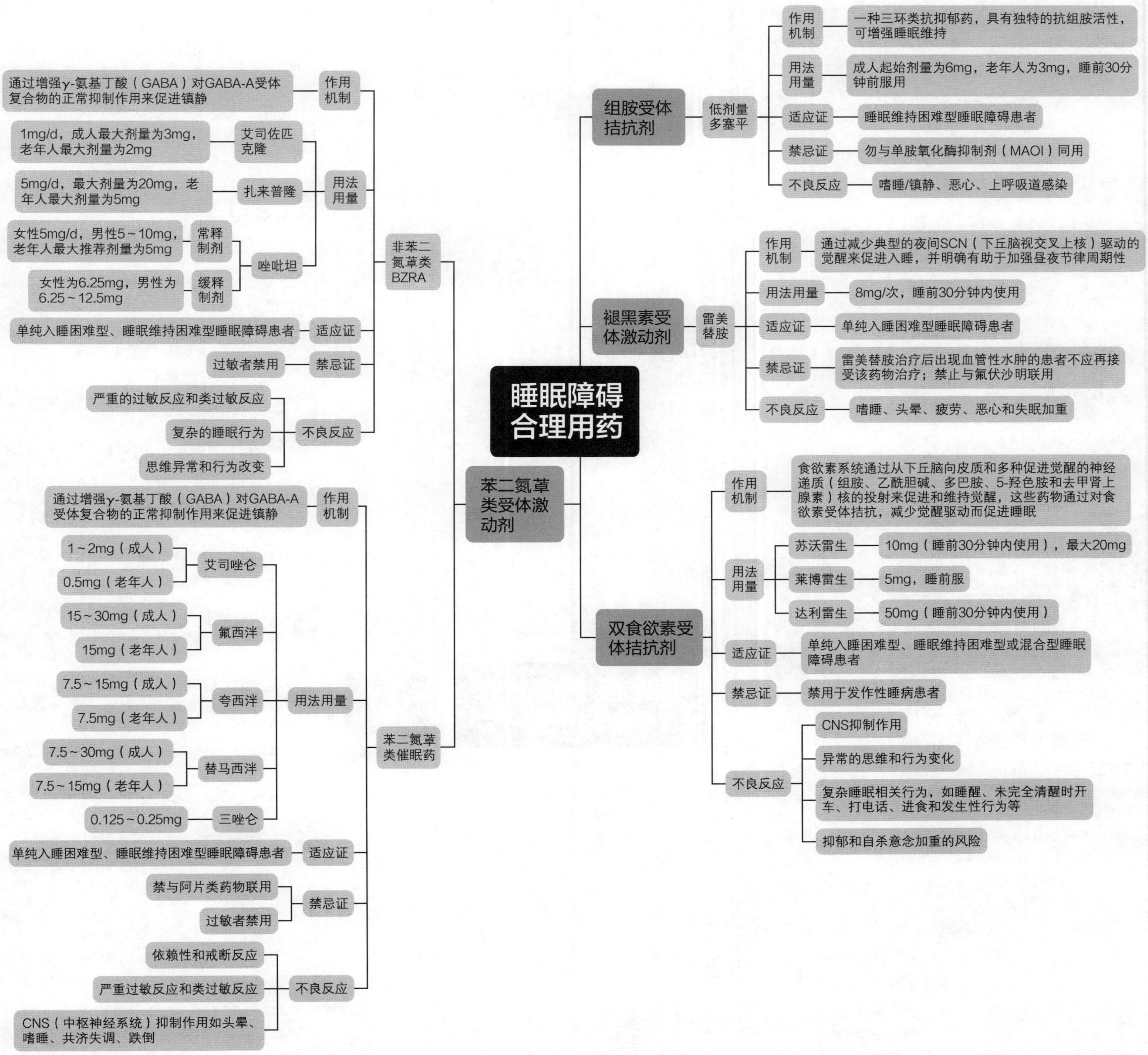

刘湘编制

推荐阅读

［中华医学会神经病学分会，中华医学会神经病学分会睡眠障碍学组. 中国成人失眠诊断与治疗指南（2017 版）. 中华神经科杂志，2018，51（5）：324-335.

睡眠障碍合理用药临床思维导图

二、焦虑症/焦虑状态

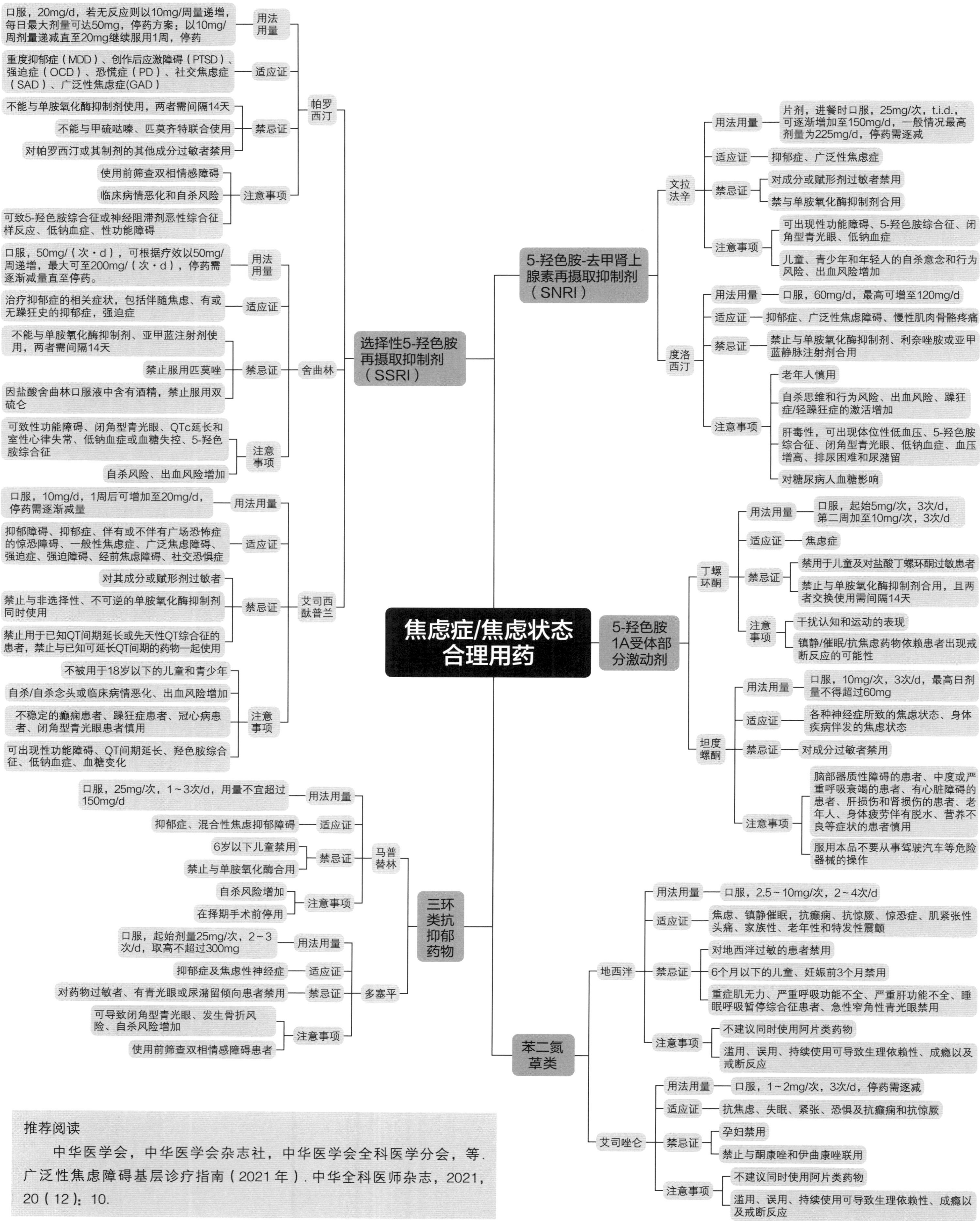

推荐阅读

中华医学会，中华医学会杂志社，中华医学会全科医学分会，等. 广泛性焦虑障碍基层诊疗指南（2021年）. 中华全科医师杂志，2021，20（12）：10.

刘湘编制

焦虑症 / 焦虑状态合理用药临床思维导图

三、抑郁症/抑郁障碍

抑郁症/抑郁障碍合理用药

- 单胺氧化酶抑制剂（MAOI）
  - 药物种类
    - 异卡波肼
      - 用法用量：口服，10mg/次，1次/d，需要时每周10mg/d剂量增加直至起效，最大剂量60mg/d
    - 苯乙肼
      - 用法用量：口服，15mg/次，2次/d，需要时每周15mg/d剂量增加直至起效，最大剂量90mg/d
    - 反苯环丙胺
      - 用法用量：口服，10mg/次，2次/d，需要时每周10mg/d剂量增加直至起效，最大剂量60mg/d
  - 适应证：单相重性抑郁伴不典型特征、多种药物方案治疗无效的单相/双相重性抑郁和持续性抑郁障碍、社交焦虑障碍、惊恐障碍、神经性贪食
  - 禁忌证：禁用于充血性心力衰竭、肝病和嗜铬细胞瘤患者，禁止与相互作用可造成5-羟色胺综合征或高血压危象所有药物联用
  - 注意事项：5-羟色胺综合征、高血压危象、限制含有较多酪胺食物摄入
- 三环类抗抑郁药
  - 叔胺类
    - 阿米替林
      - 用法用量：口服，25mg/次，2~3次/d，最大剂量300mg/d
      - 适应证：各种抑郁症，主要用于治疗焦虑性或激动性抑郁症
      - 禁忌证：对阿米替林或其制剂中任何非活性成分过敏者禁用、不应与西沙必利合用、服用或停止服用单胺氧化酶抑制剂在14天内禁止使用、在心肌梗死后的急性恢复阶段禁用
      - 注意事项：自杀想法和行为风险增加、精神分裂症患者可能出现症状加重、血糖异常
    - 多塞平
      - 用法用量：口服，25mg/次，2~3次/d，最大剂量300mg/d
      - 适应证：抑郁症及焦虑性神经症
      - 禁忌证：对多塞平或其制剂中任何非活性成分过敏者禁用、有青光眼或尿潴留倾向的患者禁用
      - 注意事项：自杀想法和行为风险增加、闭角型青光眼、筛查双相情感障碍患者
    - 丙米嗪
      - 用法用量：口服，25~50mg/次，2次/d，不宜晚上使用，最大剂量300mg/d，停药需减量
      - 适应证：各种抑郁症，尤其适用于迟钝型抑郁，不宜用于激越型抑郁或焦虑性抑郁
      - 禁忌证：服用或停止服用单胺氧化酶抑制剂在14天内禁止使用、在心肌梗死后的急性恢复阶段禁用、对丙米嗪或其制剂中任何非活性成分过敏者禁用
      - 注意事项：自杀想法和行为风险增加、与电击疗法同时使用会增加危险性、避免过度暴露于阳光下、肝肾功能受损者慎用、血糖异常、择期手术前允许的情况下停止使用丙米嗪、中性粒细胞抑制可能
    - 氯米帕明
      - 用法用量：口服，25mg/次，2~3次/d，最大剂量300mg/d
      - 适应证：抑郁状态、由于早老、衰老、慢性疼痛状态、慢性躯体疾病引起的抑郁综合征、强迫综合征、严重/难治性抑郁症（注射给药）
      - 禁忌证：服用或停止服用单胺氧化酶抑制剂在14天内禁止使用、在心肌梗死后的急性恢复阶段禁用、对氯米帕明或其制剂中任何非活性成分过敏者禁用
      - 注意事项：自杀想法和行为风险增加、筛查双相情感障碍患者、血清素综合征、闭角型青光眼、癫痫发作、全身症状（DRESS）
  - 仲胺类
    - 去甲替林
      - 用法用量：口服，25mg/次，3次/d，最大剂量150mg/d，停药需逐渐减量
      - 适应证：抑郁、糖尿病神经病变、带状疱疹后神经痛、辅助戒烟
      - 禁忌证：服用或停止服用单胺氧化酶抑制剂在14天内禁止使用、在心肌梗死后的急性恢复阶段禁用、对去甲替林或其制剂中任何非活性成分过敏者禁用
      - 注意事项：孕妇慎用、自杀想法和行为风险增加、筛查双相情感障碍患者、血清素综合征、Brugada综合征的暴露、闭角型青光眼
    - 地昔帕明
      - 用法用量：口服，100~200mg/次，1次/d，最大剂量300mg/d
      - 适应证：抑郁、糖尿病神经病变、带状疱疹后神经痛
      - 禁忌证：服用或停止服用单胺氧化酶抑制剂在14天内禁止使用、在心肌梗死后的急性恢复阶段禁用、对地昔帕明或其制剂中任何非活性成分过敏者禁用
      - 注意事项：自杀想法和行为风险增加、5-羟色胺综合征、闭角型青光眼
- 四环类抗抑郁药
  - 马普替林
    - 用法用量：口服，25mg/次，1~3次/d，必要时可按25mg递增至150mg/d
    - 适应证：抑郁症
    - 禁忌证：禁用于对马普替林过敏的患者，服用或停止服用单胺氧化酶抑制剂在14天内禁止使用、在心肌梗死后的急性期禁用
    - 注意事项：自杀想法和行为风险增加，闭角型青光眼，避免同时使用马普替林和电击疗法，正在服用甲状腺激素、苯二氮䓬类药物、吩噻嗪类药物、胍乙啶或类似药物时需谨慎
- 非典型抗抑郁药
  - 安非他酮
    - 用法用量：口服，起始剂量75mg/次，2次/d，3天后可根据需要逐渐增加，增加剂量≤100mg/（d·次），每次最大剂量≤150mg，两次用药间隔≤6小时，每日最大剂量450mg
    - 适应证：抑郁症
    - 禁忌证：禁用于癫痫症患者、诊断为贪食症或神经性厌食症患者、正在使用或突然停用酒精、苯二氮䓬类、巴比妥类和抗癫痫药的患者、对安非他酮或其制剂中任何非活性成分过敏者禁用
    - 注意事项：自杀想法和行为风险增加、癫痫发作、高血压、躁狂/轻躁狂激活、闭角型青光眼、精神病和其他神经精神反应
  - 米氮平
    - 用法用量：口服，起始剂量15~30mg/次，1次/d，最大剂量45mg/d，若剂量增加2~4周仍无效则停药，停药需逐渐减量
    - 适应证：抑郁症
    - 禁忌证：服用或停止服用单胺氧化酶抑制剂在14天内禁止使用、对米氮平或其制剂中任何非活性成分过敏者禁用
    - 注意事项：自杀想法和行为风险增加、闭角型青光眼、癫痫发作、躁狂/轻躁狂激活、出血增加、粒细胞缺乏症、血清素综合征、QTc延长和尖端扭转型室性心动过速、食欲增加和体重增加、胆固醇和甘油三酯升高、转氨酶升高、嗜睡、低钠血症
- 选择性5-羟色胺再摄取抑制剂（SSRI）
  - 舍曲林
    - 用法用量：口服，50mg/次，1次/d，每次增加50mg，最大可增至200mg
    - 适应证：抑郁症，包括伴随焦虑、有或无躁狂史的抑郁症\强迫症、惊恐障碍、创伤后应激障碍、经前期焦虑障碍、社交恐惧症
    - 禁忌证：服用或停止服用单胺氧化酶抑制剂在14天内禁止使用、禁止服用匹莫唑和双硫仑、对舍曲林或舍曲林中任何非活性成分过敏者禁用
    - 注意事项：自杀风险增加、QTc延长、出血风险增加、5-羟色胺综合征、性功能障碍、停药综合征、躁狂症或低躁狂症的激活、癫痫发作、闭角型青光眼、低钠血症
  - 西酞普兰
    - 用法用量：口服，20mg/次，1次/d，最大剂量为40mg/d，停药需逐渐减量
    - 适应证：抑郁症
    - 禁忌证：服用或停止服用单胺氧化酶抑制剂在14天内禁止使用、对西酞普兰或其制剂中任何非活性成分过敏者禁用
    - 注意事项：自杀想法和行为增加、QTc延长、性功能障碍、异常出血、低钠血症、激活躁狂/轻躁狂、癫痫发作、干扰认知和运动能力、肝损害/严重肾功能损害患者应谨慎使用
  - 艾司西酞普兰
    - 用法用量：口服，10mg/次，1次/d，最大可增至20mg，停药需逐渐减量
    - 适应证：抑郁障碍，伴有或不伴有广场恐怖症的惊恐障碍
    - 禁忌证：对艾司西酞普兰或其制剂中任何非活性成分过敏者禁用、禁用于已知QT间期延长或先天性长QT综合征患者、禁止与已知可延长QT间期的药物一起使用、禁止与单胺氧化酶抑制剂同时使用
    - 注意事项：自杀想法与行为风险增加、出血风险、不应被用于18岁以下的儿童和青少年、性功能障碍、嗜睡症/精神运动性烦躁不安、低钠血症、闭角型青光眼、糖尿病患者、癫痫发作患者和躁狂症患者慎用
  - 帕罗西汀
    - 用法用量：口服，20mg/次，1次/d，需要时以10mg/周递増，最大量达50mg/d，停药需逐减
    - 适应证：抑郁症（包括伴有焦虑的抑郁症及反应性抑郁症）、强迫性神经症、社交恐怖症/社交焦虑症、伴有或不伴有广场恐怖的惊恐障碍
    - 禁忌证：服用或停止服用单胺氧化酶抑制剂在14天内禁止使用、不能与甲硫哒嗪、匹莫齐特联合应用、对帕罗西汀或其制剂中任何非活性成分过敏者禁用
    - 注意事项：自杀风险增加、异常出血、孕妇慎用、筛查双相情感障碍患者、5-羟色胺综合征、躁狂/轻躁狂激活、癫痫、静坐不能、低钠血症
  - 氟西汀
    - 用法用量：口服，起始剂量20mg，20~60mg/d，1次/d
    - 适应证：抑郁症、强迫症、神经性贪食症、经前焦虑障碍、惊恐障碍
    - 禁忌证：禁止用于7岁以下儿童、禁止与匹莫齐特或硫利达嗪使用、对氟西汀或其制剂中任何非活性成分过敏者禁用
    - 注意事项：停用单胺氧化酶抑制剂（MAOI）至少间隔14天，停止使用氟西汀至少5周的时间才能用MAOI，自杀想法和行为风险增加，性功能障碍、单药疗法不适用于双相Ⅰ型障碍相关的抑郁发作或抵抗性抑郁症治疗
  - 氟伏沙明
    - 用法用量：口服，50~100mg/次，1次/d，需要时50mg/周递增，最大量300mg/d，停药需逐减
    - 适应证：抑郁发作、强迫症
    - 禁忌证：服用或停止服用单胺氧化酶抑制剂在14天内禁止使用、禁止与替扎尼定、硫利达嗪、阿洛司琼、匹莫齐特合用
    - 注意事项：自杀想法和行为风险增加、异常出血、性功能障碍、闭角型青光眼、血清素综合征、躁狂/轻躁狂的激活、癫痫发作、低钠血症
- 5-羟色胺-去甲肾上腺素再摄取抑制剂（SNRI）
  - 度洛西汀
    - 用法用量：口服，起始剂量20~30mg/次，2次/d，停药需逐减
    - 适应证：抑郁症、广泛性焦虑障碍、慢性肌肉骨骼疼痛
    - 禁忌证：对度洛西汀或其制剂中任何非活性成分过敏者禁用，停用度洛西汀后5天内禁用单胺氧化酶抑制剂（MAOI）、停用MAOI后14天内禁用度洛西汀
    - 注意事项：自杀思想和行为风险增加、出血风险增加、性功能障碍、体位性低血压、跌倒和晕厥、严重皮肤反应、躁狂/轻躁狂激活、闭角型青光眼、癫痫发作、低钠血症、血压升高、排尿困难和尿潴留、糖尿病、肝功能不全患者慎用、筛查双相情感障碍患者
  - 文拉法辛
    - 用法用量：口服，25mg/次，3次/d，75mg/间隔4d以上递增，最大剂量至225mg/d，停药需逐渐减量
    - 适应证：各种类型抑郁症、广泛性焦虑症
    - 禁忌证：对文拉法辛或其制剂中任何非活性成分过敏者禁用、停用文拉法辛后7天内禁用单胺氧化酶抑制剂（MAOI），停用MAOI后14天内禁用文拉法辛
    - 注意事项：性功能障碍、5-羟色胺综合征、血压升高、闭角型青光眼、癫痫发作、低钠血症、自杀意念和行为风险增加、异常出血
  - 米那普仑
    - 用法用量：口服，50mg/次，2次/d，停药需逐减
    - 适应证：抑郁症、纤维肌痛
    - 禁忌证：停用米那普仑后5天内禁用单胺氧化酶抑制剂(MAOI)，停用MAOI后14天内禁用米那普仑
    - 注意事项：孕妇慎用，大量饮酒或肝功能障碍患者慎用，中重度肾功能损害者慎用，自杀意念和行为风险增加、出血增加、性功能障碍、低钠血症、癫痫发作、急性房角关闭、躁狂/轻躁狂激活5-羟色胺综合征
- 5-羟色胺调节剂
  - 曲唑酮
    - 用法用量：口服，起始剂量50mg/次，2次/d，需要时50mg/4d增加，最大剂量400mg/d，分次服用，停药需逐渐减量
    - 适应证：抑郁症、伴有抑郁症状的焦虑症、药物依赖者戒断后的情绪障碍
    - 禁忌证：服用或停止服用单胺氧化酶抑制剂在14天内禁止使用
    - 注意事项：自杀想法和行为风险增加、血清素综合征、心律失常、体位性低血压和晕厥、出血风险增加、躁狂/轻躁狂激活、阴茎异常勃起、认知性运动障碍、闭角型青光眼、低钠血症

抑郁症 / 抑郁障碍合理用药临床思维导图

刘湘编制

第十节　耳鼻咽喉科、眼科、皮肤科疾病

一、慢性鼻炎

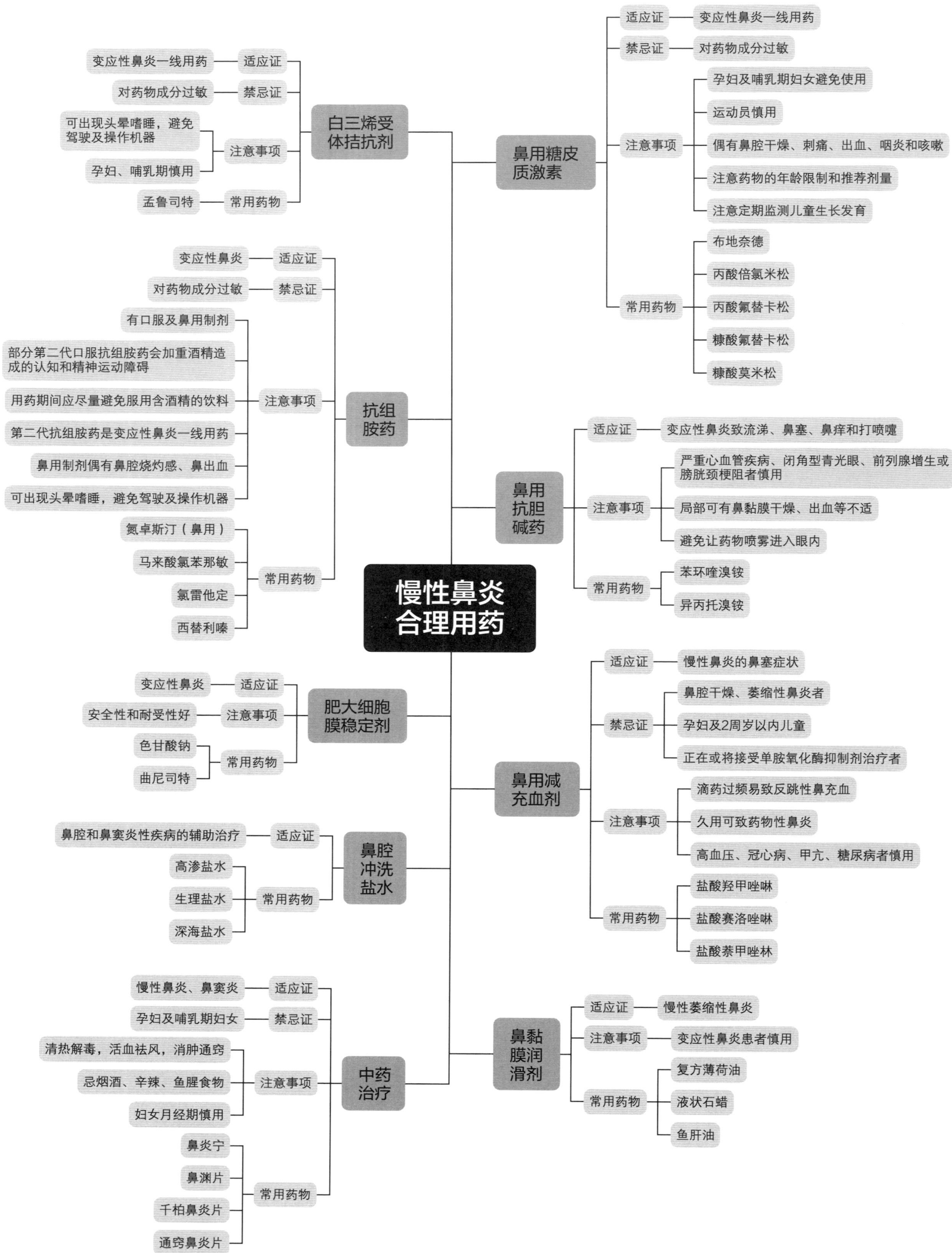

曹若瑾编制

推荐阅读

［1］中华耳鼻咽喉头颈外科杂志编辑委员会鼻科组，中华医学会耳鼻咽喉头颈外科学分会鼻科学组．中国变应性鼻炎诊断和治疗指南（2022年，修订版）．中华耳鼻咽喉头颈外科杂志，2022，57（2）：106-128．

［2］张欣，张罗．耳鼻咽喉头颈外科学．10版．北京：人民卫生出版社，2024．

慢性鼻炎合理用药临床思维导图

二、慢性咽炎

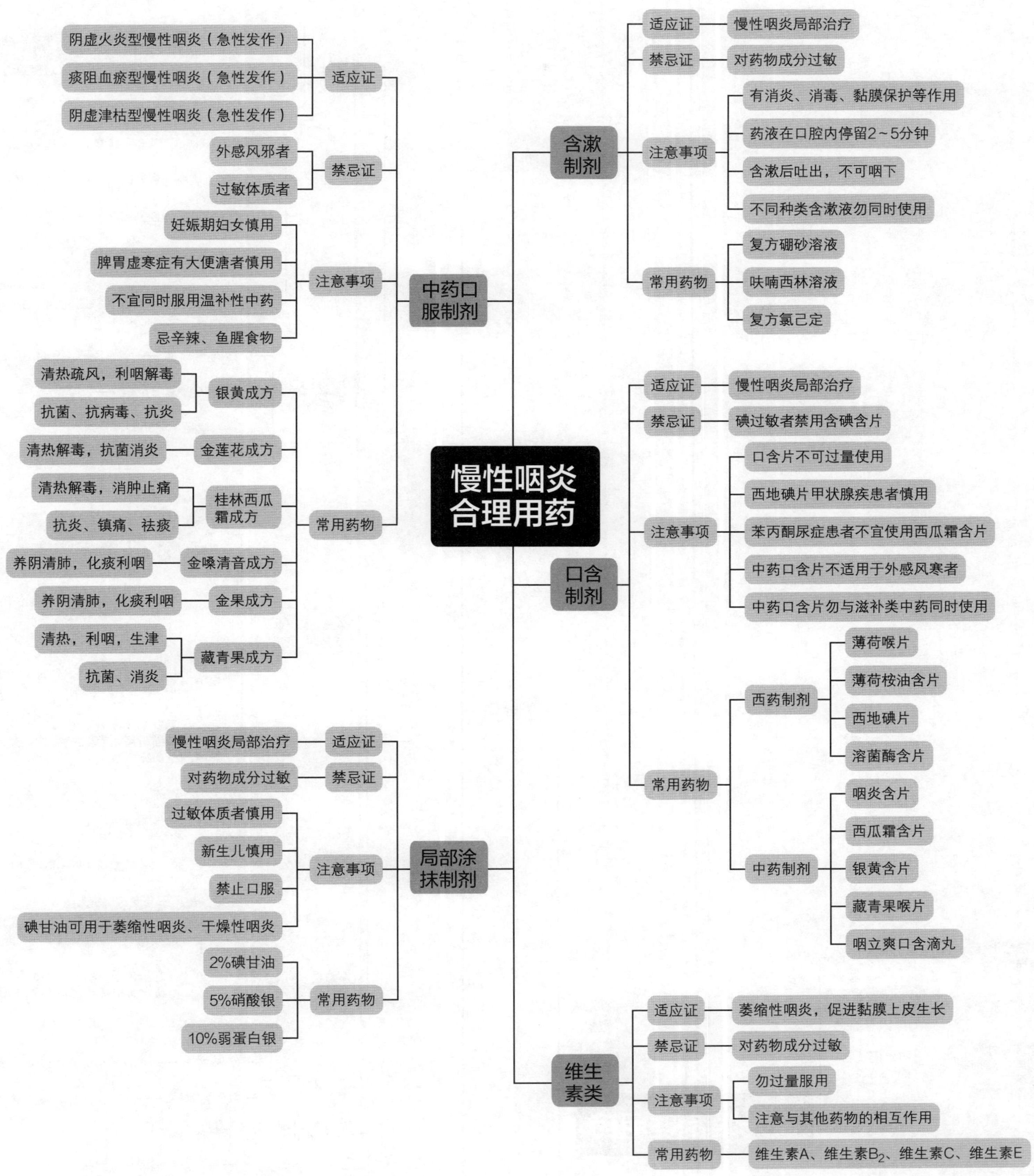

曹若瑾编制

推荐阅读

张欣，张罗. 耳鼻喉科头颈外科学. 10 版. 北京：人民卫生出版社，2024.

慢性咽炎合理用药临床思维导图

三、青光眼

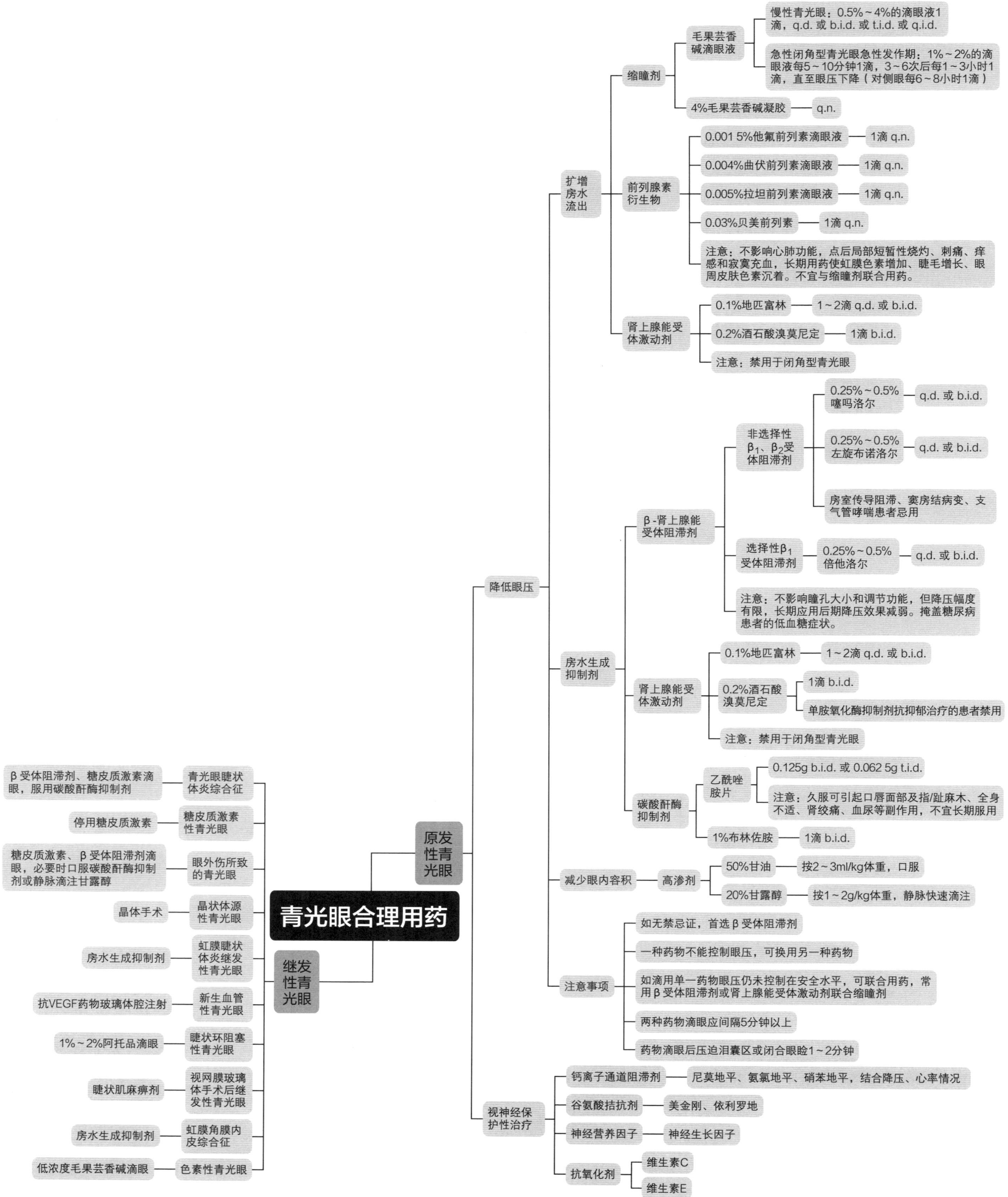

蔡东平编制

推荐阅读

［1］中华医学会眼科学分会青光眼学组，中国医师协会眼科医师分会青光眼学组．中国青光眼指南（2020 年）．中华眼科杂志，2020，56（8）：573-586.

［2］范先群、颜华．眼科学．10 版．北京：人民卫生出版社，2024.

青光眼合理用药临床思维导图

四、慢性自发性荨麻疹

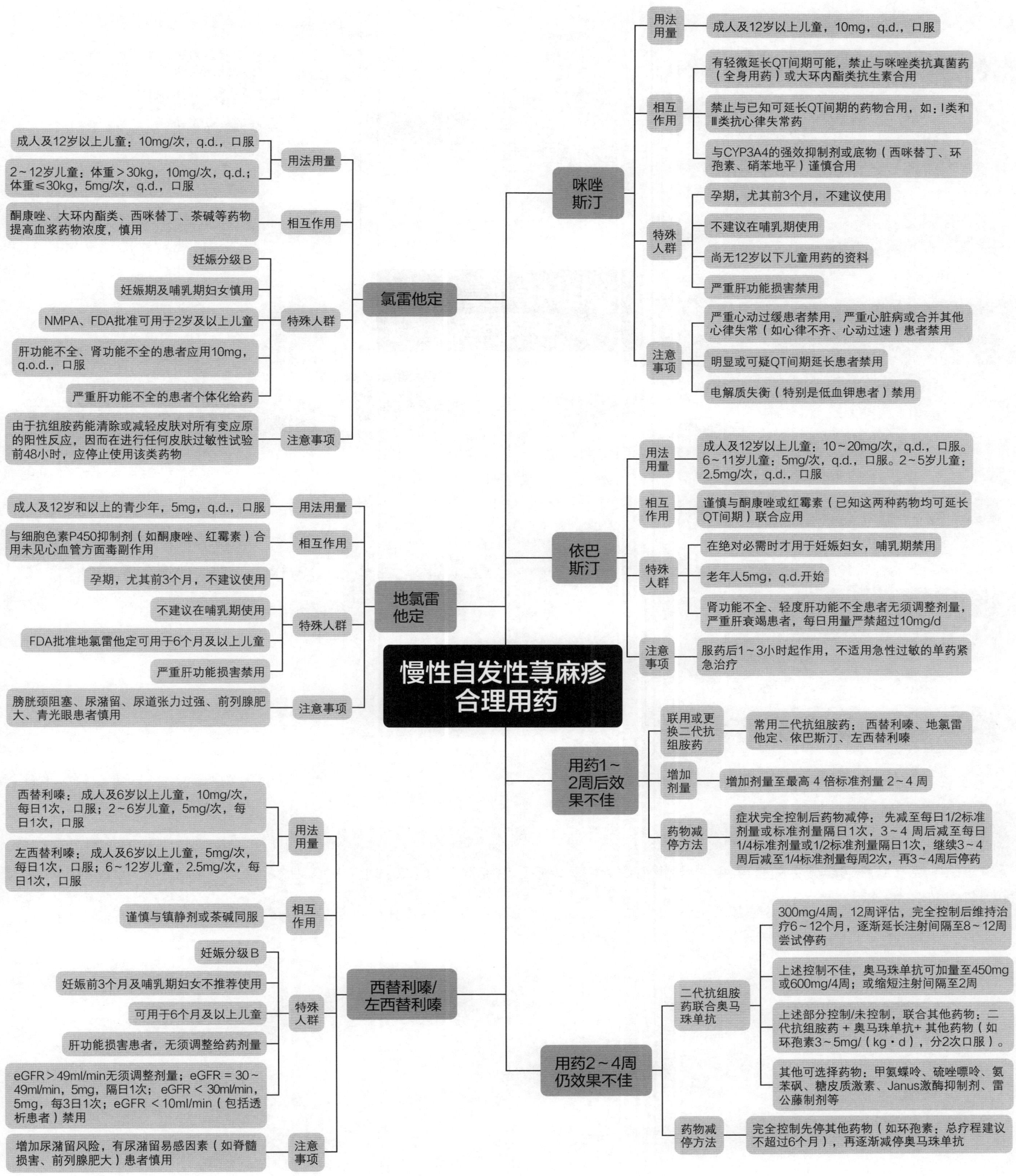

胡显锋编制

推荐阅读

中华医学会皮肤性病学分会，中国医师协会皮肤科医师分会. 慢性自发性荨麻疹达标治疗专家共识（2023）. 中华皮肤科杂志，2023，56（6）：489-495. DOI：10.35541/cjd.20230004.

慢性自发性荨麻疹合理用药临床思维导图

五、慢性诱导性荨麻疹

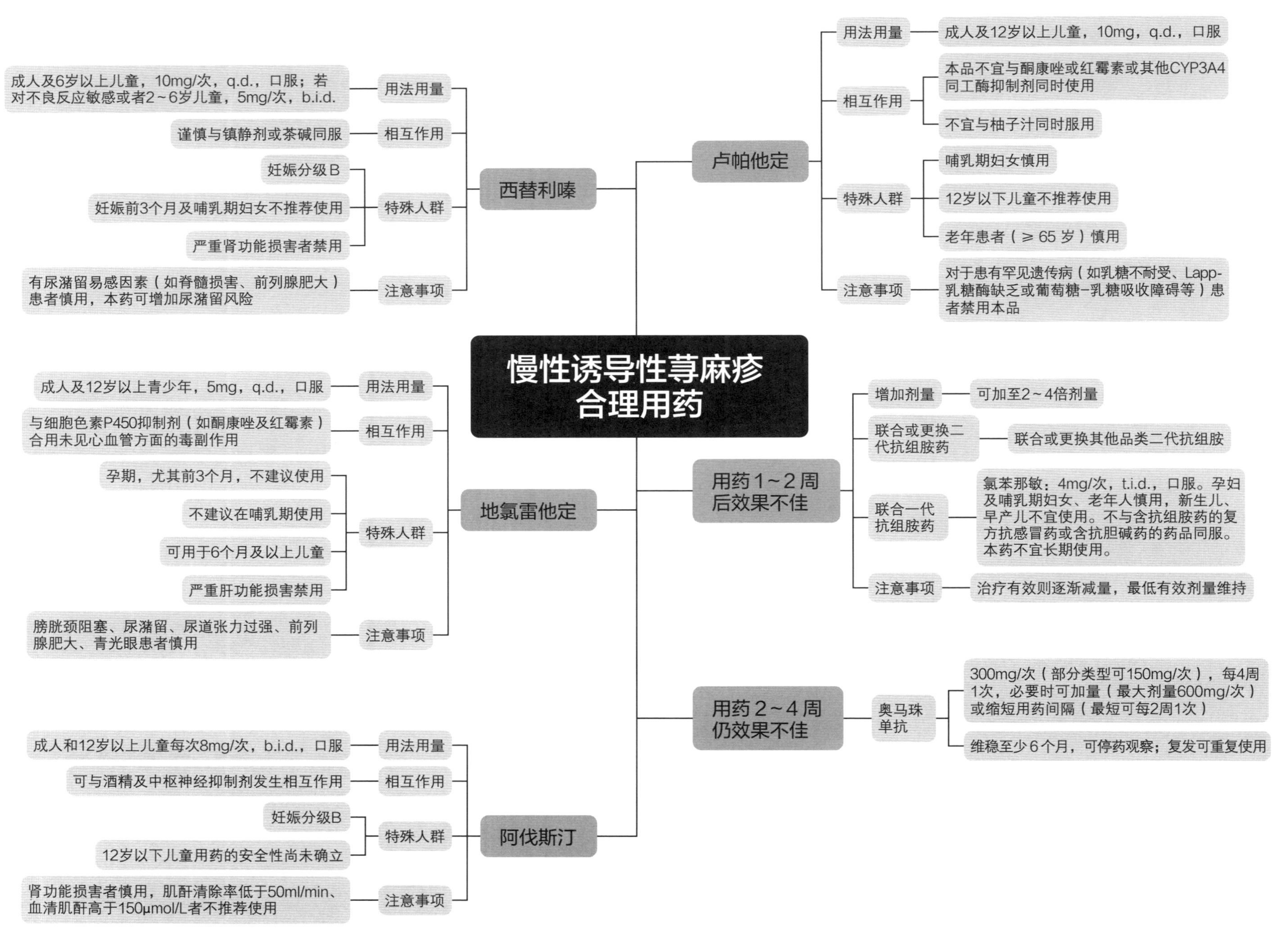

胡显锋编制

推荐阅读

中华医学会皮肤性病学分会免疫学组. 中国慢性诱导性荨麻疹诊治专家共识（2023）. 中华皮肤科杂志，2023，56（6）：479-488. DOI：10.35541/cjd.20220819.

慢性诱导性荨麻疹合理用药临床思维导图

第十一节　外科系统常见慢性疾病

一、良性前列腺增生

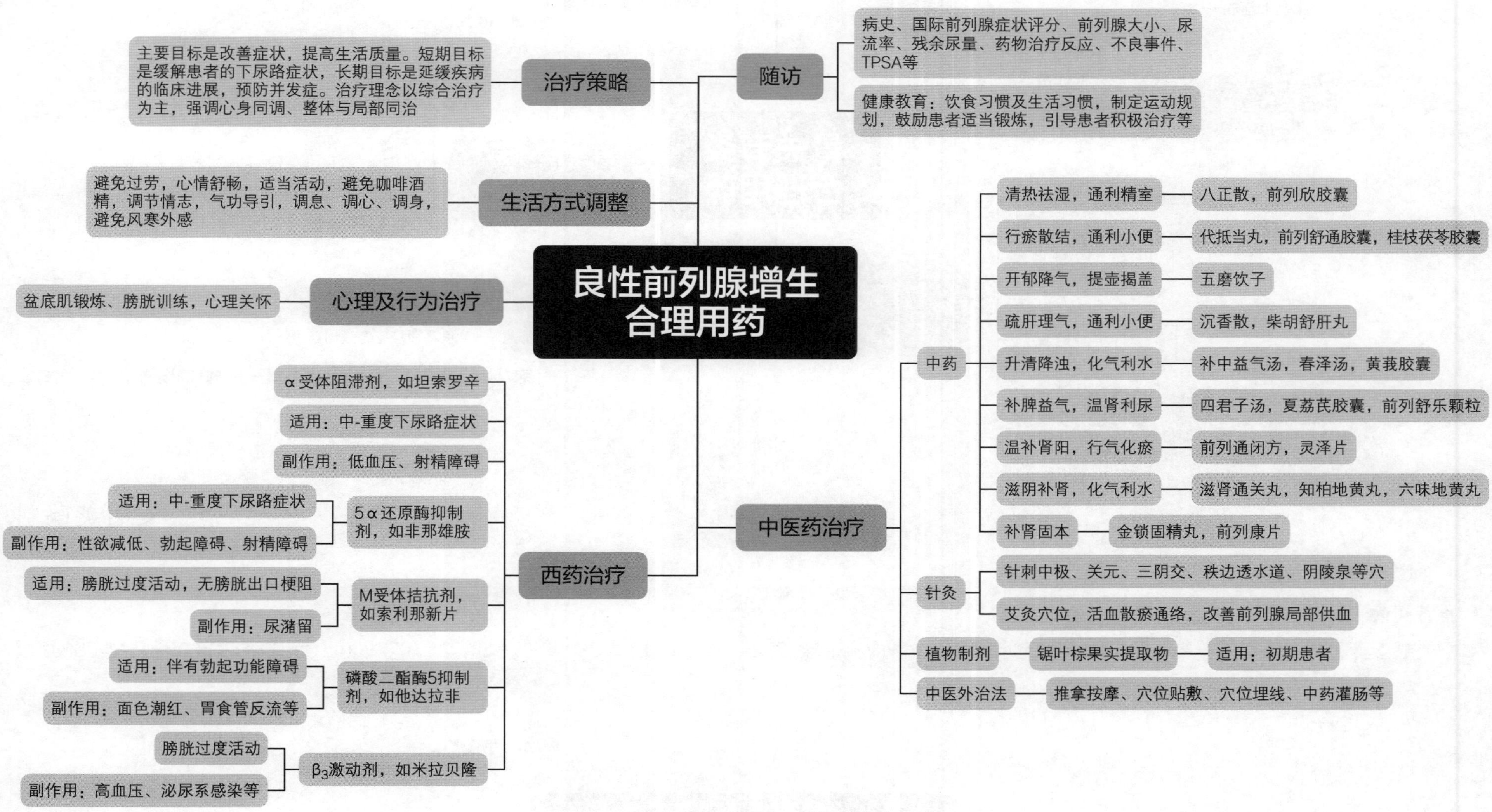

邓玮编制

推荐阅读

[1] 北京中医药学会男科疾病专家共识组. 良性前列腺增生症中西医融合药物治疗专家共识. 中国男科学杂志，2021，35（5）：75-79.DOI：10.3969/j.issn.1008-0848.2021.05.015.

[2] 中国中医药信息学会男科分会. 良性前列腺增生症中西医结合多学科诊疗指南（2022版）. 中国男科学杂志，2022，36（2）：96-102.DOI：10.3969/j.issn.1008-0848.2022.02.017.

[3] 中华医学会男科学学分会良性前列腺增生诊疗及健康管理指南编写组. 良性前列腺增生诊疗及健康管理指南. 中华男科学杂志，2022，28（4）：356-365.DOI：10.13263/j.cnki.nja.2022.04.012.

良性前列腺增生合理用药临床思维导图

二、骨关节炎

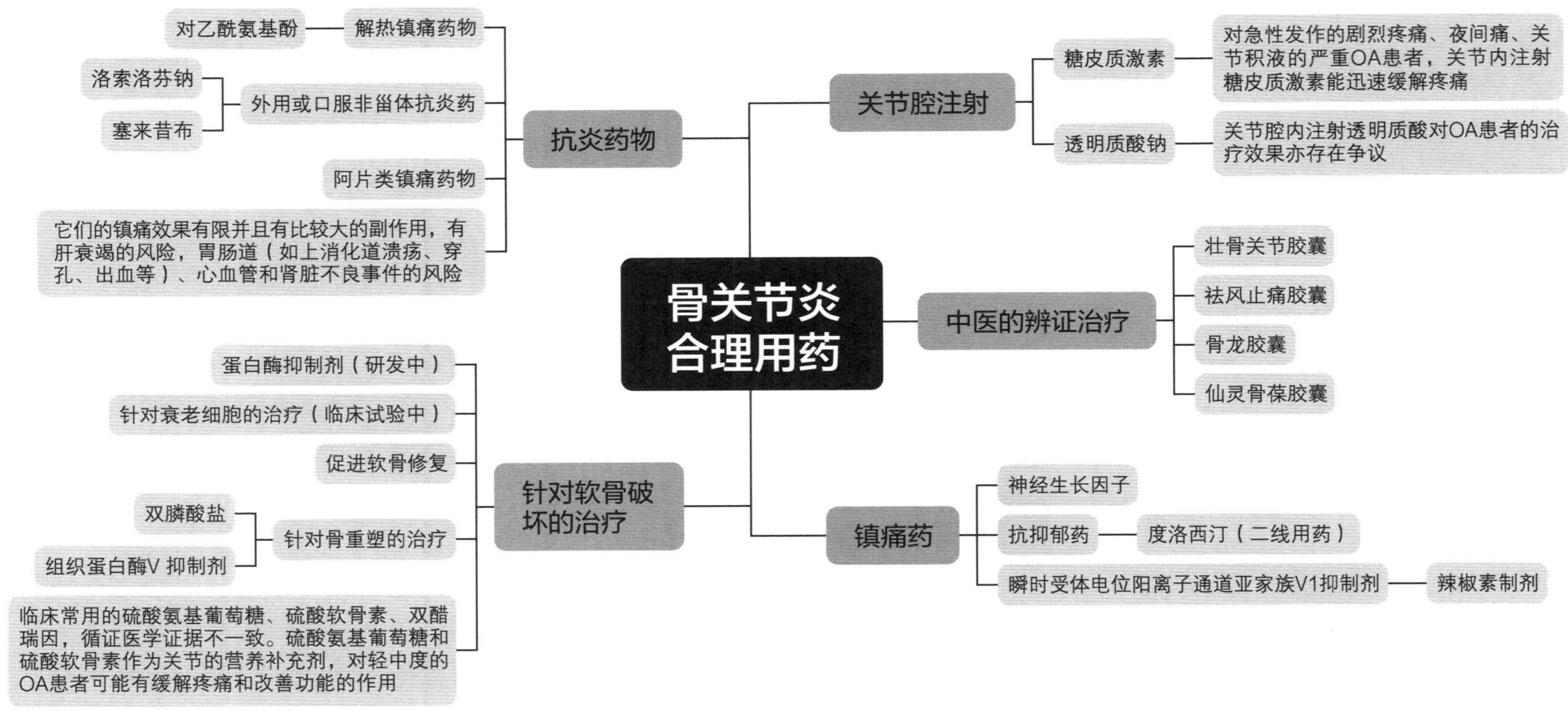

赵付英编制

推荐阅读

赵彦萍，林志国，林书典，等. 骨关节炎诊疗规范. 中华内科杂志，2022，61（10）：1136-1143. DOI：10.3760/cma.j.cn112138-20220416-00280.

骨关节炎合理用药临床思维导图

三、慢性胆囊炎/胆石症

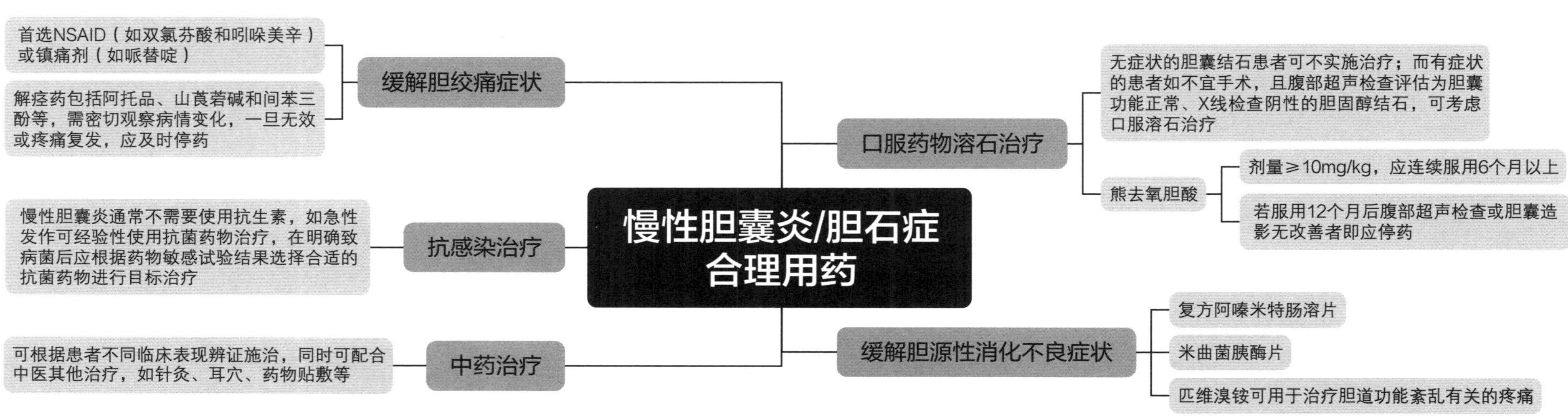

姜岳编制

推荐阅读

中华消化杂志编辑委员会，中华医学会消化病学分会肝胆疾病协作组. 中国慢性胆囊炎、胆囊结石内科诊疗共识意见（2018 年）. 临床肝胆病杂志，2019，35（6）：1231-1236. DOI：10.3969/j.issn.1001-5256.2019.06.011.

慢性胆囊炎 / 胆石症合理用药临床思维导图

四、下肢静脉曲张

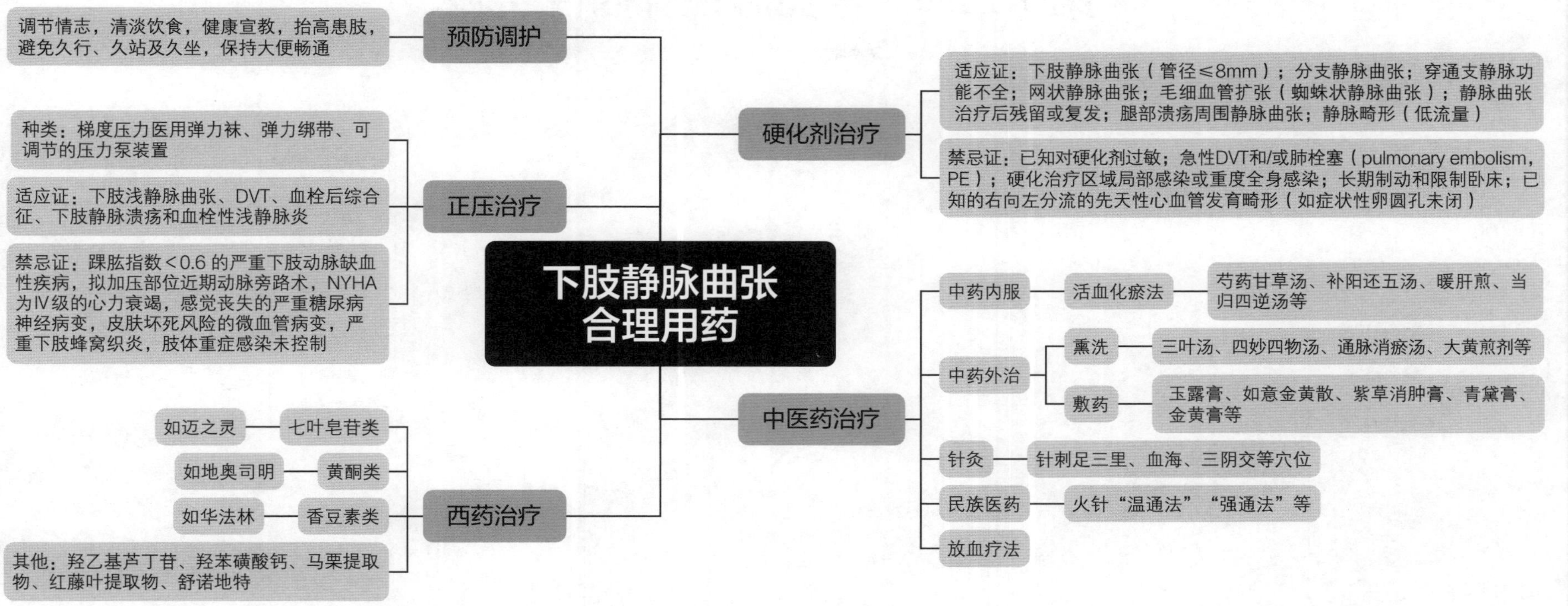

邓玮编制

推荐阅读

［1］中华医学会外科学分会血管外科学组，中国医师协会血管外科医师分会，中国医疗保健国际交流促进会血管外科分会，等. 中国慢性静脉疾病诊断与治疗指南. 中华医学杂志，2019，99（39）：3047-3061. doi：10.3760/cma.j.issn.0376-2491.2019.39.003.

［2］李龙.《SVS/AVF/AVLS 下肢静脉曲张管理临床实践指南 2023 年版》更新要点解读. 中国普通外科杂志，2023，32（12）：1842-1853.DOI：10.7659/j.issn.1005-6947.2023.12.003.

［3］国际血管联盟中国分部护理专业委员会. 正压疗法用于下肢静脉疾病防治的中国专家共识. 军事护理，2023，40（4）：1-5.DOI：10.3969/j.issn.2097-1826.2023.04.001.

［4］下肢浅静脉曲张诊治共识微循环专家组. 下肢浅静脉曲张诊治微循环专家共识. 中华老年多器官疾病杂志，2020，19（1）：1-6.DOI：10.11915/j.issn.1671-5403.2020.01.001.

下肢静脉曲张合理用药临床思维导图

第十二节 常见恶性肿瘤性疾病

一、甲状腺癌

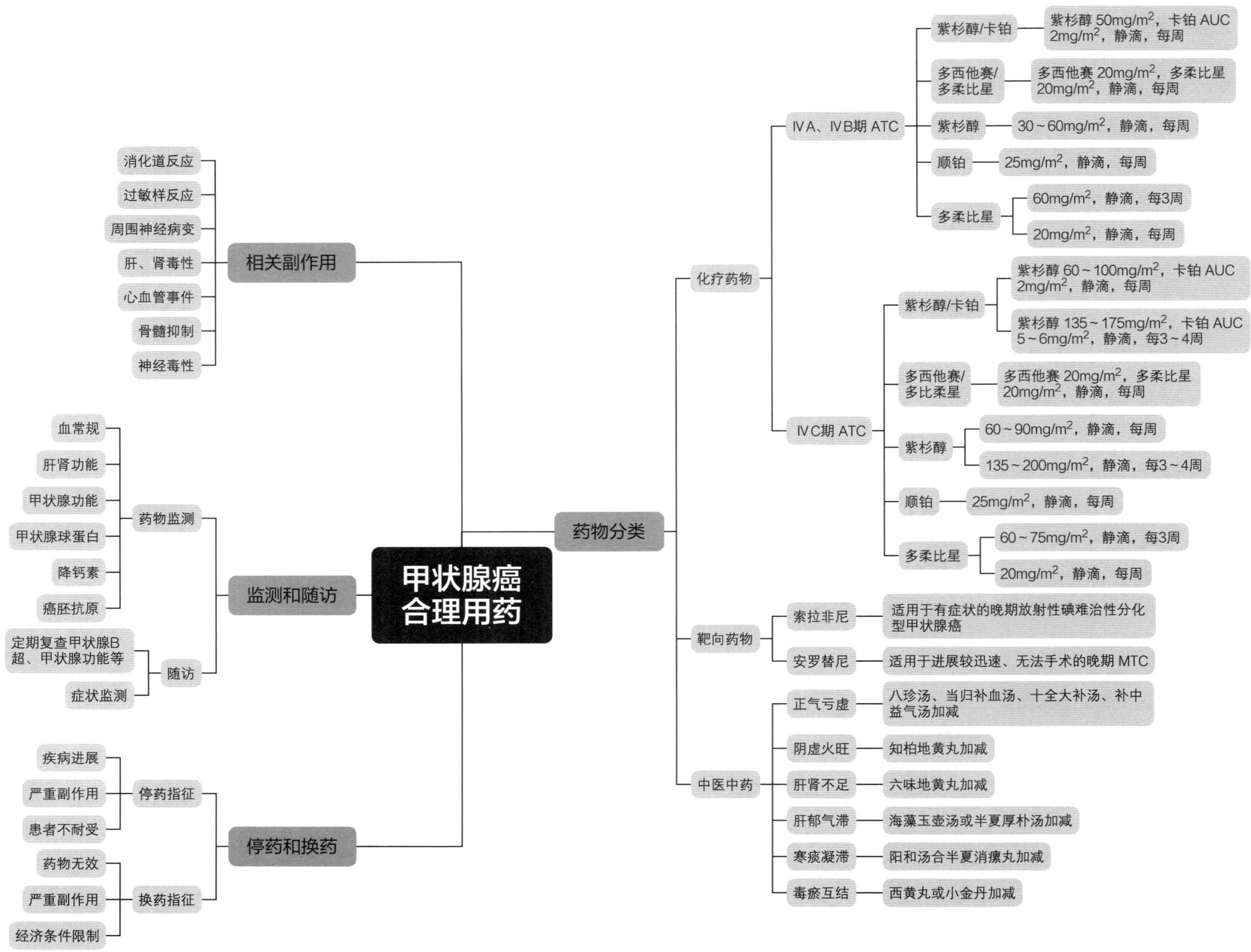

倪杭丹绘制

推荐阅读

甲状腺癌诊疗指南（2022 年版）. 中国实用外科杂志，2022，42（12）：1343-1357+1363.DOI：10.19538/j.cjps.issn1005-2208.2022.12.02.

甲状腺癌合理用药临床思维导图

二、乳腺癌

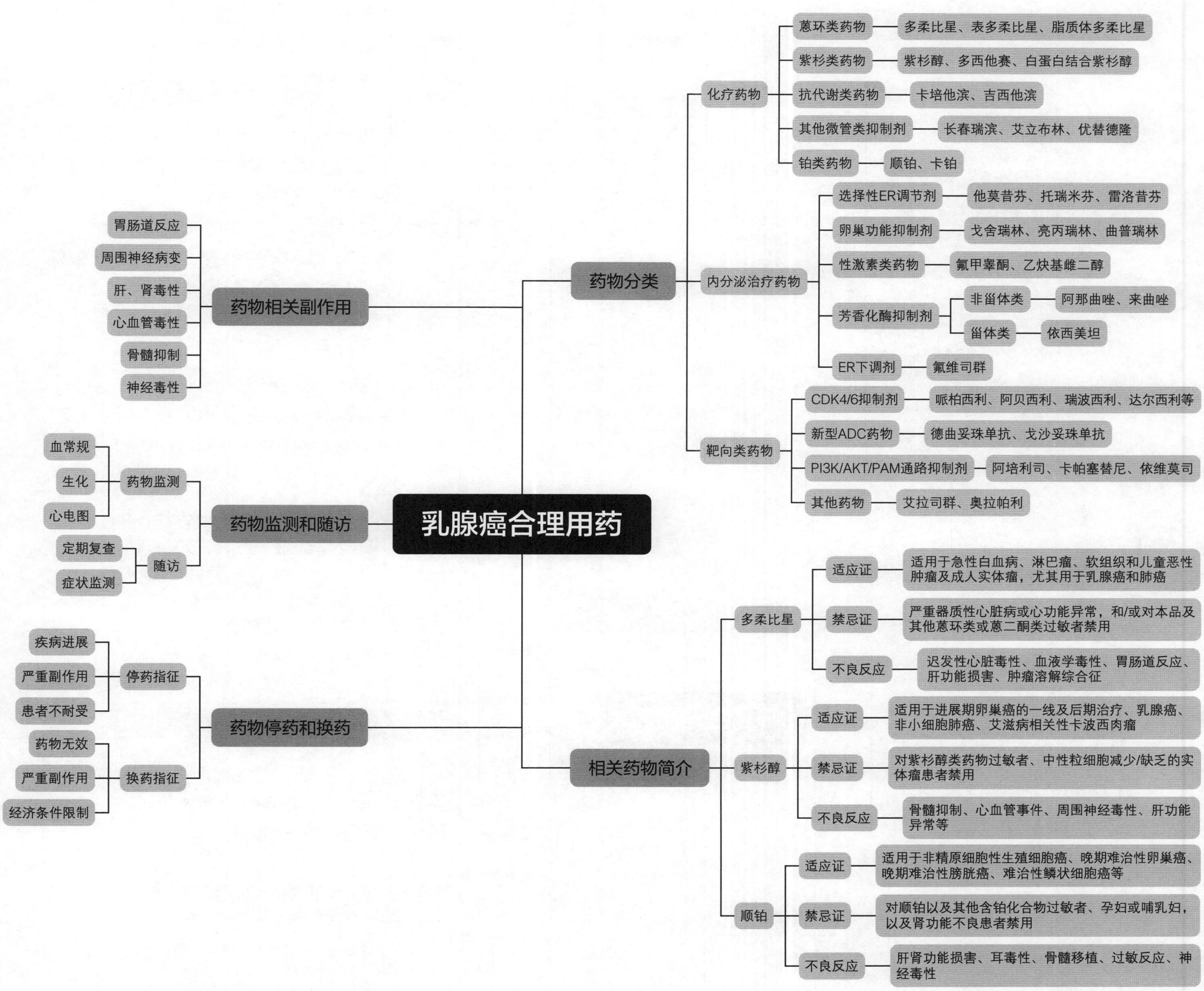

倪杭丹绘制

推荐阅读

中国抗癌协会乳腺癌专业委员会，中华医学会肿瘤学分会乳腺肿瘤学组. 中国抗癌协会乳腺癌诊治指南与规范（2024 年版）. 中国癌症杂志，2023，33（12）：1092-1187.DOI：10.19401/j.cnki.1007-3639.2023.12.004.

乳腺癌合理用药临床思维导图

三、肺癌

肺癌合理用药

- 治疗原则
  - 采取多学科综合治疗（multiple disciplinary team，MDT）与个体化治疗相结合，达到最大程度延长患者生存时间、提高生存率、控制肿瘤进展和改善患者生活质量
- 一线化疗及化疗联合免疫治疗方案
  - NP方案：长春瑞滨 +顺铂
  - TP方案：紫杉醇 +顺铂或卡铂
  - GP方案：吉西他滨 +顺铂或卡铂
  - DP方案：多西他赛 +顺铂或卡铂
  - PP方案：培美曲塞（非鳞癌）+顺铂或卡铂
  - LP 方案：紫杉醇脂质体+ 顺铂或卡铂
  - 吉西他滨联合多西他赛
  - 吉西他滨联合长春瑞滨
  - 帕博利珠单抗联合含铂双药（鳞癌）
    - 帕博利珠单抗联合含铂双药（非鳞癌）
    - 替雷利珠单抗联合卡铂及紫杉醇类药物（鳞癌）
    - 卡瑞利珠单抗联合培美曲塞及卡铂（非鳞癌）
  - 信迪利单抗联合培美曲塞及铂类(非鳞癌)
  - 阿替利珠单抗联合培美曲塞及铂类(非鳞癌）
- 药物分类
  - 化疗
    - 紫杉醇类
      - 紫杉醇：剂量（135～175mg/m²）用药时间（第1天）
      - 紫杉醇脂质体：剂量（135～175mg/m²）、用药时间（第1天）、用药周期（21天为1个周期）
      - 白蛋白结合型紫杉醇：剂量（100mg/m²）、用药时间（第 1、8、15天）
    - 铂类
      - 顺铂：剂量（75mg/m²）用药时间（第 1、2 天）用药周期（4～6 个周期）
      - 卡铂：剂量（AUC=5～6）用药时间（第1天）
    - 吉西他滨：剂量（1 000～1 250mg/m²）用药时间（第 1、8 天）
    - 多西他赛：剂量（60～75mg/m²）用药时间（第1天）用药周期（4～6 个周期）
    - 长春瑞滨：剂量（25mg/m²）用药时间（第 1、8 天）用药周期（4～6 个周期）
    - 培美曲塞：剂量（500mg/m²）用药时间（第1 天）用药周期（4个周期）
  - 免疫治疗药物
    - 信迪利单抗：剂量（200mg）用药时间（第1天，21天为1个周期）
    - 替雷利珠单抗：剂量（200mg）用药时间（第1天，21天为1个周期）
    - 卡瑞利珠单抗（PD-1）：剂量（200mg）用药时间（第1天，21天为1个周期）
    - 纳武利尤单抗（PD-1）：剂量（3mg/kg）用药时间（第1天，14天为1个周期）
  - 靶向治疗药物
    - 吉非替尼：剂量（250mg），q.d.
    - 厄洛替尼：剂量（150mg），q.d.
    - 埃克替尼：剂量（125mg），t.i.d.
    - 达可替尼：剂量（45mg），q.d.
  - 抗血管生成药物
    - 血管内皮抑制蛋白：剂量（7.5mg/m²）用药时间（第1～14 天，21天为1个周期）
    - 贝伐珠单抗：剂量（7.5～15mg/kg）用药时间（第1天，21天为1个周期）
- SCLC的药物治疗
  - 一线治疗方案
    - T_1～$2N_0$局限期小细胞肺癌根治性手术，术后病理提示N_0推荐依托泊苷+顺铂；术后病理提示N_1和N_2，推荐行辅助化疗（依托泊苷+顺铂）合并胸部放疗
    - 超过T_1～$2N_0$局限期小细胞肺癌：放、化疗为主的综合治疗，EP/EC
    - 广泛期小细胞肺癌:化疗或在化疗（EP或EC方案）基础上联合免疫治疗
  - 二线治疗方案
    - 一线化疗后6个月内复发或进展者可选择拓扑替康、伊立替康、吉西他滨等
    - 6个月后复发或进展者可选择初始治疗方案
  - 三线治疗方案
    - 安罗替尼或参加临床试验
- Ⅳ期NSCLC的药物治疗
  - 一线药物治疗
    - 非鳞状细胞癌驱动基因阳性且不伴耐药基因突变
      - EGFR敏感基因突变：表皮生长因子受体酪氨酸激酶抑制剂
      - ALK融合基因阳性：洛拉替尼、恩沙替尼、阿来替尼、塞瑞替尼、布格替尼、克唑替尼
      - ROS1融合基因阳性：克唑替尼或恩曲替尼
      - MET14外显子跳跃突变的局部晚期或转移性NSCLC：谷美替尼；无法耐受化疗或含铂化疗后疾病进展可使用赛沃替尼
      - BRAF V600突变阳性：达拉非尼联合曲美替尼
      - RET融合基因阳性的局部晚期或转移性NSCLC：塞普替尼
    - 非鳞状细胞癌驱动基因阴性
      - PD-L1阳性：帕博利珠单抗单药
      - PD-L1高表达：帕博利珠单抗单药或阿替利珠单抗单药
      - 含铂两药方案：非鳞癌患者可以在化疗基础上联合抗血管治疗
    - 鳞状细胞癌驱动基因阴性
      - PD-L1阳性：帕博利珠单抗单药
      - PD-L1高表达：帕博利珠单抗单药或阿替利珠单抗单药
      - 依据PS评分给予相应化疗方案
    - 鳞状细胞癌驱动基因阳性：参照非鳞状细胞癌驱动基因阳性患者治疗方法
  - 二线药物治疗
    - 非鳞状细胞癌驱动基因阳性
      - EGFR驱动基因阳性：根据进展类型和一线治疗情况用药
      - ALK融合基因阳性：根据进展类型和一线治疗情况用药
      - ROS1基因重排阳性：一线接受克唑替尼治疗后进展者，建议接受恩曲替尼或含铂双药化疗
      - RET融合基因阳性：铂类化疗进展后可使用普拉替尼、赛普替尼
      - NTRK融合的局部晚期或转移性非鳞状细胞癌：恩曲替尼、拉罗替尼
    - 非鳞状细胞癌驱动基因阴性
      - PS评分0～2分
        - 未接受过免疫治疗，推荐二线治疗使用纳武利尤单抗
        - 多西他赛
      - PS评分＞2分：支持治疗
    - 鳞状细胞癌驱动基因阳性
      - EGFR敏感基因突变
        - 一线未使用EGFR-TKI，二线治疗时建议首先使用EGFR-TKI
        - 一线使用EGFR-TKI后疾病进展，参照非鳞状细胞癌驱动基因阳性患者的治疗
    - 鳞状细胞癌驱动基因阴性
      - PS评分0～2分
        - 未接受过免疫治疗，推荐二线治疗使用纳武利尤单抗或替雷利珠单抗
        - 多西他赛单药化疗
      - PS评分＞2分：支持治疗
  - 三线药物治疗
    - 安罗替尼
    - 纳武利尤单抗：一线二线未使用免疫检查点抑制剂
  - 其他
    - 赛沃替尼
      - 化疗后疾病进展或不耐受标准含铂化疗的
      - 具有MET外显子14跳跃突变的局部晚期或转移性NSCLC
    - 普拉替尼：既往接受过含铂化疗的RET基因融合阳性的局部晚期或转移性NSCLC
    - 针对性靶向药物：其他驱动基因突变，如BRAF V600E突变、NTRK融合等突变情况
- 不能手术切除Ⅲ期NSCLC药物治疗
  - 原则：推荐放疗、化疗联合，根据具体情况可选择同步或序贯放化疗
  - 同步治疗：推荐以铂类为主的同步化疗方案：依托泊苷+顺铂；长春瑞滨+顺铂；培美曲塞+顺铂或卡铂（非鳞状细胞癌）；紫杉醇类+顺铂或卡铂等
  - 序贯治疗：长春瑞滨+顺铂；紫杉醇+顺铂或卡铂；培美曲塞+顺铂或卡铂（非鳞状细胞癌）
  - 诱导和巩固治疗
- NSCLC的围手术期药物治疗
  - 术后辅助化疗
    - 含铂双药方案4个周期
    - 适应证：完全切除的Ⅱ～Ⅲ期NSCLC
    - 注意事项：术后4～6周开始，最晚建议不超过手术后3个月
  - 新辅助化疗
    - 含铂双药
      - 术前新辅助化疗2～3周期
      - 建议围手术期进行4个周期
    - 适应证：可切除的Ⅲ期NSCLC
    - 化疗结束后2～4周进行手术
  - 围手术期免疫治疗
    - 含铂化疗联合PD-1单抗新辅助治疗或术后PD-L1单抗辅助治疗

李阳妮编制

推荐阅读

[1] 国家卫生健康委办公厅. 原发性肺癌诊疗指南（2022 年版）. 协和医学杂志，2022，13（04）：549-570.

[2] 中华医学会肿瘤学分会，中华医学会杂志社. 中华医学会肺癌临床诊疗指南（2023 版）. 中国综合临床，2023，39（06）：401-423. DOI：10.3760/cma.j.cn112152-20230510-00200-1.

肺癌合理用药临床思维导图

四、胃癌

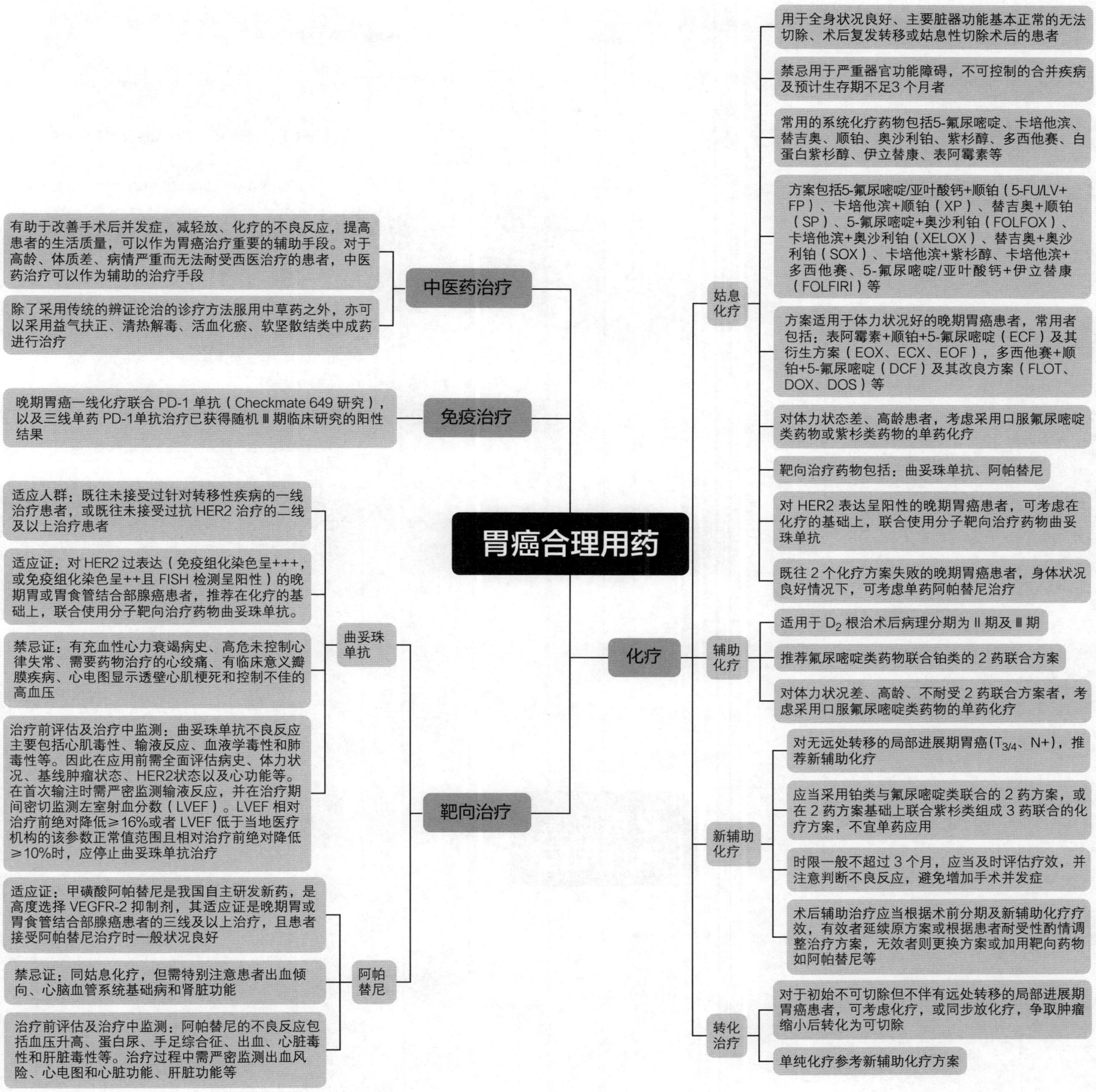

姜岳编制

推荐阅读

中华人民共和国国家卫生健康委员会医政医管局. 胃癌诊疗指南（2022 年版）. 中华消化外科杂志，2022，21（9）：1137-1164. DOI：10.3760/cma.j.cn115610-20220726-00432.

胃癌合理用药临床思维导图

五、结直肠癌

结直肠癌合理用药

- **治疗原则**
  - 明确治疗目的，确定属于术前治疗、术后辅助治疗或姑息治疗；必须在全身治疗前完善影像学基线评估，同时推荐完善相关分子标记物检测
- **化疗药物**
  - 5-氟尿嘧啶（5-FU）
    - 适应证：用作结直肠癌化疗方案的一部分，常与其他药物如亚叶酸联用
    - 禁忌证：已知对氟尿嘧啶或制剂的任何成分过敏，严重骨髓抑制，严重感染
    - 用法用量：静脉给药；剂量取决于具体方案（例如，第1天静脉推注400mg/m^2，然后2 400mg/m^{2}静脉注射，持续46小时）
    - 特殊人群：老年患者和营养状况差的患者慎用
    - 注意事项：定期监测血细胞计数；调整肾脏损害剂量
  - 奥沙利铂
    - 适应证：与5-氟尿嘧啶和亚叶酸联合应用，用于转移性结直肠癌一线治疗
    - 禁忌证：对铂类药物过敏者禁用奥沙利铂
    - 特殊人群：老年人、儿童、孕妇、哺乳期妇女等特殊人群，谨慎使用。孕妇一般不主张使用奥沙利铂，除非在对胎儿的危险性进行了充分的评价并征得了患者的同意；哺乳期妇女在使用奥沙利铂期间应停止哺乳。
    - 注意事项：禁止冷水洗脸和接触冷食，以防止出现恶心呕吐和神经毒性反应；远离铝制品
  - 卡培他滨
    - 适应证：一种用于转移性结直肠癌的口服药物，常作为5-FU的替代品
    - 禁忌证：严重肾功能损害
    - 用法用量：口服片剂，一般情况下，1 250mg/m^2，每天两次，连续2周，然后休息1周
    - 特殊人群：中度至重度肾损害患者需要调整剂量
  - 伊立替康
    - 适应证：单用或与其他药物联用治疗转移性结直肠癌
    - 禁忌证：严重肝功能不全、严重骨髓抑制患者
    - 用法用量：静脉给药，剂量一般每2周180mg/m^{2}静脉注射90分钟以上
    - 特殊人群：肝损害患者可能需要调整剂量
    - 注意事项：监测腹泻和脱水迹象；应定期进行肝功能检查
  - 方案
    - CapeOx（卡培他滨＋奥沙利铂）
    - FOLFOX（奥沙利铂＋氟尿嘧啶＋醛氢叶酸）
    - FOLFIRI（伊立替康＋氟尿嘧啶＋醛氢叶酸）
    - FOLFOXIRI（奥沙利铂＋伊立替康＋氟尿嘧啶＋醛氢叶酸）
- **靶向治疗药物**
  - 贝伐珠单抗
    - 适应证:与化疗联合用于转移性结直肠癌
    - 禁忌证:28天内手术，严重出血，未控制的高血压
    - 用法用量：治疗转移性结直肠癌时，联合化疗方案的推荐剂量为5mg/kg，每两周给药一次或7.5mg/kg，每3周给药一次。具体的用法用量需由医生根据患者的具体情况制订
    - 特殊人群：孕妇和哺乳期妇女一般应避免使用。对于老年人和儿童，应根据其身体情况和疾病严重程度，由医生评估后决定是否使用
    - 不良反应：呼吸道和泌尿道感染；过敏反应如荨麻疹、皮疹、呼吸急促、喉头水肿等；导致腹泻、恶心、呕吐等消化系统症状；神经系统如头痛、头晕、视力模糊等
  - 西妥昔单抗
    - 适应证：与化疗联合使用，如与伊立替康联合，作为转移性结直肠癌的一线治疗方案
    - 禁忌证：严重超敏反应（3级或4级）的患者；RAS基因突变型或RAS基因状态未知的转移性结直肠癌患者禁用；严重肾功能不全者慎用
    - 特殊人群：妊娠期妇女及哺乳期女性慎用
    - 不良反应：输液反应；呼吸困难；肺毒性；少数临床试验中的患者发生了间质性肺病
- **免疫治疗药物**
  - PD-1单抗
    - 适应证：对于错配修复蛋白缺陷或微卫星高度不稳定的局部晚期结直肠癌患者
    - 禁忌证：自身免疫性疾病；高危免疫因素的；患有心脑血管疾病；严重感染均不宜使用
    - 特殊人群：对于老年人、儿童、孕妇和哺乳期妇女等特殊人群，PD-1单抗的使用需特别谨慎
  - 或细胞程序性死亡-配体1（PD-L1）单抗
    - 适应证：微卫星高度不稳定（MSI-H）或错配修复缺陷（dMMR）的转移性结直肠癌
    - 禁忌证：存在严重自身免疫性疾病的患者；对PD-L1单抗或其成分过敏的患者禁用
    - 特殊人群：孕妇和哺乳期妇女应慎用
  - 注意事项
    - 在使用前，进行全面的身体检查，包括血常规、肝肾功能等
    - 在治疗期间，密切关注身体反应，如出现发热、皮疹、呼吸困难等不良反应，应及时就医
    - 避免与其他免疫抑制药物同时使用
    - 定期进行复查，包括肿瘤标志物、影像学检查等，以评估治疗效果和肿瘤进展情况
- **术前治疗**
  - 直肠癌的新辅助治疗
    - 化疗方案：以氟尿嘧啶类药物为基础的新辅助放化疗
      - 直肠癌术前治疗MMR或MSI检测为错配修复正常（pMMR）或微卫星稳定（MSS）
      - $T_{3\sim4}$期或$N_{1\sim2}$期距肛缘＜12cm直肠癌
    - 化疗方案：卡培他滨单药、持续灌注5-FU、5-FU/LV或卡培他滨联合伊立替康
      - $T_{1\sim2}N_0M_0$ 期手术保留肛门括约肌有困难、病人有强烈保肛意愿者
      - T_3和/或N+的可切除直肠癌病人，原则上推荐术前新辅助治疗
      - T_4期或局部晚期不可切除的直肠癌病人，必须行术前放化疗
      - 不适合放疗的病人，经MDT讨论决定
    - 化疗方案：FOLFOX、FOLFIRI、CapeOx、FOLFOXIRI
      - 初始局部可切除的T_{4b} 期结肠，经MDT讨论
      - 初始局部不可切除的T_{4b} 期结肠癌，如为pMMR或MSS
    - 免疫治疗
      - cT_{4b}，dMMR/MSI-H患者，先行免疫检查点抑制剂（PD-1单抗±CTLA-4单抗）治疗
  - 结直肠癌肝和/或肺转移
    - 化疗方案推荐CapeOx、FOLFOX，或者FOLFIR或者 FOLFOXIRI
      - 转移灶为可切除或潜在可切除，经MDT讨论后适用
    - 靶向药物包括西妥昔单抗（推荐用于KRAS、NRAS、BRAF基因野生型病人），或联合贝伐珠单抗
      - 推荐用于KRAS、NRAS、BRAF基因野生型病人
- **术后辅助治疗**
  - 单药氟尿嘧啶类药物化疗
    - Ⅱ期结肠癌无高危因素
    - $T_{3\sim4}$期或$N_{1\sim2}$期距肛缘＜12cm直肠癌，推荐术前新辅助放化疗，如术前未行新辅助放疗，根据术后病理情况决定是否行辅助放化疗
  - 以奥沙利铂为基础的CapeOx或FOLFOX方案或者单药5-FU/LV、卡培他滨
    - Ⅱ期结肠癌有高危因素患者和Ⅲ期结直肠癌有高危因素
- **复发或转移性结直肠癌全身系统治疗**
  - 在治疗前推荐检测肿瘤 KRAS、NRAS、BRAF基因及MMR或微卫星状态
  - 联合化疗应当作为能耐受化疗的转移性结直肠癌病人的一、二线治疗
  - 三线及三线以上治疗病人推荐瑞戈非尼或呋喹替尼或参加临床试验，也可考虑曲氟尿苷替匹嘧啶
- **支持治疗**
  - 疼痛管理：按照疼痛三阶梯治疗原则进行，积极预防处理止痛药物的不良反应，同时关注病因治疗
  - 营养支持：常规评估营养状态，给予适当的营养支持，倡导肠内营养支持

李阳妮编制

推荐阅读

国家卫健委中国结直肠癌诊疗规范（2023版）. 中国实用外科杂志，2023，43（06）：602-630.DOI：10.19538/j.cjps.issn1005-2208.2023.06.02.

结直肠癌合理用药临床思维导图

六、前列腺癌

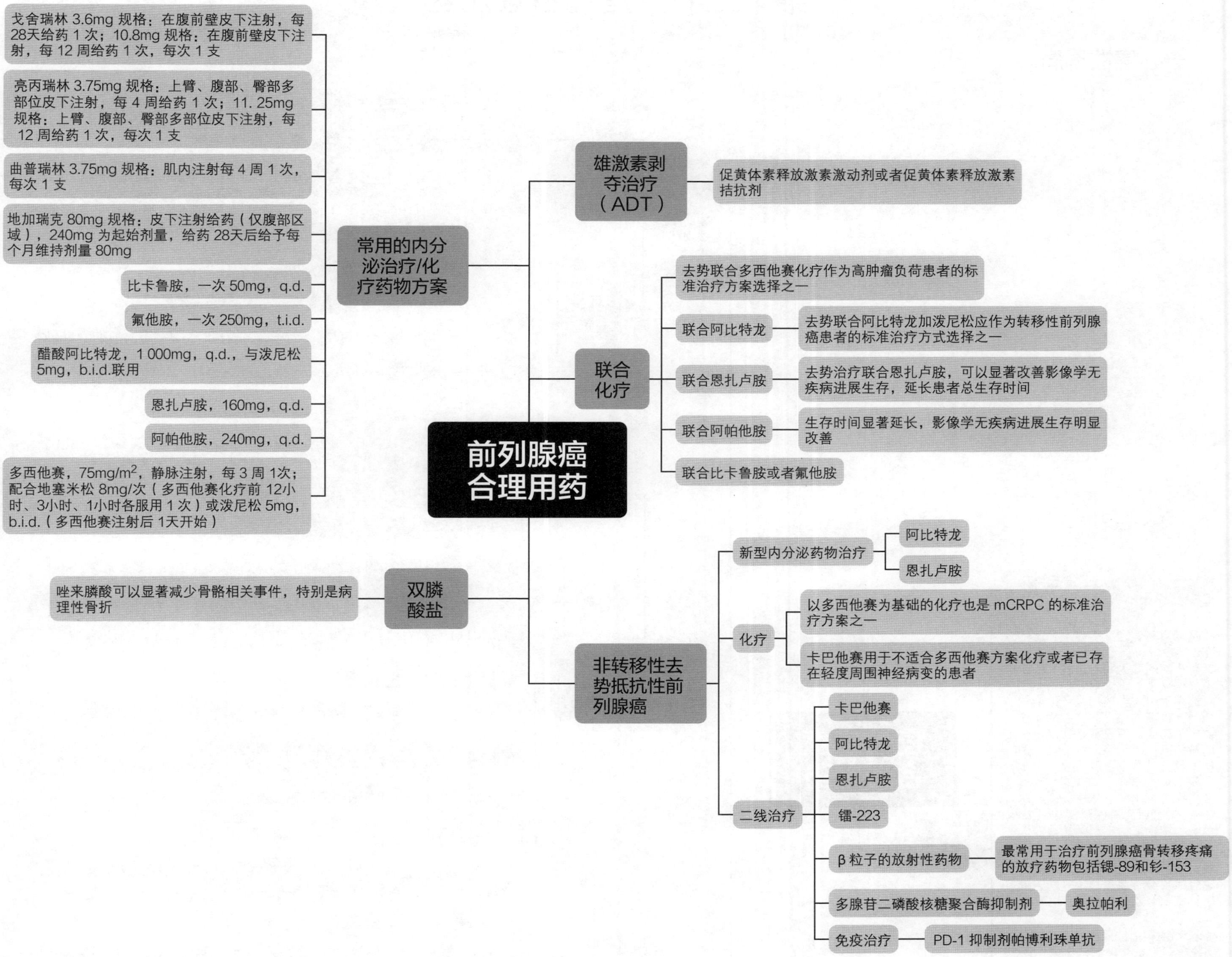

姜岳编制

推荐阅读

[1] 中国临床肿瘤学会前列腺癌专家委员会.CSCO 前列腺癌诊疗指南.2022.

[2] 中国临床肿瘤学会指南工作委员会. 中国临床肿瘤学会（CSCO）前列腺癌诊疗指南 2020. 北京：人民卫生出版社，2020.

前列腺癌合理用药临床思维导图

第十三节 疼痛合理用药

一、癌性疼痛

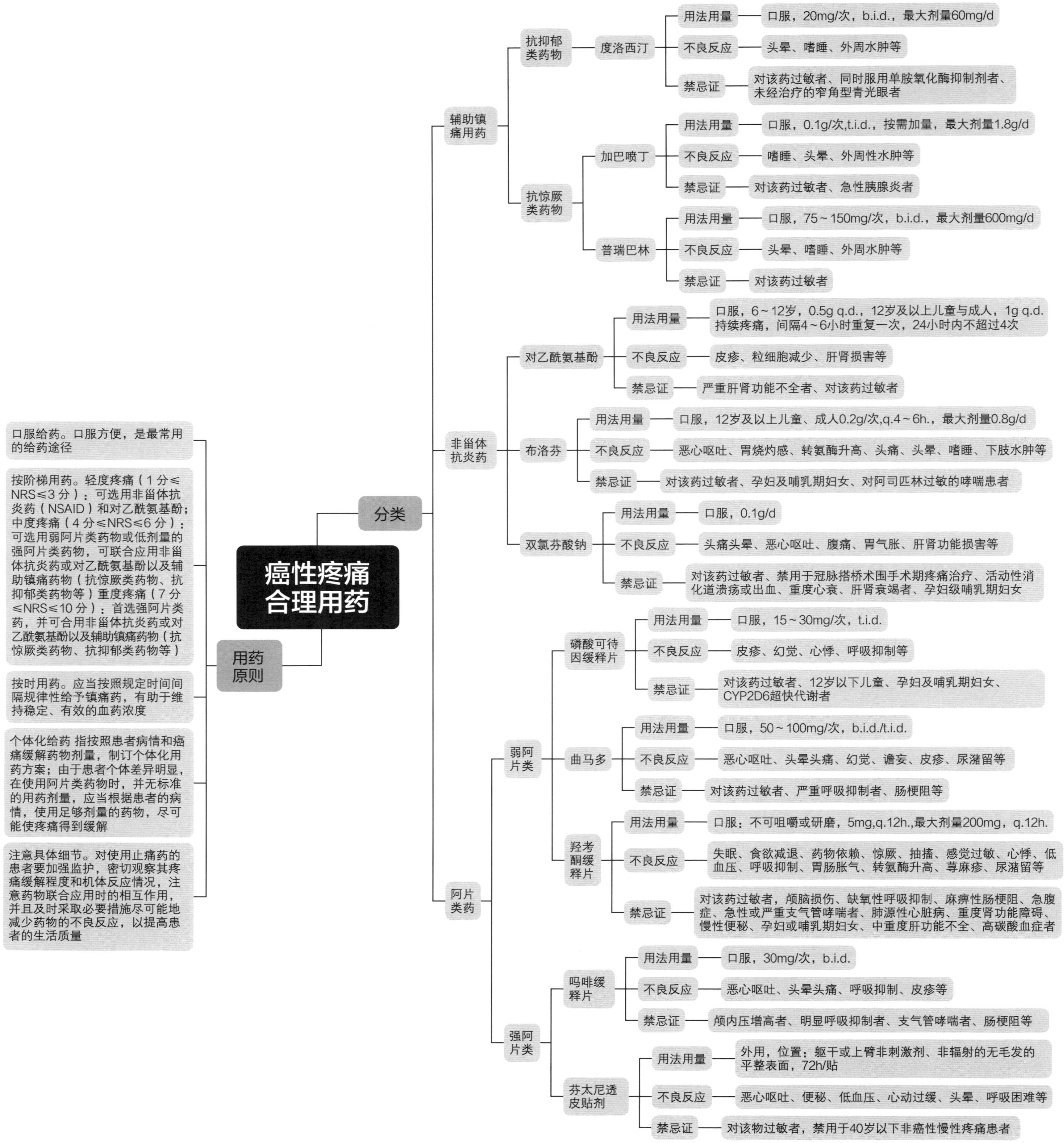

唐乙月编制

推荐阅读

国家卫生健康委办公厅，国家中医药局办公室. 癌症疼痛诊疗规范（2018年版）. 全科医学临床与教育，2019，17（1）：4-8.

癌性疼痛合理用药临床思维导图

二、其他疾病所致疼痛

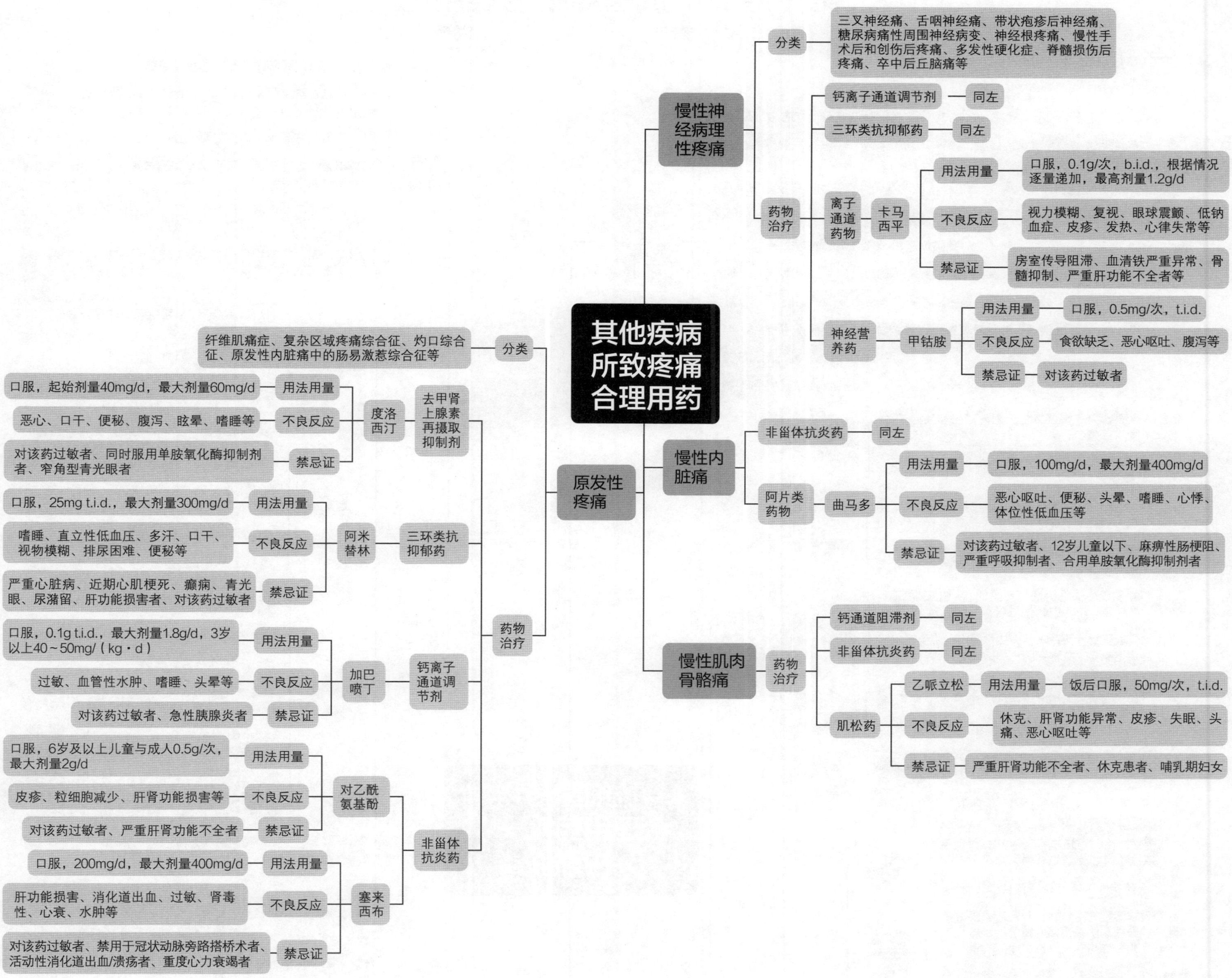

唐乙月编制

推荐阅读

［1］TAUBEN D，STACEY BR. Approach to the management of chronic non-cancer pain in adults. UpToDate，2020.

［2］中国国家卫生健康委能力建设和继续教育中心疼痛病诊疗专项能力提升项目专家组. 非阿片类镇痛药治疗慢性疼痛病中国指南. 中华医学杂志，2023，103（39）：3088-3102. DOI：10.3760/cma.j.cn112137-20230529-00876.

其他疾病所致疼痛合理用药临床思维导图

第十四节　抗菌药物合理用药

一、抗细菌药物

抗细菌药物合理用药（一）β-内酰胺类

- 抗菌药物临床应用总原则
  - 诊断为病原微生物感染者，方有指征应用抗菌药物
  - 尽早明确感染性疾病的病原，并根据病原种类及药物敏感试验结果选用抗生素
  - 根据药物抗菌活性、适应证、药动学特性、药物不良反应选择用药
  - 按照患者的生理、病理状态合理用药
  - 严加控制或尽量避免
    - 预防性应用必须有明确的指征
    - 皮肤及黏膜等局部应用抗菌药应尽量避免
    - 联合应用抗菌药应有明确的指征
    - 原发疾病不能治愈或纠正，预防性用药少用或不用
  - 选用适当的给药方案、剂量和疗程
  - 应强调综合治疗的重要性
- 药理作用与机制
  - 头孢菌素类
    - 第一代头孢菌素
      - 主要作用于需氧革兰氏阳性球菌和某些革兰氏阴性菌
      - 代表药物：头孢唑林、头孢拉定、头孢氨苄
    - 第二代头孢菌素
      - 对革兰氏阳性球菌的活性与第一代头孢菌素相仿，对革兰氏阴性杆菌的作用亦较第一代品种强
      - 代表药物头孢呋辛、头孢替安、头孢克洛、头孢呋辛酯、头孢丙烯
    - 第三代头孢菌素
      - 对多数革兰氏阴性菌产生的β-内酰胺酶高度稳定，对革兰氏阴性杆菌有强大抗菌活性
      - 代表药物：头孢噻肟、头孢曲松、头孢哌酮、头孢他啶、头孢克肟、头孢地尼
    - 第四代头孢菌素
      - 抗菌谱和抗菌活性与第三代品种基本相仿，但对葡萄球菌属的作用较第三代头孢菌素强
      - 代表药物：头孢匹罗、头孢吡肟
    - 第五代头孢菌素
      - 具有抗甲氧西林耐药金葡菌（MRSA）作用的头孢菌素。对多重耐药革兰氏阳性菌均具较强抗菌活性
      - 代表药物：头孢洛林、头孢吡普
  - 青霉素类
    - 药物作用与机制
      - 天然青霉素类
        - 对革兰氏阳性需氧和厌氧菌、革兰氏阴性球菌、百日咳杆菌、嗜血杆菌属、各种致病螺旋体均有强大抗菌活性
        - 代表药物：苄青霉素、普鲁卡因青霉素
      - 耐青霉素酶青霉素类
        - 此组青霉素耐青霉素酶，对葡萄球菌（金葡菌和凝固酶阴性葡萄球菌）不产酶和产青霉素酶菌株均有良好抗菌作用
        - 代表药物：甲氧西林、萘夫西林、苯唑西林
      - 广谱青霉素类
        - 抗菌作用与青霉素相仿，对链球菌属的活性略逊于青霉素，对肠球菌属的活性则较强。
        - 代表药物：氨苄西林、阿莫西林
      - 抗假单胞菌青霉素类
        - 此组青霉素的抗菌谱和氨苄西林相仿，但对肠杆菌科细菌的作用更广更强，对铜绿假单胞菌等假单胞菌属有良好作用
        - 代表药物
          - 羧基青霉素：羧苄西林、替卡西林
          - 磺基青霉素：磺苄西林
          - 脲基青霉素：哌拉西林
          - 苯咪唑类青霉素：阿洛西林、美洛西林
      - 主要作用于革兰氏阴性杆菌的青霉素类
        - 此组青霉素对肠杆菌科细菌有良好抗菌作用
        - 代表药物：美西林
  - 碳青霉烯类
    - 具广谱抗菌活性，对需氧革兰氏阳性球菌、革兰氏阴性菌具有活性
    - 代表药物：亚胺培南、美罗培南、帕尼培南、多立培南、厄他培南
  - 其他非典型β内酰胺类
    - 头孢霉素类
      - 用于厌氧菌和需氧菌混合感染
      - 代表药物：头孢西丁、头孢美唑、头孢米诺、头孢替坦
    - 单环β-内酰胺类
      - 用于敏感革兰氏阴性杆菌和铜绿假单胞菌感染，亦可用于对青霉素类和头孢菌素类过敏的患者
      - 代表药物：氨曲南
    - 氧头孢烯类
      - 适用于需氧菌和厌氧菌混合感染
      - 代表药物：拉氧头孢、氟氧头孢
    - β-内酰胺类/β-内酰胺酶抑制剂合剂
      - 对产酶菌有抗菌活性
      - 代表药物：阿莫西林/克拉维酸、哌拉西林/他唑巴坦和头孢哌酮/舒巴坦
    - 青霉烯类
      - 抗菌谱广、抗菌活性强和对β-内酰胺酶高度稳定的特点
      - 代表药物：法罗培南
- 临床应用及评价
  - 青霉素类
    - 治疗多种革兰氏阳性菌感染的重要药物
    - 普鲁卡因青霉素和青霉素V宜限用于敏感菌所致的轻、中度感染
    - 苄星青霉素主要用于治疗梅毒及预防风湿热
    - 耐青霉素酶青霉素类应限用于产青霉素酶并对甲氧西林敏感的葡萄球菌感染
    - 氨苄西林和阿莫西林为伤寒沙门菌等敏感株所致感染的选用药物
    - 抗假单胞菌青霉素均可用于铜绿假单胞菌和多数肠杆菌科细菌和厌氧菌的混合感染
  - 头孢菌素类
    - 第一代头孢菌素
      - 注射品种主要用于甲氧西林敏感葡萄球菌及其他敏感细菌所致呼吸道感染、皮肤、软组织感染和尿路感染
      - 预防外科手术后切口感染
      - 口服品种主要用于上述感染中的轻症病例，或静脉给药有效后的序贯治疗
    - 第二代头孢菌素
      - 大肠埃希菌、克雷伯菌属、变形杆菌属等及肠杆菌科细菌中的敏感菌株所致各种感染
      - 流感嗜血杆菌、肺炎链球菌、各种链球菌引起的呼吸道感染
      - 预防外科手术后切口感染
      - 口服品种用于上述感染中的轻症病例，或静脉给药后的序贯治疗
    - 第三代头孢菌素
      - 肠杆菌科细菌引起的严重全身感染
      - 病原菌尚未查明的严重感染作为经验用药
      - 革兰氏阴性杆菌脑膜炎
      - 抗假单胞菌第三代头孢菌素用于治疗铜绿假单胞菌感染，如头孢他啶、头孢哌酮等
      - 头孢曲松单剂用于产酶淋病奈瑟菌所致单纯性尿道炎疗效满意，成人单次肌内注射250mg
      - 口服品种可用于敏感菌所致呼吸道、尿路、皮肤软组织感染等的轻、中度感染，或上述感染经注射剂治疗病情好转后序贯为口服用药
    - 第四代头孢菌素
      - 适应证与第三代头孢菌素相同
    - 第五代头孢菌素
      - 由金葡菌（甲氧西林敏感或耐药菌株）、化脓性链球菌、大肠埃希菌、肺炎克雷伯菌、流感嗜血杆菌等所致的社区获得性细菌性肺炎、急性细菌性皮肤和皮肤结构感染
- 不良反应
  - 过敏反应
    - 青霉素类尤其是青霉素最易引起过敏反应，头孢类较青霉素类少见，尤其是过敏性休克
    - 过敏性休克（Ⅰ型过敏反应）（最严重）
    - 溶血性贫血（Ⅱ型变态反应）
    - 血清病型反应（Ⅲ型变态反应）
    - 药疹（皮疹最常见）
    - 其他：头晕、头痛、血管神经性水肿、寒战、药物热、接触性皮炎、间质性肾炎、哮喘发作等。
  - 毒性反应
    - 周围神经炎：肌内注射给药
    - 青霉素脑病：鞘内注射或大量静滴
  - 其他
    - 菌群失调或二重感染：长期、大剂量使用
    - 赫氏反应：治疗钩端螺旋体病、梅毒或其他感染时
    - 治疗矛盾：梅毒患者
    - 头孢类口服制剂常可引起胃肠道反应
    - 亚胺培南者可引起癫痫发作，发生率低于1%，因此本品滴速宜慢，每剂滴注时间不少于1小时，亚胺培南不宜用于中枢神经系统感染及有中枢神经系统疾病的患者。
- 注意事项
  - 应用青霉素类前必须先做青霉素皮肤试验
  - 应用普鲁卡因青霉素前除作青霉素皮肤试验外，还须作普鲁卡因皮肤试验
  - 患者对一种青霉素过敏者可能对其他青霉素类制剂、青霉胺或头孢菌素类交叉过敏
  - 哺乳期妇女用青霉素类药期间宜暂停授乳
  - 第一代注射用头孢菌素有潜在肾毒性，应避免剂量过大，与其他肾毒性药物联合应用时需注意观察肾功能

抗细菌药物合理用药（一）临床思维导图

孙健编制

抗细菌药物合理用药（二）

氯霉素类

- 药理作用与机制
  - 作用于细菌核糖体50S亚单位，抑制转肽酶使肽链的延长受阻而影响蛋白质合成
  - 抗菌谱广，对革兰氏阴性菌的作用较对革兰氏阳性菌强
  - 代表药物：氯霉素、甲砜霉素
- 临床应用及评价
  - 细菌性脑膜炎和脑脓肿、伤寒及其他沙门菌属感染
- 不良反应与防治
  - 抑制骨髓造血功能、灰婴综合征、视神经炎、皮疹及各种过敏反应等
- 注意事项
  - 一般轻症感染不轻易选用本品
  - 成人每日剂量不超过2g
  - 抑制肝内药物代谢酶、定期检查血常规及血小板

林可酰胺类

- 药理作用与机制
  - 作用于细菌核糖体的50S亚单位，抑制细菌合成蛋白质
  - 对葡萄球菌属、肺炎链球菌、溶血性链球菌等革兰氏阳性球菌具强大抗菌作用
  - 代表药物：林可霉素、克林霉素
    - 克林霉素的体外抗菌活性比林可霉素强4～8倍
- 临床应用及评价
  - 主要用于革兰氏阳性球菌感染和厌氧菌感染
  - 骨组织中浓度高：金葡菌骨髓炎、化脓性关节炎
- 不良反应与防治
  - 以胃肠道反应为主，可引起食欲缺乏、恶心、呕吐、腹泻等
  - 肠道菌群失调和艰难梭菌肠炎
  - 皮疹、药物热、血清氨基转移酶增高等
- 注意事项
  - 大剂量静脉快速滴注可引起血压下降和心电图变化
  - 静脉给药可致血栓性静脉炎
  - 肝病患者慎用
  - 新生儿与孕妇不宜选用

大环内酯类

- 药理作用与机制
  - 与细菌核糖体的50S亚单位结合而抑制细菌合成蛋白质
  - 对溶血性链球菌、肺炎链球菌、甲氧西林敏感金葡菌、白喉棒状杆菌等具良好抗菌作用
  - 代表药物
    - 14元环：红霉素、罗红霉素、克拉霉素
    - 15 元环：阿奇霉素
    - 16元环：乙酰螺旋霉素、吉他霉素
- 临床应用及评价
  - 红霉素常作为青霉素过敏患者的替代用药
  - 军团菌病、弯曲菌肠炎的首选药物
  - 联合治疗幽门螺杆菌的药物之一
  - 化脓性链球菌、肺炎链球菌等所致呼吸道感染
  - 肺炎支原体、肺炎衣原体等所致呼吸道、泌尿生殖系感染
  - 厌氧菌和需氧菌引起的口腔感染
  - 链球菌引起的猩红热、蜂窝织炎，葡萄球菌引起的皮肤感染
- 不良反应与防治
  - 少而轻微：口服胃肠道症状、静脉使用血栓性静脉炎、肝毒性和肝功能异常
- 注意事项
  - 肝功能不全者宜减量或慎用
  - 肝内药物代谢酶抑制剂，何用甲泼尼龙、茶碱、卡马西平、华法林等可致血药浓度升高
  - 红霉素静脉给药时须用葡萄糖溶液稀释

氨基糖苷类

- 药理作用与机制
  - 作用于细菌体内核糖体30S亚单位，抑制细菌蛋白质的合成，并破坏细菌细胞膜的完整性
  - 抗菌谱广，对需氧革兰氏阴性杆菌有强大抗菌活性
  - 代表药物：链霉素、新霉素、卡那霉素、庆大霉素、阿米卡星、奈替米星和异帕米星
- 临床应用及评价
  - 革兰氏阴性杆菌所致重症感染的选用药物，常需与广谱青霉素类或头孢菌素类联合应用
  - 链霉素主要用于结核病初治病例，并需与其他抗结核病药联合应用
  - 新霉素口服用作肠道消毒剂或局部用药
  - 临床上以庆大霉素、妥布霉素的应用为最普遍
  - 阿米卡星和异帕米星用于对氨基糖苷类耐药菌所致感染
- 不良反应与防治
  - 耳毒性（听神经与前庭神经损害）
    - 避免与其他耳毒性、肾毒性药物合用
  - 肾毒性
    - 失水、低血压、50岁以上患者及肾功能减退的患者尽量避免应用或慎用
  - 其他：呼吸停止、血清氨基转移酶增高、嗜酸性粒细胞增多、中性粒细胞减少、发热、面部麻木、周围神经炎
- 注意事项
  - 使用前询问过敏史
  - 妊娠期妇女避免应用，新生儿，婴幼儿中及6岁以下儿童慎用
  - 应用时应注意定期检查尿常规、肾功能
  - 使用中注意观察听力和前庭功能改变，疗程通常不宜超过两周

四环素类和甘氨酰环素类

- 药理作用与机制
  - 作用机制为与细菌核糖体30S亚单位结合，抑制肽链增长和蛋白质合成
  - 抗菌谱广，对许多革兰氏阳性和阴性球菌、革兰氏阴性杆菌和厌氧菌等均具良好抗菌作用
  - 代表药物
    - 四环素类
      - 链霉菌属发酵分离：四环素、金霉素、土霉素
      - 半合成四环素类：多西环素、美他环素和米诺环素
    - 甘氨酰环素类 — 替加环素
- 临床应用及评价
  - 四环素类
    - 仅限用于立克次体病、布鲁菌病（需与氨基糖苷类联合）、支原体、衣原体 感染、霍乱、回归热等疾病
  - 甘氨酰环素类
    - 敏感菌所致的复杂性腹腔感染、复杂性皮肤和皮肤结构感染以及社区获得性肺炎
- 不良反应与防治
  - 四环素类
    - 胃肠道反应、肝毒性
    - 儿童应用四环素可使牙齿黄染及釉质发育不全
    - 药疹、日光皮炎
  - 甘氨酰环素类
    - 恶心（26%）与呕吐（18%），多为轻、中度
    - 腹痛、脓肿、乏力、头痛等
- 注意事项
  - 孕妇、乳妇和7岁以下儿童均不宜采用
  - 剂量不宜过高，半合成四环素类可在饭后服用
  - 避免与制酸剂及含钙、镁、铝等二价或三价阳离子药物同服
  - 肝功能不全者及孕妇不宜采用
  - 肾功能损害者不宜用，但多西环素、米诺环素可安全使用
  - 米诺环素可引起眩晕、耳鸣等前庭功能紊乱症状，驾驶员、高空作业者不宜采用

孙健编制

抗细菌药物合理用药（二）临床思维导图

抗细菌药物合理用药（三）

- 其他抗菌药物
  - 磷霉素
    - 药理作用与机制
      - 抑制细胞壁合成的早期而导致细菌死亡
      - 抗菌谱广，对溶血性链球菌、葡萄球菌属具抗菌活性
      - 代表药物：磷霉素钠盐、磷霉素氨丁三醇
    - 临床应用及评价
      - 急性单纯性下尿路感染和肠道感染
    - 不良反应与防治
      - 磷霉素与其他抗菌药之间无交叉耐药和交叉过敏
      - 不良反应轻，常见者为轻度胃肠道反应、偶见皮疹等
  - 夫西地酸
    - 药理作用与机制
      - 通过抑制细菌蛋白合成起抗菌作用
      - 革兰氏阳性需氧菌有高度抗菌活性
      - 代表药物：夫西地酸
    - 临床应用及评价
      - 用于治疗葡萄球菌属，包括甲氧西林耐药株所致各种感染，如急性或慢性骨髓炎、化脓性关节炎、心内膜炎、烧伤及皮肤软组织感染、下呼吸道感染
    - 不良反应与防治
      - 胃肠道反应，可有恶心、呕吐、食欲减退等
      - 静脉滴注时常见的不良反应为局部疼痛、血栓性静脉炎
- 合成抗菌药
  - 呋喃类
    - 药理作用与机制
      - 抗菌谱广，对许多需氧革兰氏阳性及革兰氏阴性菌均具抗菌作用
      - 代表药物：呋喃妥因、呋喃唑酮、呋喃西林
    - 临床应用及评价
      - 呋喃妥因：单纯性膀胱炎、反复发作性尿路感染患者预防急性发作
      - 呋喃唑酮：细菌性痢疾和旅游者腹泻
      - 呋喃西林：仅局部外用于伤口、创面、皮肤等感染
    - 不良反应与防治：过敏反应
    - 注意事项
      - 组织渗透性差，不宜用于全身感染
      - 对本类药物过敏者禁用
      - 新生儿及肝、肾功能不全者禁用
  - 磺胺类及甲氧苄啶
    - 药理作用与机制
      - 磺胺类抑制叶酸的代谢和细菌核酸蛋白的合成
      - 甲氧苄啶选择性作用于细菌二氢叶酸还原酶
      - 磺胺类与甲氧苄啶合用使叶酸合成遭到双重阻断而起协同作用
      - 代表药物：磺胺甲噁唑与甲氧苄啶的复方制剂、磺胺甲噁唑、柳氮磺吡啶、甲氧苄啶
    - 临床应用及评价
      - 磺胺甲噁唑与甲氧苄啶的复方制剂：适用于敏感菌所致的尿路感染、肠道感染、呼吸道感染、伤寒和其他沙门菌属感染、霍乱等
      - 磺胺嘧啶：流行性脑脊髓膜炎
      - 长效磺胺(磺胺多辛、磺胺林)：与甲氧苄啶合用可治疗间日疟与恶性疟
      - 柳氮磺吡啶治疗炎性肠病
    - 不良反应与防治
      - 皮疹、药物热等过敏反应，溶血性贫血、粒细胞减低、血尿、结晶尿及肾功能减退
    - 注意事项
      - 全身用药首次剂量应加倍
      - 大剂量、长疗程给药时应多饮水，保证每日尿量在 1 500ml以上
      - 妊娠期妇女、乳妇及新生儿不宜用、肝肾功能不全者避免应用、老年人慎用
      - 治程中定期复查血、尿常规及肾功能
  - 硝基咪唑类
    - 药理作用与机制
      - 对厌氧菌具强大抗菌活性，对原虫包括滴虫，阿米巴和兰氏贾第鞭毛虫也具强大抗原虫作用
      - 代表药物：甲硝唑、替硝唑、奥硝唑、左奥硝唑
    - 临床应用及评价
      - 常与抗需氧菌药物联合用于需氧菌与厌氧菌混合感染，如腹腔、盆腔、皮肤软组织感染等
      - 肠道和肠外阿米巴病、阴道滴虫病、贾第鞭毛虫病等
      - 幽门螺杆菌所致胃窦炎和消化性溃疡
    - 不良反应与防治
      - 胃肠道反应、头痛、眩晕、偶有肢体麻木、多发性神经炎等
    - 注意事项
      - 孕妇不宜用，有中枢神经病变者不用
  - 噁唑烷酮类
    - 药理作用与机制
      - 与细菌核糖体50S亚单位结合，抑制细菌蛋白质的合成
      - 对革兰氏阳性菌包括耐药菌株具有良好的抗菌活性
      - 代表药物：利奈唑胺、泰迪唑胺
    - 临床应用及评价
      - 利奈唑胺
        - 万古霉素耐药肠球菌感染
        - 由金葡菌和肺炎链球菌所致医院获得性肺炎
        - 金葡菌、化脓性链球菌、无乳链球菌所致皮肤软组织感染
      - 泰迪唑胺
        - 急性细菌性皮肤与皮肤结构感染
    - 不良反应与防治
      - 骨髓抑制、腹泻、头痛、恶心、呕吐、失眠、便秘、皮疹等
- 喹诺酮类
  - 药理作用与机制
    - 主要作用于细菌的 DNA 旋转酶，影响细菌DNA的合成
    - 抗菌谱广，尤其对需氧革兰氏阴性杆菌具强大抗菌作用
    - 第一代喹诺酮类
      - 抗菌谱较窄，对肠杆菌科的部分菌株有抗菌活性
      - 代表药物：萘啶酸
    - 第二代喹诺酮类
      - 对肠杆菌科细菌具良好抗菌作用，对铜绿假单胞菌、不动杆菌属亦具抗菌活性
      - 对支原体、衣原体、分枝杆菌属等具抗微生物活性
      - 代表药物：环丙沙星、氧氟沙星、诺氟沙星、洛美沙星
    - 第三代和第四代喹诺酮类（“呼吸喹诺酮类”）
      - 对需氧革兰氏阳性球菌抗菌活性较第二代增高，包括肺炎链球菌、化脓性链球菌和葡萄球菌属等
      - 对支原体属、衣原体属、军团菌属等不典型病原体作用增强
      - 代表药物：左氧氟沙星、莫西沙星、吉米沙星、加替沙星
    - 不含氟的喹诺酮类
      - 对革兰氏阳性菌的抗菌作用增强，抗菌谱可覆盖甲氧西林耐药葡萄球菌等
      - 代表药物：加诺沙星、奈诺沙星
  - 临床应用及评价
    - 消除半衰期较长，可每日给药1～2次
    - 泌尿生殖系感染、下呼吸道感染及军团菌肺炎、感染性腹泻、伤寒和其他沙门菌感染、骨、关节感染、皮肤、软组织感染和眼、耳、鼻喉感染及创面感染
    - 沙眼衣原体、支原体属所致的性传播性疾病
  - 不良反应与防治
    - 不良反应大多较轻，严重不良反应较少见
    - 恶心、呕吐、腹泻等胃肠道反应，头痛、头昏、失眠，皮疹及光感皮炎等
    - 偶见血清氨基转移酶、血肌酐及尿素氮增高
    - 少见的严重反应有：神志改变、癫痫样发作、视力减退、幻视、QT 间期延长等
  - 注意事项
    - 孕妇、哺乳妇女及18岁以下未成年人中应避免使用
    - 有中枢神经系统疾患或癫痫病史者不用
    - 与茶碱类、咖啡因、华法林等合用时可使上述药物血药浓度增高
- 多肽类等抗生素
  - 糖肽类
    - 药理作用与机制
      - 抑制细胞壁肽聚糖的合成，导致细菌细胞溶解
      - 对各种革兰氏阳性球菌与革兰氏阳性杆菌均具强大抗菌作用
      - 代表药物：万古霉素、去甲万古霉素、替考拉宁
    - 临床应用及评价
      - 耐药革兰氏阳性菌所致的重症感染
      - β-内酰胺类过敏患者革兰氏阳性菌所致重症感染
    - 不良反应与防治
      - 耳毒性、肾毒性
      - 血栓性静脉炎、静滴过快可引起红人综合征
    - 注意事项
      - 疗程一般不宜超过14天
      - 肾功能不全者、老年人应慎用、定期复查尿常规、肾功能并注意听力改变
  - 多黏菌素类
    - 药理作用与机制
      - 多黏菌素B和多黏菌素E
      - 对需氧革兰氏阴性杆菌有强大抗菌作用
    - 临床应用及评价
      - 多重耐药但对该药敏感的需氧革兰氏阴性杆菌感染重症病例
    - 不良反应与防治
      - 明显肾毒性
      - 头晕、面部麻木、周围神经炎等
    - 注意事项
      - 剂量不宜过大，疗程不宜超过10～14天
      - 不宜与其他肾毒性药同用、肾功能损害者不宜用
  - 环脂肽类
    - 药理作用与机制
      - 与细菌细胞膜结合，并引起细胞膜电位的快速去极化
      - 对革兰氏阳性菌包括耐药菌株具有良好的抗菌活性
      - 代表药物：达托霉素
    - 临床应用及评价
      - 复杂性皮肤和皮肤结构感染、金黄色葡萄球菌导致血流感染（菌血症）
    - 不良反应与防治
      - 腹泻、阴道炎、恶心、头痛等

抗细菌药物合理用药（三）临床思维导图

孙健编制

二、抗结核药物

- 抗结核药物合理用药
  - 治疗预防方案
    - 结核病化疗的原则是早期、联用、适量、规律、全程
    - 抗结核药物
      - 第一线药物：异烟肼、链霉素、利福平、吡嗪酰胺、乙胺丁醇
      - 第二线药物：对氨基水杨酸钠、阿米卡星、紫霉素等
    - 化疗方法
      - 标准疗法：使用INH、SM 和 PAS，每日用药，疗程为12～18个月
      - 短程疗法：使用高效抗结核药物，将疗程缩短为6～9个月
      - 间歇疗法：有规律地每周2～3次用药(间歇用药)，能够达到每天用药同样的效果
      - 两阶段疗法：疗程开始的前2～3个月为强化治疗阶段，每日用药；此后为巩固治疗阶段，改为每周给药2～3次
    - 初治病例
      - 指未经抗结核药治疗或用药时间少于1个月的新发病例
      - 方案字符解释
        - 药物前的数字代表用药月数
        - 药物右下角的数字代表每周给药次数，无代表每日服用
        - S(E)表示用S或用E代替S
        - “/”前为强化治疗阶段，“/”后为巩固治疗阶段
      - 方案选择
        - 痰菌阴性的轻型病例
          - 仅临床及X线表现提示为活动性肺结核者
          - 病变广泛或有空洞
            - 2HRZ(S)/4HR
            - 2HRZ(E)/6HE
          - 病变局限
            - 2HRZ/2HR
            - $2HRZ/2H_3R_3$
            - $2H_3R_3Z_3/2H_3R_3$
            - 1HS/11HE
        - 痰菌阳性的重症病例
          - 2HRZS(E)/4(或7)HR
          - $2S(E)HRZ/4(或7)H_3R_2$
          - 2HRZ(E)/10HR
          - $2HRZ(E)/10H_2R_2$
    - 化学药物预防
      - 预防对象
        - 开放性肺结核患者家庭中结核菌素试验阳性且与患者密切接触的成员
        - 结核菌素试验新近转为阳性的儿童
        - 非活动性肺结核正在接受长期糖皮质激素或免疫抑制剂治疗者
      - 治疗方案
        - 异烟肼300mg/d 顿服；疗程1年
        - 异烟肼 300mg q.d. 顿服；加利福喷汀600mg q.w. 顿服；疗程半年
  - 其他药物
    - 利福喷汀
      - 抗菌谱同 利福平，但抗菌作用更强
      - 主要适用于治疗各系统、各种类型的初治，复治的结核病
      - 利福喷汀的肝毒性发生率低于利福平
    - 卡那霉素
      - 抗结核治疗主要用于对链霉素耐药者的治疗
      - 具有较强的抗结核分枝杆菌作用
  - 链霉素（SM，S）
    - 药理作用与机制
      - 作用于细菌体内核糖体30S亚单位，抑制细菌蛋白质的合成，并破坏细菌细胞膜的完整性
      - 具有较强的抗结核分枝杆菌的作用
    - 临床应用及评价
      - 第一个用于抗结核治疗的药物
      - 链霉素主要用于结核病初治病例，并需与其他抗结核病药联合应用
    - 不良反应与防治
      - 不良反应
        - 耳毒性(听神经与前庭神经损害)
        - 肾毒性
      - 防治
        - 失水、低血压、50岁以上患者及肾功能减退的患者尽量避免应用或慎用
        - 避免与其他耳毒性、肾毒性药物合用
    - 用法与注意事项
      - 用法用量：成人每日剂量0.75～1.0g；间隔疗法一日量0.75～1.0g
      - 使用前询问过敏史
      - 妊娠期妇女避免应用，新生儿，婴幼儿中及6岁以下儿童慎用
      - 应用时应注意定期检查尿常规、肾功能
      - 使用中注意观察听力和前庭功能改变，疗程通常不宜超过两周
  - 异烟肼（INH，H）
    - 药理作用与机制
      - 抑制细菌结核环脂酸的合成而使细胞壁破裂，细菌死亡
      - 对繁殖期结核分枝杆菌具杀菌作用，对细胞内细菌也有杀灭作用
    - 临床应用及评价
      - 用于结核病的预防
      - 与其他抗结核病药联合，适用于各型结核病及其他分枝杆菌感染的治疗
    - 不良反应与防治
      - 常用剂量下不良反应发生率小于1%
      - 主要不良反应
        - 肝毒性：短暂血清氨基转移酶增高，偶有黄疸
        - 周围神经炎，与剂量较大有关
        - 皮疹、药物热
        - 过敏反应
    - 用法与注意事项
      - 用法用量：成人每日剂量0.3～0.4g；间隔疗法一日量0.6～0.8g
      - 用药时应定期随访肝功能，肝病患者慎用本品
      - 与口服抗凝血药、阿芬太尼等同用时，可增加后数者的不良反应，应注意避免
      - 与多种抗结核病药联合应用时，可加重本品的肝毒性，治疗中密切观察
  - 利福平（RFP，R）
    - 药理作用与机制
      - 通过抑制 DNA 依赖性 RNA多聚酶的β亚单位，使 DNA 和蛋白质合成停止
      - 抗菌谱广，对革兰阳性菌有强大抗菌活性，对革兰氏阴性菌及多数厌氧菌亦有抗菌作用
    - 临床应用及评价
      - 用于结核病及麻风的治疗
      - 与红霉素联合治疗军团菌病
      - 与万古霉素联合用于甲氧西林耐药葡萄球菌所致严重感染
    - 不良反应与防治
      - 主要不良反应为肝毒性，合用异烟肼可加重肝损害，黄疸
      - 服药期间尿、唾液、痰、汗及泪液呈橘红或红色
      - 流感样症状
      - 血小板减少
    - 用法与注意事项
      - 用法用量：成人每日剂量0.45～0.6g；间隔疗法一日量0.6～0.9g
      - 用药时应定期随访肝功能，肝病患者慎用本品
      - 与多种抗结核病药联合应用时，可加重本品的肝毒性，治疗中密切观察
  - 吡嗪酰胺（PZA，P）
    - 药理作用与机制
      - 对巨噬细胞内代谢缓慢的半休眠菌株有独特的杀菌作用
      - 对结核分枝杆菌的作用较弱
    - 临床应用及评价
      - 短程化疗给药方案中的基本药物之一
      - 协同作用：与其他抗结核病药联合
    - 不良反应与防治
      - 肝损害
      - 高尿酸血症
      - 关节痛
    - 用法与注意事项
      - 用法用量：成人每日剂量1.5～2g；间隔疗法一日量2～3g
      - 密切关注肝功能的变化，如转氨酶升高或黄疸，应立即停药并进行保肝治疗
      - 有痛风和关节痛病史的患者，更应注意观察是否出现此类副作用
      - 出现发热、皮疹情况应立即停药并给予抗过敏治疗
      - 服用后皮肤不应暴露在强烈日光下，以免出现棕红色改变
  - 乙胺丁醇（EMB，E）
    - 药理作用与机制
      - 通过干扰细菌RNA的合成而抑制细菌的繁殖
      - 对细胞内外的结核分枝杆菌有高度抗菌作用
      - 仅对繁殖期的结核分枝杆菌有活性
    - 临床应用与评价
      - 适用于治疗耐药结核分枝杆菌引起的各型结核病治疗
    - 不良反应与防治
      - 视力减退、视野缩小(视神经炎)
      - 感觉异常
      - 偶有胃肠道反应
    - 用法与注意事项
      - 用法用量：成人每日剂量0.75～1g；间隔疗法一日量1.5～2g
      - 孕妇慎用
      - 肾功能减退者减量

抗结核药物合理用药临床思维导图

孙健编制

三、抗真菌药物

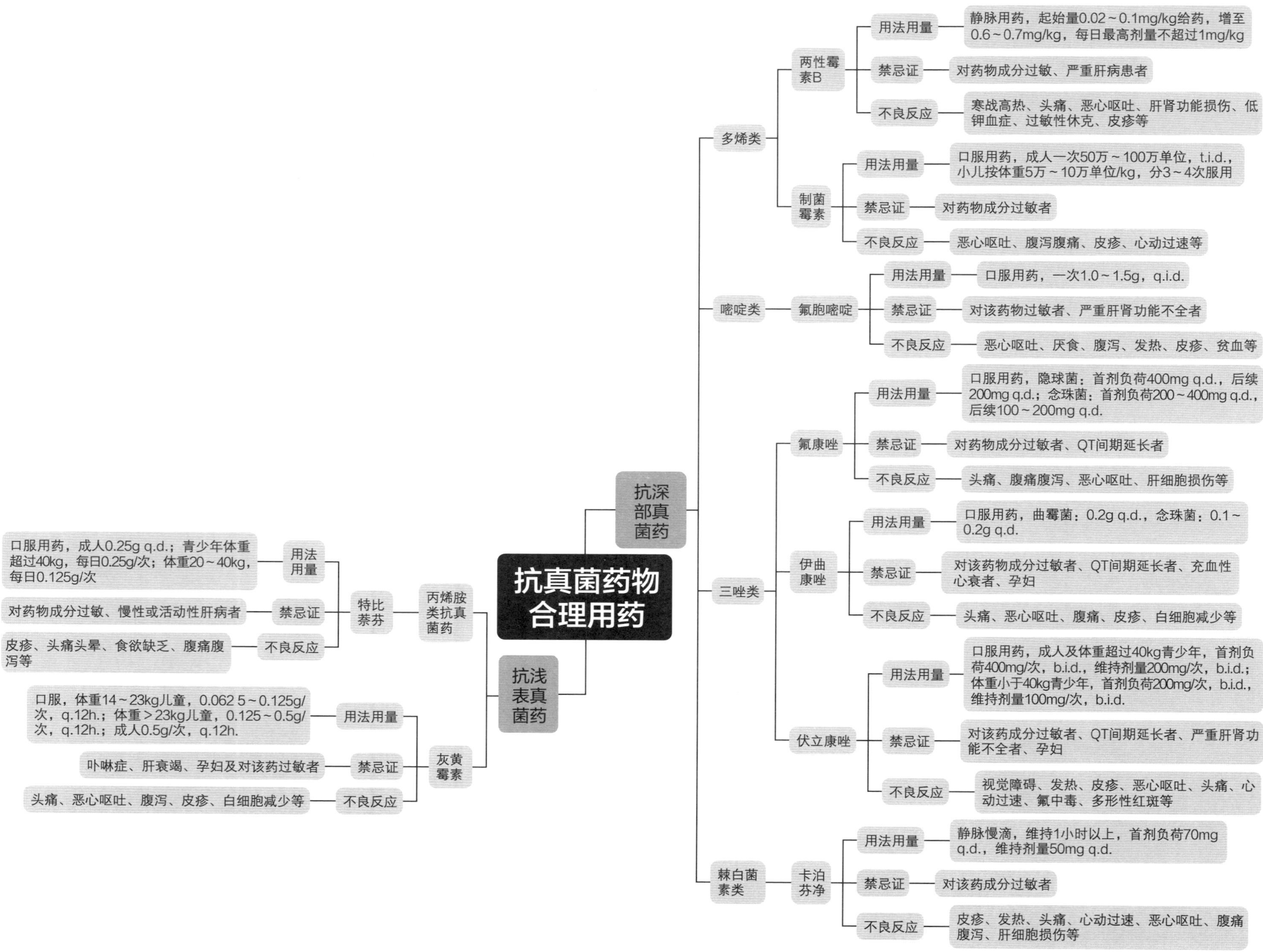

唐乙月编制

推荐阅读

杨宝峰，陈建国．药理学．10 版．北京：人民卫生出版社，2024.

抗真菌药物合理用药临床思维导图

四、抗病毒药物

- 抗病毒药物合理用药
  - 抗疱疹病毒药物
    - 阿昔洛韦
      - 药理作用与机制
        - 对单纯疱疹病毒Ⅰ型和Ⅱ型作用最强
        - 抑制疱疹病毒DNA聚合酶并掺入病毒DNA中，抑制病毒DNA合成
      - 临床应用及评价
        - 治疗单纯疱疹病毒的首选药
      - 不良反应与防治
        - 不良反应较少，偶有发热、头痛、皮疹等，停药后迅速消失
        - 口服可引起恶心、呕吐、腹泻等
      - 用法与注意事项
        - 成人一次200mg，每4小时一次或1日1g，分次给予，疗程几天～半年
        - 静脉滴注：一次用量5mg/kg，加入输液中滴注时间为1小时，每8小时一次，连续7天
        - 急性或慢性肾功能不全者，不宜用本品静脉滴注，因为滴速过快时可引起肾衰竭
    - 喷昔洛韦
      - 药理作用与机制
        - 抗疱疹病毒作用与阿昔洛韦相似
        - 主要对Ⅰ型和Ⅱ型HSV及水痘-带状疱疹病毒具良好抑制作用
      - 临床应用及评价
        - 急性带状疱疹
        - 免疫功能正常者复发性外生殖器单纯疱疹病毒感染
      - 不良反应与防治
        - 头痛、恶心、呕吐、腹泻、乏力、皮肤瘙痒
      - 用法与注意事项
        - 成人0.25g q.8h.
        - 治疗带状疱疹的疗程为7天
        - 治疗原发性生殖器疱疹的疗程为5天
  - 抗肝炎病毒药物
    - 核苷（酸）类似物
      - 拉米夫定
        - 药理作用与机制
          - 对乙型肝炎病毒（HBV）和人类免疫缺陷病毒（HIV）有明显抑制作用
        - 临床应用及评价
          - 适用于伴有ALT升高和病毒活动复制的、肝功能代偿的成年慢性乙型肝炎患者的治疗
          - 艾滋病患者的抗病毒治疗中，拉米夫定亦可作为联合治疗的药物之一
        - 不良反应与防治
          - 上腹不适、头晕、乏力、口干
          - 少数患者可有血小板减少，磷酸肌酸激酶增高，一般不需停药
        - 用法与注意事项
          - 成人100mg q.d.，饭前或饭后服用均可
          - 如果后应对病人的临床情况和血清肝功能指标（ALT和胆红素水平）进行定期监测至少4个月
      - 阿德福韦酯
        - 药理作用与机制
          - 终止DNA链的延长，从而抑制HBV的复制
        - 临床应用及评价
          - 适用于HBsAg和HBV DNA阳性，ALT增高的慢性乙肝患者
          - 特别是对拉米夫定耐药的患者
        - 不良反应与防治
          - 乏力、头痛、腹痛、恶心、食欲缺乏
          - 较大剂量时有一定肾毒性
        - 用法与注意事项
          - 成人10mg q.d.
        - 不能擅自停止使用，以免引起反跳现象
  - 抗流感病毒药物
    - 金刚烷胺
      - 药理作用与机制
        - 干扰病毒进入细胞，中断病毒早期复制
        - 仅对甲型流感病毒有预防和治疗作用
      - 临床应用及评价
        - 发病后24～48小时内服用
        - 甲型流感流行期服用本品可防止50%～90%接触者发病
        - 适用于老年或患流感可使原发病恶化者
      - 不良反应与防治
        - 口服一般耐受性良好，停药后不良反应多可立即消失
        - 中枢神经系统：焦虑、头晕、失眠、共济失调
        - 胃肠道反应：食欲缺乏
      - 用法与注意事项
        - 预防
          - 成人100mg q.d.
          - 服用整个流行期（通常4～8周），接受疫苗者至少服2周
        - 治疗
          - 成人200mg q.d. 疗程3～10天
    - 奥司他韦
      - 药理作用与机制
        - 强效的选择性的流感病毒神经氨酸酶抑制剂
        - 阻止新形成的流感病毒颗粒从被感染的细胞中向外释放
      - 临床应用及评价
        - 成人和1岁及1岁以上儿童的甲型或乙型流感治疗
        - 成人和13岁及13岁以上青少年的甲型或乙型流感的预防
      - 不良反应与防治
        - 恶心、呕吐、失眠、头痛和腹痛
        - 症状为一过性，常发生于初次用药
      - 用法与注意事项
        - 预防
          - 口服奥司他韦每日75mg，连续10天
        - 治疗
          - 最好在发病36小时内服用
          - 成人及13岁以上青少年
            - 奥司他韦75mg b.i.d.，连续5天
          - 对1岁以上的儿童
            - 体重≤15kg，服用30mg
            - 体重>15～23kg，服用45mg
            - 体重>23～40kg，服用60mg
            - 体重>40kg，服用75mg
    - 扎那米韦
      - 药理作用与机制
        - 强效的选择性的流感病毒神经氨酸酶抑制剂
        - 阻止新形成的流感病毒颗粒从被感染的细胞中向外释放
        - 抑制甲型和乙型流感病毒的复制，包括对金刚烷胺和金刚乙胺耐药的病毒株
      - 临床应用及评价
        - 症状出现后尽快开始治疗
        - 临床用制剂为喷雾吸入的粉剂
      - 不良反应与防治
        - 流感样症状：头痛，鼻塞，咳嗽
      - 用法与注意事项
        - 扎那米韦对慢性呼吸道疾病的患者有增加支气管痉挛的危险性，需慎用
        - 每次两吸（2×5mg）b.i.d.，连续5天，每天的总吸入量为20mg

孙健编制

抗病毒药物合理用药临床思维导图

五、抗寄生虫药物

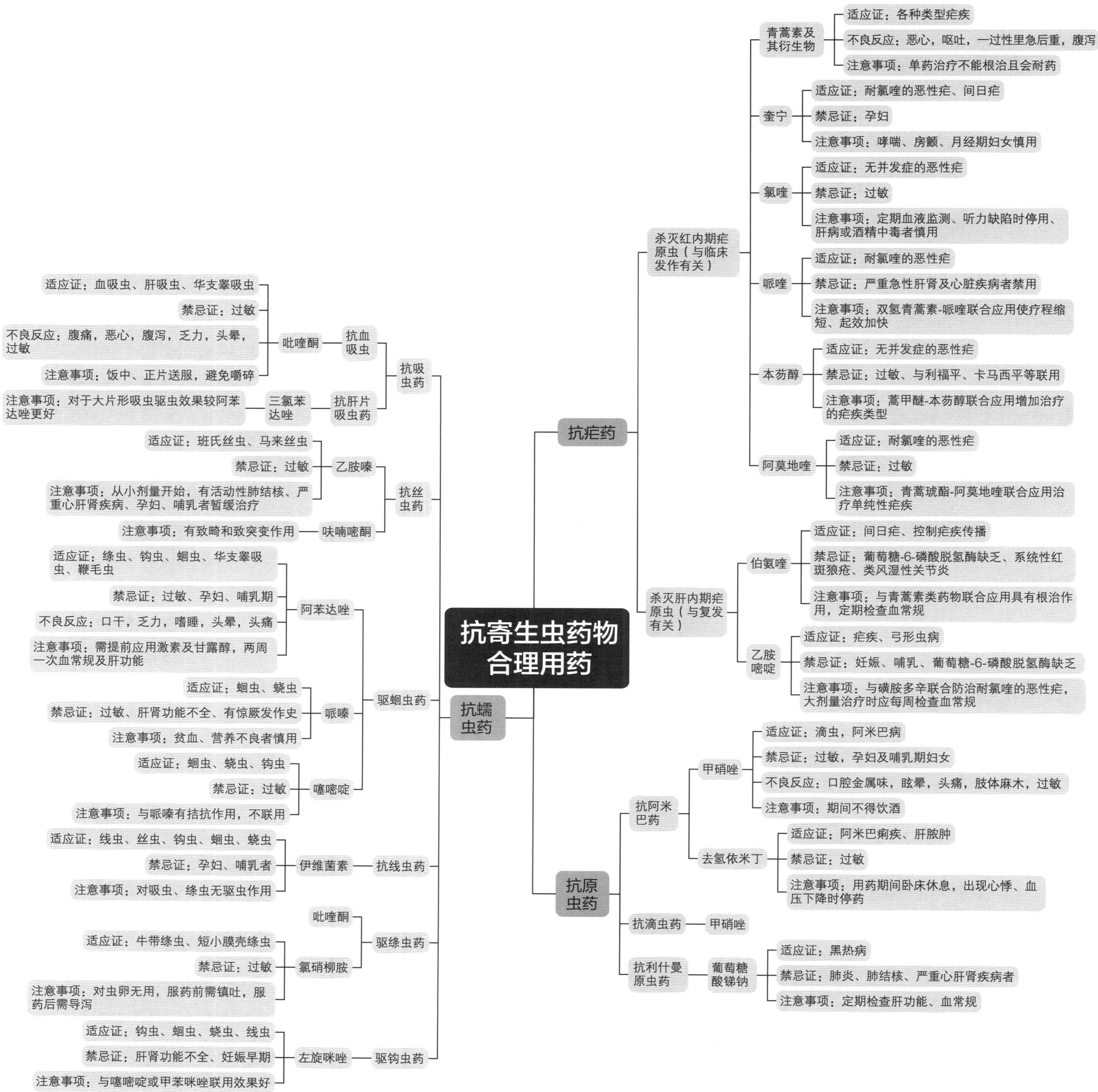

王逸编制

推荐阅读

［1］高琪.《抗疟药物使用规范》的解读. 中国寄生虫学与寄生虫病杂志，2017，35（05）：482-484+488.

［2］肖树华. 我国抗蠕虫药物研究的进展及面临的问题. 中国寄生虫学与寄生虫病杂志，2009，27（05）：383-389.

［3］刘立立. 抗蠕虫药的评价及合理应用//中国医院协会药事管理专业委员会.2010 年临床药学学术年会暨第六届临床药师论坛论文集，2010：5.

［4］汪伟业. 阿米巴病的诊治. 人民军医，1965（01）：44-47.

第十五节　重点人群合理用药

一、老年人合理用药

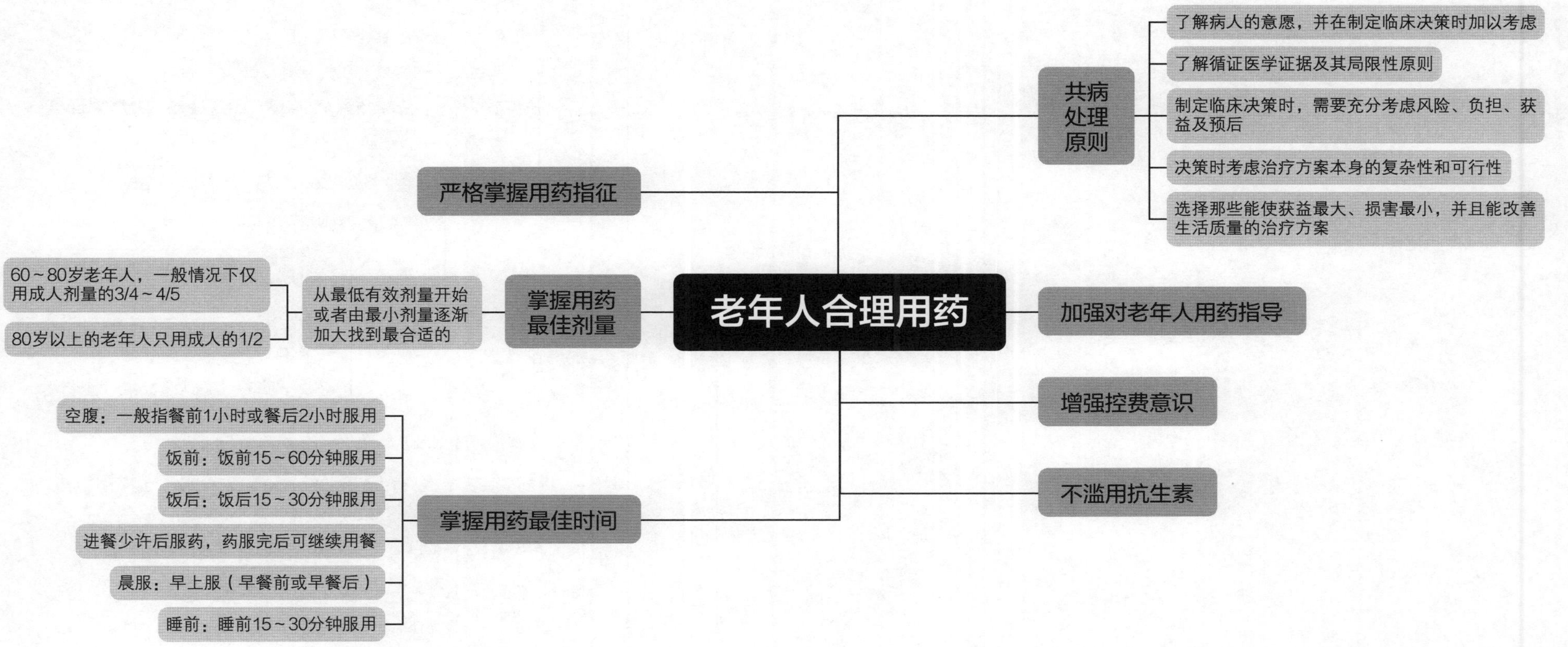

赵付英编制

老年人合理用药临床思维导图

二、儿童合理用药

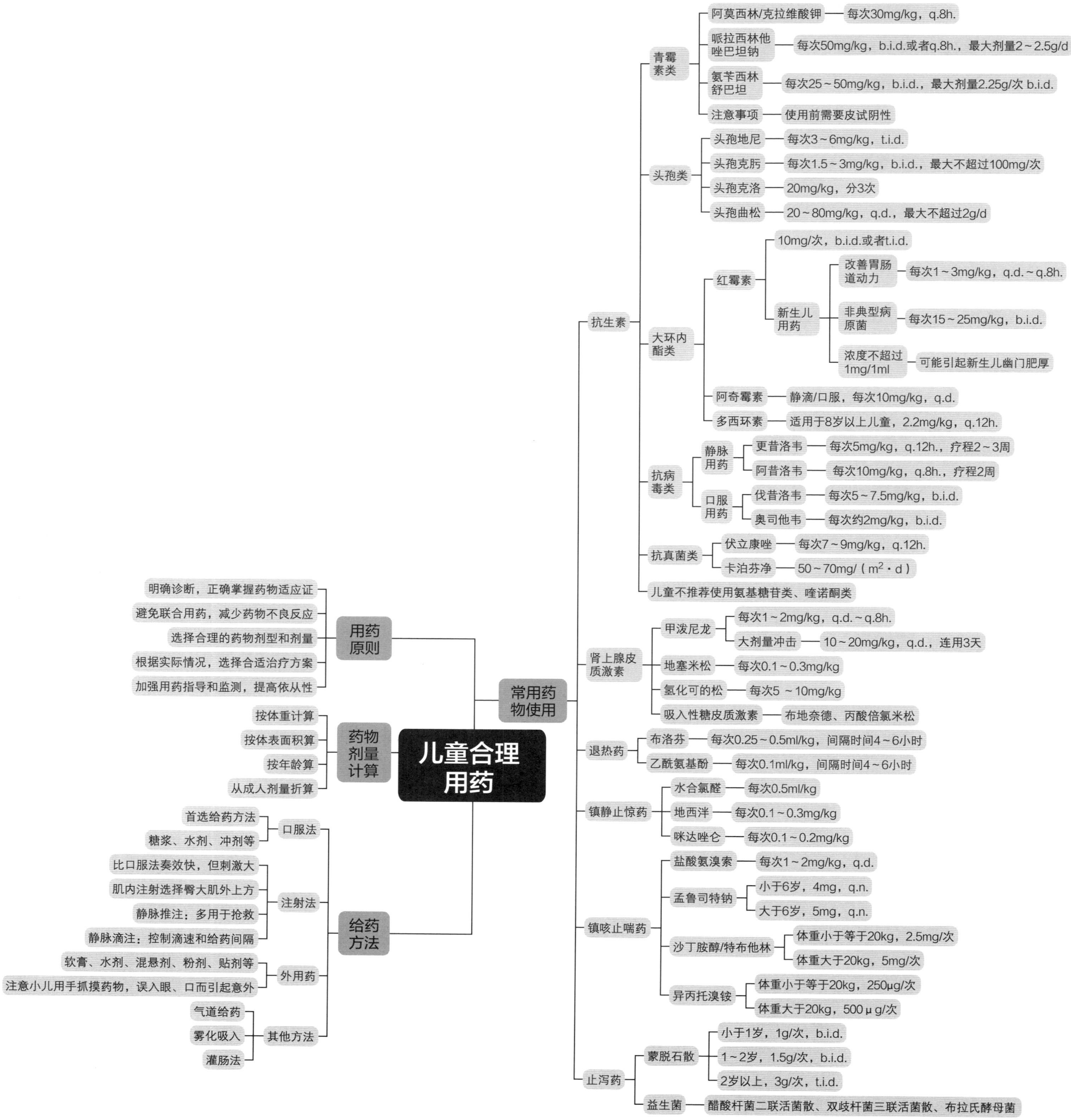

倪杭丹绘制

推荐阅读

顾英，王卓英，汤小丽. 儿科用药现状分析与管理对策. 中医药管理杂志，2022，30（01）：184-185.DOI：10.16690/j.cnki.1007-9203.2022.01.047.

儿童合理用药临床思维导图